全国高职高专药学类专业规划教材（第三轮）

中药鉴定技术

第 3 版

（供药学类、中药学类专业用）

主 编 赵宝林 武卫红 陈育青

副主编 吕立铭 郑 佳 汪 岩 马 羚

编 者 （以姓氏笔画为序）

马 羚（重庆三峡医药高等专科学校）

吕立铭（惠州卫生职业技术学院）

刘 岩（山东医药技师学院）

刘想晴（安徽中医药高等专科学校）

汪 岩（长春医学高等专科学校）

张 强（山东医学高等专科学校）

陈亚运（泰州职业技术学院）

陈育青（漳州卫生职业学院）

武卫红（山东医学高等专科学校）

欧阳辉（长沙卫生职业学院）

郑 佳（乐山职业技术学院）

赵宝林（安徽中医药高等专科学校）

赵梦迪（青海卫生职业技术学院）

查同乐（江阴天江药业有限公司）

聂奇华（楚雄医药高等专科学校）

钱国梁（北京同仁堂合肥药店有限责任公司）

中国健康传媒集团

中国医药科技出版社

内 容 提 要

本教材为"全国高职高专药学类专业规划教材（第三轮）"之一。全书共分三篇，上篇为中药鉴定基本知识与技能，中篇为常用中药鉴定，下篇为中药鉴定技能实训。全书共收载中药品种 400 余种，增加学习目标、情境导入、知识链接、重点小结、目标检测等模块。本教材为书网融合参考教材，实现纸质教材与数字教材融合，充分利用"医药大学堂"智慧云服务平台提供的 PPT、题库和微课等教学资源，以满足教师日常教学、在线教学和学生自学等多种需求。

本教材可作为高职高专院校药学类、中药学类专业使用，亦可作为中药技能竞赛、职业资格考试和执业药师资格考试及中药行业企业在职人员的参考用书。

图书在版编目（CIP）数据

中药鉴定技术／赵宝林，武卫红，陈育青主编.
3 版. -- 北京：中国医药科技出版社，2024. 10.
（全国高职高专药学类专业规划教材）. -- ISBN 978-7
-5214-4930-3

Ⅰ. R282.5

中国国家版本馆 CIP 数据核字第 2024U4G662 号

美术编辑　陈君杞
版式设计　友全图文

出版　**中国健康传媒集团** | 中国医药科技出版社
地址　北京市海淀区文慧园北路甲 22 号
邮编　100082
电话　发行：010 - 62227427　邮购：010 - 62236938
网址　www. cmstp. com
规格　889mm×1194mm $^1/_{16}$
印张　23 $^1/_4$
字数　671 千字
初版　2019 年 7 月第 1 版
版次　2024 年 10 月第 3 版
印次　2024 年 10 月第 1 次印刷
印刷　天津市银博印刷集团有限公司
经销　全国各地新华书店
书号　ISBN 978 - 7 - 5214 - 4930 - 3
定价　98.00 元

获取新书信息、投稿、为图书纠错，请扫码联系我们。

数字化教材编委会

主　编　赵宝林　武卫红　陈育青

副主编　刘想晴　张　强　吕立铭　郑　佳　汪　岩　马　羚

编　者　（以姓氏笔画为序）

马　羚（重庆三峡医药高等专科学校）

吕立铭（惠州卫生职业技术学院）

刘　岩（山东医药技师学院）

刘想晴（安徽中医药高等专科学校）

汪　岩（长春医学高等专科学校）

沈晓华（漳州卫生职业学院）

张　强（山东医学高等专科学校）

陈亚运（泰州职业技术学院）

陈育青（漳州卫生职业学院）

武卫红（山东医学高等专科学校）

欧阳辉（长沙卫生职业学院）

郑　佳（乐山职业技术学院）

赵宝林（安徽中医药高等专科学校）

赵梦迪（青海卫生职业技术学院）

查同乐（江阴天江药业有限公司）

骆莉莉（安徽中医药高等专科学校）

聂奇华（楚雄医药高等专科学校）

钱国梁（北京同仁堂合肥药店有限责任公司）

出版说明

　　全国高职高专药学类专业规划教材，第一轮于2015年出版，第二轮于2019年出版，自出版以来受到各院校师生的欢迎和好评。为深入学习贯彻党的二十大精神，落实《国务院关于印发国家职业教育改革实施方案的通知》《关于深化现代职业教育体系建设改革的意见》《关于推动现代职业教育高质量发展的意见》等有关文件精神，适应学科发展和高等职业教育教学改革等新要求，对标国家健康战略、对接医药市场需求、服务健康产业转型升级，进一步提升教材质量、优化教材品种，支撑高质量现代职业教育体系发展的需要，使教材更好地服务于院校教学，中国健康传媒集团中国医药科技出版社在教育部、国家药品监督管理局的领导下，组织和规划了"全国高职高专药学类专业规划教材（第三轮）"的修订和编写工作。本轮教材共包含39门，其中32门为修订教材，7门为新增教材。本套教材定位清晰、特色鲜明，主要体现在以下方面。

1. 强化课程思政，辅助三全育人

　　贯彻党的教育方针，坚决把立德树人贯穿、落实到教材建设全过程的各方面、各环节。教材编写将价值塑造、知识传授和能力培养三者融为一体。深度挖掘提炼专业知识体系中所蕴含的思想价值和精神内涵，科学合理拓展课程的广度、深度和温度，多角度增加课程的知识性、人文性，提升引领性、时代性和开放性，辅助实现"三全育人"（全员育人、全程育人、全方位育人），培养新时代技能型创新人才。

2. 推进产教融合，体现职教特色

　　围绕"教随产出、产教同行"，引入行业人员参与到教材编写的各环节，为教材内容适应行业发展献言献策。教材内容体现行业最新、成熟的技术和标准，充分体现新技术、新工艺、新规范。

3. 创新教材模式，岗课赛证融通

　　教材紧密结合当前实际要求，教材内容与技术发展衔接、与生产过程对接、人才培养与现代产业需求融合。教材内容对标岗位职业能力，以学生为中心、成果为导向，持续改进，确立"真懂（知识目标）、真用（能力目标）、真爱（素质目标）"的教学目标，从知识、能力、素养三个方面培养学生的理想信念，提升学生的创新思维和意识；梳理技能竞赛、职业技能等级考证中的理论知识、实操技能、职业素养等内容，将其对应的知识点、技能点、竞赛点与教学内容深度衔接；调整和重构教材内容，推进与技能竞赛考核、职业技能等级证书考核的有机结合。

4. 建新型态教材，适应转型需求

　　适应职业教育数字化转型趋势和变革要求，依托"医药大学堂"在线学习平台，搭建与教材配套的数字化课程教学资源（数字教材、教学课件、视频及练习题等），丰富多样化、立体化教学资源，并提升教学手段，促进师生互动，满足教学管理需要，为提高教育教学水平和质量提供支撑。

前言 PREFACE

　　"中药鉴定技术"为药学类、中药学类专业核心课程，为深入学习贯彻党的二十大精神，促进教学质量和人才培养质量的不断提高，根据本课程标准对本教材进行修订。通过学习，培养学生良好的工匠精神，树立"依法鉴定""诚实守信""科学严谨""质量为本"的理念，树立传承中医药、创新中医药的坚定信念。

　　本版教材的内容包括中药鉴定基本知识与技能、常用中药鉴定、中药鉴定技能实训三部分。中药鉴定基本知识与技能部分重点阐述中药鉴定的基本概念和任务、中药鉴定的起源和发展、中药鉴定的依据和基本程序、中药鉴定的方法等基础理论和基础知识。常用中药鉴定部分分别介绍根及根茎类、茎木类、皮类、叶类、花类、果实及种子类、全草类和藻、菌、地衣类及树脂类、动物类、矿物类中药的鉴定。中药鉴定技能实训包括25个实训项目。为了激发学生学习热情，满足教学互动需求，提升教材的可读性、趣味性和适当增加信息量，本教材增加学习目标、情境导入、知识链接、重点小结、目标检测等模块。其中"情境导入"与岗位对接，结合基本理论知识，列举情境，便于开展以思考导入的教学；"知识链接"结合所讲授重要知识点，加强对教材内容的必要补充，融入课程思政、新技术、新方法等内容。本教材提供多媒融合配套增值服务，实现纸质教材与数字教材融合，充分利用"医药大学堂"服务平台提供PPT、题库和微课等教学资源，以满足教师日常教学、在线教学和学生自学等多种需求。

　　本版教材的修订，依据"传承精华，守正创新"的原则，在遵循课程标准和执业药师资格考试大纲的基础上，按照2020年版《中国药典》对教材相关内容进行了修订和更新。全书共收载中药品种400余种，书中插图近500幅，包括新增和更新图片约400幅，全书新增和更新彩色图片由查同乐提供。本教材适用于高职高专院校药学类、中药学类专业使用，亦可作为中药技能竞赛、职业资格考试和执业药师资格考试及中药行业企业在职人员的参考用书。

　　在教材编写中，各位编者付出了辛勤劳动，并得到各参编院校领导的大力支持。同时参阅了多位专家、学者及同行的著作及相关资料，在此一并表示衷心的感谢！限于编者的水平，书中难免有疏漏和不妥之处，敬请专家、学者和各校师生提出宝贵的批评意见，以便进一步修订完善。

编　者
2024 年 8 月

CONTENTS 目录

下篇　中药鉴定技能实训

第一章　中药鉴定基本知识

PPT

知识目标： 通过本章学习，掌握中药鉴定技术的定义、任务，熟悉中药的产地、采收、加工与贮藏，了解中药鉴定技术的发展概况。

能力目标： 具备识别中药贮藏中常见的变质现象的能力，能够掌握妥善贮藏中药的知识和技能。

素质目标： 通过学习中药鉴定发展史，树立中医药文化自信，做中医药事业的传承者、开拓者、创新者；通过学习中药产地、采收、加工与贮藏，树立尊重自然、顺应自然、保护自然的生态文明理念。

第一节　中药鉴定的基本概念和任务

一、中药鉴定的基本概念

中药是指在中医药理论指导下用于临床防治疾病的药物，包括中药材、饮片和中成药。中药材系指仅经过简单产地加工的中药原料，包括植物、动物和矿物三大类。饮片系指药材经过炮制后可直接用于中医临床或制剂生产使用的处方药品。中成药系指以饮片为配方原料，根据临床处方的要求，采用适宜的制剂工艺，制备成随时可以应用的药物。

中药鉴定技术是依据国家药品标准对中药进行品种真实性、纯度、品质优良度的检定，确保临床用药安全有效的技术。它是在继承中医药学遗产和传统鉴别经验的基础上，运用现代自然科学的理论知识和技术方法，研究和探讨中药的来源、性状、显微特征、理化鉴别、质量标准及寻找新药源等理论和实践问题。

二、中药鉴定的任务

（一）鉴定中药品种的真伪

"真"，即正品，凡是国家药品标准所收载的中药均为正品。"伪"，即伪品，凡是不符合国家药品标准规定中药的品种以及非药品冒充中药或以它种药品冒充正品的均为伪品。中药的真伪鉴定是指对中药品种的鉴定，是中药鉴定的首要任务。

目前市场流通药材3000余种，常用药材1200余种，各地加工的饮片2000余种。由于多方面原因，药材和饮片的真伪问题严重，尤以饮片更为突出。究其原因，除历史根源外，引起药材和饮片品种混乱的原因主要有：①误种误用。如大黄误种为无泻下作用的藏边大黄 *Rheum emodi* Wall. 、河套大黄 *Rheum hotaoense* C. Y. Cheng et C. T. Kao；红参误用为商陆 *Phytolacca acinosa* Roxb. 的细根等。②以假充真。如用其他带环纹的幼蛇或其他幼蛇在体背用白色油漆划出环纹等伪充正品金钱白花蛇，从栽培的国产人参中选出类似西洋参外形者，加工成西洋参出售，川贝掺湖北贝母等。③正品短缺导致的类似品泛滥。如蟾蜍输卵管充当哈蟆油，藤杜仲、红杜仲、金丝杜仲充当杜仲等。④名称、外形相近导致的品种混淆。如以川射干充当射干、滇枣仁充当酸枣仁、山麦冬充当麦冬、小天南星充当半夏等。⑤地区用药习惯不同导致的品种混乱。北方大部分地区以来源于萝藦科植物杠柳 *Periploca sepium* Bge. 的根皮，即香加皮作五加科植物细柱五加 *Acanthopanax gra - cilistylus* W. W. Smith 的根皮（五加皮）药用。

（二）鉴定中药质量的优劣

"优"，即质量优良，是指符合国家药品标准质量规定的各项指标的中药。"劣"，即劣药，是指不符合国家药品质量规定的中药。中药的优劣鉴定是指对中药质量的检验或评价，鉴定中药质量的优劣是保证其有效性、安全性和稳定性的关键，是中药鉴定的基本任务。中药的品种明确后，必须注意检查其质量，如果中药品种正确，但质量不符合标准要求，同样不能入药。

影响中药质量的主要因素如下。①栽培变异。如野生牛膝和栽培牛膝，由于生长环境不同，两个品种性状特征有较大差异，野生或部分地区引种的主根短细小、枝根多、木质化程度高、柔韧性差，另外，中药栽培品农药残留量和重金属含量超标问题十分严重，这个问题不解决，妨碍中药进入国际市场。②产地因素。如山东产金银花 *Lonicera japonica* Thunb. 中抗菌消炎有效成分绿原酸含量高达5.87%，而四川天全县产的仅含0.125%，相差近50倍。③采收加工。有的中药采收季节、采收时间（植物的生长年限）不同，其所含的化学成分也有差异，影响其质量。如麻黄秋季采收，麻黄碱成分含量高，其他季节麻黄碱含量均较秋季低。④贮藏运输。中药产地加工与干燥不当，可使中药质量下降。如细辛的酸性氨基酸。⑤其他。人为掺入异物或混入非药用部位，如柴胡、龙胆混入大量的地上茎，西红花中掺入花丝、雄蕊、花冠，羚羊角、天麻中夹铁钉、铅粒，冬虫夏草中插铅丝、竹签等，严重地影响了其质量；有的中药如人参、西洋参、丁香等，经过化学成分提取、干燥后再用，其外观性状与原药材相似，但药材的内在质量却大大降低。

（三）考证和整理中药品种

继承、弘扬我国医药遗产，考证和整理中药品种，是中药鉴定的历史任务。

由于本草记载不详、品种变迁、一药多基原等诸多原因，使中药材品种混乱现象严重，商品中药材存在同名异物、同物异名等错综复杂问题的约占50%，因此，有必要对中药品种进行考证、分析和整理，尽量做到一药一名，互不混淆，从源头上保证中药质量。

解决中药品种混乱的主要途径如下。①加强本草考证与实地调查。如经调查，虎掌和天南星并非一物，虎掌为天南星科半夏属植物掌叶半夏 *Pinellia pedatisecta* Schott 的块茎。②加强地方史志考查。如历代本草未见罗汉果的记载，但在清代的《永宁州志》和《临桂县志》两书中发现有罗汉果的记载，1977年版《中国药典》开始收载使用。③严格规范名称，力求一药一名。如历代所用"五味子"均包括"北五味子"和"南五味子"两种规格，二者功能主治各有侧重，其特征成分分别为五味子醇甲和五味子酯甲，故从2000年版《中国药典》起，将华中五味子 *Schisandra sphenanthera* Rehd. et Wils. 从五味子中分出，称为"南五味子"；2005年版《中国药典》亦将成分差异较大的多来源中药品种，如葛根（野葛）与粉葛、黄柏（川黄柏）与关黄柏、金银花（忍冬）与山银花等分列。④比较有效成分的一致性。如以"防己"之名入药的防己科和马兜铃科十余种植物中，只有防己科千金藤属植物粉防己 *Stephania tetrandra* S. Moore 含有肌肉松弛成分，可作"汉肌松"的原料。

（四）研究和制定中药质量标准

研究与制定规范化的中药质量标准，可为中药鉴定提供科学依据，为中药研究的准确性提供技术支撑，为中药开发、生产、经营和使用提供质量标准和鉴定方法，是中药鉴定学的战略任务。

中药质量标准既是保证中药安全有效的标尺，又是促进质量竞争的杠杆；既是保护民族工业的壁垒，又是中药走向世界的桥梁。中药的标准化程度不高，是中药走向国际市场的主要障碍。我国必须加快建立科学的、能为国际公认的现代中药质量标准，以其所含有效成分的种类、含量、稳定性、毒性和生物效应的强度等为标准，以来源、性状、显微、理化鉴定法为基础，吸收和利用新的鉴定方法，逐步建立科学的中药质量标准体系。

（五）寻找和扩大新药源

在保护和合理开发中药资源的基础上，积极寻找和扩大新药源，是中药资源可持续利用的必备条件，也是中药鉴定的长期任务。寻找和扩大新药源的途径如下。①进行全国性药源普查寻找新药源。如通过多次全国性药源普查，发现了不少野生中药资源和某些进口药材的国产品种资源，如新疆的阿魏、紫草，西藏的胡黄连，云南的诃子、马钱子，广西的安息香，海南的大风子、降香等。②从民族药或民间药中寻找新药源。如穿心莲为华南民间用清热解毒药，经过研究发现，其所含的苦味成分内酯类具有解热抗炎、提高免疫力等作用。穿心莲由民间药直接升为中药而载入《中国药典》。③根据生物亲缘关系寻找新药源。如忍冬属植物有 10 多种，有效成分绿原酸的含量种间差别较大，如灰毡毛忍冬 *Lonicera macranthoides* Hand.-Mazz. 和红腺忍冬 *Lonicera hypoglauca* Miq. 的花蕾含量较高，前者达 12%，后者达 10% 左右，但其木犀草苷含量甚微，现分别以金银花和山银花载入《中国药典》。④以有效成分为线索寻找新药源。麝香酮是麝香的主要有效成分之一，麝鼠香、灵猫香中含有麝香酮等与天然麝香相似的化学成分，且具相似的药理作用，可能成为麝香的代用品。⑤从古本草中寻找新药源。青蒿素是在研究抗疟药物时从本草中发现的新资源，其原植物黄花蒿 *Artemisia annua* L. 仅在民间用于熏蚊子，由于青蒿素的发现使黄花蒿成为中药青蒿的唯一来源，而同科植物青蒿 *Artemisia carvifolia* Buch.-Ham. ex Roxb. 因不含青蒿素已不作为青蒿来源。⑥老药开发新用途。葛根历来作为解表退热、生津透疹、升阳止泻中药。研究表明，葛根中含有的异黄酮类，可以增加脑及冠状动脉血流量，并具有解痉、降血糖以及调节女性内分泌的作用，从而开发出了葛根异黄酮系列制剂。⑦扩大药用部位。研究发现，同一种药用植物不同部位也含有类似的药效成分，具有类似的药理作用。如人参的茎、叶、花蕾、果实、种子均含有与根相近似的皂苷类，功效近似。

第二节　中药鉴定的起源和发展

一、古代中药鉴定发展简史

中药鉴定技术是在长期的实践中产生和发展起来的，我国古代劳动人民在同疾病作斗争的过程中通过不断尝试，并学会运用眼、耳、鼻、舌、手等感官来识别自然界的植物、动物和矿物的形、色、质地和气味，从而鉴别出哪些可供药用，哪些不可供药用及有毒、无毒等，逐渐形成了"药"的感性知识。汉代刘安所撰的《淮南子·修务训》有"神农尝百草之滋味……一日而遇七十毒"的记载，生动地反映了我国古代劳动人民在实践中发现、鉴别药物的艰苦情景，在无文字时代，这些药物知识只能依靠师承口授，后来有了文字，便逐渐记录下来，出现了医药书籍，由于药物中草类占大多数，所以我国古代记载药物的书籍便称为"本草"，从秦、汉到清代，本草著作约有 400 种之多，这些著作是我国人民长期与疾病作斗争的宝贵经验和鉴别中药的丰富知识的总结，是中医药学的宝贵财富。

《神农本草经》为我国已知最早的药学专著。成书于东汉末期，载药365种，分为上、中、下三品。该书总结了汉代以前的药物知识，在序录中记载，药"有毒无毒，阴干暴干，采造时月，生、熟，土地所出，真伪陈新，并各有法"。并对药物的产地、采收时间、方法以及辨别药物形态真伪的重要性，有一些原则性的概述。为后世中药鉴定技术的发展奠定了基础。

《本草经集注》是南朝梁代的陶弘景将《神农本草经》整理补充编撰而成，载药730种，将药材分为玉石、草木、虫兽、果、菜、米食、有名未用7类，为按自然属性分类的先导性著作。该书重视药材的对比鉴别，记载了部分药材的火烧试验、对光照视等鉴定方法，有的还指出品质的优劣。如对《神农本草经》中"术"的鉴别，认为术有两种，"白术叶大有毛而作桠，根甜而少膏……；赤术叶细无桠，根小，苦而多膏"；硝石"以火烧之，紫青烟起"；云母"向日视之，色青白多黑"；常山以细实而黄的"鸡骨常山"最有效等。

《新修本草》是唐代李勣、苏敬等22人集体编撰，由政府颁行，是我国乃至世界上最早的一部药典。它比欧洲地方性《佛洛伦斯药典》（1498年）早839年，比欧洲第一部全国性《丹麦药典》（1772年）早1113年。该书载药850种，按药物的属性分为11部，附图经7卷、药图25卷，出现了图文鉴定的方法，为后世图文兼备的本草打下了基础。该书新增山楂、人中白等114种新药，包括许多进口药物，如豆蔻、丁香、青黛、木香、槟榔、没药等。

《开宝本草》是在宋代开宝年间官命刘翰、马志等在唐代本草的基础上撰成《开宝新详定本草》后又重加详定，称为《开宝重定本草》，简称《开宝本草》，至嘉祐年间，官命掌禹锡等编辑《嘉祐补注神农本草》，简称为《嘉祐补注本草》或《嘉祐本草》，新增药物99种，又令苏颂等校注药种图说，编成《图经本草》共21卷，对药物的产地、形态、用途等均有说明，成为后世本草图说的范本，该书首创版印墨线药图，绝大多数药图为写实图，图名大多冠以州府名，说明当时对药材质量的评价已十分重视药材的道地性。

《证类本草》是北宋蜀医唐慎微将《嘉祐补注本草》和《图经本草》校订增补，编成本草、图经合一的《经史证类备急本草》，简称《证类本草》，载药1746种，新增药物500余种。该书内容丰富，图文并茂，为我国现存最早、最完整的本草著作，也是研究古代药物最重要的典籍之一。

《本草纲目》由明代李时珍参阅本草著作800余本，历经30年的临床和采药实践编成，共52卷约200万字，载药1892种，新增药物374种，附方有11000余条，药图1109幅。该书按自然属性将药物分为16部60类，为自然分类的先驱，如将高良姜、豆蔻等含挥发油的姜科植物排在一起，列为芳草类，与现今的自然分类相符；该书对药材性状的记载较为完善、准确，图文并茂，把药材的鉴定内容和现已失传的古代本草对药物鉴定的记载，归于"集解"项下，为后世留下了宝贵的史料。《本草纲目》是我国16世纪前医药成就的大总结，对中外医药学和生物学科都有巨大影响。17世纪初传到国外，并译有多国文字，成为世界性的重要药学文献之一。

清代赵学敏编撰的《本草纲目拾遗》，载药921种，新增药物716种，为清代新增药物品种最多的一部本草著作，如冬虫夏草、西洋参、浙贝母、鸦胆子、银柴胡等均系初次记载，大大丰富了药学内容。

《植物名实图考》和《植物名实图考长编》由清代吴其濬编撰，分别收载植物1714种和838种，该书对每种植物的形态、产地、性味、用途叙述颇详，并附有较精确的插图，其中很多植物均系著者亲自采集、观察并记录，为中药的来源鉴定和本草考证研究提供了宝贵的史料。

本草学与中华文化

我国古代中药药物学叫作"本草学"，中药专著被称为"本草书"，中药史被称为"本草史"。"本草"一词系中药的统称，最早见于东汉班固编写的《汉书·平帝纪》。该书记载，公元5年（平帝元始五年），朝廷曾下令征集天下通晓天文、历算、史篇、文术、本草、论语、孝经等方面的人才。《说文解字》云："药，治病草也，从草。"韩保昇认为，"按药有玉石草木虫兽，而直云本草者，为诸药中草类最多也。"这也反映了最初只有植物药的状况。虽然以后又发现了动物药、矿物药，但"草为药之本"的概念一直被保留下来。这就是后世把药物称为"本草"的由来。

本草学是我国灿烂文化的一部分，同时也是我国众多人口生活健康和社会繁荣的保证，是世界上迄今为止保持得最为完整的药学体系之一，它的内容广泛而丰富，涉及植物学、动物学、化学、地质学、医学、生物化学、环境学等诸多学科，可谓集我国古代科学之大成。在科学技术迅猛发展的今天，本草学又是一门朝气蓬勃与时俱进的学科，能够和现今诸多学科相互融合，并为中药新药研发和中药临床使用提供重要的文献证据与理论支撑。在中医药迎来创新发展的大好时期，本草学正乘着时代的东风在中医药的传承创新发展中有所作为。

二、近现代中药鉴定的发展概况

1840年鸦片战争以后，中国沦为半封建半殖民地的国家，我国传统医药学的发展受到抑制，但中药鉴定技术在此间也有一些发展，如曹炳章著《增订伪药条辨》（1927年），对110种中药的产地、形态、气味、主治等做了真伪对比；丁福保著《中药浅说》（1933年），从化学角度分析和解释中药，引进了化学鉴定方法；1934年赵燏黄、徐伯鋆合著了《生药学》上编，1937年叶三多写出《生药学》下编，引进了现代科学鉴定药材的理论和方法，对后来应用生药学的现代鉴定知识和方法，整理研究中药，起了先导作用。

中华人民共和国成立后，在党的中医药政策指引下，中医药事业有了迅速的发展和提高，各省市先后设立了中医学院中药系和中医药研究机构，并在药检所内设立中药室，加强了教学、研究和质量检验工作，中医学院中药系在1964年就开设了具有中医药特色的"中药材鉴定学"（后改名为"中药鉴定学"）课程，根据中药专业的培养目标和要求，中药鉴定学被确定为专业课之一。

20世纪70年代以前，中药鉴定方法和技术基本是应用传统的性状鉴别，全靠人的感官对中药的品种和质量进行评价，以经验鉴别为主体。80年代至90年代，显微鉴别方法和理化鉴别方法得到了广泛应用，成为鉴别中药的主要手段。在此期间，利用显微镜观察药材的组织构造、粉末特征等得到了充分发展；同时随着中药化学成分研究工作的不断发展，仪器设备的不断改进，理化鉴定也用到了中药的分析测定中，使许多分析手段成为当代中药鉴定工作的热点。如紫外光谱、红外光谱、原子吸收光谱、粉末X射线衍射法、气相色谱、气质联用、薄层色谱、高效液相色谱、蛋白电泳等。显微鉴别方法和理化鉴别方法得到了推广和应用。90年代以来，随着生物技术的发展及其在中药鉴定方面的应用，以在分子水平上鉴定中药真伪优劣以及创新和保护中药资源为特色和目标的分子鉴定应运而生。在这期间，中药鉴定方法和技术取得了令人瞩目的成绩。各种先进的技术和方法得到了应用和发展，如DNA分子遗传标记技术、生物芯片技术、免疫技术、细胞生物学技术、中药指纹图谱质量控制技术等。进入21世纪后，计算机图像分析技术、薄层-生物自显影技术、生物效应等技术在中药鉴定方面取得了一定进展。计算机图像分析技术（CIA）可将不同层次二维图像用计算机进行处理，获取此图像的三维定量数据。在中药鉴定方面，它可将果实、种子、花粉或组织切片中某一特征的形态用计算机进行处理，比较其形态差异，从而达到鉴别的目的。薄层 – 生物自显影技术、液相色谱 – 串联质谱法、高效液相色谱 – 电感耦合等离子质谱法、DNA 条形码分子鉴定法、色素测定法、真菌毒素测定法、近红外分光光度法等，已收录于《中国药典》（2020 年版）中。

在科学研究方面，国家组织重点科技攻关项目，国家在"七五""八五"期间组织专家对 200 余种（类）常用中药进行了品种整理和质量研究。这项研究，不仅具有较高的学术价值，同时也体现了巨大的社会及经济价值，其中许多专题已达到国内外领先水平。该研究成果分别由徐国钧、徐珞珊将南方协作组的工作主编成《常用中药材品种整理和质量研究》（1 ~ 4 册），楼之岑、秦波将北方协作组的工作主编成《常用中药材品种整理和质量研究》（1 ~ 6 册）。"九五"期间开展了"中药材质量标准的规范化研究"，其研究成果不仅充实了《中国药典》药材质量标准内容，最终建立 61 种常用中药材国际参照执行标准，还为一、二类中药新药研究奠定了基础。另外，中华人民共和国成立以来，国家组织中药鉴定工作者完成了 4 次（1960 ~ 1962、1969 ~ 1973、1983 ~ 1987、2011 ~ 2022）全国中药资源调查，这项工作对于促进中医药科技进步和推动社会经济发展具有重要意义。

本草学研究成为中药品质评价研究的基础。对 200 多个中药品种进行了全面考证，并出版了《本草学》等专著，辑复了《唐·新修本草》等，出版了《本草纲目》校点本、《滇南本草》校订本等著名本草。中药的本草考证已成为中药品种的整理、新药的研制、国家药品标准的制定等必不可少的内容。

我国陆续出版的有关中药鉴定学知识的专著包括《中药志》《中华本草》等。以上不同时期出版的专著，既是中药鉴定工作的写实，又反映了中药鉴定学科的发展过程。

半个世纪以来，中药鉴定的中药品质理论逐步得到认可，主要包括中药品质"辨状论质"论、遗传主导论、环境饰变论、生物多样性维持论、传承论、效用决定论、多元调控论及时间中药学理论等，这些理论进一步完善了中药鉴定学的理论体系，使其成为一门理论和实践更为完善的学科。

中药已经被应用了几千年，中药鉴定的知识和经验与中药并存，形成了原始的中药鉴定技术；20 世纪中叶，随着中医药事业的迅速发展和科技进步，现代中药鉴定技术应运而生，DNA 分子遗传标记技术、中药指纹图谱质量控制技术、计算机图像分析技术、薄层 – 生物自显影技术等多种新技术被应用到中药鉴定中，使中药鉴定的方法不断创新，研究的范围不断拓宽，可以说，中药鉴定技术的发展经历了师承口授的原始时代、经验总结时代、形态学时代、化学时代，现已步入生命科学时代，中药鉴定技术正向着标准化、科学化和信息化的方向发展。但是经过数千年的传承积累，中药传统的性状鉴定至今依然是中药生产、经营、科研、制药、检验等领域的重要鉴定手段，中药传统检验质量标准至今仍然是中药质量标准的重要内容之一，它们是中药鉴定的精华。我们在从事中药鉴定工作，应秉持"传承精华、守正创新"的宗旨，使传承和创新并存，推动中药鉴定工作的高质量发展。

第三节　中药的产地

一、产地与中药质量的关系

中药质量的优劣与许多因素有关，产地是影响中药质量的重要因素之一。中药有效成分的形成和积累与其生长的自然条件有着密切的关系。《神农本草经》载："土地所出，真伪陈新，并各有法。"《本草经集注》指出："诸药所生，皆有境界。"还列出 40 多味药材的最佳生境。《新修本草》亦载："离其土，则质同而效异。"《本草纲目》云："性从地变，质与物迁。"这些传统理念都充分说明产地与药材质量的相关性。我国土地辽阔，同种药材会因产地不同（土壤、气候、光照、降雨、水质、生态环境的各异）引起药材质量上的差异。例如防风 *Saposhnikovia divaricata*（Turcz.）Schischk. 产于东北及内蒙古，引种到南方后，其药材常分枝，且木化程度增高，与原有的性状特征相差很大；葛根 *Pueraria lobata*（Willd.）Ohwi 因产地不同成分变化幅度较大（5~6 倍），葛根素的含量 1.04%~6.44%，总黄酮的含量 1.42%~7.88%；不同产地的甘草 *Glycyrrhiza uralensis* Fisch.，其甘草酸的含量 1.16%~6.11%，相差 5 倍之多。这直接影响中药质量的可控性，也会导致临床疗效的差异，因此，国家食品药品监督管理局颁发的《中药材生产质量管理规范》要求规范化种植中药材，在建立种植基地时一定要选择该药材生长最适宜的地域。

二、道地药材

（一）道地药材的定义

道地药材又称地道药材，是指药材质优效佳，这一概念源于生产和中医临床实践，数千年来被无数的中医临床实践所证实，有着丰富的科学内涵。作为一个约定俗成的古代药物标准化的概念，道地药材是源于古代的一项辨别优质中药材质量的独具特色的综合标准，也是中药学中控制药材质量的一项独具特色的综合判别标准。通常认为，"道地药材就是指在一特定自然条件和生态环境的区域内所产的药材，并且生产较为集中，具有一定的栽培技术和采收加工方法，质优效佳，为中医临床所公认。"对"道地"的解释大致有两种。一是："道地"亦作"地道"，本指各地特产，后来演变成货真价实、质优可靠的代名词。二是："道"指按地区区域划分的名称，唐贞观元年，政府根据自然形势，把全国划分为关内、河内、河东、河北、山南、淮南、江南、陇石、剑南、岭南十道，以后各朝沿用了此区域划分方法，只是"道"的数目有所改变。"地"指地理、地带、地形、地貌。在药名前多冠以地名，以示其道地产区。如西宁大黄、宁夏枸杞、川贝母、川芎、秦艽、辽五味、关防风、怀地黄等。例外的情况是有少数药材，药名前所冠的地名不是指产地，而系指进口或集散地而言，如广木香，并非广州所产，而是从广东进口，藏红花亦非西藏所产，而是从西藏进口。

（二）道地药材形成的原因

1. 自然环境对道地药材形成的影响　道地药材与自然环境相关性的研究分为两个方面：一是从遗传基因水平上研究物种与自然环境相关性，物种的遗传变异与自然环境的关系。目前认为道地药材的形成，优良的物种基因是决定其品质的内在因素。从生态学的角度讲，长期的环境演变与同时期的空间异质决定了物种遗传基因，因此从遗传基因与环境相关性的角度研究道地性是解释道地性的基础。通过对"南药"广藿香不同产地间的叶绿体和核基因组的基因型与挥发油化学型的关系研究中发现，广藿香基因序列分化与其产地、所含挥发油化学变异类型呈良好的相关性，基因测序分析技术结合挥发油分析数据可作为广藿香道地性品质评价方法及物种鉴定的强有力工具。二是自然环境与道地药材相关性的研究。从生态环境层次研究道地药材的生境特点包括地质环境、土壤环境、大气环境、水环境、群落环境等。不少学者就生态环境对道地药材的影响进行了研究。例如通过比较五个不同产区同一种质金银花的地质背景系统及土壤理化状况，发现道地金银花产区土壤受其成土母质影响，道地金银花最适合的土壤类型是中性或稍偏碱性的砂质土壤，且要求土壤的交换性能较高；对当归栽培土壤理化性质研究表明，甘肃岷县当归栽培土壤的物理性状、有机质和矿质元素含量综合因子最佳；对三七的水环境及大气环境研究结果表明，一月的降水量和年温差是影响三七总皂苷含量的关键因素，降水量影响三七体内黄酮含量的累积，而对总皂苷、多糖和三七素含量的累积有抑制作用；对芍药野生和栽培的群落环境研究结果表明，长期大面积单种栽培芍药，其遗传基因发生变异，基因多样度降低；对黄连生长的地形地貌研究结果表明，同一时期生长在低海拔处的根茎质量和小檗碱含量高于高海拔处。

2. 植物内生菌、土壤微生物对道地药材形成的影响　植物内生菌是指那些在其生活史的一定阶段或全部阶段生活于健康植物的各种组织和器官内部的真菌或细菌。内生菌一方面作用于宿主植物次生代谢相关的基因表达，进而激活或增强宿主植物次生代谢相关酶的活力，促使宿主植物产生新的次生代谢产物或增强产生某些次生代谢产物的能力；另一方面影响植物的物质代谢，产生生理活性物质（生物碱、激素等）来改变植物的生理特性。例如采用离体共培养的方式研究四种内生真菌对金钗石斛无菌苗生长及其多糖和总生物碱含量的影响，研究结果表明，四种内生真菌都能提高金钗石斛中多糖的含量，其提高的量分别为 153.4％、52.1％、18.5％、76.7％，而只有内生真菌 MF23 能使金钗石斛总生物碱含量提高 18.3％。土壤中的微生物是土壤的重要组成部分，其分解有机物质，释放出各种营养元素，既营养自己，也营养植物。同时，植物根系分泌物对土壤微生物有重要影响，有些植物的根系分泌物能促进某一类或几类微生物数量的增加；相反，有些植物根系分泌物却不利于微生物的生长，甚至产生抑制效果。因此，道地药材与长期生长的土壤中微生物的协同互生关系值得进一步深入研究。目前，这方面的研究还很少。在农业生态学方面的研究表明，土壤微生物对植物的根际营养起着分解有机物、释放与贮蓄养分的积极作用，充分发挥土壤微生物的活力，可以增加土壤有机质的含量，提高土壤肥力，疏松土壤，改善土壤结构，使土壤质量大大提高，进而改善植物生长的土壤环境，提高植物对杂草的竞争能力和对病虫害的抵抗能力。

3. 栽培与加工对道地药材形成的影响　药材的栽培对于道地药材的形成起到至关重要的作用，许多道地药材系栽培品种。第一，药材物种存在遗传多样性，同种药材具有丰富的种质资源供选择。第二，人工的方法进行定向的育种。第三，选择适宜的土壤及生态气候条件，有利于有效物质的积累。第四，规范精细的栽培耕作技术及合适的采收、加工方法，一旦新的优质品种形成，就用合适的方法将种质固定保存下来。如人参优质品种大马牙，地黄的金状元、小黑英等。很多道地药材就地取材，野生种变家种的引种、试种为道地药材的形成创造了条件，如浙江鄞州区的贝母、安徽亳州的菊花、河南怀庆府的地黄等均已有数百年栽培历史，成为优质道地药材，并积累了较成熟的栽培技术。独特、优良的加工技术是道地药材道地性的保证。在道地药材产区形成过程中，积累了大量的加工技术和经验，这些技术和经验保证了道地药材与非道地药材的品质差异，形成药材的道地性优势。例如，川附子的加工，通过用胆巴水浸泡，然后煮沸、水漂、染色等步骤制成盐附子、黑顺片、白附片等品种，制成的加工品毒性低、品质优，临床治疗效果明显。

（三）常用的道地药材

1. 川药　主产地四川、西藏。如川贝母、川芎、黄连、川乌、附子、麦冬、丹参、干姜、白芷、天麻、川牛膝、川楝子、川楝皮、川续断、花椒、黄柏、厚朴、金钱草、五倍子、冬虫夏草、麝香等。

2. 广药　又称"南药"，主产地广东、广西、海南及台湾。如阳春砂、广藿香、广金钱草、益智仁、广陈皮、广豆根、蛤蚧、肉桂、桂莪术、苏木、巴戟天、高良姜、八角茴香、化橘红、樟脑、马钱子、槟榔等。

3. 云药　主产地云南。如三七、木香、重楼、茯苓、萝芙木、诃子、草果、儿茶等。

4. 贵药　主产地贵州。如天冬、天麻、黄精、杜仲、吴茱萸、五倍子、朱砂等。

5. 怀药　主产地河南。如著名的"四大怀药"——地黄、牛膝、山药、菊花；天花粉、瓜蒌、白芷、辛夷、红花、金银花、山茱萸等。

6. 浙药　主产地浙江。如著名的"浙八味"——浙贝母、白术、延胡索、温郁金、玄参、杭白芍、杭菊花、杭麦冬；温郁金、莪术、杭白芷、栀子、乌梅、乌梢蛇等。

7. 关药　主产地山海关以北、东北三省及内蒙古东部。如人参、鹿茸、辽细辛、辽五味子、防风、关黄柏、龙胆、平贝母、刺五加、升麻、桔梗、哈蟆油、甘草、麻黄、黄芪、赤芍、苍术等。

8. 北药　主产地河北、山东、山西以及内蒙古中部。如党参、酸枣仁、柴胡、白芷、北沙参、板蓝根、大青叶、青黛、黄芩、香附、知母、山楂、金银花、连翘、桃仁、苦杏仁、薏苡仁、小茴香、大枣、香加皮、阿胶、全蝎、土鳖虫、滑石、代赭石等。

9. 江南药　主产地长江以南，南岭以北（湘、鄂、苏、赣、皖、闽等）。如茅苍术、南沙参、太子参、明党参、枳实、枳壳、牡丹皮、木瓜、乌梅、艾叶、薄荷、龟板、鳖甲、蟾酥、蜈蚣、蕲蛇、石膏、泽泻、莲子、玉竹等。

10. 西药　主产地"丝绸之路"的起点西安以西的广大地区（陕、甘、宁、青、新及内蒙古西部）。如大黄、当归、秦艽、秦皮、羌活、枸杞子、银柴胡、党参、紫草、阿魏等。

11. 藏药　主产地青藏高原地区。如著名的四大藏药——冬虫夏草、雪莲花、炉贝母、藏红花，甘松、胡黄连、藏木香、藏菖蒲、余甘子、毛诃子、麝香等。

第四节　中药的采收、加工与贮藏

情境导入

情境：2023年3月某省药监局发布2023年第一期药品质量通告，通告内容中显示，省局根据年度检查计划，对部分药品生产企业、经营、使用单位进行了抽检，此次抽检发现有13批中药饮片不合格，不合格品种包括酒女贞子、烫水蛭、桑寄生、骨碎补、白头翁、柏子仁等。经检测不合标项目包括"性状""水分""总灰分""含量测定""黄曲霉素"等。

思考：1. 影响中药质量的常见因素有哪些？
　　　2. 质量不合格的中药是否能在市场上流通？

一、中药的采收

（一）采收与中药品质的关系

中药品质的好坏，取决于有效成分的多少，而有效成分含量的高低与产地、采收的季节、时间、方法等有着密切的关系，如甘草在生长初期甘草酸的含量为6.5%，开花前期为10%，开花盛期为4.5%，生长末期为3.5%，所以甘草在开花前期采收为宜，对多年生的药用植物黄连有效成分的动态积累规律研究表明，5年生黄连根茎中小檗碱及总生物碱含量达到最高值，小檗碱含量每年4月（开花结实期）几乎均为全年最低，小檗碱及总生物碱含量每年在10~11月达到全年最1高，所以黄连的最佳采收期为10~11月的5年生黄连。

（二）中药适宜采收期确定的一般原则

采收期的确定，应综合考虑有效成分、毒性成分的含量及药材产量三项指标，常见的有下列几种情况。

1. 在有效成分含量为最大值时采收　当有效成分的含量有显著的高峰期，而药材的产量变化不大，无毒性成分或其含量最低时，宜在有效成分含量的高峰期采收。如槐米的有效成分芦丁在花蕾期最高，可达28%，如已开花、结果，则芦丁含量急剧下降，故宜在花蕾期采收；甘草的有效成分甘草甜素的含量，在生长初期为 6.5%，开花前期为 10.0%，开花盛期为 4.5%，生长末期为 3.5%，故宜在开花前期采收。

2. 在有效成分的总含量为最大值时采收　当有效成分含量与药材的产量高峰期不一致时，宜在有效成分的总含量（药材单产量×有效成分百分含量）为最大值时采收。可分别测算出不同发育阶段药材的单产量、有效成分的百分含量及总含量，再采用列表法或图像法找出适宜的采收期。如 5 年生牡丹皮含丹皮酚最高，但同 3 年生牡丹皮含量差异并不显著，且 3 年生者少两个年周期，故以三年生为最佳采收年限。

3. 在有效成分的总含量为最大值、毒性成分的含量为最小值时采收　当有效成分含量与药材的产量高峰期不一致，且含一定量的毒性成分时，宜在有效成分的总含量为最大值、毒性成分的含量为最小值时采收。如照山白具有止咳化痰作用的黄酮类成分在 5、9、10 月份总含量最高，毒性成分梫木毒素的含量较低，故可确定此时为适宜的采收期；在 6～8 月份产量最高，但总黄酮的含量较低，而梫木毒素含量却最高，故不宜在此时采收。

（三）中药采收的一般规律

1. 植物药类

（1）**根及根茎类**　通常在秋、冬两季植株地上部分枯萎至春初发芽前采收，此时为植物生长停止或休眠期，地下部分贮藏的营养物质最丰富，有效成分的含量也最高，如党参、黄连等。有的植物在夏季枯萎，则应在夏季采收，如半夏、夏天无、太子参、浙贝母、延胡索等。

（2）**茎木类**　通常在秋、冬两季植株落叶后或春初萌芽前采收，如大血藤等；木类药材全年可采，如降香、沉香等。

（3）**皮类**　茎皮多在春末夏初（清明至夏至间）采收，此时形成层细胞分裂较快，皮部与木部易剥离，伤口易愈合，有效成分的含量较高，如杜仲、黄柏、厚朴、秦皮等。少数茎皮在秋、冬两季采收，有效成分含量较高，如川楝皮、肉桂等。根皮宜在秋末冬初植株地上部分枯萎时采挖，如牡丹皮、五加皮等。

（4）**叶类**　通常在花前盛叶期、花期或果实未成熟前采收，此时植株枝叶茂盛，养料丰富，分批采叶对植株影响不大，且可增加产量，如荷叶、艾叶、臭梧桐叶等。有的须在秋、冬两季采收，如（霜）桑叶等；有的常与其他药用部位同时采收，如人参叶等；有的应采集落叶，如银杏叶等。

（5）**花类**　通常在花蕾期或花初开时采收，此时花中水分少、香气足，有效成分含量高。如金银花、辛夷、丁香等宜在花蕾期采收；洋金花宜在花初开时采收；菊花、西红花等宜在花盛开时采收；红花宜在花冠由黄变红时采摘。对花期较长，花朵陆续开放的植物，应分批采摘，以保证质量，如红花等。蒲黄、松花粉等花粉类中药，不宜迟收，以免花粉脱落，影响产量。

（6）**果实及种子类**　多在果实自然成熟时采收，如五味子、补骨脂等；有的在果实成熟并经霜变色后采摘，如山茱萸经霜变红、川楝子经霜变黄；有的在果实近成熟时采收，如乌梅、枳壳、吴茱萸等；有的应采收未成熟的幼果，如青皮、枳实等。若果实成熟期不一致，应分批采摘，随熟随采，如木瓜等。种子类药材须在完全成熟，并呈固有色泽时采收，如牵牛子、决明子等。

（7）**全草类**　多在植物充分生长，茎叶茂盛时采收，如穿心莲、青蒿等；有的在开花时采收，如益母草、荆芥等；有的在春季采其幼苗或肉质茎，如绵茵陈、肉苁蓉等。

（8）**藻、菌、地衣类**　常因品种而异。如茯苓宜在立秋后采收；冬虫夏草宜在夏初子实体出土、孢子未发散时采挖等。

（9）**树脂类**　有的树脂为植物体的正常代谢物，如血竭，果实成熟时，外表的鳞片缝中即可流出红色树脂，采收其成熟果实，即可得到树脂；多数植物体只在受损伤后才产生或增加分泌物，可将植物体的某些部位用刀切割后引流而得，如安息香。

（10）其他类　常因品种而异。如五倍子在秋季虫瘿由绿色转为黄褐色，成熟爆裂前 1~2 周采摘，此时五倍子鞣质含量最高；海金沙宜在孢子成熟、未发散时采收等。

2. 动物药类　动物药类应根据药用动物的种类、生长习性、活动规律和药用部位的不同，选择适宜的采收季节和方法。如鹿茸宜在每年 5 月下旬至 7 月下旬分 1~2 次锯取，过时则骨化为角；蟾酥宜在春、秋两季采收，此时不但易捕获，而且腺液充足，得率高，品质好；哈蟆油宜在白露至霜降间捕捉，此时输卵管油性足，品质好；石决明等贝壳类宜在夏、秋两季采收，此时软体动物发育最旺盛，贝壳钙质足，品质好；蛇蜕、蝉蜕等蜕化皮壳类宜在春末夏初蜕化皮壳时采收；桑螵蛸宜在深秋卵鞘形成至次春卵孵化前摘取，过时虫卵孵化成虫，影响药效；以成虫入药的昆虫类药材，宜在活动期捕捉，如土鳖虫等；有翅昆虫，可在清晨露水未干时捕捉，以防飞逃，如红娘子、斑蝥等。

3. 矿物药类　全年可挖，多结合开矿采掘，选择杂质少的矿石供药用，如石膏、自然铜等。

二、中药的加工

（一）中药加工的目的

除少数药材要求鲜用（如生姜、鲜石斛、鲜芦根等）外，多数药材采收后，需进行产地加工。其主要目的为：除去泥沙、虫卵等杂质和非药用部分；使药材干燥；通过整形和分等，区分不同规格或等级；包装成件，便于储存和运输；经加热处理，使某些含苷类成分药材的酶失去活性，或杀死虫卵，保存药效；经切制或捣碎，便于调剂和有效成分的煎出；通过去毛、浸、漂、蒸、煮等加工方法，消除或降低毒性、刺激性或副作用。

（二）常用的加工方法

中药产地加工因品种不同而异，一般应达到下列要求：形体完整、含水分适度、色泽好、香气散失少、不变味（玄参、生地，黄精等例外）、有效物质破坏少。下面介绍一些常用的产地加工方法。

1. 挑选　目的是除去杂质或非药用部分，区分规格等级，便于分别加工和干燥。可筛除药材中的细小部分或杂质，也可用竹匾或簸箕，簸去杂物或分开轻重不同之物。

2. 洗涤　目的是洗除药材表面的泥沙与污垢。质地疏松或黏性大的药材，在水中洗的时间不宜长，否则不利切制，如瓜蒌皮等；含有多量黏液质的种子类药材，遇水易黏结成团，不易散开，故不能水洗，可筛除附着的泥沙，如葶苈子、车前子等；具有芳香气味的药材不宜用水淘洗，如薄荷、细辛等。

3. 修整与去皮（壳）　修整的目的是运用修剪、切削等方法，除去非药用部位和不合规格的部分，或使药材整齐，利于捆扎、包装等。修整的工艺应根据药材的规格等级、质量要求来确定。多在干燥前进行，有的则在干燥后进行，如剪除残根，切削或打磨表面使平滑等。去皮（壳）的目的是使某些果实种子类、根及根茎类或皮类药材表面光洁，符合药材的性状要求，易于干燥和贮藏。

4. 漂　目的是用水溶去部分有毒成分或大量盐分，前者如半夏、天南星、附子等；后者如咸苁蓉、海螵蛸、海藻、昆布等。漂的方法，一般是将药材放在盛有水的缸中，天冷时每日换水 1 次，天热时每日换水 2~3 次；漂的时间根据具体情况而定，短则 3~4 天，长则数周；漂的季节以春、秋两季为宜，夏季气温高，可加明矾防腐。

5. 切片　较大的根及根茎类、坚硬的藤木类和肉质的果实类药材，多趁鲜切成块、片，以利干燥，如大黄、鸡血藤、木瓜等。但对某些含挥发性成分或有效成分易氧化的药材，则不宜提早切成薄片干燥，如当归、川芎、常山、槟榔等。

6. 蒸、煮、烫　某些药材采收后，需经蒸、煮、烫等加热处理，目的是：①利于富含黏液汁、淀粉或糖分的药材干燥。如白芍、明党参煮至透心；天麻、红参蒸透；鳖甲烫至背甲上的硬皮能剥落等。②便于刮皮。如明党参、北沙参等。③杀死虫卵，防止孵化。如桑螵蛸、五倍子等。④有的蒸制后能起滋润作用。如黄精、玉竹等。⑤防止散瓣。如菊花。⑥使药材中的酶失去活性，以防有效成分分解。如黄芩。

7. 熏硫　硫熏是一种传统加工方法，目的是使某些药材色泽洁白，防止霉变和虫害，如山药、金银花、川贝母、葛根等。现代研究证明，硫熏会使药材残留二氧化硫及砷、汞等重金属，故2005年版《中国药典》将山药、葛根等加工方法中的硫熏删除，2010年版《中国药典（第二增补本）》严格规定可以使用硫熏的药材品种，并规定了二氧化硫残留限量标准。强调禁止以外观漂白为目的的硫熏。

8. 发汗　某些药材在加工过程中用微火烘至半干或微蒸、煮后，堆置起来发热，使其内部水分外溢、变软、变色、增加香气或减少刺激性，以利干燥，这种方法习称"发汗"。如厚朴、杜仲、玄参、续断等。

9. 干燥　目的是除去药材中的大量水分，避免发霉、虫蛀及有效成分的分解，利于贮藏。经验证明，药材含水量过少易干裂，含水量过多则易霉变，通常认为安全水分含量为8%～12%。常用的干燥方法有晒干、烘干、阴干、远红外加热干燥、微波干燥等。可根据药材性质的不同，选择不同的干燥方法。

（1）晒干　利用阳光直接干燥，是一种常用、简便、经济的干燥方法。药材晒干后，应凉透再包装，否则会因内部温度高而发酵，或因部分水分未散尽，造成局部水分过多而发霉。下列药材不宜曝晒。①含挥发油的药材：易造成挥发油散失，如薄荷、金银花等。②受日光照射后易变色、变质的药材：如白芍、黄连、大黄、红花等。③烈日晒后易爆裂的药材：如郁金、白芍、厚朴等。

（2）烘干　利用人工加温的方法使药材干燥。为防止药材成分遇热破坏，同时又抑制酶的活性，干燥温度一般以50～60℃为宜；浆果类药材可在70～90℃迅速干燥。为保持药材的粉性，烘干温度应缓缓升高，以防新鲜药材遇高热后，淀粉粒糊化。对含挥发油或须保留酶活性的药材不宜采用烘干法，如薄荷、广藿香、苦杏仁、芥子、雷丸等。

（3）阴干　即将药材放置或悬挂于通风的室内或荫棚下，避免阳光直射，使水分在空气中自然蒸发而干燥。主要适用于含挥发性成分的药材，如薄荷、荆芥等。有的药材在干燥过程中皮部易与木部分离或空枯，须进行揉搓，如党参、麦冬等；有的药材在干燥过程中要进行打光，如光山药等。

（4）远红外加热干燥　远红外线是波长为5.6～1000nm的电磁波。远红外干燥的原理是将电能转变为远红外线辐射出去，物体的分子吸收后产生共振，引起分子、原子的振动和转动，导致物体变热，经热扩散、蒸发或化学变化，达到干燥的目的。它具有干燥速度快、加热均匀、节约能源、既杀菌又杀虫卵等优点。

（5）微波干燥　微波是频率为300～300000MHz、波长为1m～1mm的高频电磁波。微波干燥实际上是一种感应加热和介质加热，药材中的水和脂肪等能不同程度地吸收微波能量，并把它转变成热能。本法具有干燥速度快、加热均匀、产品质量高等优点，比常规干燥时间缩短几倍至百倍以上，且能杀灭微生物及霉菌，具杀菌作用。

药典对产地加工的干燥方法有如下规定。①烘干、晒干、阴干均可的，用"干燥"。②不宜用较高温度烘干的，则用"晒干"或"低温干燥"（一般不超过60℃）。③烘干、晒干均不适宜的，用"阴干"或"晾干"。④少数药材需短时间干燥，则用"曝晒"或"及时干燥"。

三、中药的贮藏

中药品质的好坏，除与采收、加工得当与否有密切关系外，贮藏保管对其品质亦有直接影响，如果贮藏保管不当，就会产生不同的变质现象，降低或失去疗效。

（一）贮藏中常见的变质现象

1. 虫蛀 指害虫侵入药材内部所引起的破坏作用，虫蛀使药材出现空洞、破碎、被害虫的排泄物污染，甚至完全蛀成粉状，严重影响药材疗效，以至不能药用，害虫的来源主要是药材在采收时受到污染，加工干燥时未能将害虫或虫卵杀灭，或在贮藏过程中害虫由外界侵入等，一般害虫生长繁殖条件为温度在 16 ~ 35℃，相对湿度在 70% 以上，药材中含水量在 13% 以上，一般含淀粉、脂肪油、糖类、蛋白质等成分多的药材较易虫蛀，如山药、白芷、薏苡仁、苦杏仁、桃仁、柏子仁、党参、当归、瓜蒌及蛇类等，含辛辣成分的药材，一般不易虫蛀，如丁香、吴茱萸、花椒等。

2. 发霉 又称霉变，即霉菌在药材表面或内部的滋生现象，霉变的起因是大气中存在着许多霉菌孢子，当散落于药材表面，在适当的温度（20 ~ 35℃）、湿度（相对湿度在 75% 以上，或药材含水量超过 15%）和足够的营养条件下，即萌发成菌丝，分泌酶，溶蚀药材组织，以至有效成分发生分解变化而失效。

3. 变色 指药材的颜色发生变异的现象，每种药材都有相对固定的色泽，是药材品质的重要标志之一，如果贮藏不当，则会引起药材色泽变异，以至变质，引起药材变色的原因：有些药材所含成分的结构中具有酚羟基，在酶的作用下，经过氧化、聚合作用，形成大分子的有色化合物，如含黄酮类、羟基蒽醌类、鞣质类的药材，有些药材含有糖及糖酸类分解产生糠醛或其他类似物，这些化合物有活泼的羟基，能与一些含氮化合物缩合成棕色色素，有些药材所含蛋白质中的氨基酸可能与还原糖作用而生成大分子棕色物质，此外，生虫发霉、温度、湿度、日光、氧气和杀虫剂等也与变色有关，因此防止药材变色，常须干燥、避光、冷藏。

4. 泛油 又称"走油"，是指某些含油药材的油质泛于药材表面，也指药材变质后表面泛出油样物质，前者如柏子仁、桃仁、苦杏仁、郁李仁（含脂肪油多），后者如牛膝、党参、天冬、麦冬、枸杞子（含糖质、黏液质多），药材的泛油，除表明油质成分的损失外，也常与药材的变质相联系，防止泛油的方法是干燥、密封、冷藏和避光保存。此外，有的药材在贮藏过程中，还可发生气味散失、融化粘连、潮解与风化等品质变异现象，亦应加以防护。

（二）中药的贮藏方法

1. 仓库的管理 应按 GAP、GMP 和 GSP 的要求，制定严格的日常管理制度，保持经常性的检查，保证库房干燥、清洁、通风，注意外界温度、湿度的变化，及时采取有效措施调节库内温度和湿度。药材入库前要认真检查药材含水量及有无变质情况，凡有问题的都应进行适当的处理，符合要求后才能入库贮藏。入库后，要定期检查，并根据气候情况和特殊品种，进行不定期检查，发现问题及时处理，以减少损失和防止蔓延。贮存方法可根据药材的特性分类保管，如毒性药材、贵重药材等要单独存放，专人管理；容易吸湿霉变的药材应特别注意通风干燥，必要时可翻晒或烘烤；含淀粉、脂肪、蛋白质、糖类等营养成分容易虫蛀的药材，应放置干燥通风处，并经常检查，必要时进行灭虫处理。

2. 常用贮藏方法

（1）干燥法 干燥可以除去药材中多余的水分，同时可杀死害虫和虫卵，起到防治虫、霉，久贮不变质的效果，常用的干燥方法有曝晒法、摊晾法、烘烤法、干燥剂（石灰、木炭、氯化钙等）干燥法、通风去湿干燥法等，对于颗粒较小的药材或粉末状药材，还可用微波干燥法或远红外干燥法。

（2）密封法　利用严密的库房或包装，将药材密封，使药材与外界空气隔离，从而减少了湿气、害虫、霉菌等侵入的机会，能较好地保持药材的品质，但密封前，应将药材充分干燥，使含水量不超过安全水分，若有霉变、虫蛀等，应处理好再封存，按密封的设备可分为容器密封、罩帐密封和库房密封。

（3）对抗同贮法　对抗同贮法是利用不同品种的药材所散发的特殊气味、吸潮性能或特有驱虫去霉化学成分，来防止另一种药材生虫、发霉、变色、泛油等现象的贮藏方法，如牡丹皮与泽泻同贮，则泽泻不易生虫，牡丹皮不易变色；西红花与冬虫夏草同贮于低温干燥的地方，则冬虫夏草可久贮不坏；柏子仁与滑石块或明矾存放在一起，可防止柏子仁泛油和发霉，花椒、细辛等可防止动物类药材的虫蛀等。

（4）冷藏法　采用低温（0℃以上，10℃以下）贮存药材，可以有效地防止药材的生虫、发霉、变色、泛油等变质现象的发生，由于此法需要一定的设备，成本较高，故主要用于贵重药材、特别容易霉蛀、变色又不宜烘、晒的药材，如人参、哈蟆油、冬虫夏草、杭菊花等。

（5）气调养护法　气调养护法是在密闭条件下，人为调整空气的组成，造成一个低氧的环境，抑制害虫和微生物的生长繁殖及药材自身的氧化反应，以保持药材品质的一种方法，该方法可杀虫、防虫、防霉、防变色、防泛油、防气味散失，无残毒，无公害，是一项比较先进的药材养护技术，常用气调养护方法主要有充氮降氧、充二氧化碳和放置气调剂等，气调养护的技术指标是：氧含量在8%以下或二氧化碳含量在20%以上能有效防虫，含氧量在2%以下或二氧化碳含量在35%以上（温度25~28℃，时间15天以上）能有效杀虫。此外，有应用除氧剂养护药材，辐射灭菌等用于贮藏药材。

目标检测

答案解析

一、名词解释

1. 中药鉴定技术
2. 道地药材
3. 变色
4. 泛油
5. 气调养护法

二、简答题

1. 简述中药鉴定的任务是什么？
2. 何谓中药品种的真伪和优劣？
3. 道地药材形成的原因是什么？
4. 中药适宜采收期确定的一般原则是什么？
5. 简述中药常用贮藏方法。

（赵宝林）

书网融合……

重点小结　　　习题

第二章 中药鉴定基本技能

PPT

学习目标

知识目标： 通过本章学习，掌握中药鉴定的依据、程序和取样要求，中药性状鉴定、显微鉴定和常用的理化鉴定方法；熟悉中药来源鉴定方法。

能力目标： 具备正确选择中药鉴定的依据、方法的能力，以及中药鉴定取样和各种鉴定方法操作的能力。

素质目标： 通过学习中药鉴定依据及方法，树立"依法鉴定""质量第一"的理念。

第一节　中药鉴定的依据和基本程序

情境导入

情境： 某企业需要对某中药样品进行中药质量分析，工作人员进行了检品登记、取样，并进行了真伪鉴定后，确认为正品后，写出质量合格报告。

思考： 1. 中药鉴定的基本程序包括哪几部分？

　　　　2. 如何开展中药真伪鉴定和质量优劣鉴定？

一、中药鉴定的依据

《中华人民共和国药品管理法》第二章第二十八条规定："药品应当符合国家药品标准。国务院药品监督管理部门颁布的《中华人民共和国药典》和药品标准为国家药品标准。"国务院药品监督管理部门组织药典委员会，负责国家药品标准的制定和修订，因此中药鉴定工作的法定依据是《中华人民共和国药典》（简称《中国药典》）和国家药品监督管理局药品标准（简称局颁药品标准）。

《中国药典》是国家的药品法典，规定了中药的来源、质量标准和检验方法，全国的药品生产、经营、使用、检验和管理部门等单位都必须遵照执行。1949年以来，先后颁布了十一版药典，现行版为《中国药典》（2020年版），自1963年版起，开始分一、二部，一部收载药材和成方制剂，二部收载化学药品、抗生素、生物制品和各类制剂，《中国药典》（2005年版）开始分为三部，一部收载药材及饮片、植物油脂和提取物、成方制剂和单味制剂等，二部收载化学药品、抗生素、生化药品、放射性药品及药用辅料等，三部收载生物制品，首次将《中国生物制品规程》并入药典。《中国药典》（2015年版）开始分为四部，对各部药典共性附录进行整合，将原附录更名为各通则，并首次将通则、药用辅料单独作为《中国药典》四部。《中国药典》（2020年版）一部共收载药材和饮片、植物油脂和提取物、成方制剂和单味制剂品种合计达到2711种，涵盖了临床常用中成药与重大疾病和疑难疾病防治中成药，新增117种，并对452个品种进行了标准的修订和提高，以保障人民用药和健康需求。新版药典进一步扩大了对新技术、新方法的应用，以提高中药检测的灵敏度、专属性和稳定性。如采用液相色谱－串联质谱法、分子生物学检测技术、高效液相色谱－电感耦合等离子体质谱法等用于中药的质量控制。在检测技术方面，建立了中药材 DNA 条形码分子鉴定法、色素测定法、中药中真菌菌素测定法、近红外分光光度法、基于基因芯片、一标多测法的药物评价技术等指导方法。

局颁药品标准是现行药典内容的补充，也是国家标准，各有关单位也必须遵照执行，如原国家食品药品监督管理局 2004 年颁布的《儿茶等 43 种进口药材质量标准》。1998 年以前，药典委员会隶属于卫生部，当时此级标准由卫生部批准颁发执行，称为部颁标准，如《中华人民共和国卫生部药品标准·中药材·第一册》（1991）。《76 种药材商品规格标准》由原国家医药管理局和卫生部于 1984 年 3 月联合下发，是全国统一的药材商品规格标准。

值得指出的是，我国的中药资源极其丰富，品种繁多，对于国家药品标准没有收载的中药，在本地区可依据各省、市、自治区关于药材、饮片的地方药品标准进行鉴别。

上述标准，以国家药典为准，局（部）颁标准为补充，凡是在全国经销的药材或生产中成药的药材必须符合国家药典和局（部）颁标准，凡不符合以上两个标准或使用其他地方标准的药材可鉴定为伪品，地方标准只能在相应制定地区使用。对国家和地方药品标准中没有收载的品种，在进行中药鉴定工作时，可参照有关中药品种和质量的研究资料和书籍，进行分析和鉴定。

知识链接

药品标准与依法鉴定

国家药品标准包括《中国药典》和药品标准，国家药品标准为法定的药品标准，各省、自治区、直辖市制订的中药材标准，收载的药材多为国家药品标准未收载的品种，为各省、自治区或直辖市的地区性习惯用药，该地区的药品生产、供应、使用、检验和管理部门必须遵照执行，而对其他省区无法定约束力，但可作为参照执行的标准。其所载品种和内容若与《中国药典》或局（部）颁药品标准有重复或矛盾时，首先应按《中国药典》执行，其次按局（部）颁药品标准执行。

药材质量重于泰山，任何环节都需要依照法律与标准严格执行。提高药品质量，保证药品安全有效，是药学工作者职业道德的基本原则。作为药学工作者，不仅要有严谨、细致、认真的专业素质和态度，更要有高尚的道德操守与严苛的法制精神，要遵纪守法、诚实守信，恪守学术道德规范，养成依法工作的观念，以国家各项医药管理法规和行业准则规范自己的职业行为，在职业活动中，严格遵守职业道德，敢于维护人民健康利益，并志愿为中医药事业发展和人民生命健康奋斗终身。

二、中药鉴定的基本程序

中药鉴定的基本程序一般包括取样、鉴定、鉴定记录及结果判断 3 部分。

（一）取样

中药的取样系指选取供鉴定用的中药样品，所取样品应具有代表性、均匀性并留样保存，取样的代表性直接影响到鉴定结果的准确性，因此必须重视取样的各个环节，取样时应符合下列有关规定。

1. 取样原则

（1）抽取样品前，应核对品名、产地、规格等级及包件式样，检查包装的完整性、清洁程度以及有无水迹、霉变或其他物质污染等情况，详细记录，凡有异常情况的包件，应单独检验并拍照。

（2）从同批药材和饮片包件中抽取供检验用样品的原则：总包件数不足 5 件，逐件取样，5 ~ 99 件，随机抽 5 件取样，100 ~ 1000 件，按 5% 比例取样，超过 1000 件的，超过部分按 1% 比例取样，贵重药材和饮片，不论包件多少均逐件取样。

（3）每一包件至少在 2 ~ 3 个不同部位各取样品 1 份，包件大的应从 10cm 以下的深处在不同部位分别抽取，对破碎的、粉末状的或大小在1cm以下的药材和饮片，可用采样器（探子）抽取样品，对包件较大或个体较大的药材，可根据实际情况抽取有代表性的样品。

（4）每一包件的取样量：一般药材和饮片抽取100～500g，粉末状药材和饮片抽取25～50g，贵重药材和饮片抽取5～10g。

2. 取样方法

（1）将抽取的样品混匀，即为抽取样品总量，若抽取样品总量超过检验用量数倍时，可按四分法再取样，即将所有样品摊成正方形，依对角线划"×"，使分为四等份，取用对角两份，再如上操作，反复数次，直至最后剩余量能满足供检验用样品量。

（2）最终抽取的供检验用样品量，一般不得少于检验所需用量的3倍，即1/3供实验室分析用，另1/3供复核用，其余1/3留样保存。

（二）鉴定

根据所抽取的不同样品及检测要求，选择不同的鉴定方法进行鉴定。①中药品种（真、伪）鉴定：包括中药的来源、性状、鉴别（包括经验鉴别、显微鉴别、理化鉴别、薄层色谱鉴别、气相色谱鉴别、液相色谱鉴别等内容）。②中药质量（优、劣）的鉴定：指中药的纯度和质量的优良度，鉴定包括检查项（杂质、水分、干燥失重、总灰分、酸不溶性灰分、重金属及有害元素、农药残留量、毒性成分的限量等）、浸出物、有效成分含量的测定等是否符合规定的标准。

（三）鉴定记录及结果判断

鉴定记录是科技档案材料，也是写出鉴定报告书的依据，因此鉴定记录要求详细、真实和整洁，记录内容主要有：检品名称、规格、产地、批号、包装、抽样送检单位（或人名）、鉴定目的、抽样及送检日期、送检数量、鉴定方法及结果、鉴定者、核对者等，其中鉴定目的、鉴定项目及方法、观察的现象、实验数据及结果为记录的主要部分，对于检验过程中一些现象的变化、实验数据，要详细记录全部的情况，鉴定项目、方法，可简略扼要记录，要从实际出发，不可照抄某些药品标准，在检验中，需废弃的实验记录，均应在其试验结果部分注明"本结果作废"，写明作废原因及经验教训，当检验工作完成后，再细致、全面、客观地分析研究有关问题，做出对被检中药的评价，并综合各鉴定项目的结果，做出结论，然后，应按规定的格式填写鉴定结果报告书，从国家指定的检验机构发出的鉴定结果报告书，具有法律上的意义，要求书写清楚，意思明确，不得涂改。

第二节 中药鉴定的方法

中药鉴定的方法主要有来源鉴定、性状鉴定、显微鉴定和理化鉴定等。各方法的采取，因鉴定对象和目的的不同而异，各有其特点及适用对象，既可独立使用，又可互相配合。

一、来源鉴定

来源鉴定又称"基源鉴定"，是综合运用植物、动物或矿物形态学和分类学知识，必要时配合现代细胞分类学、分子生物学或染色体技术等手段，对中药的来源进行鉴定，确定正确的种名及拉丁学名，以保证品种准确无误。主要用于完整的植物、动物、矿物类药材的鉴定。以原植物的鉴定为例，其步骤如下。

1. 观察植物形态 对具有较完整植物体的检品，应注意对各器官的观察，特别应仔细观察花、果实、孢子囊、子实体等繁殖器官，对于干缩破碎的药材，可用热水浸泡软化，展平后再观察。必要时借助放大镜或解剖镜，以观察毛茸、腺点等微小的特征；或借助显微镜，观察与分类鉴定有关的内部构造特征；或对样品成分进行系统预试，寻找与来源鉴定有关的化学成分线索。

2. 核对文献　通过对原植物形态的观察，能初步确定科、属的，可直接查阅有关科属的资料；不能确定科、属的，可查阅植物分科、分属的检索表。对于某些未知品种，鉴定特征不全或缺少有关资料者，也可根据产地、别名、化学成分、功效等线索，直接查阅与中药鉴定、药用植物等相关的综合性书籍或图谱，将检品的特征与书籍中记载的内容相比较，并加以分析。在核对文献时，首先应查阅植物分类方面的著作，如《中国植物志》《中国高等植物图鉴》《新华本草纲要》《中国中药资源丛书》及有关的地区性植物志等；其次应查阅有关中药品种方面的著作，如《中药志》《全国中草药汇编》《中药大辞典》等；必要时，须查对原始文献，以便正确鉴定。原始文献是指第一次发现该种（新种）植物的植物工作者，描述其特征，予以初次定名的文献。

3. 核对标本　即与已定学名的相关标本（如蜡叶标本、液浸标本等）进行核对。要使鉴定结果准确，标本的鉴定必须正确可靠，同时，应注意同种植物不同产地或不同生长期的形态差异，必要时可参考较多的标本，或核对模式标本（发表新种时所被描述的植物标本），或请有关专家协助鉴定。

二、性状鉴定

性状鉴定就是通过眼观、手摸、鼻闻、口尝、水试、火试等十分简便的方法，考察中药的形状、大小、色泽、表面、质地、断面及气味等性状特征，来鉴定中药的真伪优劣的方法。经验鉴别系指用简便易行的传统方法观察药材的颜色变化、浮沉情况，以及爆鸣、火焰等特征。经验鉴别术语形象而生动，易懂易记，值得继承和发展。药材的外观性状往往是有效成分的标志，如黄连主要有效成分是味苦、色黄的小檗碱，黄连的苦味浓、黄色深，说明小檗碱含量高，证实传统认为黄连"以色黄、味苦者为佳"的认识是正确的；薄荷的主要有效成分是挥发油，香气越浓，挥发油含量越高，证实传统认为薄荷"以香气浓者为佳"有一定的科学性。熟练地掌握性状鉴定技术是药学工作者必备的基本功之一。

1. 形状　系指干燥药材的形态。药材的形状与药用部位有关，一般较固定。如根类药材常呈圆柱形、圆锥形或纺锤形，皮类药材常呈卷筒状、板片状等。观察时一般不用预处理，如观察皱缩严重的全草、叶和花类药材时，可先湿润使软化，展平后观察。观察某些果实种子类药材时，如有必要可浸软后，取下果皮或种皮，以观察内部特征。描写时对形状较典型的用"形"，类似的用"状"，必要时可用"×形×状"，形容词一般用长、短、宽、狭，如长圆形、短圆柱形、宽卵形、狭披针形等。经验鉴别术语形象易记，如海马的外形为"马头、蛇尾、瓦楞身"；三七形似"猴头"；味连形似"鸡爪"；白术呈"拳形"、乌梢蛇背部隆起呈"剑脊"状等。

2. 大小　系指药材的长短、粗细（直径）和厚度等。要得出正确的大小数值，应观察并测量较多的样品。可允许有少量高于或低于规定的数值。测量时应用毫米刻度尺，单位多用"cm"，特殊的用"m"或"mm"。表示药材的大小，一般有一定的幅度，当所测药材的大小很不一致时，要注意多测量几个最大的和最小的，取其平均值作为最大值和最小值。对细小的种子或果实类，可将其每10粒排成1行，用毫米刻度尺测量其总长度，然后计算其平均值。较小的药材亦可在实体解剖镜或放大镜下测量。

3. 色泽　系指在日光下观察的药材颜色及光泽度。药材的色泽因品种而异，一般较为固定，为药材质量的重要标志，如玄参要黑、茜草要红、黄连要黄。某些药材因贮藏时间过久、加工、保管或杀虫剂的使用不当等原因，会引起色泽改变。如黄芩因加工或保管不当而变绿；绵马贯众久贮断面变为棕黑色，均显示其质量的改变，不可再供药用。

药材的颜色若为复合色调，描述时应以后一种色调为主，前一种为辅，如小茴香呈黄绿色，即以绿色为主，黄色为辅。如果所描述的药材具有两种不同的颜色，一般将常见的或质量好的药材颜色写在前面，少见的或质量差的药材颜色写在后面，用"或"连接，如王不留行呈黑色（成熟果实）或棕红色（未成熟果实）；若药材的颜色变化在一定的范围内时，可将两种颜色用"至"连接，如天冬的表面呈黄白色至黄棕色。色泽描述应避免用各地理解不同的术语，如"青色""土黄色""粉白色"等。

4. 表面特征　系指药材表面是光滑还是粗糙，有无皱纹、皮孔、环节、毛茸、鳞叶或其他附属物等。如川木香具"油头"；党参具"狮子盘头"；蕲蛇吻端"翘鼻头"，背部有"方胜纹"，腹部有"念珠斑"，尾端具"佛指甲"；知母有"金包头"；金银花被毛茸；防风的根头部具明显的密集环纹（习称"蚯蚓头"），中、下部有纵皱、横长皮孔及突起的细根痕。

5. 质地　系指用手折试药材所感知到的特征。一般用坚韧、疏松（或松泡）、黏性、粉性、致密、油润、绵性、角质等术语加以描述。如黄芪质坚韧，南沙参质疏松，知母有黏性，甘草显粉性等。在经验鉴别中，用于形容药材质地的术语很多，如"松泡"指质轻而松，断面多裂隙，如南沙参；"粉性"指含有一定量的淀粉，折断时常有粉尘散落，如山药；"黏性"指含有黏液质，嚼之显黏性，如石斛；"油润"指其质地柔软，含油而润泽，如当归；"角质"指质地坚实，断面略呈半透明状或有光泽（常因含多量淀粉，蒸煮时致使其糊化而致），如郁金；"柴性"指纤维性强，木质成分较多，折之如干柴，如桑枝。

6. 断面

（1）折断面　主要观察和描述折断时的现象，如折断的难易程度，折断时有无声响，有无粉尘飞扬等。应注意折断面是否平坦，是否显纤维性、颗粒性或裂片状，是否可层层剥离，断面有无胶丝等。如茅苍术易折断，断面久置能"起霜"（析出白毛状结晶）；甘草折断时有粉尘散落（含淀粉）；杜仲折断时有胶丝相连；黄柏折断面显纤维性；苦楝皮的折断面呈裂片状分层；厚朴折断面可见亮星等。

（2）横切面　主要观察皮部与木部的比例，维管束的排列方式，射线的分布，油点的有无等特征。常用的术语有："菊花心"，指双子叶植物根横断面的次生构造形成的放射状结构，状似开放的菊花，如甘草；"车轮纹"，指维管束与较宽且平直的射线所形成的稀疏整齐的放射状纹理，状如木制车轮，如防己；"油点"或"朱砂点"，指黄棕色或红棕色的油细胞或油室，如苍术；"星点"，指大黄根茎横切面髓部的异型维管束，其内侧为韧皮部，外侧为木质部，射线呈星芒状射出；"云锦花纹"又称"云纹"，指何首乌断面木栓层内方和韧皮部外侧组织中，多个类圆形的异型维管束组成的云朵状花纹；"金井玉栏"，指某些药材横切面上，皮部白色或黄白色，木部淡黄色或黄色，状如金玉相映，如黄芪；此外尚有商陆的"罗盘纹"、肉豆蔻的"槟榔纹"等。断面特征可用于鉴定易混药材饮片，如青皮片皮薄，中空而虚；枳实片皮厚，中心充实。

7. 气　指通过嗅闻药材的气识别药材。有些药材的气十分特殊，可作为主要鉴定依据，如阿魏具强烈的蒜样臭气，海藻具有腥气，薄荷具有清香气，芦荟具有特异臭气，白鲜皮似羊膻气等；无特殊气存在，可用无臭或气微等词描述；药材的气不强烈时，可将其破碎、折断或揉搓后再闻；或置于有盖的杯子里，用热水湿润或浸泡后再闻。

8. 味　是指口尝药材后的味感，可取少量直接口尝，亦可加开水浸泡后尝浸出液。药材性状中的"味"与性味中的"味"不同。前者是口尝药材的实际味感；后者是指药物的性能，与实际口尝的味感不一定相符。例如葛根性味甘，辛，是因其能发散风热，而实际口尝葛根味微甜。药材的味感与其所含成分密切相关，如含挥发油的药材常有辛辣味，含鞣质的药材常有涩味，含有机酸的药材常有酸味，含糖类成分的药材常有甜味，含无机盐的药材多有咸味，含生物碱及苷类成分的药材多有苦味，有毒成分常有麻舌感等。味感的强弱也是衡量药材质量的重要指标，如乌梅以味酸、黄连以味苦、党参以味甜为佳等。通过口尝，可区分一些性状相似的药材，亦可用于鉴定某些药材是否符合炮制的要求，如半夏、川乌等。

口尝药材时应注意：①药材的部位不同，味道可能不同，如皮部与木部、果皮与种子等各部位的气味常有区别。②要掌握舌各部位对味觉的敏感程度，一般地说，舌尖部只对甜味较敏感，舌根部对苦味较敏感，所以口尝时，要取少量有代表性的样品，咀嚼至少1分钟，使舌的各部位都充分与药液接触，这样才能准确地尝到药味。③对有强烈刺激性和剧毒的药材，口尝时要特别小心，取样要少，尝后应立即吐出漱口，洗手，以免中毒，如生草乌、生半夏等。④对于叶类和全草类药材，最好是加少量水煮片刻，再尝药液的味。

9. 水试　是利用某些药材在清水中溶解度的不同及产生各种特殊的变化来鉴定药材的一种方法。如芒硝遇水溶解；西红花加水浸泡后，水液染成金黄色；苏木投入热水中，水液显鲜艳的桃红色；熊胆仁投入水中，可逐渐溶解而盘旋，并有黄线下垂至杯底而不扩散；葶苈子、车前子等加水浸泡，则种子变黏滑，且体积膨胀；秦皮的水浸出液在日光下显碧蓝色荧光等。

10. 火试　是指以火烧或煅药材，根据所产生的现象以鉴定药材的方法。有些药材用火烧后，能产生特殊的气味、颜色、烟雾、闪光和响声等现象，如降香微有香气，点燃则香气浓烈，有油流出，烧后留有白灰；琥珀燃之易熔，稍冒黑烟，刚熄灭时冒白烟，微有松香气；血竭粉末置白纸上，用火隔纸烘烤即熔化，但无扩散的油迹，对光照视色泽鲜红如血；海金沙撒于火焰上可发出爆鸣声及闪光。

药材性状鉴定的内容，除上述各项外，还可利用药材的某一突出特征进行鉴定。如用"磁石召铁"以鉴定含铁类药材；"琥珀拾芥"，即指琥珀经摩擦可产生静电引力，可吸引芥子；龙骨、龙齿、天竺黄以舌舔之有吸力等。

三、显微鉴定

显微鉴定法系指用显微镜对药材切片、粉末、解离组织或表面制片及含药材粉末的制剂中药材的组织、细胞或内含物等特征进行鉴别的一种方法。具有"简便、快速、准确"的特点，是鉴别中药材和以药材粉末组成的复方制剂真伪的科学方法之一。

显微鉴定法作为中药质量检验的法定方法，尤适用于下列情形。①药材组织特征明显或特殊，可用以区别类似品或伪品的。如银柴胡与山银柴胡，前者具草酸钙砂晶，后者具草酸钙簇晶。②药材外形相似，单凭性状不易鉴别时，可用显微鉴别法。如山药与参薯，前者无石细胞，后者有石细胞，胞腔内含草酸钙方晶。③粉末状或易破碎药材，常依据其显微特征进行鉴别。如马钱子粉、松花粉、蒲黄与海金沙的鉴别，马钱子粉非腺毛单细胞，基部膨大似石细胞状；松花粉花粉粒类圆形，两侧各有一膨大气囊，气囊壁有明显的网状纹理；蒲黄花粉粒类圆形或椭圆形，表面有网状雕纹；海金沙孢子为四面体或三角状圆锥形，外壁有颗粒状雕纹。④含药材粉末的中成药，如丸剂、散剂等。

显微鉴定是一项专门技术，需要有植物（动物）解剖学、矿物晶体光学、植物显微化学等基本知识。鉴定时，首先要根据观察的对象和目的，选择具有代表性的药材，制备不同的显微制片，然后依法进行鉴定。

（一）组织构造与细胞形态的鉴定

1. 常用透明剂　常用透明剂有水、稀甘油、甘油醋酸液（斯氏液）、水合氯醛液等。水或稀甘油常用于标本片的暂时封藏，为物理性的透明剂，可较快透入组织，形成良好的透光条件，适于观察细胞壁颜色，细胞内含有的淀粉粒、糊粉粒、油滴、树脂等。甘油醋酸液多用于观察淀粉粒的形态，可使淀粉粒不膨胀变形，便于测量其大小。蒸馏水或5% KOH液装片可观察菌类药材的菌丝团块和菌丝。水合氯醛液为最常用的透明剂，切片或粉末加水合氯醛液并加热透化装片，可溶解淀粉粒、蛋白质、叶绿素、树脂、挥发油等，并能使已收缩的细胞膨胀，故有良好的透明作用，适于观察组织构造、细胞形状、草酸钙结晶等；不加热装片（冷装）或用乙醇装片可观察菊糖、橙皮苷结晶等。水合氯醛试液透化装片时，易析出水合氯醛结晶，影响观察，可在透化后加稀甘油或甘油乙醇试液 1~2 滴，以防止结晶析出。

2. 药材显微制片

（1）横切片或纵切片制片　取供试品欲观察部位，经软化处理后，用徒手或滑走切片法，切成 10~20μm 厚的薄片，必要时可包埋后切片。选取平整的薄片置载玻片上，根据观察的对象不同，滴加甘油醋酸试液、水合氯醛试液或其他透明剂 1~2 滴，盖上盖玻片，镜检。必要时滴加水合氯醛试液后，在酒精灯上加热透化，透化后滴加稀甘油或甘油乙醇试液，盖上盖玻片，镜检。常用于根及根茎、茎木、皮、叶、果实、种子类中药的鉴定。木类中药须观察三维切片（横切片、径向纵切片及切向纵切片）。

（2）粉末制片　供试品粉末需过四号筛，采用下列三种方式制片。①粉末冷装片：挑取粉末少许，置载玻片中央偏右处，滴加适宜的透明剂 1~2 滴，搅匀，用左手食指与拇指夹持盖玻片的边缘，使其左侧与药液层左侧接触，再用右手持小镊子或解剖针托住盖玻片的右侧，轻轻下放，使液体逐渐扩延充满盖玻片下方。若液体未充满盖玻片，应从空隙相对的边缘滴加液体，以防产生气泡；若液体过多，用滤纸吸去溢出的液体，即可镜检。②水合氯醛液透化装片：挑取粉末少许，置载玻片中央偏右处，滴加水合氯醛试液 1~2 滴，搅匀，用试管夹执载玻片一端，置酒精灯火焰上方 1~2cm 处加热，微沸后，离开火焰，再滴加水合氯醛试液，小火继续加热，如此反复操作至透化清晰。为避免析出水合氯醛结晶，放冷后滴加稀甘油 1~2 滴，封片镜检。③混悬液装片：药材中含淀粉粒较多或制剂中需检查的药味较多时，可取粉末适量，置试管或小烧杯中，加入水合氯醛试液，加热透化后，用吸管吸取适量混悬液，再装片观察。

（3）解离组织制片　将供试品切成长约5mm、直径约2mm 或厚约1mm 的片，利用化学试剂使组织中各细胞间的胞间质溶解，细胞分离，以观察细胞的完整形态。常用的解离方法有氢氧化钾法、硝铬酸法和氯酸钾法。前者适用于薄壁组织占大部分，木化组织较少或分散存在的供试品；后二者适用于木化组织较多或集成较大群束的供试品。

（4）表面制片　将供试品湿润软化后，剪取欲观察部位约4mm²，一正一反置载玻片上，或撕取叶片、萼片、花冠、果皮、种皮制成表面片，加适宜试液，或加热透化后以稀甘油装片观察。

（5）花粉粒与孢子制片（整体封藏）　取花粉、花药、孢子或孢子囊群（干燥样品浸于冰醋酸中软化），用玻棒捣碎，滤过，离心，取沉淀加新配制的醋酐与硫酸（9：1）混合液 1~3ml，置水浴上加热 2~3 分钟，离心，取沉淀，用水洗涤 2 次，加50%甘油与1%苯酚各 1~2 滴，用品红甘油胶或水合氯醛试液装片观察。

品红甘油胶制法：取品红 1g，加水 6ml，浸泡至溶化，再加甘油 7ml，加热并轻轻搅拌至完全混匀，用纱布过滤至培养皿中，加碱性品红溶液（碱性品红 0.1g，加无水乙醇 600ml 及樟油 80ml，溶解）适量，混匀，凝固后即得。

（6）磨片制片　坚硬的动物及矿物药，可采用磨片法制片。选取厚度 1~2mm 的供试材料置粗磨石（或磨砂玻璃板）上，加适量水，用食指和中指夹住或压住材料，在磨石上往返磨砺，待两面磨平，且厚度约数百 μm 时，将材料移至细磨石上，加适量水，用软木塞压在材料上，往返磨砺至透明，用水冲洗，再用乙醇处理和甘油乙醇试液装片观察。

3. 含药材粉末的制剂显微制片　按供试品不同剂型，散剂、胶囊剂内容物为颗粒状，可研细，直接取粉末适量；片剂取 2~3 片，水丸、糊丸、水蜜丸、锭剂等（包衣者除去包衣），取数丸或 1~2

锭，分别置乳钵中研成粉末，取适量粉末；蜜丸应将丸药切开，从切面由外至中央挑取适量样品，或用水脱蜜后，吸取沉淀物少量。根据观察对象的不同，分别按粉末制片法制片（1～5 片）。

（二）显微化学鉴定

显微化学鉴定是将中药粉末、切片或浸出液置于载玻片上，滴加某些化学试剂后，在显微镜下观察产生的沉淀、结晶、气泡或颜色变化的鉴定技术。本法简单、灵敏，能观察到肉眼不易察见的理化反应现象。

1. 细胞壁及细胞内含物性质的检查

（1）木质化细胞壁　系指次生壁上大量沉积木质素。木质素为丙酸苯酯类聚合物，可使细胞壁变硬，如葛根的晶纤维。检查方法为：加间苯三酚试液 1～2 滴，稍放置，加盐酸 1 滴，显红色或紫红色，木化程度越强，显色越深。

（2）木栓化或角质化细胞壁　系指细胞壁含有木栓质或角质。二者成分相近，均为脂肪类化合物。检查方法为：加苏丹Ⅲ试液，稍放置或微热，呈橘红色至红色。

（3）纤维素细胞壁　植物体所有组织的细胞壁约 1/3 为纤维素，纤维素为直链的葡萄糖。检查方法为：加氯化锌碘试液，或先加碘试液湿润后，稍放置，再加硫酸溶液（33→50），显蓝色或紫色。

（4）硅质化细胞壁　系指细胞壁含有二氧化硅（硅质），如石斛茎。检查方法为：加硫酸无变化，加氢氟酸溶解。

（5）淀粉粒　由葡萄糖聚合而成，为最常见的细胞内含物，广泛存在于根、根茎、种子等器官中。检查方法为：用甘油、醋酸甘油或蒸馏水装片观察其形态；用醋酸甘油试液装片，置偏振光显微镜下观察，未糊化的淀粉粒显偏光现象，已糊化的淀粉粒无偏光现象；加碘试液，显蓝色或蓝紫色。

（6）糊粉粒　是一种固体的蛋白质体，一般较淀粉粒小，多见于种子的子叶或胚乳细胞中。检查方法为：用甘油装片观察其形态；加碘试液，显棕色或黄棕色；加硝酸汞试液显砖红色（材料中如含有脂肪油，应先用乙醚或石油醚脱脂后再试验）。

（7）菊糖　又称"菊淀粉"，为果聚糖的一种，主要存在于菊科（如木香、白术）及桔梗科（如桔梗、党参）植物中，在植物体中以溶解状态存在，乙醇处理后，可呈球形或扇形结晶析出。检查方法为：用乙醇或水合氯醛液冷装片观察其形态；加 10% α - 萘酚乙醇溶液 1 滴，再加浓硫酸 2～3 滴，显紫红色，并溶解。

（8）结晶　为植物的代谢产物沉积而成，常以盐的形式存在于多种植物的不同器官中。最常见的为草酸钙结晶和碳酸钙结晶，检查方法如下。①草酸钙结晶：加稀醋酸不溶解，加稀盐酸溶解而无气泡产生；加硫酸溶液（1→2）逐渐溶解，并析出针状硫酸钙结晶。②碳酸钙结晶（钟乳体）：加稀醋酸或稀盐酸溶解，并产生气泡。③硅质：加硫酸不溶解，加氢氟酸溶解。

（9）黏液　为杂多糖，是植物的正常生理产物，主要存在于种子（如葶苈子、车前子）、果实（如葫芦巴）、根及根茎（如白及、山药）的黏液细胞中。检查方法为：加钌红试液，显红色；加墨汁试液 1～2 滴，盖片观察，黏液呈无色透明状，而其他细胞及细胞内含物均显黑色。

（10）脂肪油、挥发油或树脂　脂肪油普遍存在于种子的内胚乳或子叶细胞中，如苦杏仁、核桃仁；挥发油又称"精油"，存在于油细胞（如姜黄）、油室（如当归）、油管（如防风）等特化的分泌组织中；树脂是植物体的分泌物，为无定型高分子化合物的混合体，存在于植物体的树脂道（如人参）或心材（如沉香）中。检查方法为：加苏丹Ⅲ试液，显橘红色、红色或紫红色；加 90% 乙醇，脂肪油和树脂不溶解（蓖麻油及巴豆油例外），挥发油则溶解。

2. 显微化学反应

（1）切片或粉末　将样品切片或粉末置于载玻片上，滴加某些化学试剂，盖上盖玻片，在显微镜下观察产生的沉淀、结晶等，如丁香切片滴加3%氢氧化钠的氯化钠饱和溶液，油室内有针状丁香酚钠结晶析出；黄连粉末加95%乙醇及30%硝酸，镜检有黄色针状或针簇状硝酸小檗碱结晶析出。

（2）提取液　将样品粉末加适当溶剂提取成分，用吸管吸取提取液，滴于载玻片上，再滴加适宜的试剂，加盖玻片，在显微镜下观察其特征。如槟榔酸性水提液，加碘化铋钾试液，镜检，可见石榴红色球形或方形结晶（槟榔碱）；丁香粉末三氯甲烷浸出液，加3%氢氧化钠的氯化钠饱和液，镜检，有簇状细针形丁香酚钠结晶产生。

3. 显微化学定位　在药材有效成分明确的情况下，选择对有效成分具有特殊反应的化学试剂，使之产生颜色或结晶，用显微镜确定有效成分的存在部位（有效部位），以此鉴定药材的品种和质量。如柴胡横切片，加95%乙醇–浓硫酸（1∶1）混合液1滴，镜检，可见木栓层以内至次生韧皮部之间初显黄绿色至绿色，5～10分钟后渐变为蓝绿色、蓝色，持续1小时以上，变为浊蓝色而消失（柴胡皂苷）。

（三）显微测量

显微测量是应用显微量尺在显微镜下测量细胞及细胞内含物等的大小、长度、厚度、面积等的一种显微定量方法。测量常用的量尺为目尺与台尺。测量时，先将目尺用台尺标化，计算出每一小格的微米数，应用时将测得目的物的小格数，乘以每一小格的微米数，即得欲测定物的大小。（详见下篇技能实训部分）

（四）电子显微镜鉴定技术

电子显微镜是20世纪30年代发展起来的鉴定仪器，可分为透射电镜、扫描电镜、扫描电镜与X射线能谱分析联用等类型，其中应用最多的是扫描电镜。扫描电镜具有放大范围广、分辨率高、景深大、图像真实明显、操作方便等特点。主要用于鉴定光学显微镜下不易察见、图像不清晰或难于判断的中药的超微结构。通过观察种皮、果皮、花粉粒的纹饰，茎、叶表皮组织的结构（毛、腺体、分泌物、气孔、角质层、蜡质等），个别组织和细胞（管胞、导管、纤维、石细胞）以及晶体等后含物，动物药材的体壁、鳞片及毛等，可准确地区别在光学显微镜下特征相似的药材。

四、理化鉴定

理化鉴定是利用物理、化学或仪器分析的方法，对中药含有的有效成分、指标成分或类别成分进行定性、定量分析，或对中药含有的可溶性物质进行测定，或对中药的纯净程度、有害或有毒物质进行限量检查，以鉴定中药的真伪、纯度和质量的方法。本法涵盖了《中国药典》中的"理化鉴别""检查""浸出物测定"和"含量测定"等内容。根据使用目的的不同，可分为定性和定量两大类。前者是对中药的真伪的鉴定；后者是对中药质量和纯度的鉴定。根据分析方法的不同，可分为物理常数测定法、化学定性分析法、化学定量分析法、色谱和光谱法等。现将常用的理化鉴定方法介绍如下。

（一）物理常数的测定

物理常数测定包括相对密度、旋光度、折光率、硬度、黏稠度、沸点、凝固点、熔点等的测定，这对挥发油类、油脂类、树脂类、液体类药（如蜂蜜等）及加工品类（如阿胶等）中药的真实性和纯度的鉴定具有特别重要的意义。药材中如掺有其他物质时，物理常数就会随之改变，如蜂蜜中掺水就会使密度降低，同时影响黏稠度，所以《中国药典》对有些中药的物理常数做了规定，如蜂蜜的相对密度在1.349以上，肉桂油的折光率为1.602～1.614等。天竺黄规定检查体积比，即取天竺黄粉末（过4号筛）10g，轻轻装入量筒内，其体积不得少于24ml。这是一种类似测定相对密度的方法，实际上也可推广用于测定一些中药，特别是对经验鉴别习用"质轻"或"质重"术语时，就比较容易掌握轻重的标准。

（二）常规检查

1. 水分测定　水分测定，是为了保证中药不因所含水分超限而霉烂变质，控制中药中水分的含量对于保证中药质量有密切关系。《中国药典》规定了水分的含量限度，如牛黄不得过 9.0%，红花不得过 13.0%，阿胶不得过 15.0% 等。《中国药典》规定水分测定的方法有五种，即滴定法、烘干法、甲苯法、减压干燥法及气相色谱法，其中烘干法适用于不含或少含挥发性成分的中药，甲苯法适用于含挥发性成分的中药，减压干燥法适用于含有挥发性成分的贵重中药。测定用的供试品，一般先破碎成直径不超过 3mm 的颗粒或碎片，直径和长度在 3mm 以下的可不破碎，减压干燥法需通过二号筛。也可应用红外线干燥法和导电法测定水分含量，迅速而简便。

2. 灰分测定　中药中灰分的来源，包括中药本身经灰化后遗留的不挥发性无机盐及中药表面附着的不挥发性无机盐类，即总灰分。每一种中药，在无掺杂物时，一般都有一定的总灰分含量范围，如果总灰分超过一定限度，表明掺有泥土、砂石等无机物质，测定中药的总灰分限度，对于保证中药的纯净程度有重要意义。

有些中药本身含有的无机物差异较大，尤其是含多量草酸钙结晶的中药，测定总灰分有时不足以说明外来无机物的存在，还需要测定酸不溶性灰分，即不溶于 10% 盐酸中的灰分，因中药所含的无机盐类（包括钙盐）大多可溶于稀盐酸中而除去，而来自泥土、砂石等的硅酸盐类则不溶解而残留，故测定酸不溶性灰分能较准确地表明中药中是否有泥土、砂石等掺杂物及其含量。

3. 膨胀度测定　膨胀度是药品膨胀性能的指标，系指按干燥品计算，每 1g 药品在水或其他规定的溶剂中，在一定的时间与温度条件下膨胀后所占有的体积（ml）。主要用于含黏液质、胶质或半纤维素类中药的鉴定，如车前子、葶苈子等种子类药材种皮含有丰富的黏液质，其吸水膨胀的程度和其所含的黏液呈正比关系。葶苈子有南葶苈子和北葶苈子之分，外形有时不易区分，但两者的膨胀度差别较大，《中国药典》要求北葶苈子膨胀度不得低于 12，南葶苈子膨胀度不得低于 3，通过测定比较可以区别二者。

4. 杂质检查　中药混入的杂质，系指来源与规定相同，但其性状或部位与规定不符，来源与规定不同的有机质，无机杂质，如砂石、泥土、尘土等。检查方法可取规定量的样品，摊开，用肉眼或放大镜（5～10 倍）观察，将杂质拣出，如其中有可以筛分的杂质，通过适当的筛，将杂质分出，然后将各类杂质分别称重，计算其在样品中的百分数（含量）。如中药中混存的杂质与正品相似，难以从外观鉴别时，可进行显微、理化鉴别试验，证明其为杂质后，计入杂质重量中。对个体较大的药材，必要时可破开，检查有无虫蛀、霉烂等变质情况，杂质检查所用的样品量，一般按药材取样法称取。

5. 有害物质检查　随着中药质量分析的内容不断扩大，对中药中无机成分和有害、有毒成分的分析愈加引起重视，药物的安全性和有效性同样重要，中药如果污染了有害物质如农药、霉菌和霉菌毒素及重金属、砷盐等就会影响人的健康，在中药品质鉴定中，影响安全性的有害物质的检查是一项重要内容。《中国药典》规定，采用气相色谱法测定中药中部分有机氯、有机磷和拟除虫菊酯类农药，采用高效液相色谱法测定中药中黄曲霉毒素 B_1、B_2、G_1、G_2 的总量，采用原子吸收分光光度法或电感耦合等离子体质谱法测定中药中铅、镉、汞、砷、铜的含量，采用硫代乙酰胺法、炽灼法、硫化钠法或微孔滤膜法测定中药中重金属的限量，采用古蔡法和二乙基二硫代氨基甲酸银法测定中药中砷盐的限量或含量。

（三）一般理化鉴别

1. 化学定性反应　利用中药中所含的化学成分能与某些特定试剂作用，可以产生不同颜色或沉淀的反应，来鉴别中药的真伪。一般于试管中或滤纸片上进行，或直接在中药表面、切片或粉末上进行。如山豆根外皮滴加 10% 氢氧化钠试液显橙红色，并逐渐变为血红色，久置不褪，甘草粉末加 80% 硫酸显橙黄色，白芍横切片，加 1% 三氯化铁试液显蓝色等。

2. 微量升华　是利用中药所含的某些化学成分，在一定温度下能够升华的性质，获得升华物，再在显微镜下观察升华物的形状、颜色，或加某种化学试剂观察其化学反应，或在紫外光灯下观察其荧光，或测定其熔点等，对中药进行鉴定的方法。如大黄微量升华得黄色针状（低温时）或羽状（高温时）结晶，在结晶上加碱液则呈红色（蒽醌类成分）；斑蝥微量升华得白色柱状或小片状结晶（斑蝥素），熔点 130～140℃，加碱溶解，加酸又析出结晶。

取大小适宜的金属片或载玻片，置石棉网上，金属片或载玻片上放一高约 0.8cm 的金属圈，圈内放置样品粉末适量，铺成一均匀薄层，圈上覆盖载玻片，在石棉网圆孔下用酒精灯缓缓加热，至粉末开始变焦，载玻片上有升华物凝集时，去火待冷，将载玻片取下，反转后，置显微镜下观察结晶形状、色泽，或取升华物加试液观察反应。

3. 荧光分析　是利用中药中所含的某些化学成分，在紫外光或日光下能产生一定颜色荧光的特性，作为鉴别中药的一种简易方法。如秦皮的水浸液在日光下即有碧蓝色荧光，紫外光下更加强烈；黄连断面在紫外光下产生金黄色荧光，木质部尤为显著。有的天然药物浸出液需加一定的试剂才能产生荧光，如芦荟水溶液加硼砂共热则有绿色荧光。有些中药表面附有地衣或真菌，也可能有荧光出现，故荧光分析还可用于检查某些中药的变质情况。试验时，一般将样品置于紫外光灯下约 10cm 处观察所产生的荧光，紫外光波长一般为 365nm，如用 254～265nm 波长观察荧光，应加以说明，因两者荧光现象不同。

4. 显微化学反应　显微化学反应是将中药粉末、切片或浸出液，置于载玻片上，滴加某些化学试剂使产生沉淀、结晶或特殊颜色，在显微镜下观察进行鉴定的一种方法。如黄连粉末滴加稀盐酸，可见针簇状小檗碱盐酸盐结晶析出，或滴加 30% 硝酸，可见针状小檗碱硝酸盐结晶析出。

（四）定量分析

1. 浸出物测定　对于有效成分尚不明确或尚无精确定量方法的中药，可根据已知成分的溶解性质，选用水、一定浓度的乙醇（或甲醇）、乙醚等为溶媒，测定中药中可溶性物质（浸出物）的含量，以示中药材的品质。通常根据《中国药典》规定的溶剂，或根据已知成分的溶解性质选用溶剂。在一定条件下，中药浸出物的含量大致有一定的范围。如《中国药典》规定，黄芪的水溶性浸出物不得少于 17.0%，独活的醚溶性浸出物不得少于 3.0%。

2. 含量测定　中药含有多种成分，可选择其中具生理活性的主要化学成分，作为有效成分或指标性成分之一，进行含量测定来鉴定中药的品质。有效成分或指标性成分清楚的可进行针对性定量，有效成分不清楚而化学上大类成分清楚的可对总成分（如总黄酮、总生物碱、总蒽醌、总皂苷等）进行含量测定，含挥发油成分的可测定挥发油含量，含量测定方法有化学定量法和仪器分析法等。挥发油的含量测定是利用药材中所含挥发性成分能同水蒸气同时蒸馏出来的性质，在挥发油测定器中进行测定，如《中国药典》规定，八角茴香中挥发油的含量不得少于 4.0%。

（五）色谱法

色谱法又称层析法，是将中药浸出物进行化学成分分离和鉴别的重要方法之一。本法用于中药的定性定量分析，具有分离能力强、分析速度快、定量准确等特点。根据分离原理不同，可分为吸附色谱法、分配色谱法、离子交换色谱法及排阻色谱法等；根据分离方法不同，又可分为柱色谱法（CC）、纸色谱法（PC）、薄层色谱法（TLC）、气相色谱法（GC）、高效液相色谱法（HPLC）等。现将常用的方法简介如下。

1. 薄层色谱法　是指将适当的吸附剂或载体涂布在大小适宜的玻璃板、塑料或铝片上，使成一均匀的薄层，再将样品点加在薄层板上，用适当溶剂展开，形成一定的色谱，与适宜的对照物（对照品或对照中药）在相同条件下所得的斑点（或色谱图）做对比，用以进行中药鉴定。薄层色谱法既可用于中药定性鉴别又可作含量测定，含量测定时，除可将薄层上主成分斑点刮取，经溶解洗脱后进行测定外，也可在薄层板上直接测定含量，即薄层扫描法。薄层扫描法，是用一定波长的光照射在薄层斑点上，对有吸收紫外光或可见光的斑点，或经激发后能产生荧光的斑点进行扫描，将扫描得到的图谱及积分数据用于生药的鉴别、杂质检查或含量测定，常用的仪器为双波长薄层扫描仪。薄层扫描的检测方法，有吸收法和荧光法，测量方法有反射法和透射法，扫描方法有双波长和单波长扫描，方式有锯齿和线性扫描，可根据具体条件加以选择。薄层扫描法进行生药主成分的含量测定，虽然具有方便快速、测量灵敏度高的特点，但是，影响薄层扫描结果的因素很多，只有得到分离度和重现性好的样品薄层色谱，才能获得满意的结果。

2. 气相色谱法 气相色谱法的流动相为气体，称为载气。色谱柱分为填充柱和毛细管柱两种，填充柱内装吸附剂、高分子多孔小球或涂渍固定液的载体，毛细管柱内壁或载体经涂渍或交联固定液，注入进样口的供试品被加热气化，并被载气带入色谱柱；在柱内各成分被分离后，先后进入检测器；色谱信号用记录仪或数据处理器记录，可进行定性和定量分析。气相色谱法具有精度高、分离效果好的优点，但是高温下不能气化的成分不能进行分析，故应用范围受到限制。

3. 液相色谱法 是指用高压输液泵将具有不同极性的单一溶剂或不同比例的混合溶剂、缓冲液等作为流动相，用泵将流动相压入装有固定相的色谱柱，经样品阀注入供试品，被流动相带入色谱柱；在柱内各成分被分离后，依次进入检测器；色谱信号由记录仪或积分记录仪记录，所用仪器为高效液相色谱仪，可进行定性和定量分析，也可用于化合物的分离和纯化。色谱柱的填料有硅胶和化学键合硅胶以及离子交换填料和凝胶等，根据被检测（或分离）物质的化学结构特征，选用不同的色谱柱及选择适宜的流动相；检测器有紫外吸收检测器、荧光检测器和示差检测器等。高效液相色谱法具有快速、灵敏和准确的特点，现已广泛用于中药的质量分析。

（六）光谱法

光谱法是通过测定物质在特定波长处或一定范围内对光的吸收度，对该物质进行定量分析的方法。一般常用为：紫外光区 $200 \sim 400nm$，可见光区 $400 \sim 850nm$，红外光区 $2.5 \sim 25\mu m$（或按波数计为 $400 \sim 400cm^{-1}$）。所用仪器为紫外分光光度计、可见分光光度计（或比色计）、红外分光光度计和原子吸收分光光度计。

1. 紫外 - 可见分光光度法 是利用物质的紫外吸收光谱进行物质的定性或定量的分析方法。生药主成分的分析，一般用 $200 \sim 400nm$ 的紫外光区，所用仪器为紫外分光光度计。在紫外光区，灵敏度和精密度较高，一般用每 $1ml$ 溶液中含有数微克的物质即可测定，在此区域内，物质对光的吸收主要系分子中电子的能级跃迁所致，同时伴随着分子振动和转动能级的变化。紫外吸收光谱一般比较简单平缓，选择性不如红外光区，故主要用于定量分析及作为物理常数的测定。

2. 红外分光光度法 一般用 $2.5 \sim 25\mu m$（或按波数计为 $400 \sim 400cm^{-1}$）红外区吸收光谱进行物质的定性、定量分析的方法。所用仪器为红外分光光度计。红外区的灵敏度和精密度较低，一般需用数百微克的样品进行测定，在此区域内，物质对光的吸收系分子中振动和转动能级的跃迁所引起。红外光谱（或称振转光谱）的特征性很强，特别是在 $7 \sim 15\mu m$ 一段称为"指纹区"，吸收峰很多，而且尖锐，故主要用于物质的鉴别和分析结构。本法在牛黄、血竭、熊胆等的鉴别上，效果良好。

3. 原子吸收分光光度法 原子吸收分光光度法是基于从光源辐射出的待测元素特征光波通过样品蒸气时，被蒸气中待测元素的基态原子所吸收，测定辐射光强度减弱的程度，以求出供试品中待测元素含量的一种方法。原子吸收遵循一般分光光度法的吸收定律，比较标准品和供试品的吸收度，即可求得样品中待测元素的含量，所用仪器为原子吸收分光光度计。近年来用以测定中药中的微量金属元素的含量。

（七）中药鉴定新技术

1. DNA 遗传标记鉴定法 DNA 分子作为遗传信息的直接载体，不受外界因素和生物体发育阶段及组织差异的影响，每一个体的每一体细胞均含有相同的遗传信息。因此，用 DNA 分子特征作为遗传标记进行物种鉴定准确而可靠。DNA 分子作为遗传信息的载体，比蛋白质、同功酶等具有更高的化学稳定性。微量 DNA 提取技术和多聚酶链式反应（PCR）技术的发展，使干燥、陈旧药材的 DNA 仍可进行 DNA 分子遗传标记的研究，为中药的鉴定开辟了广阔的前景。

2. 指纹图谱鉴定法 目前，指纹图谱已成为国际公认的控制中药材、中药饮片和中成药真实性、一致性和稳定性的有效手段。中药指纹图谱是将法医学"指纹"的概念用于中药质量的控制中，经对某种或某产地中药适当处理后，采用一定的分析手段，得到能够标示其特征的色谱或光谱的图谱，称为中药指纹图谱。中药指纹图谱是一种综合的、可量化的鉴定手段，具有"整体性"和"模糊性"的特点。通过指纹图谱的特征性，能有效鉴定产品的真伪或产地；通过指纹图谱主要特征峰的面积或比例的确定，能有效控制产品的质量，确保产品质量的相对稳定。

3. 计算机技术 目前，信息技术的飞速发展为中药鉴定提供了良好的契机和支持。利用中药材组织的连续切片、计算机图像分析和三维重建技术，获取中药材及其组织细胞的三维几何信息和拓扑信息，构建和表征其立体形态结构，并以实时动态的方式显示出来，图像清晰逼真，生动性和立体感强，将中药组织形态学研究推向三维化、数字化、可视化和定量化。

此外，还有高效毛细管电泳分析法、热分析法、X 射线衍射分析法、聚类分析法、电化学分析法、组织化学色谱法、原子吸收光谱法等先进技术应用于中药鉴定。这些新技术的应用，将使中药鉴定向标准化、信息化的方向发展。

目标检测

答案解析

一、名词解释

1. 水试
2. 火试
3. 显微测量
4. 中药指纹图谱

二、简答题

1. 简述中药鉴定的方法。
2. 简述中药常用的理化鉴定方法。
3. 简述理化鉴定常规检查包括哪些方法？
4. 简述色谱法和光谱法包括哪些方法？

（赵宝林）

书网融合……

重点小结　　习题

第三章　根及根茎类中药

知识目标： 通过本章学习，掌握根及根茎类中药的性状与显微鉴别要点，狗脊、绵马贯众、大黄、何首乌、牛膝、川乌、黄连、葛根、甘草、黄芪、人参、三七、当归、川芎、龙胆、黄芩、地黄、天花粉、党参、桔梗、木香、白术、苍术、泽泻、半夏、石菖蒲、百部、川贝母、浙贝母、麦冬、山药、天麻等中药的来源、性状鉴别、显微鉴别、理化鉴别等方面内容；熟悉细辛、川牛膝、银柴胡、威灵仙、附子、白芍、赤芍、延胡索、板蓝根、苦参、西洋参、白芷、防风、柴胡、紫草、丹参、玄参、巴戟天、茜草、川木香、香附、黄精、天冬、射干、莪术、姜黄、郁金、山慈菇等中药的来源、性状鉴别、理化鉴别等方面内容；了解其他根及根茎类中药的来源、性状鉴别等方面内容，根及根茎类中药的化学成分、常见伪品或代用品。

能力目标： 具备运用性状鉴定技术快速识别 109 种根及根茎类中药的能力；运用显微鉴定技术鉴定 32 种根及根茎类中药并绘制显微特征图的能力；运用理化鉴定技术鉴定 56 种根及根茎类中药真伪优劣的能力。

第一节　概　述

PPT1

根（radix）和根茎（rhizoma）是两种不同的植物器官，具有不同的外部形态和内部构造。由于很多中药同时具有根和根茎两部分，两者互有联系，要严格进行区分比较困难，故将根及根茎类中药并入一章叙述。

一、根类中药

（一）性状鉴别

根类中药是指以根或以根为主带有部分根茎的药材。完整中药主要观察形状、大小、色泽、表面、质地、断面、气味等，重点是形状、表面和断面特征。

1. 根的表面无节和节间之分，一般无芽和叶。双子叶植物的根一般为直根系，主根发达，侧根较细。主根常为圆柱形（甘草、黄芪、牛膝）或呈纺锤形（白芷、桔梗），有的呈纺锤形（地黄、何首乌），少数为须根系，多数细长的须根簇生于根茎上（威灵仙、龙胆）。单子叶植物的根一般为须根系，有的须根前端膨大成纺锤形块根（郁金、麦冬）。

2. 根的表面常有纵皱纹或横纹，有的可见皮孔。双子叶植物的根表面常为栓皮，较粗糙。单子叶植物的根表面常无栓皮而为表皮，有的仅具较薄的栓化组织。

3. 观察根的横断面，首先应注意区分双子叶植物根和单子叶植物根。双子叶植物根有一圈形成层的环纹，环内的木部较环外的皮部大，中央无髓部，自中心向外有放射状的射线纹理，木部尤为明显，外表常有栓皮。单子叶植物根有一圈内皮层的环纹，中柱一般较皮部为小，中央有髓部，自中心向外无放射状纹理，外表无木栓层，有的具较薄的栓化组织。

进行根类中药性状鉴别时，还应注意根的断面有无分泌组织散布，如当归、白芷有黄棕色油点。少数双子叶植物根有异常构造（何首乌的云锦纹，商陆的罗盘纹等）。

（二）显微鉴别

根类中药的显微鉴定，首先要根据维管束类型、有无形成层等，判断其为双子叶植物根或单子叶植物根。

1. 双子叶植物根 一般均具次生构造。最外层大多为周皮，由木栓层、木栓形成层及栓内层组成。维管束一般为无限外韧型，由初生韧皮部、次生韧皮部、形成层、次生木质部、初生木质部组成。中心一般无髓。少数次生构造不发达的根，初生木质部未分化到中心，中央为薄壁组织区域，形成明显的髓部（川乌、龙胆）。

有的双子叶植物根还形成异常构造，如牛膝、川牛膝、商陆等的多环性同心环状排列的维管束；何首乌的皮部异型维管束；华山参的内涵韧皮部等。

2. 单子叶植物根 一般均具初生构造。最外层通常为一列表皮细胞，无木栓层，有的细胞分化为根毛，细胞外壁一般无角质层。皮层较宽，占根的大部分，内皮层及凯氏点通常明显。维管束为辐射型，韧皮部与木质部相间排列，呈辐射状，无形成层。髓部通常明显。

根类中药的组织鉴别，还应观察根中是否有分泌组织、草酸钙结晶或碳酸钙结晶，如桔梗、党参等有乳管；人参、三七等有树脂道；当归、木香等有油室；人参、大黄有簇晶；甘草有方晶；牛膝有砂晶；麦冬有针晶；葛根有淀粉粒，桔梗有菊糖等。并观察有无韧皮纤维、木纤维、石细胞等厚壁组织，有无异常构造等。

二、根茎类中药

（一）性状鉴别

根茎类中药是指以地下茎为主要药用部位的药材，包括根状茎、块茎、球茎及鳞茎等。根茎类中药的性状鉴别内容包括形状、大小、颜色、表面、质地、断面、气味等，重点是形状、表面和断面特征。

1. 根茎表面有节和节间，单子叶植物尤为明显。节上常有退化的鳞片状或膜质状小叶、叶柄基部残余物或叶痕，有时可见幼芽或芽痕。根茎上面或顶端常残存茎基或茎痕，侧面和下面有细长的不定根或根痕。

2. 药材中以根状茎多见，其形状不一，有圆柱形、纺锤形、扁球形或不规则团块状等。鳞茎的地下茎呈扁平凹盘状，节间极短，称鳞茎盘，上面有肉质肥厚的鳞叶（百合、川贝母）。蕨类植物的根茎常有鳞片或密生棕黄色鳞毛。

3. 观察根茎的横断面，首先应注意区分双子叶植物根茎和单子叶植物根茎。双子叶植物根茎外表常有木栓层，维管束环状排列，木部有明显的放射状纹理，中央有明显的髓部。单子叶植物根茎外表无木栓层或仅具较薄的栓化组织，通常可见内皮层环纹，皮层及中柱均有维管束小点散布，无髓部。其次，还应注意根茎的断面有无分泌组织散布，如油点等。

（二）显微鉴别

根茎类中药的显微鉴别，首先要根据维管束类型和排列方式，判断其为双子叶植物根茎、单子叶植物根茎还是蕨类植物根茎。

1. 双子叶植物根茎　一般均具次生构造。外表常有木栓层，少数为表皮。皮层中有根迹维管束或叶迹维管束斜向通过，内皮层多不明显。中柱鞘部位有的具厚壁组织，如纤维和石细胞群，常排成不连续的环。维管束大多为无限外韧型，少数为双韧型，多呈环状排列，束间被射线分隔，中央有髓部。有的双子叶植物根茎还形成异常构造，如大黄的髓部异常维管束等。

2. 单子叶植物根茎　一般均具初生构造。外表通常为一列表皮细胞，少数根茎皮层外部细胞木栓化，形成"后生皮层"，起保护作用，如藜芦。皮层宽广，常有叶迹维管束散在，内皮层大多明显。中柱中有多数维管束散在，维管束大多为有限外韧型，也有周木型，髓部不明显。

3. 蕨类植物根茎　均具初生构造。外表通常为一列表皮，表皮下面有下皮层，为数列厚壁细胞。一般具网状中柱，网状中柱的一个维管束又称分体中柱，分体中柱的形状、数目和排列方式是鉴定品种的重要依据。在环列分体中柱的外方，常有叶迹维管束，如绵马贯众。有的根茎具双韧管状中柱，木质部排成环圈，其内外两侧均有韧皮部及内皮层环，中央有髓部，如狗脊。蕨类植物根茎的木质部无导管而有管胞，管胞大多为梯纹。在基本组织的细胞间隙中，有的具间隙腺毛，如绵马贯众。

根茎类中药的组织鉴别，还应观察有无分泌组织、草酸钙结晶、厚壁组织等，如川芎、苍术等有油室；石菖蒲、干姜等有油细胞；半夏、白及等有含草酸钙针晶束的黏液细胞；苍术的木栓层中有石细胞带；黄连（味连）的皮层及中柱外侧部位有石细胞；菊科、桔梗科植物根茎或根含有菊糖等。

第二节　根及根茎类中药鉴定

狗　脊
Cibotii Rhizoma

【来源】　本品为蚌壳蕨科植物金毛狗脊 *Cibotium barometz* （L.） J. Sm. 的干燥根茎。

【产地】　主产于福建、四川、广西、云南等地。

【采收加工】　秋、冬二季采挖，除去泥沙，干燥；或削去硬根、叶柄及金黄色绒毛，切厚片，干燥，为"生狗脊片"；蒸后晒至六七成干，切厚片，干燥，为"熟狗脊片"。

【性状鉴别】

1. 药材　①呈不规则的长块状，长 10 ~ 30cm，直径 2 ~ 10cm。②表面深棕色，残留金黄色绒毛；上面有数个红棕色的木质叶柄，下面残存黑色细根。③质坚硬，不易折断。④气微，味淡、微涩。

以肥大、质坚实无空心、外表面有金黄色绒毛者为佳。

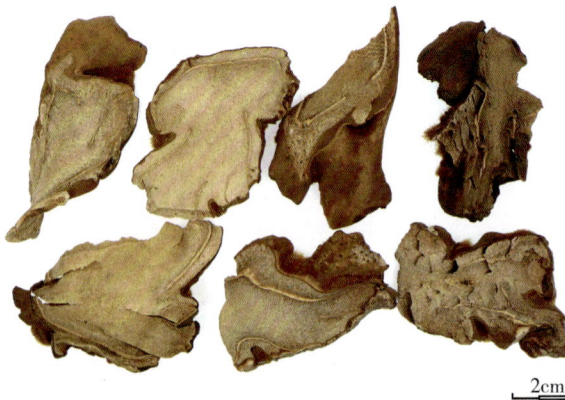

图 3-1　狗脊

2. 饮片

（1）生狗脊片　①呈不规则长条形或圆形，长 5 ~ 20cm，直径 2 ~ 10cm，厚 1.5 ~ 5mm。②切面浅棕色，较平滑，近边缘 1 ~ 4mm 处有一条棕黄色隆起的木质部环纹或条纹，边缘不整齐，偶有金黄色绒毛残留。③质脆，易折断，有粉性。（图 3-1）

（2）熟狗脊片　呈黑棕色，质坚硬。

（3）烫狗脊　形如狗脊片，表面略鼓起；棕褐色；气味同狗脊。

【显微鉴别】

1. 横切面　①表皮细胞 1 列，残存金黄色的非腺毛。②其内有 10 余列棕黄色厚壁细胞，壁孔明显。③双韧管状中柱，木质部排列成环，由管胞组成，其内外均有韧皮部和内皮层。④皮层和髓均由薄壁细胞组成，细胞充满淀粉粒，有的含黄棕色物。（图 3 - 2）

2. 叶柄基部横切面　①分体中柱多呈"U"形，30 余个断续排列成双卷状。②木质部居中，外围为韧皮部、内皮层。（图 3 - 3）

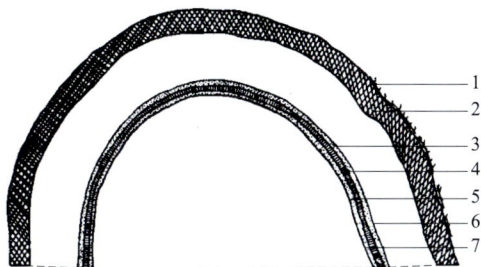

图 3 - 2　狗脊（根茎）横切面

1. 表皮；2. 厚壁组织；3. 外内皮层；4. 外韧皮部；
5. 木质部；6. 内韧皮部；7. 内内皮层

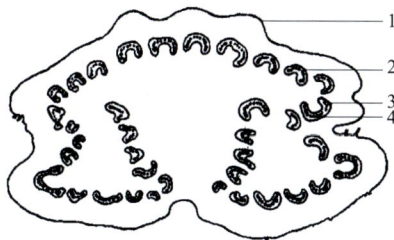

图 3 - 3　狗脊（叶柄基部）横切面

1. 表皮；2. 内皮层；3. 韧皮部；4. 木质部

【化学成分】根茎含淀粉（约 30%）及绵马酚；根茎的毛茸含鞣质及色素。

【理化鉴别】

1. 荧光检查　生狗脊片断面，在紫外光灯（254nm）下观察，断面显淡紫色荧光，凸起的木质部环显黄色荧光。

2. 浸出物　照醇溶性浸出物测定法（热浸法）测定，稀乙醇浸出物不得少于 20.0%。

3. 含量测定　照高效液相色谱法测定，药材含原儿茶酸（$C_7H_6O_4$）不得少于 0.020%。

【功效应用】祛风湿，补肝肾，强腰膝。用量 6 ~ 12g。

绵马贯众

Dryopteridis Crassirhizomatis Rhizoma

【来源】本品为鳞毛蕨科植物粗茎鳞毛蕨 *Dryopteris crassirhizoma* Nakai 的干燥根茎和叶柄残基。

【产地】主产于东北。

【采收加工】秋季采挖，削去叶柄、须根，除去泥沙，晒干。

【性状鉴别】

1. 药材　①呈长倒卵形，略弯曲，上端钝圆或截形，下端较尖，有的纵剖为两半，长 7 ~ 20cm，直径 4 ~ 8cm。②表面黄棕色至黑褐色，密被排列整齐的叶柄残基及鳞片，并有弯曲的须根。③叶柄残基呈扁圆形，长 3 ~ 5cm，直径 0.5 ~ 1.0cm；表面有纵棱线，质硬而脆，断面略平坦，棕色，有黄白色维管束 5 ~ 13 个，环列；每个叶柄残基的外侧常有 3 条须根，鳞片条状披针形，全缘，常脱落。④质坚硬，断面略平坦，深绿色至棕色，有黄白色维管束 5 ~ 13 个，环列，其外散有较多的叶迹维管束。⑤气特异，味初淡而微涩，后渐苦而辛。

以个大、质坚实、叶柄残基断面棕绿色为佳。

2. 饮片

（1）绵马贯众片　为不规则厚片或碎块，余同药材。（图3-4）

（2）绵马贯众炭　为不规则厚片或碎块；表面焦黑色，内部焦褐色；味涩。

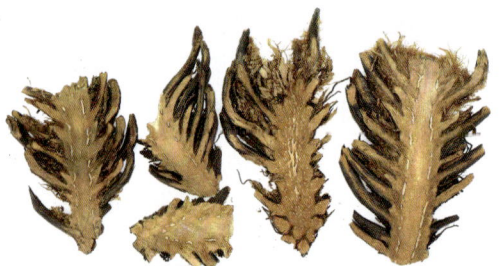
图3-4　绵马贯众

【显微鉴别】

1. 叶柄基部横切面　①表皮为1列外壁增厚的小型细胞，常脱落。②下皮为10余列多角形厚壁细胞，棕色至褐色，基本组织细胞排列疏松，细胞间隙中有单细胞的间隙腺毛，头部呈球形或梨形，内含棕色分泌物；③周韧维管束（分体中柱）5~13个，环列，每个维管束周围有1列扁小的内皮层细胞，凯氏点明显，有油滴散在，其外有1~2列中柱鞘薄壁细胞，薄壁细胞中含棕色物和淀粉粒。（图3-5）

2. 粉末　淡棕色至红棕色。①间隙腺毛单细胞，多破碎，完整者呈椭圆形、类圆形，直径15~55μm，内含黄棕色物。②梯纹管胞直径10~85μm。③下皮纤维成束或单个散在，黄棕色或红棕色。④淀粉粒类圆形，直径2~8mm。

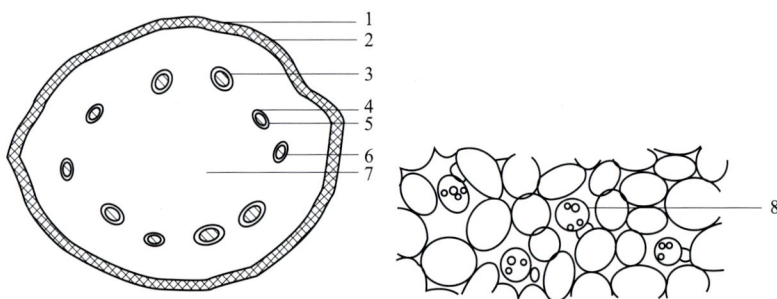
图3-5　绵马贯众（叶柄基部）横切面
1. 表皮；2. 厚壁组织；3. 分体中柱；4. 内皮层；5. 韧皮部；
6. 木质部；7. 基本组织；8. 间隙腺毛

【化学成分】　根茎含间苯三酚类化合物，为抗肿瘤与驱虫的有效成分，但贮藏日久，易分解而疗效降低。另含鞣质、挥发油、树脂等。

【理化鉴别】　浸出物　照醇溶性浸出物测定法（热浸法）测定，稀乙醇浸出物不得少于25.0%。

【功效应用】　清热解毒，驱虫。有小毒。用量4.5~9g。

绵马贯众

骨碎补
Drynariae Rhizoma

【来源】　本品为水龙骨科植物槲蕨 *Drynaria fortunei*（Kunze）J. Sm. 的干燥根茎。

【产地】　主产于湖北、浙江、广西、四川等地。

【采收加工】　全年均可采挖，除去泥沙，干燥，或再燎去茸毛（鳞片）。

【性状鉴别】

1. 药材　①呈扁平长条状，多弯曲，有分枝，长5~15cm，宽1~1.5cm，厚0.2~0.5cm。②表面密被深棕色至暗棕色的细小鳞片，柔软如毛，经火燎者呈棕褐色或暗褐色，两侧及上表面均具突起或凹下的圆形叶痕，少数有叶柄残基和须根残留。③体轻，质脆，易折断，断面红棕色，维管束呈黄色点状，排列成环。④气微，味淡、微涩。（图3-6）

以条粗大、棕色者为佳。

2. 饮片

（1）骨碎补片　①为不规则厚片。②表面深棕色至黑褐色，常残留细小棕色的鳞片，有的可见圆形的叶痕。③切面红棕色，黄色的维管束点状排列成环。（图 3-6）

（2）烫骨碎补　形如骨碎补或片，表面黄棕色至深棕色，体膨大鼓起。质轻、酥松。

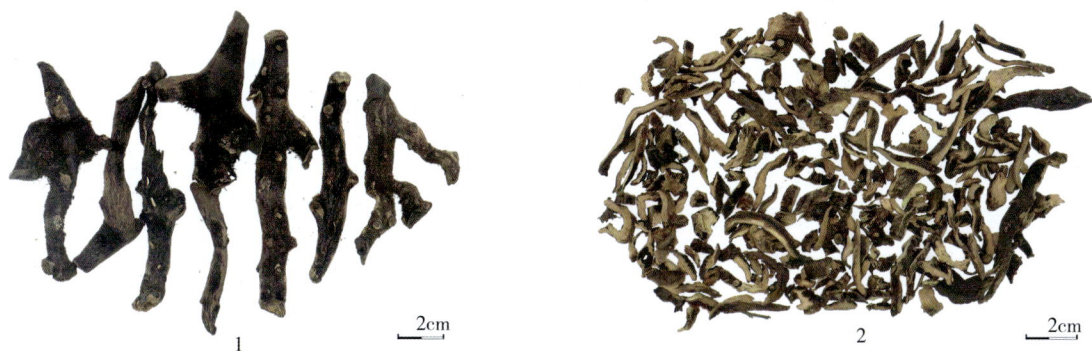

图 3-6　骨碎补
1. 药材；2. 饮片

【化学成分】含橙皮苷、柚皮苷等。

【功效应用】疗伤止痛，补肾强骨；外用消风祛斑。用量 3~9g。

细 辛

Asari Radix et Rhizoma

【来源】本品为马兜铃科植物北细辛 *Asarum heterotropoides* Fr. Schmidt var. *mandshuricum*（Maxim.）Kitag.、汉城细辛 *Asarum sieboldii* Miq. var. *seoulense* Nakai 或华细辛 *Asarum sieboldii* Miq. 的干燥根和根茎。

【产地】北细辛、汉城细辛主产于东北，习称"辽细辛"；华细辛主产于陕西、河南等地。

【采收加工】夏季果熟期或初秋采挖，除净地上部分和泥沙，阴干。

【性状鉴别】

1. 药材

（1）北细辛　①常卷曲成团。根茎横生呈不规则圆柱状，具短分枝，长 1~10cm，直径 0.2~0.4cm；表面灰棕色，粗糙，有环形的节，节间长 0.2~0.3cm，分枝顶端有碗状的茎痕。②根细长，密生节上，长 10~20cm，直径 0.1cm；表面灰黄色，平滑或具纵皱纹；有须根和须根痕。③质脆，易折断，断面平坦，黄白色或白色。④气辛香，味辛辣、麻舌。（图 3-7）

（2）汉城细辛　根茎直径 0.1~0.5cm，节间长 0.1~1cm。

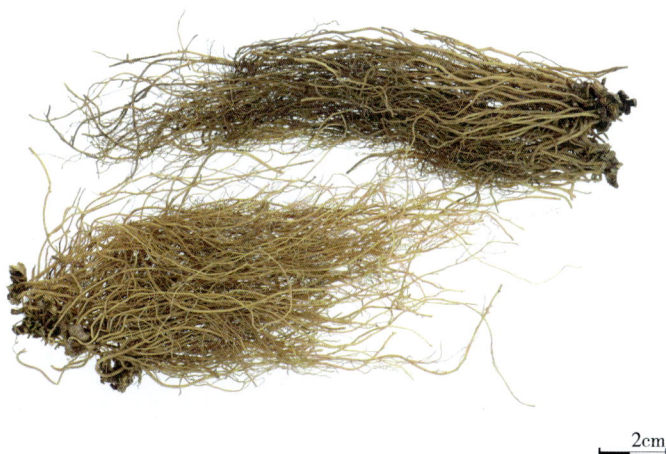

图 3-7　细辛

（3）华细辛　根茎长 5~20cm，直径 0.1~0.2cm，节间长 0.2~1cm。气味较弱。

均以根灰黄、味辛辣而麻舌者为佳。

2. 饮片 ①呈不规则的段。根茎呈不规则圆形，外表皮灰棕色，有时可见环形的节。②根细，表面灰黄色，平滑或具纵皱纹。③切面黄白色或白色。④气辛香，味辛辣、麻舌。

【化学成分】含挥发油及木脂素类成分。挥发油成分主要为甲基丁香酚、细辛醚等，木脂素类主要为细辛脂素和芝麻脂素。

【理化鉴别】

1. 马兜铃酸Ⅰ限量 照高效液相色谱法测定，药材含马兜铃酸Ⅰ（$C_{17}H_{11}NO_7$）不得过0.001%。

2. 浸出物 照醇溶性浸出物测定法（热浸法）测定，乙醇浸出物不得少于9.0%。

3. 含量测定 ①挥发油：照挥发油测定法测定，药材含挥发油不得少于2.0%（ml/g）。②细辛脂素：照高效液相色谱法测定，药材含细辛脂素（$C_{20}H_{18}O_6$）不得少于0.050%。

【功效应用】解表散寒，祛风止痛，通窍，温肺化饮。用量1~3g，散剂每次服0.5~1g，外用适量。不宜与藜芦同用。

大 黄
Rhei Radix et Rhizoma

▶ **情境导入**

情境：2011年12月9日，国家食品药品监督管理局公布一批涉嫌制售假药的药品生产经营企业，其中一家企业3个批次的大黄产品中，有一个批次存在"猫腻"。这个批次的药品用土大黄（约19kg）代替大黄，涉嫌造假。关于土大黄冒充大黄一事，企业解释是在收购时疏忽了检测环节（大黄里面混了一点点土大黄）。

思考：1. 如何用便捷的方法鉴别大黄和土大黄？
2. 大黄性状鉴别、显微鉴别、理化鉴别的典型特征有哪些？

【来源】本品为蓼科植物掌叶大黄 *Rheum palmatum* L.、唐古特大黄 *Rheum tanguticum* Maxim. ex Balf. 或药用大黄 *Rheum officinale* Baill. 的干燥根和根茎。

【产地】掌叶大黄、唐古特大黄主产于甘肃、青海等地，产量占大黄的大部分，习称"北大黄"；药用大黄主产于四川、贵州等地，习称"南大黄"。

【采收加工】秋末茎叶枯萎或次春发芽前采挖，除去细根，刮去外皮，切瓣或段，用绳穿成串干燥，或直接干燥。

【性状鉴别】

1. 药材 ①呈类圆柱形、圆锥形、卵圆形或不规则块状，长3~17cm，直径3~10cm。②除尽外皮者表面黄棕色至红棕色，有的可见类白色网状纹理，习称"锦纹"，残留的外皮棕褐色，多具绳孔及粗皱纹。③质坚实，有的中心稍松软，断面淡红棕色或黄棕色，显颗粒性；根茎髓部宽广，有"星点"（异型维管束）环列或散在；根木质部发达，具放射状纹理，形成层环明显，无星点。④气清香，味苦而微涩，嚼之粘牙，有沙粒感，唾液染成黄色。（图3-8）

以个大、质坚实、气清香者为佳。

2. 饮片

（1）大黄片 ①呈不规则类圆形厚片或块，大小不等。②外表皮黄棕色或棕褐色，有纵皱纹及疙瘩状隆起。③切面黄棕色至淡红棕色，较平坦，有明显散在或排列成环的星点，有空隙，有的无星点。

（2）酒大黄　形如大黄片，表面深棕黄色，有的可见焦斑。微有酒香气。

（3）熟大黄　呈不规则的块片，表面黑色，断面中间隐约可见放射状纹理，质坚硬，气微香。

（4）大黄炭　形如大黄片，表面焦黑色，内部深棕色或焦褐色，具焦香气。

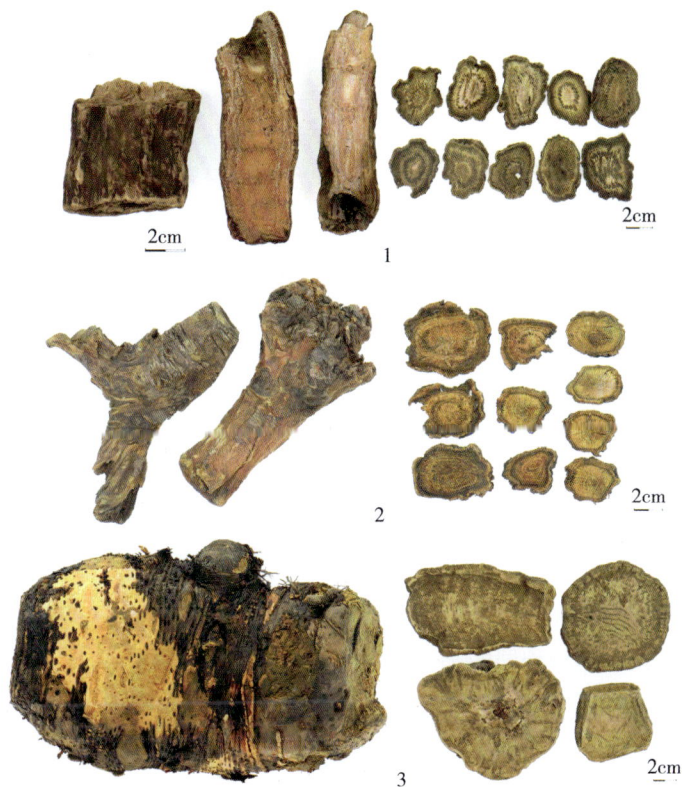

图 3-8　大黄

1. 掌叶大黄药材和饮片；2. 唐古特大黄药材和饮片；3. 药用大黄药材和饮片

【显微鉴别】

1. 根茎横切面　①木栓层及皮层偶有残留。②韧皮部筛管群明显，薄壁组织发达，有黏液腔。③形成层成环。④木质部射线较密，宽 2~4 列细胞，内含棕色物；导管非木化，常 1 至数个相聚，稀疏排列。⑤髓部宽广，有异常维管束（星点）环列或散在。异常维管束的形成层成环，外侧为木质部，内侧为韧皮部，射线呈星状射出；韧皮部中有黏液腔，内含红棕色物质。⑥薄壁细胞含草酸钙簇晶及淀粉粒。（图 3-9）

根木质部发达，中央无髓；余同根茎。

2. 粉末　黄棕色。①草酸钙簇晶直径 20~160μm，有的至 190μm。②具缘纹孔导管、网纹导管、螺纹导管及环纹导管非木化。③淀粉粒甚多，单粒类球形或多角形，直径 3~45μm，脐点星状；复粒由 2~8 分粒组成。（图 3-10）

【化学成分】含蒽醌类衍生物及鞣质等。游离蒽醌衍生物有芦荟大黄素、大黄酸、大黄酚、大黄素甲醚及大黄素等，为抗菌有效成分；结合型蒽醌衍生物为游离蒽醌的葡萄糖苷及其双蒽酮苷（如番泻苷 A、B、C、D 等），为大黄的主要泻下成分；鞣质有止泻、收敛作用。

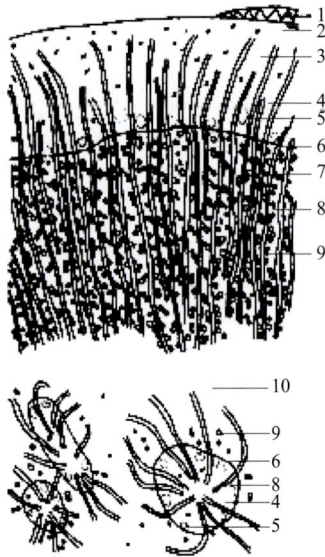

图 3-9　大黄（根茎）横切面

1. 木栓层；2. 皮层；3. 簇状；4. 韧皮部；5. 黏液腔；
6. 形成层；7. 射线；8. 木质部；9. 导管；10. 髓

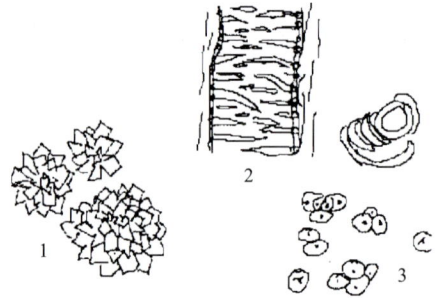

图 3-10　大黄粉末 微课1

1. 草酸钙簇晶；2. 导管；3. 淀粉粒

【理化鉴别】

1. 微量升华　取本品粉末少量，进行微量升华，可见菱状针晶或羽状结晶。 微课2

2. 土大黄苷　粉末甲醇浸出液，照薄层色谱法试验，置紫外光灯（365nm）下检视，与土大黄苷对照品色谱相应位置上，不得显相同的亮蓝色荧光斑点。 微课3

3. 浸出物　照水溶性浸出物测定法（热浸法）测定，水溶性浸出物不得少于 25.0%。

4. 含量测定　照高效液相色谱法测定，含总蒽醌以芦荟大黄素（$C_{15}H_{10}O_5$）、大黄酸（$C_{15}H_8O_6$）、大黄素（$C_{15}H_{10}O_5$）、大黄酚（$C_{15}H_{10}O_4$）和大黄素甲醚（$C_{16}H_{12}O_5$）的总量计，不得少于 1.5%。

【功效应用】泻下攻积，清热泻火，凉血解毒，逐瘀通经，利湿退黄。用量 3～15g，用于泻下不宜久煎。外用适量，研末敷于患处。孕妇及月经期、哺乳期慎用。

大黄

拳　参
Bistortae Rhizoma

【来源】本品为蓼科植物拳参 *Polygonum bistorta* L. 的干燥根茎。

【产地】主产于华北、西北等地。

【采收加工】春初发芽时或秋季茎叶将枯萎时采挖，除去泥沙，晒干，去须根。

【性状鉴别】

1. 药材　①呈扁长条形或扁圆柱形，弯曲，有的对卷弯曲，两端略尖，或一端渐细，长 6～13cm，直径 1～2.5cm。②表面紫褐色或紫黑色，粗糙，一面隆起，一面稍平坦或略具凹槽，全体密具粗环纹，有残留须根或根痕。③质硬，断面浅棕红色或棕红色，维管束呈黄白色点状，排列成环。④气微，味

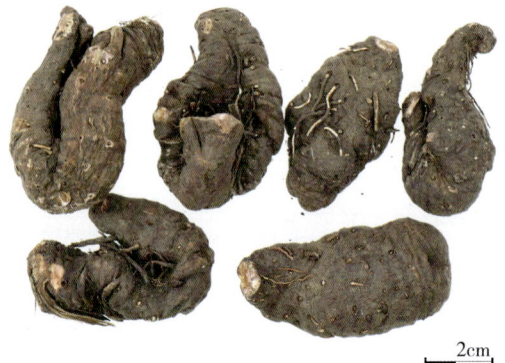

图 3-11　拳参

苦、涩。（图3-11）

以个大、质硬、断面浅棕红色者为佳。

2. 饮片　①呈类圆形或近肾形的薄片。②外表皮紫褐色或紫黑色。③切面棕红色或浅棕红色，平坦，近边缘有一圈黄白色小点（维管束）。

【化学成分】含鞣质、绿原酸、羟基游离蒽醌、β-谷甾醇等。

【功效应用】清热解毒，消肿，止血。用量5~10g。外用适量。

虎 杖
Polygoni Cuspidati Phizoma et Radix

【来源】本品为蓼科植物虎杖 *Polygonum cuspidatum* Sieb. et Zucc. 的干燥根茎及根。

【产地】主产于江苏、浙江、安徽、广西等地。

【采收加工】春、秋二季采挖，除去须根，洗净，趁鲜切短段或厚片，晒干。

【性状鉴别】①多为圆柱形短段或不规则厚片，长1~7cm，直径0.5~2.5cm。②外皮棕褐色，有纵皱纹和须根痕，切面皮部较薄，木部宽广，棕黄色，射线放射状，皮部与木部较易分离。根茎髓中有隔或呈空洞状。③质坚硬。④气微，味微苦、涩。（图3-12）

以粗壮、坚实、断面色棕黄者为佳。

【化学成分】含白藜芦醇（即虎杖苷元）、虎杖苷、大黄素、大黄素甲醚等。虎杖苷为镇咳及降血脂有效成分；白藜芦醇、大黄素等为抗菌有效成分。白藜芦醇、大黄素等为抗菌有效成分。

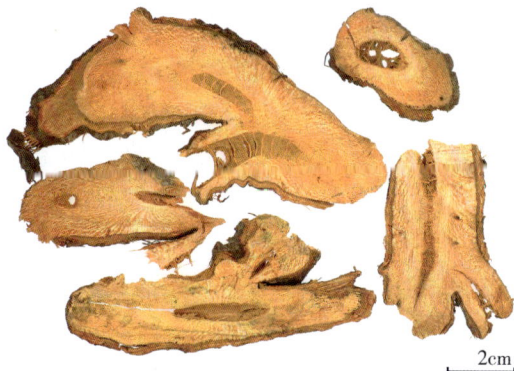

图3-12　虎杖

【功效应用】利湿退黄，清热解毒，散瘀止痛，止咳化痰。用量9~15g。外用适量，制成煎液或油膏涂敷。孕妇慎用。

何首乌
Polygoni Multiflori Radix

▶▶ **情境导入** ///

情境：近年，社会上不时传出有人"挖出"千年人形何首乌，称其"十分稀有，价值连城"，经专业人员鉴定，所谓"人形何首乌"常为其他植物块茎雕刻、何首乌藤嫁接薯蓣或模具内栽培而成。

思考：何首乌的典型性状鉴别特征有哪些？如何区分正品和伪品？

【来源】本品为蓼科植物何首乌 *Polygonum multiflorum* Thunb. 的干燥块根。

【产地】主产于河南、湖北、广西、广东等地。

【采收加工】秋、冬二季叶枯萎时采挖，削去两端，洗净，个大的切成块，干燥。

【性状鉴别】

1. 药材　①呈团块状或不规则纺锤形，长6~15cm，直径4~12cm。②表面红棕色或红褐色，皱缩不平，有浅沟，并有横长皮孔样突起和细根痕。③体重，质坚实，不易折断，断面浅黄棕色或浅红棕色，显粉性，皮部有4~11个类圆形异型维管束环列，形成云锦状花纹，中央木部较大，有的呈木

心。④气微，味微苦而甘涩。（图3-13）

以个大、质坚实而体重、红褐色，断面粉性足、云锦花纹明显者为佳。

2. 饮片

（1）何首乌片　为不规则厚片或块，余同药材。（图3-13）

（2）制何首乌　①呈不规则皱缩状的块片。②表面黑褐色或棕褐色，凹凸不平。③质坚硬，断面角质样，棕褐色或黑色。④气微，味微甘而苦涩。

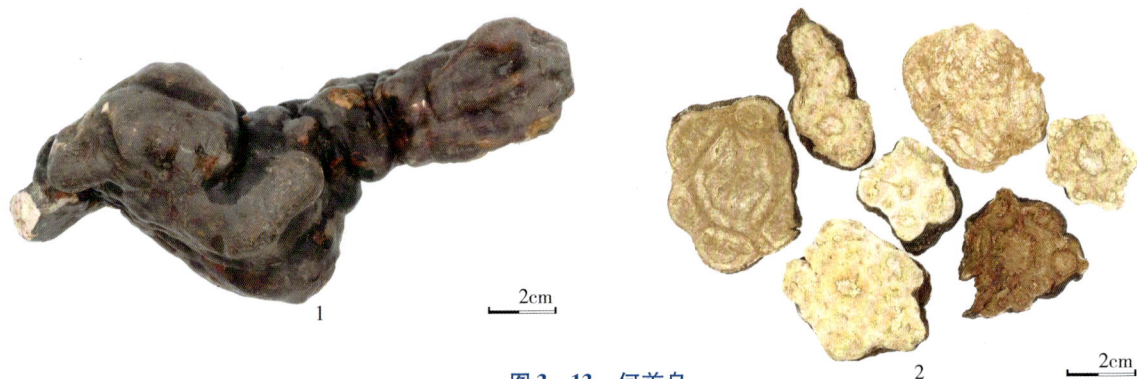

图3-13　何首乌

1. 药材；2. 饮片

知识链接

制何首乌与中药古法炮制中的工匠精神

制何首乌为何首乌的炮制加工品。《中国药典》（2020年版）记载，取何首乌片或块，照炖法用黑豆汁拌匀，置非铁质的适宜容器内，炖至汁液吸尽；或照蒸法，清蒸或用黑豆汁拌匀后蒸，蒸至内外均呈棕褐色，晒至半干，切片，干燥而成。饮片呈不规则皱缩状的块片，表面黑褐色或棕褐色，凹凸不平；质坚硬，断面角质样，棕褐色或黑色；气微，味微甘而苦涩。功效应用为补肝肾，益精血，乌须发，强筋骨，化浊降脂。

《本草纲目》记载"米泔水浸一宿，切片；用黑豆三斗，每次用三升三合三勺，以水泡过；砂锅内铺豆一层，首乌一层，重重铺尽，蒸之；豆熟，取出去豆，将何首乌晒干，再以豆蒸；如此九蒸九晒，乃用"，此为古法"九制何首乌"。"九蒸九晒"中药炮制法，是有数千年历史的传统中药炮制方法，倡导"用心坚持、耐心守候方出良药"，是传统中医药工匠精神的直接体现。

【显微鉴别】

1. 横切面　①木栓层为数列细胞，充满棕色物。②韧皮部较宽，散有类圆形异型维管束4~11个，为外韧型，导管稀少。③根的中央形成层成环；木质部导管较少，周围有管胞和少数木纤维。④薄壁细胞含草酸钙簇晶和淀粉粒。（图3-14）

2. 粉末　黄棕色。①淀粉粒单粒类圆形，直径4~50μm，脐点人字形、星状或三叉状，大粒者隐约可见层纹；复粒由2~9分粒组成。②草酸钙簇晶直径10~80（160）μm，偶见簇晶与较大的方形结晶合生。③棕色细胞类圆形或椭圆形，壁稍厚，胞腔内充满淡黄棕色、棕色或红棕色物质，并含淀粉粒。④具缘纹孔导管直径17~178μm。⑤棕色块散在，形状、大小及颜色深浅不一。（图3-15）

【化学成分】　含蒽醌类、卵磷脂、微量元素等。蒽醌类成分主要为大黄酚、大黄素、大黄酸、大黄素甲醚、大黄酚蒽酮等；微量元素主要为锰、钙、锌、铁等。

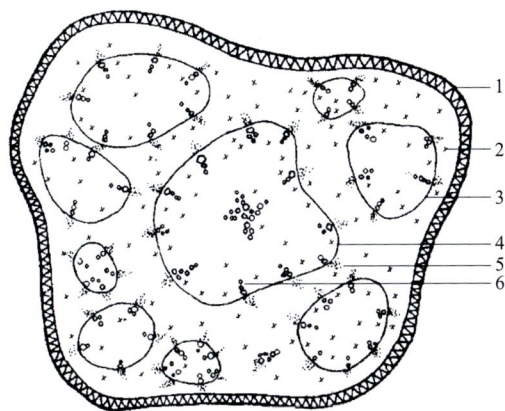

图 3-14　何首乌横切面
1. 木栓层；2. 草酸钙簇晶；3. 异型维管束
4. 形成层；5. 韧皮部；6. 木质部

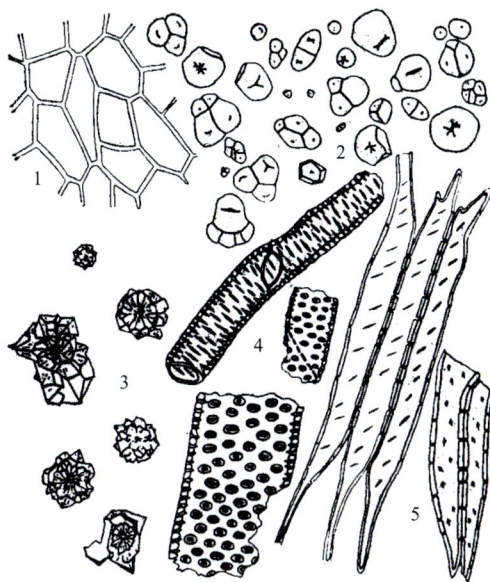

图 3-15　何首乌粉末
1. 木栓细胞；2. 淀粉粒；3. 草酸钙簇晶；4. 导管；5. 木纤维

【理化鉴别】含量测定　照高效液相色谱法测定，本品含 2,3,5,4′-四羟基二苯乙烯-2-O-β-D-葡萄糖苷（$C_{20}H_{22}O_9$）不得少于 1.0%，含结合蒽醌以大黄素（$C_{15}H_{10}O_5$）和大黄素甲醚（$C_{16}H_{12}O_5$）的总量计，不得少于 0.10%；饮片含结合蒽醌不得少于 0.05%。

【功效应用】生用解毒，消痈，截疟，润肠通便；制用补肝肾，益精血，乌须发，强筋骨，化浊降脂。生品用量 3~6g，制品用量 6~12g。

【附药】首乌藤（夜交藤）

本品为蓼科植物何首乌 Polygonum multiflorum Thunb. 的干燥藤茎。秋冬两季采割，除去残叶，捆成把或趁鲜切段，干燥。呈长圆柱形，稍扭曲，具分枝，长短不一，直径 4~7mm；表面紫红色或紫褐色，粗糙，具扭曲的纵皱纹，节部略膨大，有侧枝痕，外皮菲薄，可剥离；质脆，易折断，断面皮部紫红色，木部黄白色或淡棕色，导管孔明显，髓部疏松，类白色。切段者呈圆柱形的段，外表面紫红色或紫褐色，切面皮部紫红色，木部黄白色或淡棕色，导管孔明显，髓部疏松，类白色；气微，味微苦涩。具养血安神，祛风通络的功效。

牛　膝

Achyranthis Bidentatae Radix

【来源】本品为苋科植物牛膝 Achyranthes bidentata Bl. 的干燥根。

【产地】产于河南、河北、山东等地，主产于河南武陟、沁阳等地，习称怀牛膝，为著名的"四大怀药"之一。

【采收加工】冬季茎叶枯萎时采挖，除去须根和泥沙，捆成小把，晒至干皱后，将顶端切齐，晒干。

【性状鉴别】

1. 药材　①呈细长圆柱形，挺直或稍弯曲，长 15~70cm，直径 0.4~1cm。②表面灰黄色或淡棕色，有微扭曲的细纵皱纹、排列稀疏的侧根痕和横长皮孔样的突起。③质硬脆，易折断，受潮后变软，断面平坦，淡棕色，略呈角质样而油润，中心维管束木质部较大，黄白色，其外周散有多数黄白

色点状维管束，断续排列成 2~4 轮。④气微，味微甜而稍苦涩。（图 3-16）

以根长、肉肥、皮细、黄白色者为佳。

2. 饮片

（1）牛膝段　呈圆柱形的段。（图 3-16）

（2）酒牛膝　形如牛膝段，表面色略深，偶见焦斑。微有酒香气。

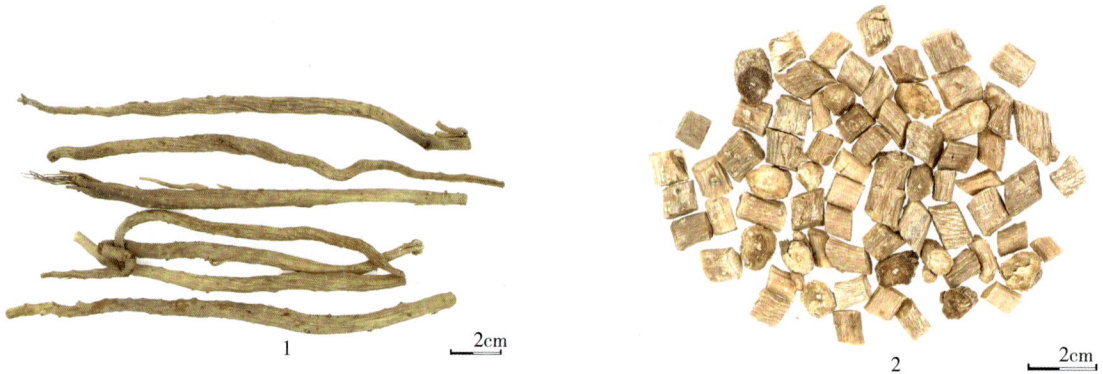

图 3-16　牛膝

1. 药材；2. 饮片

【显微鉴别】

1. 横切面　①木栓层为数列扁平细胞，切向延伸。②栓内层较窄。③异型维管束外韧型，断续排列成 2~4 轮，最外轮的维管束较小，有的仅 1 至数个导管，束间形成层几连接成环，向内维管束较大。④木质部主要由导管及小的木纤维组成，根中心木质部集成 2~3 群。薄壁细胞含有草酸钙砂晶。（图 3-17）

2. 粉末　土黄色。①木纤维较长，壁微木化，胞腔大，具斜形单纹孔。②导管网纹、单纹孔或具缘纹孔。③薄壁细胞含草酸钙砂晶。④木薄壁细胞长方形，有的具单纹孔或网纹增厚。⑤木栓细胞类长方形，淡黄色。（图 3-18）

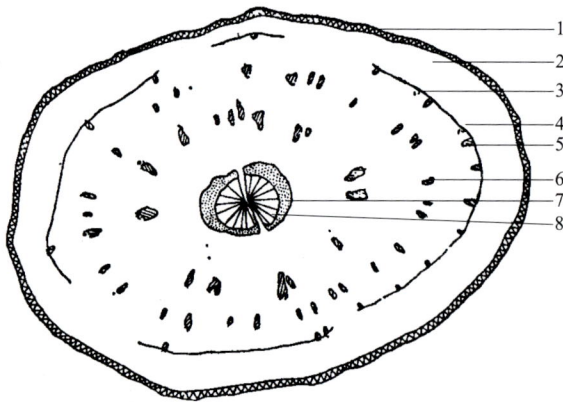

图 3-17　牛膝横切面

1. 木栓层；2. 皮层；3. 形成层；4. 韧皮部；5. 木质部；
6. 维管束；7. 韧皮部；8. 木质部

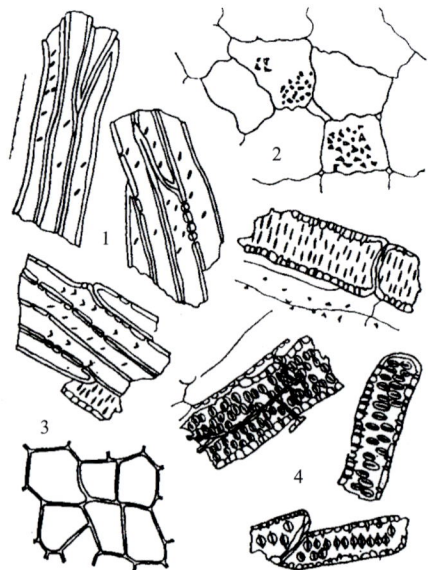

图 3-18　牛膝粉末

1. 木纤维；2. 草酸钙砂晶；3. 木栓细胞；4. 导管

【化学成分】 含 β - 蜕皮甾酮、牛膝甾酮、β - 谷甾醇等。

【理化鉴别】

1. 浸出物 照醇溶性浸出物测定法（热浸法）测定，水饱和正丁醇浸出物不得少于6.5%，饮片不得少于5.0%，酒牛膝不得少于4.0%。

2. 含量测定 照高效液相色谱法测定，含 β - 蜕皮甾酮（$C_{27}H_{44}O_7$）不得少于0.030%。

【功效应用】 逐瘀通经，补肝肾，强筋骨，利尿通淋，引血下行。用量5～12g。孕妇慎用。

牛膝

川牛膝
Cyathulae Radix

【来源】 本品为苋科植物川牛膝 *Cyathula officinalis* Kuan 的干燥根。

【产地】 主产于四川、云南、贵州等地。

【采收加工】 秋、冬二季采挖，除去芦头、须根及泥沙，烘或晒至半干，堆放回润，再烘干或晒干。

【性状鉴别】

1. 药材 ①呈近圆柱形，微扭曲，向下略细或有少数分枝，长30～60cm，直径0.5～3cm。②表面黄棕色或灰褐色，具纵皱纹、支根痕和多数横长的皮孔样突起。③质韧，不易折断，断面浅黄色或棕黄色，维管束点状，习称"筋脉点"排列成数轮同心环。④气微，味甜。（图3-19）

以条粗壮、质坚韧，断面黄白色或棕黄色者为佳。

2. 饮片

（1）川牛膝片 ①呈圆形或椭圆形薄片。②外表皮黄棕色或灰褐色。③切面浅黄色至棕黄色。可见多数排列成数轮同心环的黄色点状维管束。（图3-19）

（2）酒川牛膝 本品形如川牛膝片，表面棕黑色。微有酒香气，味甜。

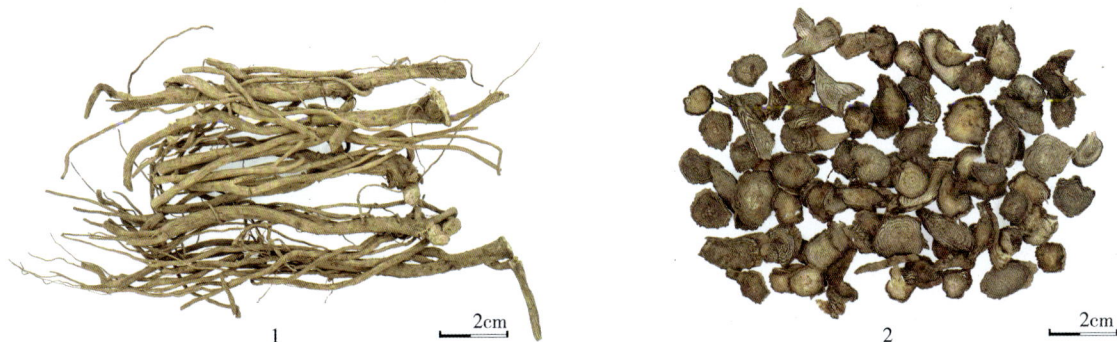

图3-19 川牛膝

1. 药材；2. 饮片

【化学成分】 含杯苋甾酮、异杯苋甾酮、甜菜碱等。

【理化鉴别】 浸出物 照水溶性浸出物测定法（冷浸法）测定，水溶性浸出物不得少于65.0%；饮片不得少于60.0%。

【功效应用】 逐瘀通经，通利关节，利尿通淋。用量5～10g。孕妇慎用。

川牛膝

商　陆
Phytolaccae Radix

【来源】　本品为商陆科植物商陆 *Phytolacca acinosa* Roxb. 或垂序商陆 *Phytolacca americana* L. 的干燥根。

【产地】　商陆主产于河南、湖北、安徽等地；垂序商陆主产于山东、浙江等地。

【采收加工】　秋季至次春采挖，除去须根和泥沙，切成块或片，晒干或阴干。

【性状鉴别】

1. 药材　①为横切或纵切的不规则块片，厚薄不等。②外皮灰黄色或灰棕色。③横切片弯曲不平，边缘皱缩，直径 2~8cm；切面浅黄棕色或黄白色，木部隆起，形成数个突起的同心性环轮，俗称"罗盘纹"。纵切片弯曲或卷曲，长 5~8cm，宽 1~2cm，木部呈平行条状突起。④质硬。⑤气微，味稍甜，久嚼麻舌。（图 3-20）

以片大、色白、有粉性，"罗盘纹"明显者为佳。

2. 醋商陆　表面黄棕色，微有醋香气。

【化学成分】　含商陆皂苷、加利果酸等。

【功效应用】　逐水消肿，通利二便；外用解毒散结。有毒。用量 3~9g。外用适量，煎汤熏洗。孕妇禁用。

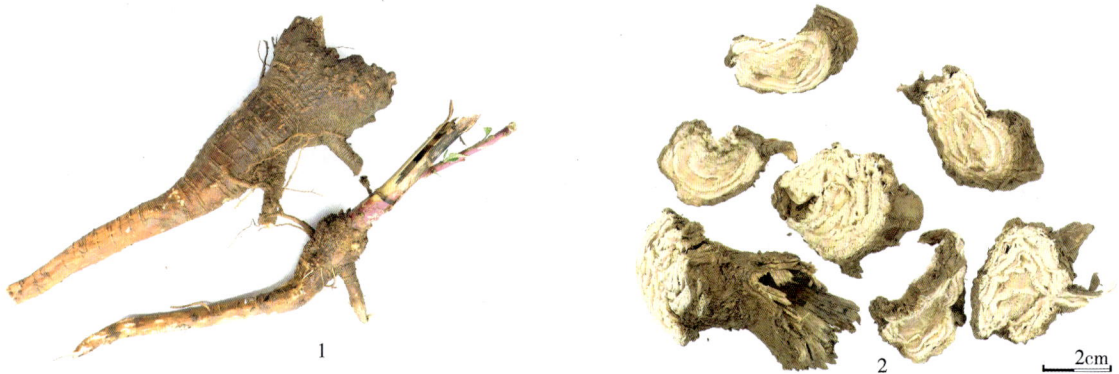

图 3-20　商陆
1. 药材；2. 饮片

银柴胡
Stellariae Radix

【来源】　本品为石竹科植物银柴胡 *Stellaria dichotoma* L. var. *lanceolata* Bge. 的干燥根。

【产地】　主产于宁夏、甘肃、陕西等地。

【采收加工】　春、夏间植株萌发或秋后茎叶枯萎时采挖；栽培品于种植后第三年 9 月中旬或第四年 4 月中旬采挖，除去残茎、须根及泥沙，晒干。

【性状鉴别】

1. 野生品　①呈类圆柱形，偶有分枝，长 15~40cm，直径 0.5~2.5cm。②表面浅棕黄色至浅棕色，有扭曲的纵皱纹和支根痕，多具孔穴状或盘状凹陷，习称"砂眼"，从砂眼处折断可见棕色裂隙中有细砂散出。根头部略膨大，有密集的呈疣状突起的芽苞、茎或根茎的残基，习称"珍珠盘"。③质硬而脆，易折断，断面不平坦，较疏松，有裂隙，皮部甚薄，木部有黄、白色相间的放射状纹

理。④气微，味甘。（图 3 - 21）

以根长均匀、外皮淡棕黄色、断面黄白色者为佳。

2. 栽培品　①有分枝，下部多扭曲，直径 0.6 ~ 1.2cm。②表面浅棕黄色或浅黄棕色，纵皱纹细腻明显，细支根痕多呈点状凹陷。几无砂眼。根头部有多数疣状突起。③折断面质地较紧密，几无裂隙，略显粉性，木部放射状纹理不甚明显。④味微甜。

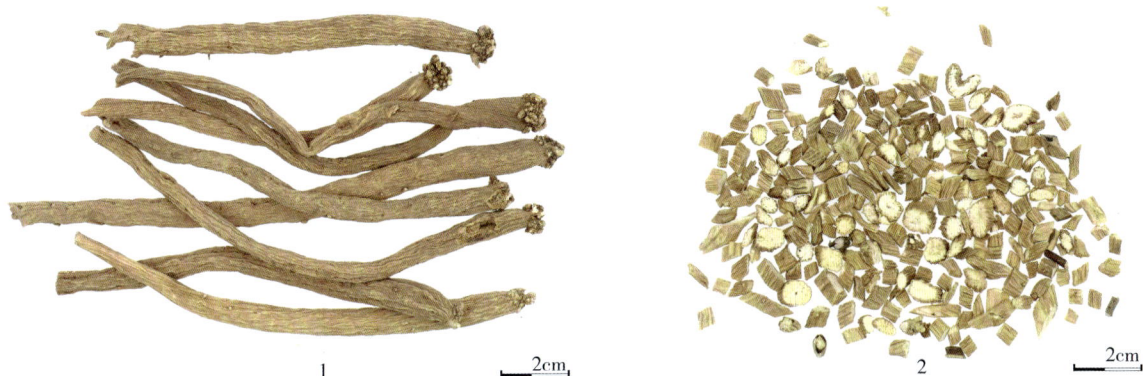

图 3 - 21　银柴胡
1. 药材；2. 饮片

【化学成分】含汉黄芩素、呋喃酸、银柴胡环肽等。

【理化鉴别】

1. 荧光分析　取本品粉末的无水乙醇浸渍滤液，置紫外光灯（365nm）下观察，显亮蓝微紫色的荧光。

2. 浸出物　照醇溶性浸出物测定法（冷浸法）测定，甲醇浸出物不得少于 20.0%。

【功效应用】清虚热，除疳热。用量 3 ~ 10g。

银柴胡

太子参
Pseudostellariae Radix

【来源】本品为石竹科植物孩儿参 *Pseudostellaria heterophylla*（Miq.）Pax ex Pax et Hoffm. 的干燥块根。

【产地】主产于江苏、山东、安徽等地。

【采收加工】夏季茎叶大部分枯萎时采挖，洗净，除去须根，置沸水中略烫后晒干或直接晒干。

【性状鉴别】①呈细长纺锤形或细长条形，稍弯曲，长 3 ~ 10cm，直径 0.2 ~ 0.6cm。②表面灰黄色至黄棕色，较光滑，微有纵皱纹，凹陷处有须根痕，顶端有茎痕。③质硬而脆，断面较平坦，周边淡黄棕色，烫后干燥者淡黄白色，角质样；直接晒干者类白色，显粉性。④气微，味微甘。（图 3 - 22）

以条粗、色黄白、无须根者为佳。

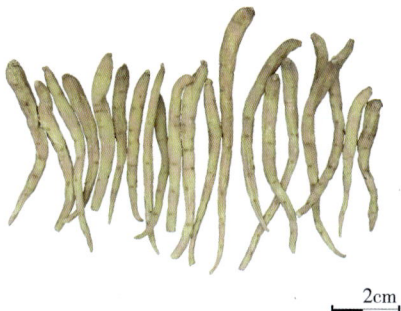

图 3 - 22　太子参

【化学成分】含皂苷、太子参环肽、多种氨基酸等。

【功效应用】益气健脾，生津润肺。用量 9 ~ 30g。

<h1 style="text-align:center">威灵仙</h1>
Clematidis Radix et Rhizoma

【来源】 本品为毛茛科植物威灵仙 *Clematis chinensis* Osbeck、棉团铁线莲 *Clematis hexapetala* Pall. 或东北铁线莲 *Clematis manshurica* Rupr. 的干燥根和根茎。

【产地】 威灵仙主产于长江以南各省，如江苏、浙江等地；棉团铁线莲主产于东北及山东等地；东北铁线莲主产于东北等地。

【采收加工】 秋季采挖，除去泥沙，晒干。

【性状鉴别】

1. 药材

（1）威灵仙 ①根茎呈柱状，长 1.5～10cm，直径 0.3～1.5cm；表面淡棕黄色，顶端残留茎基。质较坚韧，断面纤维性，下侧着生多数细根。②根呈细长圆柱形，稍弯曲，长 7～15cm，直径 0.1～0.3cm；表面黑褐色，有细纵纹，有的皮部脱落，露出黄白色木部。质硬脆，易折断。断面皮部较广，木部淡黄色，略呈方形，皮部与木部间常有裂隙。③气微，味淡。（图 3－23）

（2）棉团铁线莲 ①根茎呈短柱状，长 1～4cm，直径 0.5～1cm。②根长 4～20cm，直径 0.1～0.2cm；表面棕褐色至棕黑色；断面木部圆形。③味咸。

（3）东北铁线莲 ①根茎呈柱状，1～11cm，直径 0.5～2.5cm。②根较密集，长 5～23cm，直径 0.1～0.4cm；表面棕黑色；断面木部近圆形。③味辛辣。

均以根较粗长、色黑或棕黑色、无地上残基者为佳。

2. 饮片 呈不规则的段，余同药材。

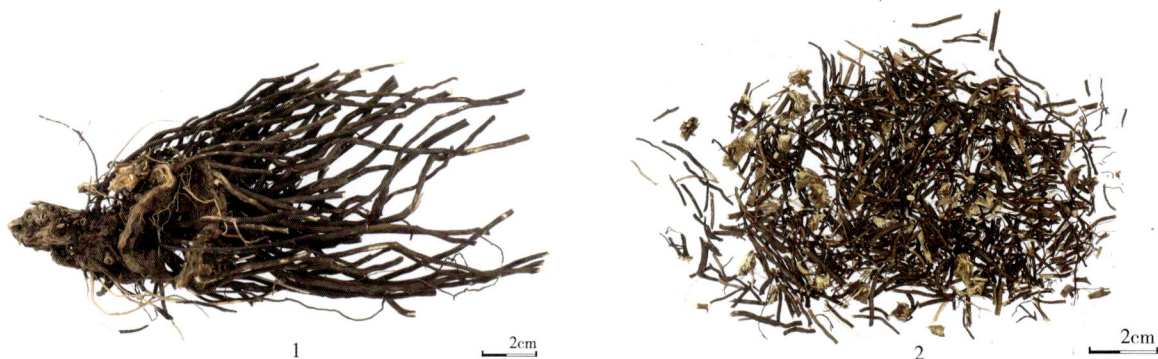

图 3－23 威灵仙
1. 药材；2. 饮片

【化学成分】 含多种三萜类皂苷，为齐墩果酸或常春藤皂苷元的衍生物。

【理化鉴别】

1. 浸出物 照醇溶性浸出物测定法（热浸法）测定，乙醇浸出物不得少于 15.0%。

2. 含量测定 照高效液相色谱法测定，本品含齐墩果酸（$C_{30}H_{48}O_3$）不得低于 0.30%。

【功效应用】 祛风湿，通经络。用量 6～10g。

威灵仙

<h1 style="text-align:center">川 乌</h1>
Aconiti Radix

【来源】 本品为毛茛科植物乌头 *Aconitum carmichaelii* Debx. 的干燥母根。

【产地】主产于四川、陕西等地。

【采收加工】6月下旬至8月上旬采挖，除去子根、须根及泥沙，晒干。

【性状鉴别】

1. 药材 ①呈不规则的圆锥形，稍弯曲，顶端常有残茎，中部多向一侧膨大，长2～7.5cm，直径1.2～2.5cm。②表面棕褐色或灰棕色，皱缩，有小瘤状侧根及子根脱离后的痕迹。③质坚实，断面类白色或浅灰黄色，形成层环纹呈多角形。④气微，味辛辣、麻舌。（图3－24）

以饱满、质坚实、断面色白有粉性者为佳。

2. 制川乌 为川乌的炮制加工品。①为不规则或长三角形的片。②表面黑褐色或黄褐色，有灰棕色形成层环纹。③体轻，质脆，断面有光泽。④气微，微有麻舌感。（图3－24）

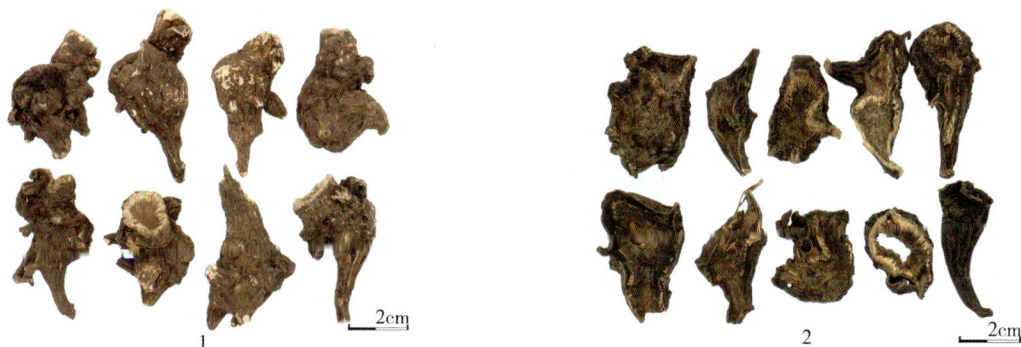

图3－24 川乌
1. 药材；2. 制川乌

【显微鉴别】

1. 横切面 ①后生皮层为棕色木栓化细胞。②皮层薄壁组织偶见石细胞，单个散在或数个成群，类长方形、方形或长椭圆形，胞腔较大。内皮层不甚明显。③韧皮部散有筛管群，内侧偶见纤维束。④形成层类多角形，其内外侧偶有1至数个异型维管束。⑤木质部导管多列，呈径向或略呈"V"形排列。⑥髓部明显。薄壁细胞充满淀粉粒。（图3－25）

2. 粉末 灰黄色。①淀粉粒单粒球形、长圆形或肾形，直径3～22μm；复粒由2～5分粒组成。②石细胞近无色或淡黄绿色，呈类长方形、类方形、多角形或一边斜尖，直径49～117μm，长113～280μm，壁厚4～13μm，壁厚者层纹明显，纹孔较稀疏。③后生皮层细胞棕色，有的壁呈瘤状增厚突入细胞腔。④导管淡黄色，主为具缘纹孔，直径29～70μm，末端平截或短尖，穿孔位于端壁或侧壁，有的导管分子粗短拐曲或纵横连接。（图3－26）

【化学成分】生川乌含剧毒的双酯型生物碱乌头碱、中乌头碱和次乌头碱等，为乌头的主要毒性成分。炮制过程中双酯型生物碱易水解，生成毒性较小的单酯型生物碱；如继续水解，则生成毒性更小的不带酯键的胺醇类生物碱乌头胺、中乌头胺和次乌头胺等。

【理化鉴别】**含量测定** 照高效液相色谱法测定，本品含乌头碱（$C_{34}H_{47}NO_{11}$）、次乌头碱（$C_{33}H_{45}NO_{10}$）和新乌头碱（$C_{33}H_{45}NO_{11}$）的总量应为0.050%～0.17%。

【功效应用】祛风除湿，温经止痛。有大毒。一般炮制后用，用量1.5～3g，宜先煎、久煎。生品内服宜慎；孕妇禁用；不宜与半夏、瓜蒌、瓜蒌子、瓜蒌皮、天花粉、川贝母、浙贝母、平贝母、伊贝母、湖北贝母、白蔹、白及同用。

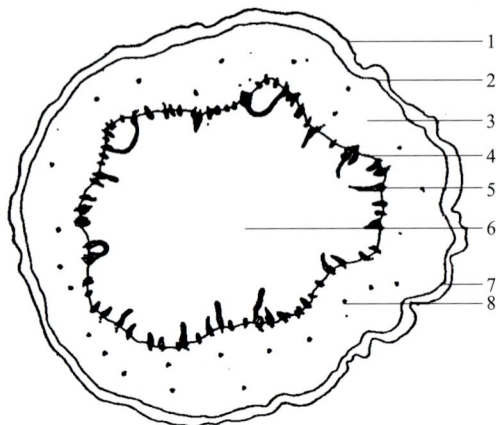

图 3 – 25　川乌横切面

1. 后生皮层；2. 内皮层；3. 韧皮部；4. 形成层；
5. 木质部；6. 髓；7. 石细胞；8. 筛管群

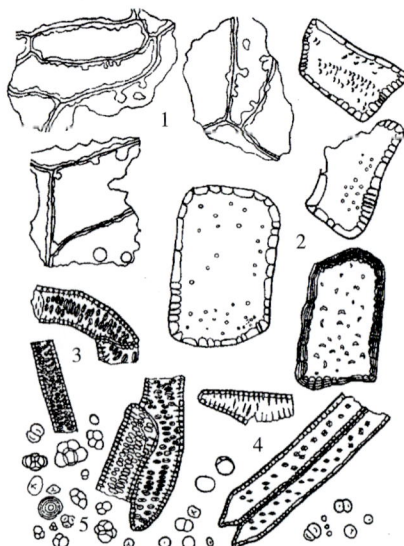

图 3 – 26　川乌粉末

1. 后生皮层细胞；2. 石细胞；3. 导管；4. 纤维；5. 淀粉粒

草　乌
Aconiti Kusnezoffii Radix

【来源】本品为毛茛科植物北乌头 *Aconitum kusnezoffii* Reichb. 的干燥块根。

【产地】主产于东北、华北等地。

【采收加工】秋季茎叶枯萎时采挖，除去须根和泥沙，干燥。

【性状鉴别】

1. 药材　①呈不规则长圆锥形，略弯曲，长 2～7cm，直径 0.6～1.8cm。②顶端常有残茎和少数不定根残基，有的顶端一侧有一枯萎的芽，一侧有一圆形或扁圆形不定根残基。③表面灰褐色或黑棕褐色，皱缩，有纵皱纹、点状须根痕及数个瘤状侧根，习称"钉角"。④质硬，断面灰白色或暗灰色，有裂隙，形成层环纹多角形或类圆形，髓部较大或中空。⑤气微，味辛辣、麻舌。（图 3 – 27）

以个大质坚、断面色白、有粉性，残茎及须根少者为佳。

2. 制草乌　①为不规则圆形或近三角形的片。②表面黑褐色，有灰白色多角形形成层环和点状维管束，并有空隙，周边皱缩或弯曲。③质脆。④气微，味微辛辣，稍有麻舌感。（图 3 – 27）

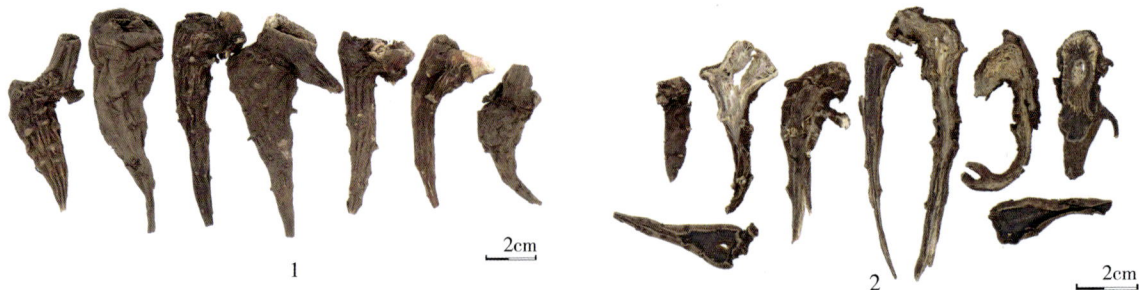

2cm

2cm

图 3 – 27　草乌

1. 药材；2. 制草乌

【化学成分】含剧毒的双酯型生物碱乌头碱、中乌头碱和次乌头碱等。

【功效应用】祛风除湿，温经止痛。有大毒。一般炮制后用，用量 1.5～3g，宜先煎、久煎。生品内服宜慎；孕妇禁用；不宜与半夏、瓜蒌、瓜蒌子、瓜蒌皮、天花粉、川贝母、浙贝母、平贝母、伊贝母、湖北贝母、白蔹、白及同用。

草乌

附 子
Aconiti Lateralis Radix Preparata

【来源】本品为毛茛科植物乌头 *Aconitum carmichaelii* Debx. 的子根的加工品。

【产地】主产于四川江油、陕西等地。

【采收加工】6 月下旬至 8 月上旬采挖，除去母根、须根及泥沙，习称"泥附子"，加工成下列规格。

1. 盐附子 选择个大、均匀的泥附子，洗净，浸入胆巴的水溶液中过夜，再加食盐，继续浸泡，每日取出晒晾，并逐渐延长晒晾时间，直至附子表面出现大量结晶盐粒（盐霜）、体质变硬为止，习称"盐附子"。

2. 黑顺片 取泥附子，按大小分别洗净，浸入胆巴的水溶液中数日，连同浸液煮至透心，捞出，水漂，纵切成厚约0.5cm的片，再用水浸漂，用调色液使附片染成浓茶色，取出，蒸至出现油面、光泽后，烘至半干，再晒干或继续烘干，习称"黑顺片"。

3. 白附片 选择大小均匀的泥附子，洗净，浸入胆巴的水溶液中数日，连同浸液煮至透心，捞出，剥去外皮，纵切成厚约0.3cm的片，用水浸漂，取出，蒸透，晒干，习称"白附片"。

【性状鉴别】

1. 盐附子 ①呈圆锥形，长 4～7cm，直径 3～5cm。②表面灰黑色，被盐霜，顶端有凹陷的芽痕，周围有瘤状突起的支根或支根痕。③体重，横切面灰褐色，可见充满盐霜的小空隙和多角形形成层环纹，环纹内侧导管束排列不整齐。④气微，味咸而麻，刺舌。（图 3-28）

2. 黑顺片 ①为纵切片，上宽下窄，长 1.7～5cm，宽 0.9～3cm，厚 0.2～0.5cm。②外皮黑褐色，切面暗黄色，油润具光泽，半透明状，并有纵向导管束。③质硬而脆，断面角质样。④气微，味淡。（图 3-29）

3. 白附片 无外皮，黄白色，半透明，厚约0.3cm。（图 3-30）

盐附子以个大、坚实、灰黑色、表面起盐霜者为佳。黑顺片以片大、厚薄均匀、表面油润、有光泽者为佳。白附片以片大、色白、半透明者为佳。

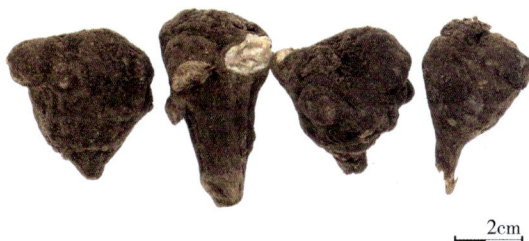
图 3-28 盐附子

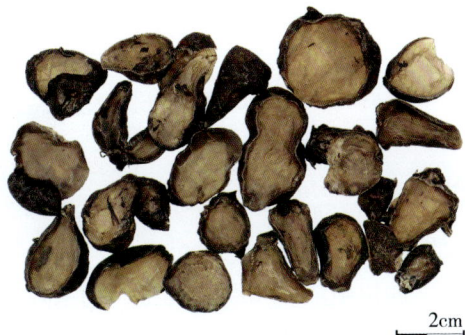
图 3-29 黑顺片

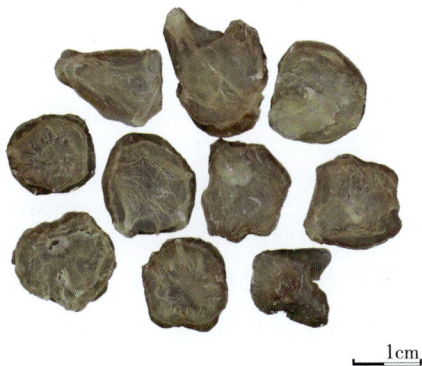
图 3-30 白附片

【化学成分】生品主要含剧毒的双酯型生物碱乌头碱、中乌头碱和次乌头碱等，炮制过程中双酯型生物碱易水解，生成毒性较小的单酯型生物碱及不带酯键的胺醇类生物碱。黑顺片、白附片较盐附子毒性小，可直接入药。

【理化鉴别】含量测定　照高效液相色谱法测定，本品含苯甲酰新乌头原碱（$C_{31}H_{43}NO_{10}$）、苯甲酰乌头原碱（$C_{32}H_{45}NO_{10}$）和苯甲酰次乌头原碱（$C_{31}H_{43}NO_9$）的总量，不得少于 0.010%。含双酯型生物碱以新乌头碱（$C_{33}H_{45}NO_{11}$）、次乌头碱（$C_{33}H_{45}NO_{10}$）和乌头碱（$C_{34}H_{47}NO_{11}$）的总量计，不得过 0.010%。

【功效应用】回阳救逆，补火助阳，散寒止痛。有毒。用量 3～15g，宜先煎、久煎。孕妇慎用；不宜与半夏、瓜蒌、瓜蒌子、瓜蒌皮、天花粉、川贝母、浙贝母、平贝母、伊贝母、湖北贝母、白蔹、白及同用。

附子

白头翁
Pulsatillae Radix

【来源】本品为毛茛科植物白头翁 *Pulsatilla chinensis*（Bge.）Regel 的干燥根。

【产地】主产于东北、华北、华东等地。

【采收加工】春、秋二季采挖，除去泥沙，干燥。

【性状鉴别】①呈类圆柱形或圆锥形，稍扭曲，长 6～20cm，直径 0.5～2cm。②表面黄棕色或棕褐色，具不规则纵皱纹或纵沟，皮部易脱落，露出黄色的木部，有的有网状裂纹或裂隙，近根头处常有朽状凹洞。③根头部稍膨大，有白色绒毛，有的可见鞘状叶柄残基。④质硬而脆，断面皮部黄白色或淡黄棕色，木部淡黄色。⑤气微，味微苦涩。（图 3－31）

以条粗长、质坚实、头部有白毛者为佳。

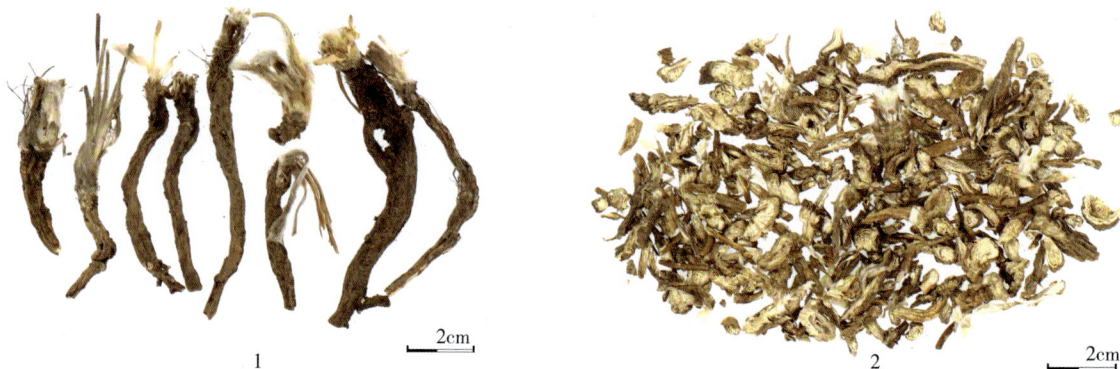

图 3－31　白头翁
1. 药材；2. 饮片

【化学成分】含白头翁皂苷、原白头翁素、胡萝卜苷等。

【功效应用】清热解毒，凉血止痢。用量 9～15g。

白 芍
Paeoniae Radix Alba

PPT2

【来源】本品为毛茛科植物芍药 *Paeonia lactiflora* Pall. 的干燥根。

【产地】主产于浙江东阳（杭白芍）、安徽亳州（亳芍）、四川中江（川芍）等地，均系栽培。

【采收加工】夏、秋二季采挖，洗净，除去头尾和细根，置沸水中煮后除去外皮或去皮后再煮，晒干。

【性状鉴别】

1. 药材　①呈圆柱形，平直或稍弯曲，两端平截，长5～18cm，直径1～2.5cm。②表面类白色或淡棕红色，光洁或有纵皱纹及细根痕，偶有残存的棕褐色外皮。③质坚实，不易折断，断面较平坦，类白色或微带棕红色，形成层环明显，木部有放射状纹理。④气微，味微苦、酸。（图3－32）

以根粗、坚实、无白心或裂隙者为佳。

2. 饮片

（1）白芍片　呈类圆形的薄片，切面形成层环明显，可见稍隆起的筋脉纹呈放射状排列。（图3－32）

（2）炒白芍　形如白芍片，表面微黄色或淡棕黄色，有的可见焦斑。气微香。

（3）酒白芍　微有酒香气，余同炒白芍。

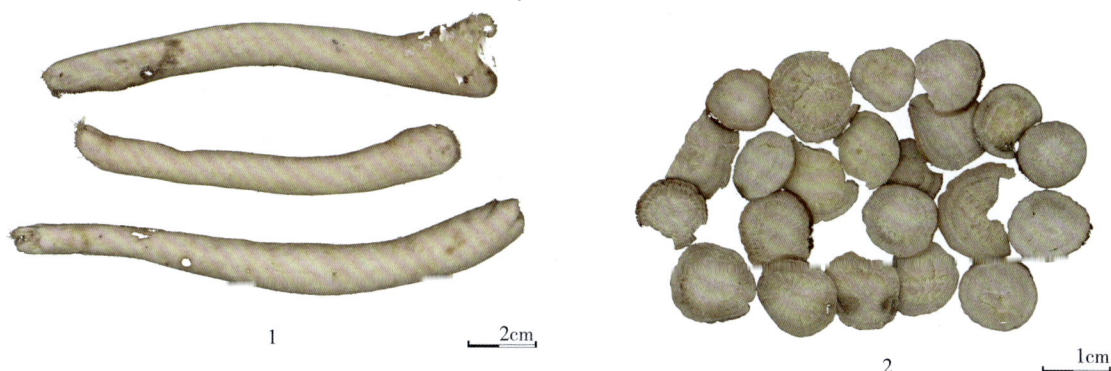

图3－32　白芍
1. 药材；2. 饮片

【化学成分】含芍药苷、羟基芍药苷、芍药内酯苷、苯甲酰芍药苷、苯甲酸、鞣质、挥发油等。芍药苷为解痉有效成分，经加工为白芍饮片后，含量显著降低。

【理化鉴别】

1. 浸出物　照水溶性浸出物测定法（热浸法）测定，水溶性浸出物不得少于22.0%；饮片酒白芍不得少于20.5%。

2. 含量测定　照高效液相色谱法测定，药材含芍药苷（$C_{23}H_{28}O_{11}$）不得少于1.6%，饮片含芍药苷不得少于1.2%。

【功效应用】养血调经，敛阴止汗，柔肝止痛，平抑肝阳。用量6～15g，不宜与藜芦同用。

赤 芍

Paeoniae Radix Rubra

【来源】本品为毛茛科植物芍药 *Paeonia lactiflora* Pall. 或川赤芍 *Paeonia veitchii* Lynch 的干燥根。

【产地】多系野生。芍药主产于内蒙古、东北等地，川赤芍主产于四川、甘肃、陕西等地。

【采收加工】春、秋二季采挖，除去根茎、须根及泥沙，晒干。

【性状鉴别】

1. 药材　①呈圆柱形，稍弯曲，长5～40cm，直径0.5～3cm。②表面棕褐色，粗糙，有纵沟和皱纹，并有须根痕和横长的皮孔样突起，有的外皮易脱落。③质硬而脆，易折断，断面粉白色或粉红色，皮部窄，木部放射状纹理明显，有的有裂隙。④气微香，味微苦、酸涩。（图3－33）

以根粗壮、断面粉白色、粉性大（俗称"糟皮粉渣"）者为佳。

2. 饮片　①为类圆形切片，外表皮棕褐色。②切面粉白色或粉红色，皮部窄，木部放射状纹理明显，有的有裂隙。（图3－33）

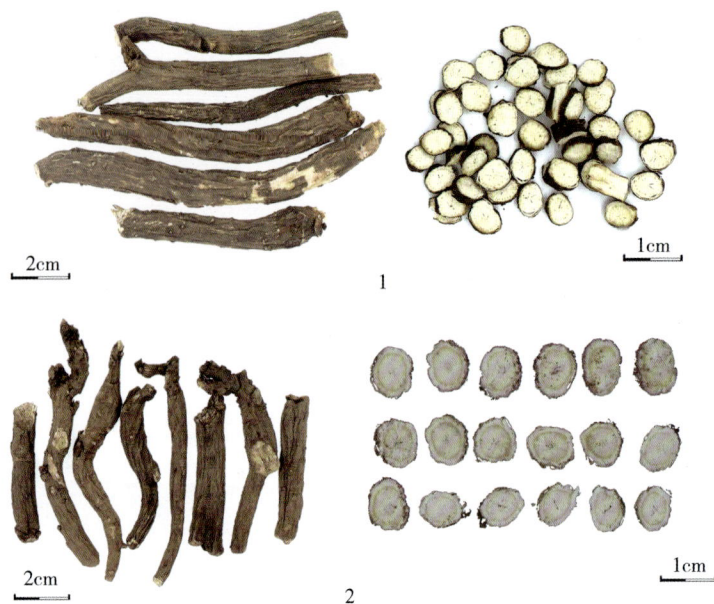

图 3 - 33 赤芍

1. 赤芍药材及饮片；2. 川赤芍药材及饮片

【化学成分】含芍药苷、芍药内酯苷、苯甲酸、鞣质等。

【理化鉴别】**含量测定** 照高效液相色谱法测定，药材含芍药苷（$C_{23}H_{28}O_{11}$）不得少于 1.8%，饮片含芍药苷不得少于 1.5%。

【功效应用】清热凉血，散瘀止痛。用量 6~12g，不宜与藜芦同用。

<h1 style="text-align:center">黄 连</h1>

Coptidis Rhizoma

【来源】本品为毛茛科植物黄连 *Coptis chinensis* Franch.、三角叶黄连 *Coptis deltoidea* C. Y. Cheng et Hsiao 或云连 *Coptis teeta* Wall. 的干燥根茎。以上三种分别习称"味连""雅连""云连"。

【产地】味连主产于重庆石柱、四川、湖北等地，是商品黄连的主要来源；雅连主产于四川洪雅、峨眉等地；云连主产于云南德钦等地。

【采收加工】秋季采挖，除去须根和泥沙，干燥，撞去残留须根。

【性状鉴别】

1. 药材

（1）味连 ①多分枝，集聚成簇，常弯曲，形如鸡爪，单枝根茎长 3~6cm，直径 0.3~0.8cm。②表面灰黄色或黄褐色，粗糙，有不规则结节状隆起、须根及须根残基，有的节间表面平滑如茎秆，习称"过桥"。上部多残留褐色鳞叶，顶端常留有残余的茎或叶柄。③质硬，断面不整齐，皮部橙红色或暗棕色，木部鲜黄色或橙黄色，呈放射状排列，髓部有的中空。④气微，味极苦。（图 3 - 34）

（2）雅连 多为单枝，略呈圆柱形，微弯曲，长 4~8cm，直径 0.5~1cm。"过桥"较长。顶端有少许残茎。（图 3 - 35）

（3）云连 多为单枝，弯曲呈钩状，较细小。"过桥"较短。（图 3 - 36）

均以粗壮、坚实、断面皮部橙红色、木部鲜黄色或橙黄色、味极苦者为佳。

2. 饮片

（1）黄连片 ①呈不规则的薄片。②外表皮灰黄色或黄褐色，粗糙，有细小的须根。③切面或碎断面鲜黄色或红黄色，具放射状纹理，气微，味极苦。

（2）酒黄连　形如黄连片，色泽加深。略有酒香气。

（3）姜黄连　形如黄连片，表面棕黄色。有姜的辛辣味。

（4）萸黄连　形如黄连片，表面棕黄色。有吴茱萸的辛辣香气。

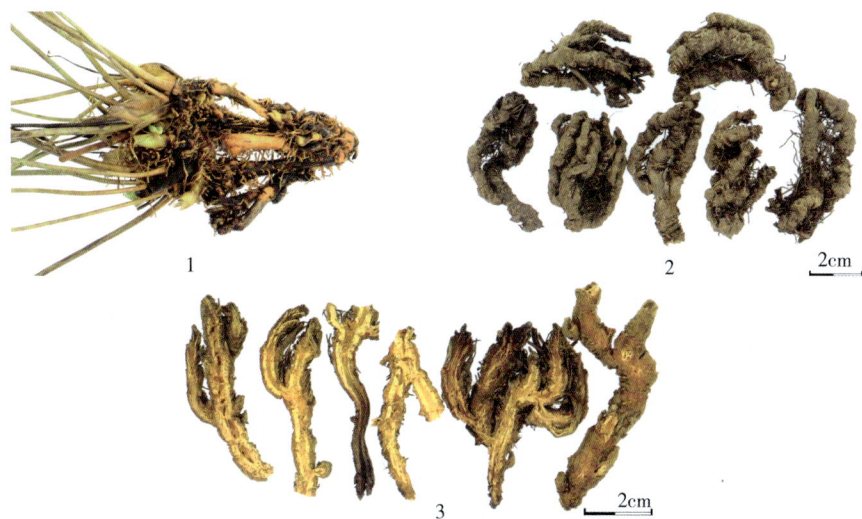

图 3 - 34　味连

1. 鲜根茎；2. 药材；3. 饮片

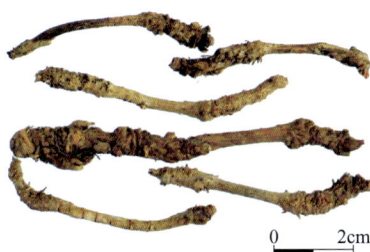

图 3 - 35　雅连

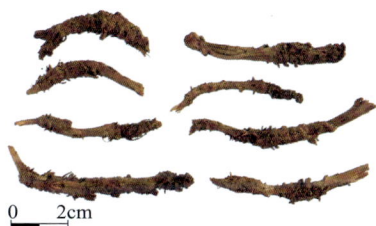

图 3 - 36　云连

知识链接

黄连道地药材的形成

黄连为中医临床常用的清热燥湿、泻火解毒药。历史上黄连属多种植物都曾作为黄连药用，其中最负盛名的是短萼黄连 *Coptis chinensis* Franch. var. *brevisepala* W. T. Wang et Hsiao，又称"宣连"，为宣州黄连的简称。《千金翼方》记载，黄连产江南西道宣州，古宣州相当今安徽长江以南，黄山、九华山以北地区及江苏溧水、溧阳等地。

自《神农本草经》记载黄连，并将其列为上品以来，黄连因用途广泛，受到医家重视，人们首先开发野生资源，于是在四川、安徽、湖南、浙江等地发现野生黄连的存在，出于对用药经验的及时总结、比较，安徽宣州一带所产黄连因质量好得到高度评价。明朝以后随着"宣连"野生资源的逐渐减少，道地产区开始西移，四川、云南所产的雅连、味连及云连得到开发使用，并销往全国。明朝后期，四川、云南一带野生资源面临同样匮乏问题，雅安、石柱及怒江农民出于生计需要开始探索进行栽培种植。而分布于安徽、江浙一带宣连因为受到环境影响及经济方式的转变，彻底退出黄连的主产区。作为药学人员要掌握道地药材的演变规律，贯彻新发展理念，注重生态保护与和谐观念的培养，促进中药的传承与创新。

【显微鉴别】

1. 根茎横切面

（1）味连　①木栓层为数列细胞，其外有表皮，常脱落。②皮层较宽，石细胞单个或成群散在。③中柱鞘纤维成束或伴有少数石细胞，均显黄色。④维管束外韧型，环列。木质部黄色，均木化，木纤维较发达。⑤髓部均为薄壁细胞，无石细胞。（图3-37）

（2）雅连　与味连相似，髓部有石细胞。

（3）云连　皮层、中柱鞘及髓部均无石细胞。

2. 粉末

（1）味连　粉末　黄棕色或黄色。①石细胞鲜黄色，类圆形，壁厚，壁孔明显。②中柱鞘纤维黄色，纺锤形或梭形，壁厚。③木纤维较细长，壁较薄，有稀疏点状纹孔。④鳞叶表皮细胞，绿黄色或黄棕色，细胞长方形或长多角形，壁微波状弯曲或连珠状增厚。⑤导管为网纹或孔纹，短节状。（图3-38）

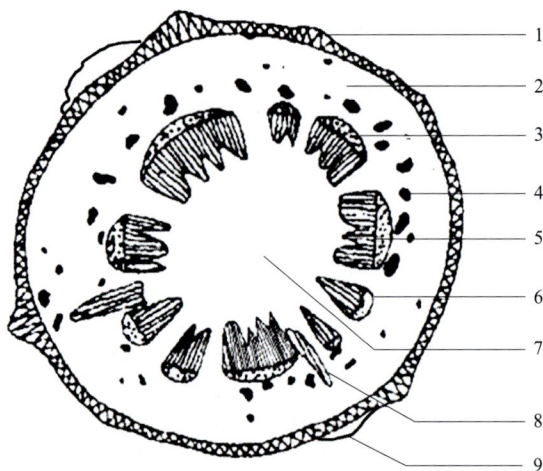

图3-37　黄连（味连）横切面

1. 木栓层；2. 皮层；3. 韧皮部；4. 石细胞；5. 形成层；
6. 木质部；7. 髓部；8. 根迹维管束；9. 鳞叶组织

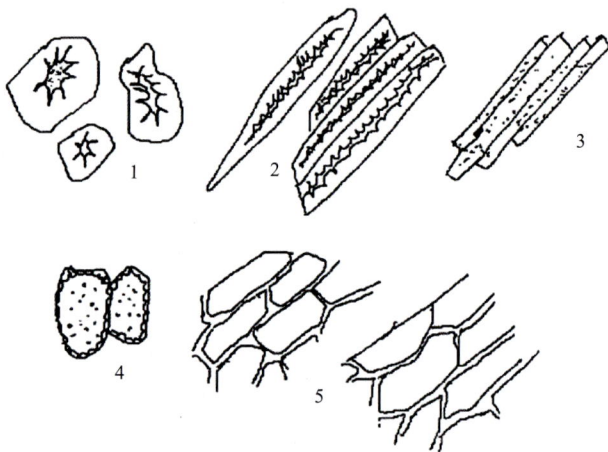

图3-38　黄连（味连）粉末 微课4

1. 石细胞；2. 中柱鞘纤维；3. 木纤维；
4. 木薄壁细胞；5. 鳞叶表皮细胞

（2）雅连　与云连相似，但石细胞较多，金黄色。

【化学成分】含异喹啉类生物碱，以小檗碱含量最高，呈盐酸盐存在，其次为黄连碱、甲基黄连碱、巴马汀、表小檗碱等。黄连碱和表小檗碱是黄连的特征性成分。

【理化鉴别】

1. 显微化学反应　取本品粉末或薄切片置载玻片上，加95%乙醇1~2滴及30%硝酸1滴，加盖玻片，放置片刻，镜检，有黄色针状或针簇状硝酸小檗碱结晶析出。

2. 荧光检查　本品根茎断面置紫外光灯（365nm）下观察显金黄色荧光，木质部尤为显著。 微课5

3. 浸出物　照醇溶性浸出物测定法（热浸法）测定，稀乙醇浸出物不得少于15.0%。

4. 含量测定　照高效液相色谱法测定，味连药材含小檗碱（$C_{20}H_{17}NO_4$）不得少于5.5%，表小檗碱（$C_{20}H_{17}NO_4$）不得少于0.80%，黄连碱（$C_{19}H_{13}NO_4$）不得少于1.6%，巴马汀（$C_{21}H_{21}NO_4$）不得少于1.5%；雅连含小檗碱不得少于4.5%；云连含小檗碱不得少于7.0%；饮片含小檗碱不得少于5.0%，含表小檗碱、黄连碱和巴马汀的总量不得少于3.3%。

【功效应用】清热燥湿，泻火解毒。用量2~5g，外用适量。

升 麻

Cimicifugae Rhizoma

【来源】 本品为毛茛科植物大三叶升麻 *Cimicifuga heracleifolia* Kom. 、兴安升麻 *Cimicifuga dahurica* (Turcz.) Maxim. 或升麻 *Cimicifuga foetida* L. 的干燥根茎。药材依次称"关升麻""北升麻"和"西升麻"。

【产地】 大三叶升麻、兴安升麻主产于东北、河北等地，升麻主产于四川、陕西等地。

【采收加工】 秋季采挖，除去泥沙，晒至须根干时，燎去或除去须根，晒干。

【性状鉴别】

1. 药材 ①为不规则的长形块状，多分枝，呈结节状，长 10～20cm，直径 2～4cm。②表面黑褐色或棕褐色，粗糙不平，有坚硬的细须根残留，上面有数个圆形空洞的茎基痕，洞内壁显网状沟纹；下面凹凸不平，具须根痕。③体轻，质坚硬，不易折断，断面不平坦，有裂隙，纤维性，黄绿色或淡黄白色。④气微，味微苦而涩。（图 3-39）

以个大、外皮绿黑色、断面深绿色为佳。

2. 饮片 ①为不规则的厚片，厚 2～4mm。②外表面黑褐色或棕褐色，粗糙不平，有的可见须根痕或坚硬的细须根残留，切面黄绿色或淡黄白色，具有网状或放射状纹理。（图 3-39）

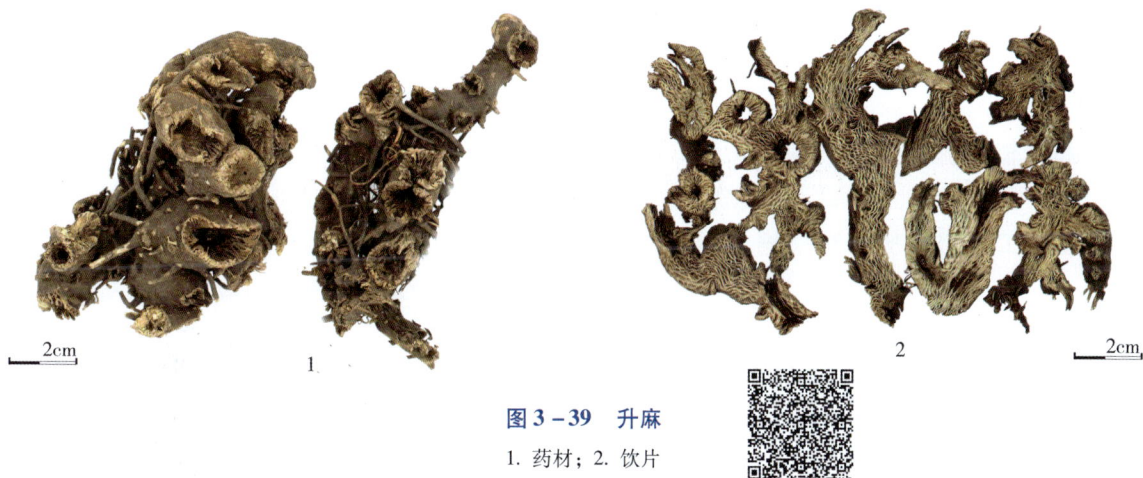

图 3-39　升麻

1. 药材；2. 饮片

升麻

【化学成分】 含阿魏酸、异阿魏酸、升麻醇等。

【功效应用】 发表透疹，清热解毒，升举阳气。用量 3～10g。

PPT3

防 己

Stephaniae Tetrandrae Radix

【来源】 本品为防己科植物粉防己 *Stephania tetrandra* S. Moore 的干燥根。

【产地】 主产于浙江、安徽等地。

【采收加工】 秋季采挖，洗净，除去粗皮，晒至半干，切段，个大者再纵切，干燥。

【性状鉴别】

1. 药材 ①呈不规则圆柱形、半圆柱形或块状，多弯曲，长 5～10cm，直径 1～5cm，结节状，形如猪大肠。②表面淡灰黄色，在弯曲处常有深陷横沟而成结节状的瘤块样。③体重，质坚实，断面平坦，灰白色，富粉性，有排列较稀疏的放射状纹理，习称"车轮纹"。④气微，味苦。（图 3-40）

以质坚实、粉性足、去净外皮者为佳。

2. 饮片 ①呈类圆形或半圆形的厚片。②外表皮淡灰黄色。③切面灰白色，粉性，有稀疏的放

射状纹理。(图 3 - 40)

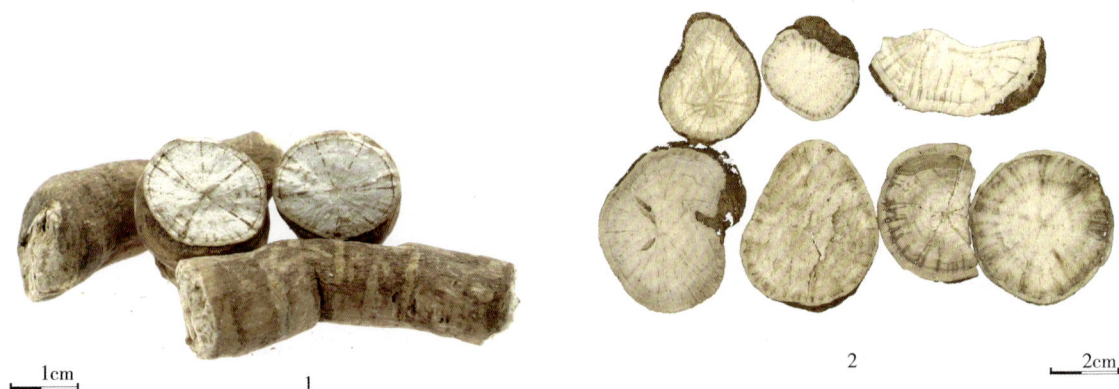

图 3 - 40　防己
1. 药材；2. 饮片

【化学成分】　含生物碱、黄酮苷、酚类、有机酸、挥发油等。生物碱主要为粉防己碱、防己诺林碱、去甲基粉防己碱、轮环藤酚碱等。

【功效应用】　祛风止痛，利水消肿。用量 5 ~ 10g。

防己

北豆根

Menispermi Rhizoma

【来源】　本品为防己科植物蝙蝠葛 *Menispermum dauricum* DC. 的干燥根茎。

【产地】　主产于东北、河北、山东等地。

【采收加工】　春、秋二季采挖，除去须根和泥沙，干燥。

【性状鉴别】　①呈细长圆柱形，弯曲，有分枝，长可达50cm，直径0.3 ~ 0.8cm。②表面黄棕色至暗棕色，多有弯曲的细根，并可见突起的根痕和纵皱纹，外皮易剥落。③质韧，不易折断，断面不整齐，纤维细，木部淡黄色，呈放射状排列，中心有髓。④气微，味苦。(图 3 - 41)

以根茎粗长、色外黄内白、无须根者为佳。

【化学成分】　含北豆根碱、去甲北豆根碱、异去甲北豆根碱、北豆根酚碱等。

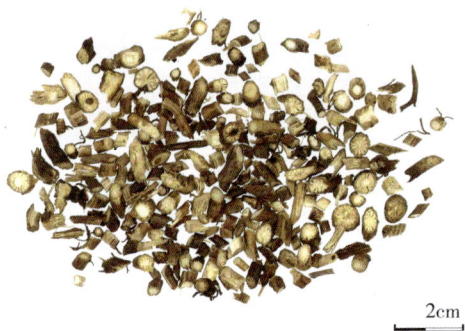

图 3 - 41　北豆根

【功效应用】　清热解毒，祛风止痛。有小毒。用量3 ~ 9g。

金果榄

Tinosporae Radix

【来源】　本品为防己科植物青牛胆 *Tinospora sagittata*（Oliv.）Gagnep. 或金果榄 *Tinospora capillipes* Gagnep. 的干燥块根。

【产地】　主产于广西、湖南、贵州、四川等地。

【采收加工】　秋、冬二季采挖，除去须根，洗净，晒干。

【性状鉴别】

1. 药材　①呈不规则圆块状，长 5 ~ 10cm，直径 3 ~ 6cm。②表面棕黄色或淡褐色，粗糙不平，

有深皱纹。③质坚硬，不易击碎、破开，横断面淡黄白色，导管束略呈放射状排列，色较深。④气微，味苦。（图3-42）

以个大、质坚实、味甚苦者为佳。

2. 饮片　①呈类圆形或不规则形的厚片。②外表皮棕黄色至暗褐色，皱缩，凹凸不平。③切面淡黄白色，有时可见灰褐色排列稀疏的放射状纹理，有的具裂隙。（图3-42）

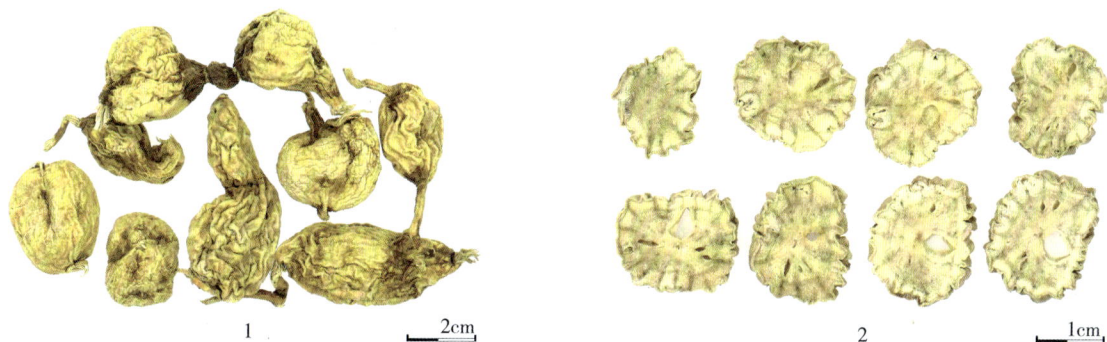

图3-42　金果榄
1. 药材；2. 饮片

【**化学成分**】含古伦宾、非洲防己碱、掌叶防己碱、药根碱等。

【**功效应用**】清热解毒，利咽，止痛。用量3~9g，外用适量，研末吹喉或醋磨涂敷患处。

乌 药
Linderae Radix

【**来源**】本品为樟科植物乌药 *Lindera aggregata* (Sims) Kosterm. 的干燥块根。

【**产地**】主产于浙江、安徽等地。

【**采收加工**】全年均可采挖，除去细根，洗净，趁鲜切片，晒干，或直接晒干。

【**性状鉴别**】

1. 药材　①多呈纺锤状，略弯曲，有的中部收缩成连珠状，习称"乌药珠"，长6~15cm，直径1~3cm。②表面黄棕色或黄褐色，有纵皱纹及稀疏的细根痕。质坚硬。③切片厚0.2~2mm，切面黄白色或淡黄棕色，射线放射状，可见年轮环纹，中心颜色较深。④气香，味微苦、辛，有清凉感。（图3-43）

以连珠状、质嫩、横断面浅棕色者为佳。

2. 饮片　①呈类圆形的薄片。②外表皮黄棕色或黄褐色。③切面黄白色或淡黄棕色，射线放射状，可见年轮环纹。④质脆。（图3-43）

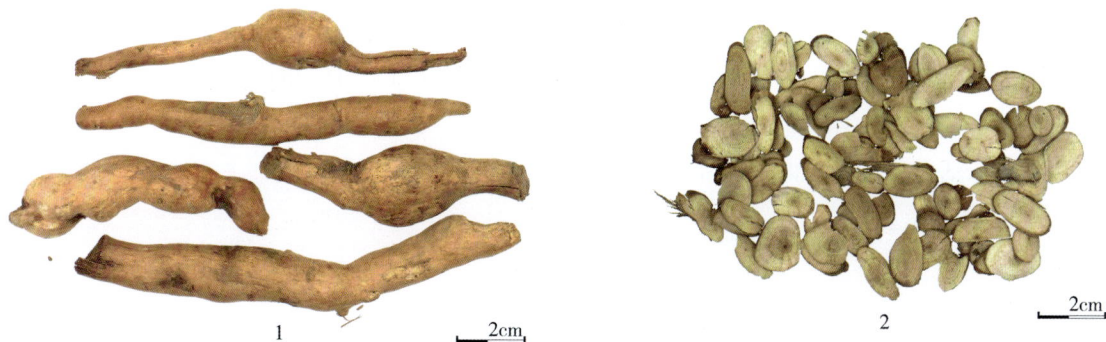

图3-43　乌药
1. 药材；2. 饮片

【化学成分】含乌药醚内酯、去甲异波尔定、乌药醚、乌药烯等。

【功效应用】行气止痛，温肾散寒。用量 6～10g。

乌药

延胡索

Corydalis Rhizoma

【来源】本品为罂粟科植物延胡索 *Corydalis yanhusuo* W. T. Wang 的干燥块茎。又名元胡。

【产地】主产于浙江东阳、磐安等地，湖北、湖南、江苏等地亦产。

【采收加工】夏初（5～7月）茎叶枯萎时采挖，除去须根，洗净，置沸水中煮或蒸至恰无白心时，取出，晒干。

【性状鉴别】

1. 药材 ①呈不规则的扁球形，直径 0.5～1.5cm。②表面黄色或黄褐色，有不规则网状皱纹。顶端有略凹陷的茎痕，底部常有疙瘩状突起。③质硬而脆，断面黄色，角质样，有蜡样光泽。④气微，味苦。（图 3-44）

以个大、饱满、质坚实、断面色黄者为佳。

2. 饮片

（1）延胡索片 呈不规则的圆形厚片。（图 3-44）

（2）醋延胡索 形如延胡索或片，表面和切面黄褐色，质较硬。微具醋香气。

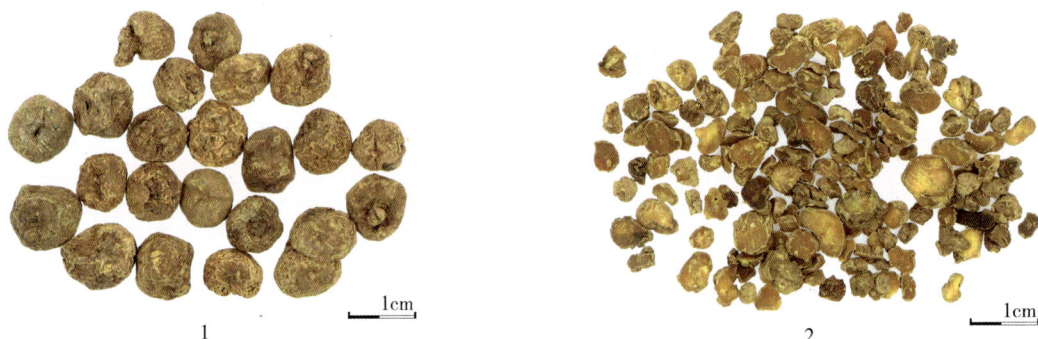

图 3-44 延胡索
1. 药材；2. 饮片

【化学成分】含多种生物碱，延胡索乙素为主要镇痛镇静成分，去氢延胡索甲素对胃及十二指肠溃疡有效。

【理化鉴别】

1. 浸出物 照醇溶性浸出物测定法（热浸法）测定，稀乙醇浸出物不得少于 13.0%。

2. 含量测定 照高效液相色谱法测定，药材含延胡索乙素（$C_{21}H_{25}NO_4$）不得少于 0.050%；饮片不得少于 0.040%。

【功效应用】活血，行气，止痛。用量 3～10g，研末吞服，一次 1.5～3g。

延胡索

板蓝根

Isatidis Radix

【来源】本品为十字花科植物菘蓝 *Isatis indigotica* Fort. 的干燥根。

【产地】主产于河北、江苏、河南、安徽等地。习称"北板蓝根"。

【采收加工】秋季采挖，除去泥沙，晒干。

【性状鉴别】①呈圆柱形，稍扭曲，长10~20cm，直径0.5~1cm。②表面淡灰黄色或淡棕黄色，有纵皱纹、横长皮孔样突起及支根痕。③根头略膨大，可见暗绿色或暗棕色轮状排列的叶柄残基和密集的疣状突起。④体实，质略软，断面皮部黄白色，木部黄色，呈"菊花心"。⑤气微，味微甜后苦涩。（图3-45）

以条长、粗大、体实、"金心玉栏"者为佳。

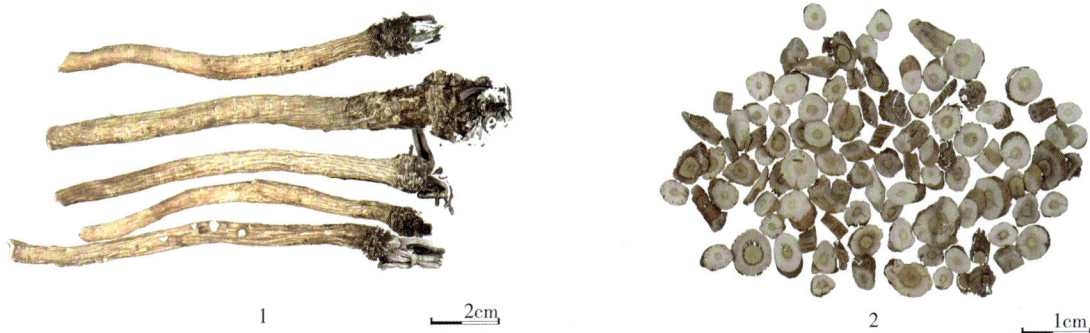

图 3-45　板蓝根
1. 药材，2. 饮片

【化学成分】含（R,S）-告依春（为抗病毒有效成分）、芥子苷、靛蓝、靛玉红、腺苷及多种氨基酸。

【理化鉴别】

1. 浸出物　照醇溶性浸出物测定法（热浸法）测定，45%乙醇浸出物不得少于25.0%。

2. 含量测定　照高效液相色谱法测定，药材含（R,S）-告依春（C_5H_7NOS）不得少于0.020%；饮片不得少于0.030%

【功效应用】清热解毒，凉血利咽。用量9~15g。

【附药】南板蓝根

本品为爵床科植物马蓝 *Baphicacanthus cusia*（Nees）Bremek. 的干燥根茎及根。夏、秋二季采挖，除去地上茎，洗净，晒干。根茎呈类圆形，多弯曲，有分枝，长10~30cm，直径0.1~1cm。表面灰棕色，具细纵纹；节膨大，节上长有细根或茎残基；外皮易剥落，呈蓝灰色。质硬而脆，易折断，断面不平坦，皮部蓝灰色，木部灰蓝色至淡黄褐色，中央有髓。根粗细不一，弯曲有分枝。气微，味淡。具有清热解毒，凉血消斑功效，用量9~15g。

红景天
Rhodiolae Crenulatae Radix et Rhizoma

【来源】本品为景天科植物大花红景天 *Rhodiola crenulata*（Hook. f. et Thoms.）H. Ohba 的干燥根和根茎。

【产地】主产于西藏、四川等地。

【采收加工】秋季花茎凋枯后采挖，除去粗皮，洗净，晒干。

【性状鉴别】①根茎呈圆柱形，粗短，略弯曲，少数有分枝，长5~20cm，直径2.9~4.5cm。②表面棕色或褐色，粗糙有褶皱，剥开外表皮有一层膜质黄色表皮且具粉红色花纹；宿存部分老花茎，花茎基部被三角形或卵形膜质鳞片；节间不规则，断面粉红色至紫红色，有一环纹，质轻，疏松。③主根呈圆柱形，粗短，长约20cm，上部直径约1.5cm，侧根长10~30cm；断面橙红色或紫红色，有时具裂隙。④气芳香，味微苦涩、后甜。（图3-46）

以粗大、身干、气味浓厚、杂质少者为佳。

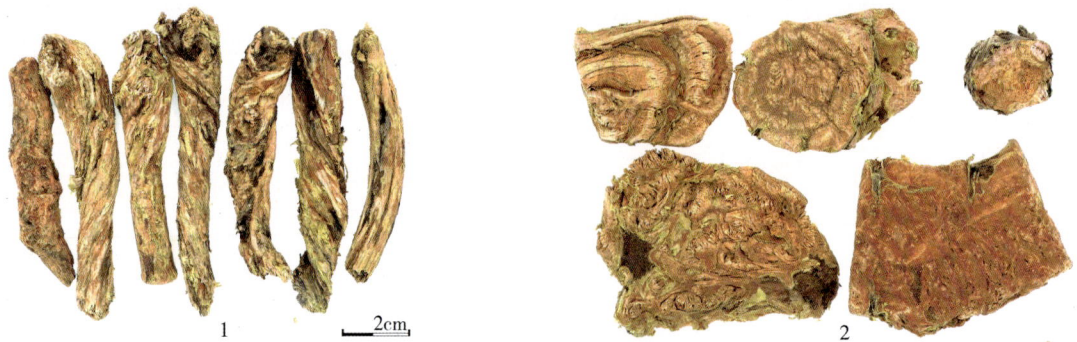

图 3 - 46　红景天

1. 药材；2. 饮片

【化学成分】含红景天苷、黄酮类、香豆素类、挥发油类、氨基酸类、维生素类、微量元素等。

【功效应用】益气活血，通脉平喘。用量 3 ~ 6g。

地 榆

Sanguisorbae Radix

【来源】本品为蔷薇科植物地榆 *Sanguisorba officinalis* L. 或长叶地榆 *Sanguisorba officinalis* L. var. *longifolia*（Bert.）Yü et Li 的干燥根。

【产地】地榆主产于东北、内蒙古等地，长叶地榆主产于安徽、浙江、江苏等地，后者习称"绵地榆"。

【采收加工】春季将发芽时或秋季植株枯萎后采挖，除去须根，洗净，干燥，或趁鲜切片，干燥。

【性状鉴别】

1. 药材

（1）地榆　①呈不规则纺锤形或圆柱形，稍弯曲，长 5 ~ 25cm，直径 0.5 ~ 2cm。②表面灰褐色至暗棕色，粗糙，有纵纹。③质硬，断面较平坦，粉红色或淡黄色，木部略呈放射状排列。④气微，味微苦涩。（图 3 - 47）

（2）绵地榆　①呈长圆柱形，稍弯曲，着生于短粗的根茎上；表面红棕色或棕紫色，有细纵纹。②质坚韧，断面黄棕色或红棕色，皮部有多数黄白色或黄棕色绵状纤维。③气微，味微苦涩。（图 3 - 47）

以条粗、质硬、断面色红者为佳。

2. 饮片

（1）地榆片　①呈不规则的类圆形片或斜切片。②外表皮灰褐色至深褐色。③切面较平坦，粉红色、淡黄色或黄棕色，木部略呈放射状排列；或皮部有多数黄棕色绵状纤维。④气微，味微苦涩。（图 3 - 47）

（2）地榆炭　①形如地榆片。②表面焦黑色，内部棕褐色。③具焦香气，味微苦涩。

【化学成分】含鞣质及三萜皂苷等。

【功效应用】凉血止血，解毒敛疮。用量 9 ~ 15g。外用适量，研末涂敷患处。

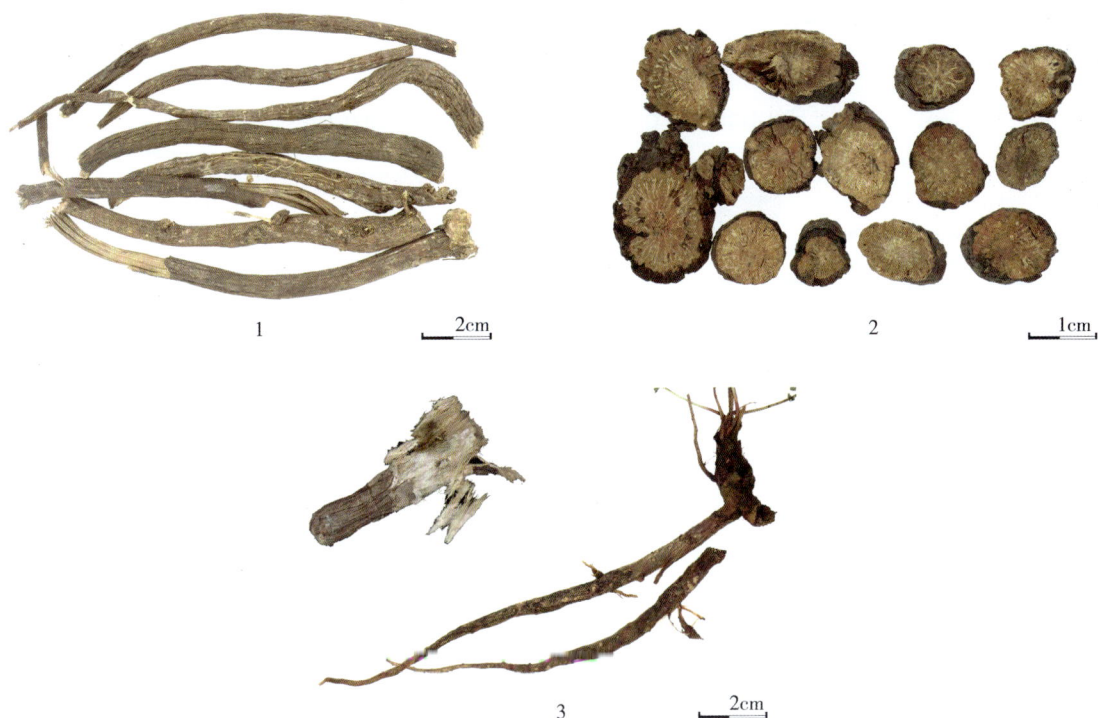

图 3 - 47　地榆

1. 地榆药材；2. 地榆饮片；3. 长叶地榆药材及饮片

苦　参
Sophorae Flavescentis Radix

【来源】 本品为豆科植物苦参 *Sophora flavescens* Ait. 的干燥根。

【产地】 主产于山西、河南等地。

【采收加工】 春、秋二季采挖，除去根头和小支根，除去细根、泥土，洗净，干燥，或趁鲜切片，干燥。

【性状鉴别】 ①呈长圆柱形，下部常有分枝，长 10 ~ 30cm，直径 1 ~ 6.5cm。②表面灰棕色或棕黄色，具纵皱纹和横长皮孔样突起，外皮薄，多破裂反卷，易剥落，剥落处显黄色，光滑。③质硬，不易折断。断面纤维性，切片厚 3 ~ 6mm，切面黄白色，具放射状纹理和裂隙，有的具异型维管束呈同心性环列或不规则散在。④气微，味极苦。（图 3 - 48）

以条匀、断面色黄白、味苦者为佳。

【化学成分】 含苦参碱、氧化苦参碱、槐定碱、黄酮类等。

【理化鉴别】

1. 浸出物 照水溶性浸出物测定法（冷浸法）测定，水溶性浸出物不得少于 20.0% 。

2. 含量测定 照高效液相色谱法测定，药材含苦参碱（$C_{15}H_{24}N_2O$）和氧化苦参碱（$C_{15}H_{24}N_2O_2$）的总量不得少于 1.2% ，饮片不得少于 1.0% 。

【功效应用】 清热燥湿，杀虫，利尿。用量 4.5 ~ 9g。

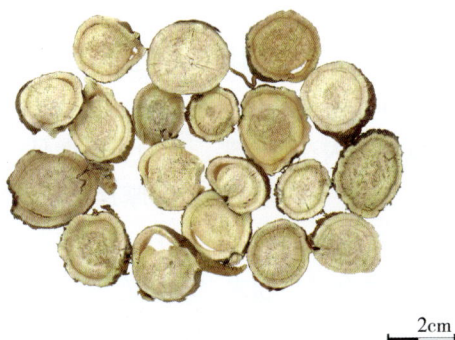

图 3 - 48　苦参

外用适量，煎汤洗患处。注意不宜与藜芦同用。

山豆根
Sophorae Tonkinensis Radix et Rhizoma

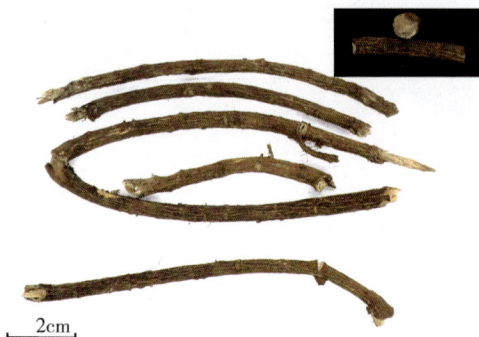

图 3 - 49　山豆根

【来源】本品为豆科植物越南槐 *Sophora tonkinensis* Gagnep. 的干燥根和根茎。

【产地】主产于广东、广西等地，习称"广豆根"。

【采收加工】秋季采挖，除去杂质，洗净，干燥。

【性状鉴别】①根茎呈不规则的结节状，顶端常残存茎基，其下着生根数条。②根呈长圆柱形，常有分枝，长短不等，直径 0.7 ~ 1.5cm。表面棕色至棕褐色，有不规则的纵皱纹及横长皮孔样突起。③质坚硬，难折断，断面皮部浅棕色，木部淡黄色。④有豆腥气，味极苦。（图 3 - 49）

山豆根

以根条粗壮、外色棕褐色、质坚、味苦者为佳。

【化学成分】含苦参碱、氧化苦参碱、槐定碱、黄酮类等。

【功效应用】清热解毒，消肿利咽。有毒。用量 3 ~ 6g。

葛　根
Puerariae Lobatae Radix

情境导入

情境：《中国药典》（2020 年版）记载有葛根和粉葛，葛根为豆科植物野葛 *Pueraria lobata*（Willd.）Ohwi 的干燥根，粉葛为豆科植物甘葛藤 *Pueraria thomsonii* Benth. 的干燥根，两药均为豆科，一字之差，功效相同。

思考：1. 葛根和粉葛的性状鉴别典型特征有哪些？

　　　2. 葛根和粉葛化学成分有何不同？

【来源】本品为豆科植物野葛 *Pueraria lobata*（Willd.）Ohwi 的干燥根。习称"野葛"。

【产地】主产于湖南、河南等地。

【采收加工】秋、冬二季采挖，趁鲜切成厚片或小块；干燥。

【性状鉴别】

1. 药材　①呈纵切的长方形厚片或小方块，长 5 ~ 35cm，厚 0.5 ~ 1cm。②外皮淡棕色至棕色，有纵皱纹，粗糙。切面黄白色至淡黄棕色，有的纹理明显。③质韧，纤维性强。④气微，味微甜。（图 3 - 50）

以块肥大、质坚实、色白、粉性足、纤维性少者为佳。

2. 饮片　①呈不规则的厚片、粗丝或边长 0.5 ~ 1.2cm 的方块。②切面浅黄棕色至棕黄色。（图 3 - 50）

【显微鉴别】**粉末**　淡棕色。①淀粉粒单粒球形，直径 3 ~ 37μm，脐点点状、裂缝状或星状；复粒由 2 ~ 10 分粒组成。②纤维多成束，壁厚，木化，周围细胞大多含草酸钙方晶，形成晶纤维，含晶细胞壁木化增厚。③石细胞少见，类圆形或多角形，直径 38 ~ 70μm。④具缘纹孔导管较大，具缘纹

孔六角形或椭圆形，排列极为紧密。（图 3 – 51）

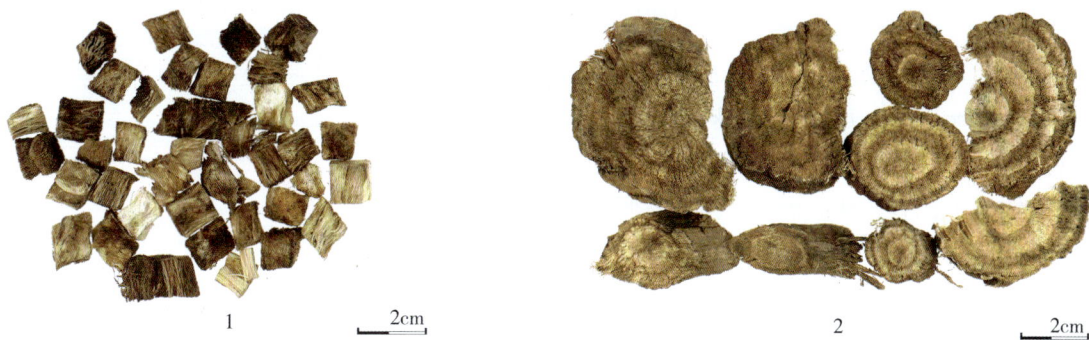

图 3 – 50　葛根

1. 葛根块；2. 葛根片

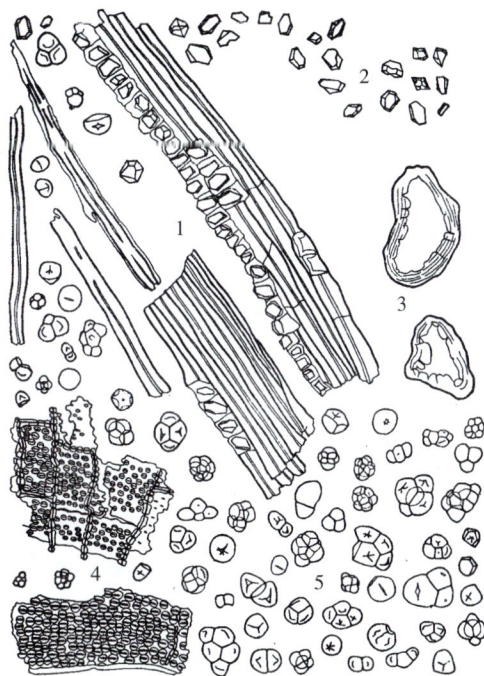

图 3 – 51　葛根粉末

1. 纤维及晶纤维；2. 草酸钙方晶；3. 石细胞；4. 导管；5. 淀粉粒

【化学成分】含葛根素、黄豆苷、黄豆苷元、β – 谷甾醇等。

【理化鉴别】

1. 浸出物　照醇溶性浸出物测定法（热浸法）测定，稀乙醇浸出物不得少于 24.0%。

2. 含量测定　照高效液相色谱法测定，药材含葛根素（$C_{21}H_{20}O_9$）不得少于 2.4%。

【功效应用】解肌退热，生津止渴，透疹，升阳止泻，通经活络，解酒毒。用量 10 ~ 15g。

【附药】粉葛

本品为豆科植物甘葛藤 *Pueraria thomsonii* Benth. 的干燥根。秋、冬二季采挖，除去外皮，稍干，截段或再纵切两半或斜切成厚片，干燥。本品呈圆柱形、类纺锤形或半圆柱形，长 12 ~ 15cm，直径4 ~ 8cm；有的为纵切或斜切的厚片，大小不一。表面黄白色或淡棕色，未去外皮的呈灰棕色。体重，质硬，富粉性，横切面可见由纤维形成的浅棕色同心性环纹，纵切面可见由纤维形成的数条纵纹。气微，味微甜。

葛根

甘 草
Glycyrrhizae Radix et Rhizoma

【来源】 本品为豆科植物甘草 *Glycyrrhiza uralensis* Fisch.、胀果甘草 *Glycyrrhiza inflata* Bat. 或光果甘草 *Glycyrrhiza glabra* L. 的干燥根和根茎。

【产地】 主产于内蒙古、新疆、甘肃等地。

【采收加工】 春、秋二季采挖，除去须根，晒干。

【性状鉴别】

1. 药材

（1）甘草 ①根呈圆柱形，长 25～100cm，直径 0.6～3.5cm。②外皮松紧不一。表面红棕色或灰棕色，具显著的纵皱纹、沟纹、皮孔及稀疏的细根痕。③质坚实，断面略显纤维性，黄白色，粉性，形成层环明显，射线放射状，有的有裂隙，显"菊花心"。④根茎呈圆柱形，表面有芽痕，断面中部有髓。⑤气微，味甜而特殊。（图 3-52）

以外皮细紧、色红棕、质坚实而重、断面黄白色、粉性足、味甜、嚼之纤维渣少者为佳。

（2）胀果甘草 根和根茎粗壮，木质性强，有的分枝，外皮粗糙，多灰棕色或灰褐色。质坚硬，木质纤维多，粉性小。根茎不定芽多而粗大。

（3）光果甘草 根和根茎质地较坚实，有的分枝，外皮不粗糙，多灰棕色，皮孔细而不明显。

2. 饮片

（1）甘草片 呈类圆形或椭圆形的厚片，余同药材。（图 3-52）

（2）炙甘草 ①外表皮红棕色或灰棕色，微有光泽。②切面黄色至深黄色，形成层环明显，射线放射状。③略有黏性，具焦香气，味甜。

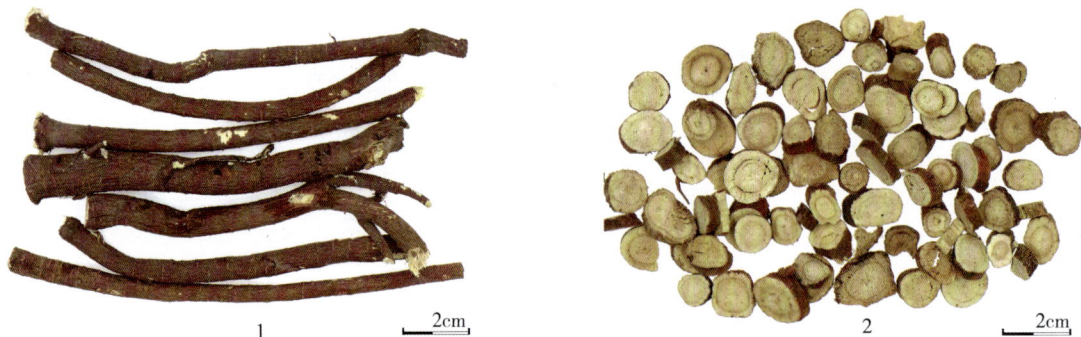

图 3-52 甘草
1. 药材；2. 饮片

【显微鉴别】

1. 横切面 ①木栓层为数列红棕色细胞。栓内层较窄。②韧皮部射线宽广，多弯曲，常现裂隙；纤维多成束，非木化或微木化，周围薄壁细胞常含草酸钙方晶；筛管群常因压缩而变形。③束内形成层明显。木质部射线宽 3～5 列细胞；导管较多，直径约至 160μm；木纤维成束，周围薄壁细胞亦含草酸钙方晶。④根中心无髓；根茎中心有髓。（图 3-53）

2. 粉末 淡棕黄色。①纤维成束，直径 8～14μm，壁厚，微木化，周围薄壁细胞含草酸钙方晶，形成晶纤维。②草酸钙方晶多见。③具缘纹孔导管较大，稀有网纹导管。④木栓细胞红棕色，多角形，微木化。（图 3-54）

【化学成分】 含甘草甜素（甘草酸的钾、钙盐，为甘草的甜味成分，甘草酸水解得二分子葡萄糖醛酸和一分子甘草次酸）、甘草苷、甘草苷元、异甘草苷、异甘草苷元等。

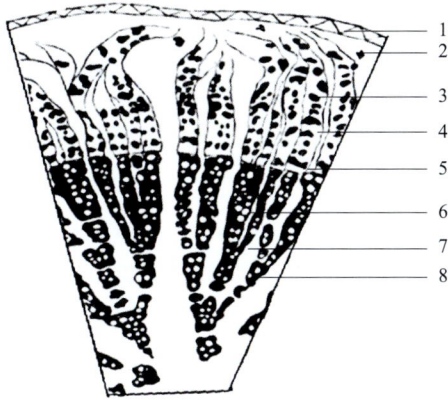

图 3 – 53　甘草横切面

1. 木栓层；2. 草酸钙方晶；3. 韧皮纤维束；4. 韧皮部；
5. 形成层；6. 导管；7. 木质部；8. 木纤维束

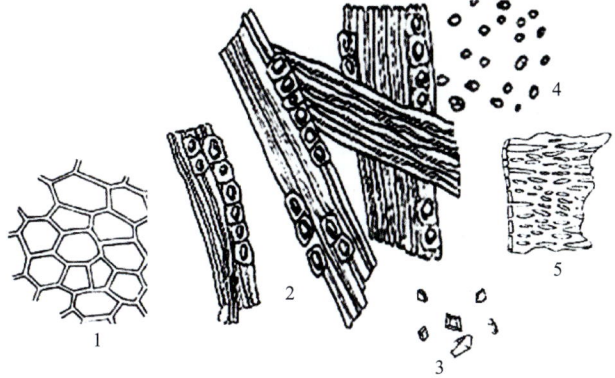

图 3 – 54　甘草粉末　微课6

1. 木栓细胞；2. 晶纤维；3. 草酸钙方晶；
4. 淀粉粒；5. 导管

【理化鉴别】　含量测定　照高效液相色谱法测定，药材含甘草苷（$C_{21}H_{22}O_9$）不得少于 0.50%，甘草酸（$C_{42}H_{62}O_{16}$）不得少于 2.0%；饮片含甘草苷不得少于 0.45%，甘草酸不得少于 1.8%。

【功效应用】　补脾益气，清热解毒，祛痰止咳，缓急止痛，调和诸药。用量 2 ~ 10g。不宜与海藻、京大戟、红大戟、甘遂、芫花同用。

黄　芪

Astragali Radix

【来源】　本品为豆科植物蒙古黄芪 *Astragalus membranaceus*（Fisch.）Bge. var. *Mongholicus*（Bge.）Hsiao 或膜荚黄芪 *Astragalus membranaceus*（Fisch.）Bge. 的干燥根。

【产地】　主产于山西、内蒙古等地。

【采收加工】　春、秋二季采挖，切去根头，除去须根，至六七成干，分别大小，捆把晒干。

【性状鉴别】

1. 药材　①呈圆柱形，有的有分枝，上端较粗，长 30 ~ 90cm，直径 1 ~ 3.5cm。②表面淡棕黄色或淡棕褐色，有不整齐的纵皱纹或纵沟。③质硬而韧，不易折断，断面纤维性强，并显粉性，皮部黄白色，木部淡黄色，有放射状纹理和裂隙，显"菊花心"。老根中心偶呈枯朽状，黑褐色或呈空洞。④气微，味微甜，嚼之微有豆腥味。（图 3 – 55）

以条粗长、断面色黄白、味甜、有粉性者为佳。

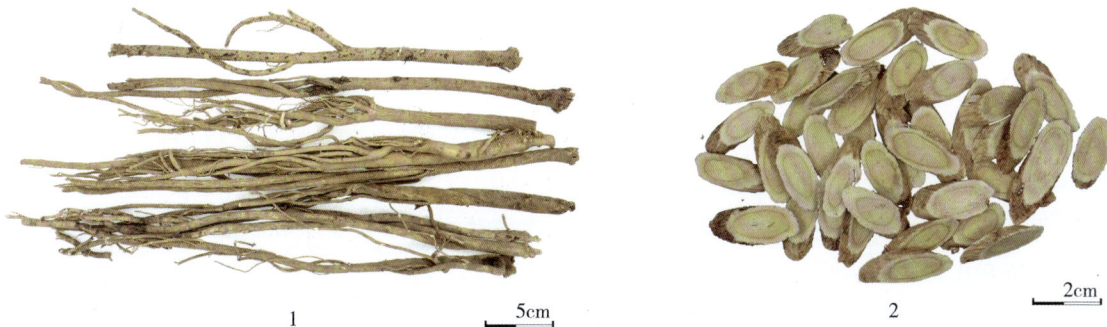

图 3 – 55　黄芪

1. 药材；2. 饮片

2. 饮片

（1）黄芪片　呈类圆形或椭圆形的厚片，外表皮黄白色至淡棕褐色。余同药材（图3-55）。

（2）炙黄芪　形如黄芪片。①外表浅棕黄色或棕褐色，略有光泽。②具蜜香气。③味甜，略带黏性，嚼之微有豆腥味。

【显微鉴别】

1. 横切面　①木栓细胞多列，栓内层为3~5列厚角细胞。②韧皮部射线外侧常弯曲，有裂隙；纤维成束，壁厚，木化或微木化，与筛管群交互排列；近栓内层处有时可见石细胞。③形成层成环。④木质部导管单个散在或2~3个相聚，导管间有木纤维，射线中有时可见单个或2~4个成群的石细胞。⑤薄壁细胞含淀粉粒。（图3-56）

2. 粉末　黄白色。①纤维成束或散离，直径8~30μm，壁厚，表面有纵裂纹，初生壁常与次生壁分离，两端常断裂成须状，或较平截。②具缘纹孔导管无色或橙黄色，具缘纹孔排列紧密。③石细胞少见，圆形、长圆形或形状不规则，壁较厚。（图3-57）

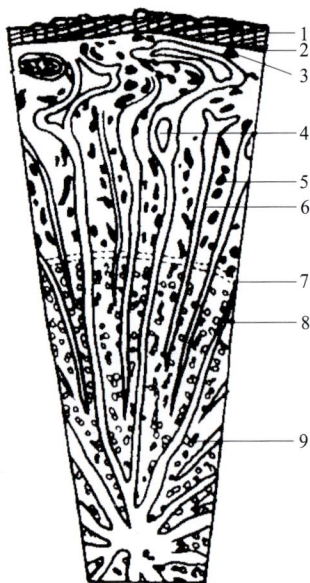

图3-56　黄芪（蒙古黄芪）横切面

1. 木栓层；2. 栓内层；3. 石细胞；
4. 裂隙；5. 韧皮射线；6. 射线；
7. 形成层；8. 导管；9. 木纤维

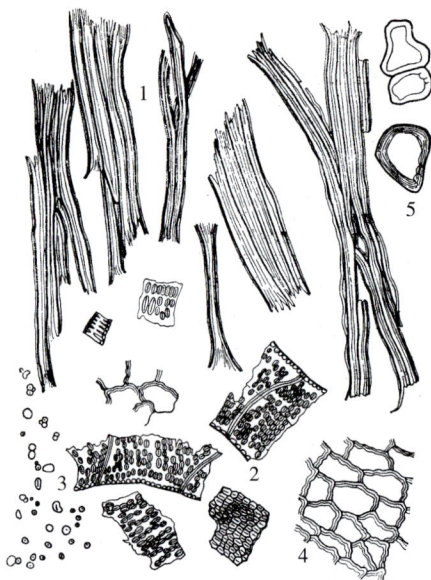

图3-57　黄芪（蒙古黄芪）粉末　🅔微课7

1. 纤维；2. 导管；3. 淀粉粒；4. 木栓细胞；5. 石细胞

【化学成分】含皂苷类成分，如黄芪甲苷、乙苷，具有降压、利尿和强心作用；黄芪多糖具有增强免疫活性作用。

【理化鉴别】

1. 浸出物　照水溶性浸出物测定法（冷浸法）测定，水溶性浸出物不得少于17.0%。

2. 含量测定　照高效液相色谱法测定，药材含黄芪甲苷（$C_{41}H_{68}O_{14}$）不得少于0.080%，毛蕊异黄酮葡萄糖苷（$C_{22}H_{22}O_{10}$）不得少于0.020%；炙黄芪含黄芪甲苷不得少于0.060%，毛蕊异黄酮葡萄糖苷不得少于0.020%。

【功效应用】补气升阳，固表止汗，利水消肿，生津养血，行滞通痹，托毒排脓，敛疮生肌。用量9~30g。

【附药】红芪

红芪为豆科植物多序岩黄芪 *Hedysarum polybotrys* Hand.-Mazz. 的干燥根。主产于甘肃。春、秋二季采挖，除去须根和根头，晒干。药材呈圆柱形，少有分枝，上端略粗，长 10～50cm，直径 0.6～2cm。表面灰红棕色，有纵皱纹、横长皮孔样突起及少数支根痕，外皮易脱落，剥落处淡黄色。质硬而韧，不易折断，断面纤维性，并显粉性，皮部黄白色，木部淡黄棕色，射线放射状，形成层环浅棕色。气微，味微甜，嚼之有豆腥味。性味功效同黄芪。

黄芪

远 志
Polygalae Radix

【来源】本品为远志科植物远志 *Polygala tenuifolia* Willd. 或卵叶远志 *Polygala sibirica* L. 的干燥根。

【产地】主产于山西、陕西等地。

【采收加工】春、秋二季采挖，除去须根和泥沙，晒干或抽取木心晒干。

【性状鉴别】①呈圆柱形，略弯曲，长 2～30cm，直径 0.2～1cm。②表面灰黄色至灰棕色，有较密并深陷的横皱纹、纵皱纹及裂纹，老根的横皱纹较密更深陷，略呈结节状。③质硬而脆，易折断，断面皮部棕黄色，木部黄白色，皮部易与木部剥离，抽取木心者中空。④气微，味苦、微辛，嚼之有刺喉感。（图 3－58）

以条粗、皮厚、去净木心者为佳。

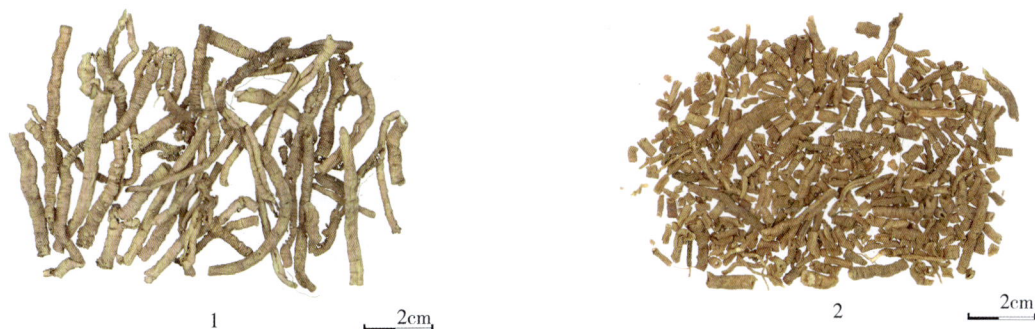

图 3－58　远志
1. 药材；2. 饮片

【化学成分】含三萜类皂苷，皂苷为祛痰有效成分，以皮部含量最多。

【功效应用】安神益智，交通心肾，祛痰，消肿。用量 3～10g。

甘 遂
Kansui Radix

【来源】本品为大戟科植物甘遂 *Euphorbia kansui* T. N. Liou ex T. P. Wang 的干燥块根。

【产地】主产于陕西、河南等地。

【采收加工】春季开花前或秋末茎叶枯萎后采挖，撞去外皮，晒干。

【性状鉴别】

1. 药材　①呈椭圆形、长圆柱形或连珠形，长 1～5cm，直径 0.5～2.5cm。②表面类白色或黄白色，凹陷处有棕色外皮残留。③质脆，易折断，断面粉性，白色，木部微显放射状纹理；长圆柱状者纤维性较强。④气微，味微甘而辣。（图 3－59）

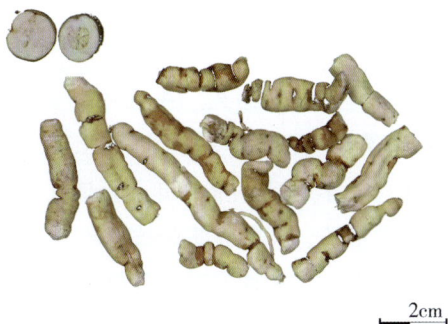

图 3－59　甘遂

2. 醋甘遂 ①形如甘遂，表面黄色至棕黄色，有的可见焦斑。②微有醋香气，味微酸而辣。

【化学成分】含大戟二烯醇、γ-大戟醇、甘遂甾醇、α-大戟甾醇等。

【功效应用】泻水逐饮，消肿散结。有毒。用量0.5~1.5g，炮制后多入丸散用。外用适量，生用。孕妇禁用；不宜与甘草同用。

白 蔹
Ampelopsis Radix

【来源】本品为葡萄科植物白蔹 *Ampelopsis japonica* （Thunb.） Makino 的干燥块根。

【产地】主产于河南、安徽、江西、湖北等地。

【采收加工】春、秋二季采挖，除去泥沙和细根，切成纵瓣或斜片，晒干。

【性状鉴别】①纵瓣呈长圆形或近纺锤形，长4~10cm，直径1~2cm。切面周边常向内卷曲，中部有1突起的棱线。②外皮红棕色或红褐色，有纵皱纹、细横纹及横长皮孔，易层层脱落，脱落处呈淡红棕色。③斜片呈卵圆形，长2.5~5cm，宽2~3cm。切面类白色或浅红棕色，可见放射状纹理，周边较厚，微翘起或略弯曲。④体轻，质硬脆，易折断，折断时，有粉尘飞出。⑤气微，味甘。（图3-60）

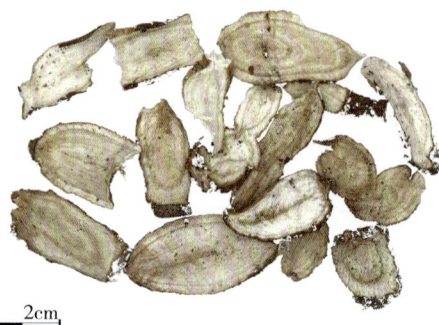
图3-60 白蔹

以肥大、断面白色、粉性足者为佳。

【化学成分】含黏液汁和淀粉，酒石酸等。

【功效应用】清热解毒，消痈散结，敛疮生肌。用量5~10g。外用适量，煎汤洗或研成极细粉敷患处。不宜与川乌、制川乌、草乌、制草乌、附子同用。

人 参
Ginseng Radix et Rhizoma

【来源】本品为五加科植物人参 *Panax ginseng* C. A. Mey. 的干燥根和根茎。

【产地】主产于吉林、辽宁、黑龙江等地。

【采收加工】自然生长于深山密林下的，称"野山参"，目前商品已少见；栽培的称"园参"；播种在山林野生状态下自然生长的称"林下山参"，习称"籽海"。多于秋季采挖，洗净，园参除去支根晒干或烘干的，称"生晒参"；不除去支根晒干或烘干的，称"全须生晒参"；经蒸制后干燥，称为"红参"。

▌知识链接

人参和人参文化

人参药用历史悠久。早在战国时代，良医扁鹊对人参的药性和疗效已有所了解。秦汉时代的《神农本草经》，把人参列为药中上品。汉代名医张仲景的《伤寒论》，全书113方，用人参的就有21方。在《本草纲目》中也有大量记载，李时珍的父亲李言闻曾专著《人参传》。在我国，有关人参的历史传说很多，文学作品和民间故事中都有大量描写。

人参在古代有许多别名和雅号，如神草、王精、地精、土精、人衔、人微等等。在清代一株质量最佳的老山参（野生参谓之山参），超过同等重量的黄金价格。人参在长期应用过程中，已经形成了独具特色的人参文化，包括采参习俗、人参传说故事（如相关文学、美术、绘画、剪纸、书法、音乐、舞蹈、戏剧等）、采参歌谣、谚语以及人参产品装潢、交易、应用及人参节庆祝活动等。中药在5000年的发展历史中，形成了许多独特的中药文化、专业术语及质量鉴定方法。作为中医药人有责任有义务将这些文化、方法传承并发扬下去。

【性状鉴别】

1. 药材　①主根呈纺锤形或圆柱形，长3～15cm，直径1～2cm。表面灰黄色，上部或全体有疏浅断续的粗横纹及明显的纵皱，下部有支根2～3条，并着生多数细长的须根，须根上常有不明显的细小疣状突出。②根茎（芦头）长1～4cm，直径0.3～1.5cm，多拘挛而弯曲，具不定根（艼）和稀疏的凹窝状茎痕（芦碗）。③质较硬，断面淡黄白色，显粉性，形成层环纹棕黄色，皮部有黄棕色的点状树脂道及放射状裂隙。④香气特异，味微苦、甘。

或主根多与根茎近等长或较短，呈圆柱形、菱角形或人字形，长1～6cm。表面灰黄色，具纵皱纹，上部或中下部有环纹。支根多为2～3条，须根少而细长，清晰不乱，有较明显的疣状突起。根茎细长，少数粗短，中上部具稀疏或密集而深陷的茎痕。不定根较细，多下垂。（图3-61）

以条粗、质硬、气香、味浓、完整者为佳。

2. 饮片　①呈圆形或类圆形薄片。②外表皮灰黄色。切面淡黄白色或类白色，显粉性，形成层环纹棕黄色，皮部有黄棕色的点状树脂道及放射性裂隙。③体轻，质脆。④香气特异，味微苦、甘。（图3-61）

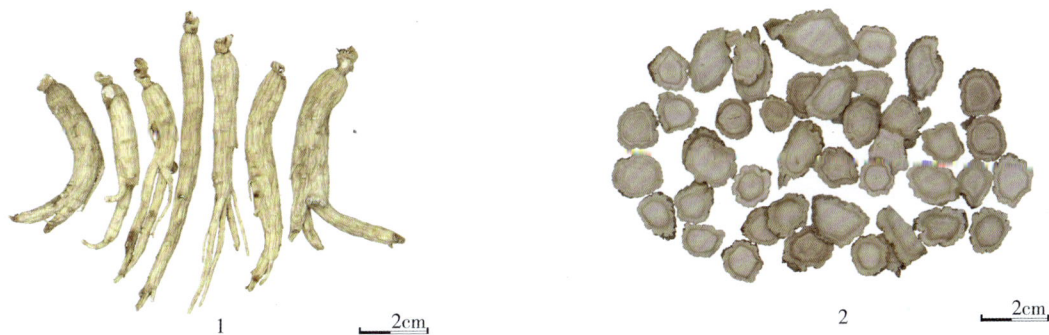

图3-61　人参
1. 药材；2. 饮片

【显微鉴别】

1. 主根横切面　①木栓层为数列细胞。栓内层窄。②韧皮部外侧有裂隙，内侧薄壁细胞排列较紧密，有树脂道散在，内含黄色分泌物。③形成层成环。④木质部射线宽广，导管单个散在或数个相聚，断续排列成放射状，导管旁偶有非木化的纤维。⑤薄壁细胞含草酸钙簇晶。（图3-62）

2. 粉末　淡黄白色。①树脂道碎片易见，含黄色块状分泌物。②草酸钙簇晶，直径20～68μm，棱角锐尖。③木栓细胞表面观类方形或多角形，壁细波状弯曲。④网纹导管及梯纹导管。⑤淀粉粒甚多，单粒类球形、半圆形或不规则多角形；复粒由2～6分粒组成。（图3-63）

【化学成分】含人参皂苷，是人参的主要有效成分，须根中含量较主根高。还含人参多糖、人参蛋白质、人参挥发油、氨基酸、无机元素、肽类物质、多种维生素等。

【理化鉴别】**含量测定**　照高效液相色谱法测定，本品含人参皂苷 Rg_1（$C_{42}H_{72}O_{14}$）和人参皂苷 Re（$C_{48}H_{82}O_{18}$）的总量不得少于0.30%，人参皂苷 Rb_1（$C_{54}H_{92}O_{23}$）不得少于0.20%。

【功效应用】大补元气，复脉固脱，补脾益肺，生津养血，安神益智。用量3～9g，另煎兑服；也可研粉吞服，一次2g，一日2次。不宜与藜芦、五灵脂同用。

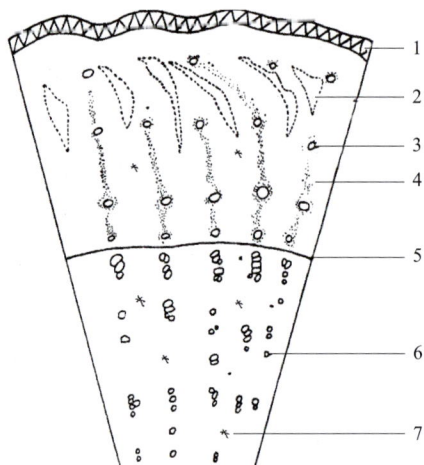

图 3-62 人参横切面

1. 木栓层；2. 裂隙；3. 树脂道；4. 韧皮部；
5. 形成层；6. 导管；7. 草酸钙簇晶

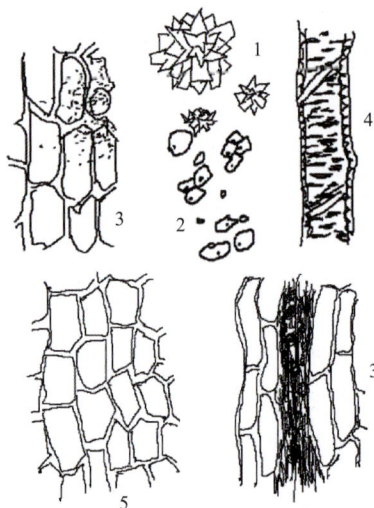

图 3-63 人参粉末 ⓔ微课8

1 草酸钙簇晶；2. 淀粉粒；3. 树脂道；4. 导管；5. 木栓细胞

红 参
Ginseng Radix et Rhizoma Rubra

【来源】 本品为五加科植物人参 *Panax ginseng* C. A. Mey. 的栽培品经蒸制后的干燥根及根茎。

【产地】 主产吉林、辽宁、黑龙江等地，朝鲜、韩国、日本亦产。

【采收加工】 秋季采挖，洗净，蒸制后，干燥。

【性状鉴别】

1. 药材 ①主根呈纺锤形、圆柱形或扁方柱形，长 3~10cm，直径 1~2cm。表面半透明，红棕色，偶有不透明的暗黄褐色斑块，具纵沟、皱纹及细根痕；上部有时具断续的不明显环纹；下部有 2~3 条扭曲交叉的支根，并带弯曲的须根或仅具须根残迹。②根茎（芦头）长 1~2cm，上有数个凹窝状茎痕（芦碗），有的带有 1~2 条完整或折断的不定根（芋）。③质硬而脆，断面平坦，角质样。气微香而特异，味甘、微苦。（图 3-64）

以身长、条粗、色红、体坚实者为佳。

2. 饮片 ①呈类圆形或椭圆形薄片。②外表皮红棕色，半透明。切面平坦，角质样。③质硬而脆。④气微香而特异，味甘、微苦。（图 3-64）

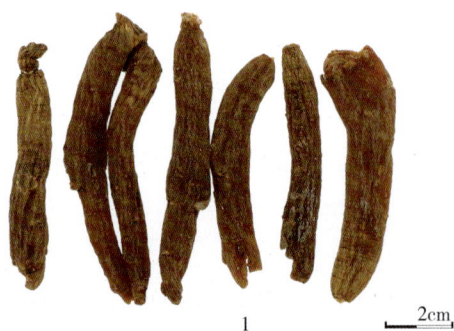

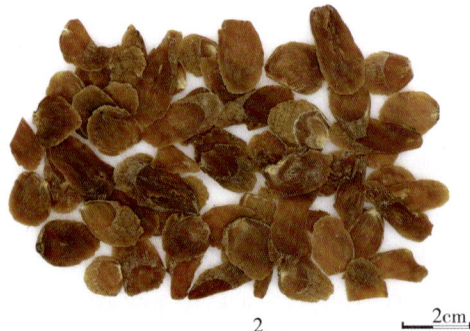

图 3-64 红参
1. 药材；2. 饮片

【化学成分】主要含人参皂苷等。

【功效应用】大补元气，复脉固脱，益气摄血。用量 3～9g，另煎兑服。不宜与藜芦、五灵脂同用。

西洋参
Panacis Quinquefolii Radix

>> 情境导入

情境：近年来西洋参的药用价值不断突显，其市场价格也不断上涨，越来越多的西洋参假冒品流入市场，并且大多由人参加工而成。

思考：1. 西洋参与人参功效有何不同？

　　　2. 西洋参和人参性状鉴别要点有哪些？

【来源】本品为五加科植物西洋参 *Panax quinquefolium* L. 的干燥根。

【产地】原产美国及加拿大，现在吉林靖宇、山东文登、北京怀柔、黑龙江海林等地已发展成为我国规模较大的西洋参种植、加工基地。

【采收加工】秋季采挖，洗净，晒干或低温干燥。

【性状鉴别】

1. 药材　①呈纺锤形、圆柱形或圆锥形，长 3～12cm，直径 0.8～2cm。②表面浅黄褐色或黄白色，可见横向环纹及线状皮孔突起，并有细密浅纵皱纹和须根痕。主根中下部有一至数条侧根，多已折断。③有的上端有根茎（芦头），环节明显，茎痕（芦碗）圆形或半圆形，具不定根（艼）或已折断。④体重，质坚实，不易折断，断面平坦，浅黄白色，略显粉性，皮部可见黄棕色点状树脂道，形成层环纹棕黄色，木部略呈放射状纹理。⑤气微而特异，味微苦、甘。（图 3-65）

以表面淡棕黄色或类白色、横纹紧密、质坚实而硬者为佳。

2. 饮片　①呈长圆形或类圆形薄片。②外表皮浅黄褐色。切面淡黄白至黄白色，形成层环棕黄色，皮部有黄棕色点状树脂道，近形成层环处较多而明显，木部略呈放射状纹理。③气微而特异，味微苦、甘。

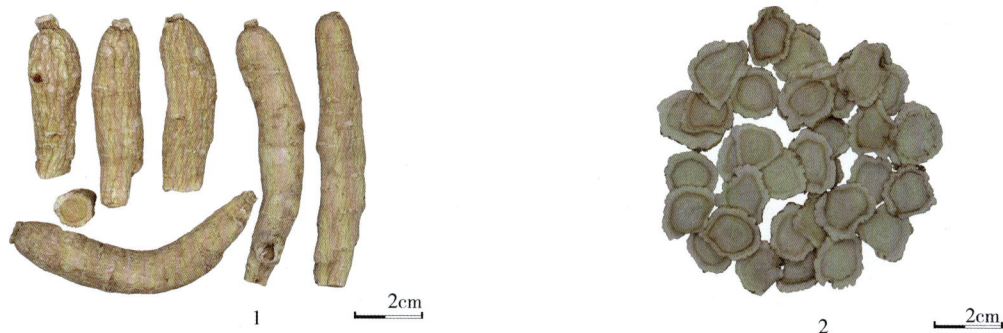

图 3-65　西洋参
1. 药材；2. 饮片

【化学成分】含人参皂苷类、多糖类、挥发油类、氨基酸类、酯类、微量元素、果胶等成分。

【理化鉴别】

1. 浸出物　照醇溶性浸出物测定法（热浸法）测定，70% 乙醇浸出物不得少于 30.0%，饮片不得少于 25.0%。

2. 含量测定　照高效液相色谱法测定，本品含人参皂苷 Rg_1（$C_{42}H_{72}O_{14}$）、人参皂苷 Re（$C_{48}H_{82}O_{18}$）和人参皂苷 Rb_1（$C_{54}H_{92}O_{23}$）的总量不得少于 2.0%。

【功效应用】补气养阴，清热生津。用量 3~6g，另煎兑服。不宜与藜芦同用。

三 七
Notoginseng Radix et Rhizoma

【来源】本品为五加科植物三七 *Panax notoginseng*（Burk.）F. H. Chen 的干燥根和根茎。

【产地】主产于云南文山、广西田阳等地，多系栽培品。

【采收加工】种植 3~4 年后，秋季开花前采挖，称为"春七"，根充实饱满，质佳。冬季结籽后采挖，称为"冬七"，根形瘦皱缩，质较松泡，质次。主根暴晒至半干，反复揉搓，边晒边搓，后置麻袋中冲撞、打蜡即得。根茎习称"剪口"，支根习称"筋条"，须根习称"绒根"。

【性状鉴别】

1. 药材

（1）主根 ①呈类圆锥形或圆柱形，长 1~6cm，直径 1~4cm。②表面灰褐色或灰黄色，有断续的纵皱纹和支根痕。顶端有茎痕，周围有瘤状突起，形似"猴头"，习称"猴头三七"。③体重，质坚实，断面灰绿色、黄绿色或灰白色，木部微呈放射状排列。气微，味苦回甜。（图 3-66）

以个大、体重、质坚实、表面光滑、断面灰绿或黄绿色者为佳。

（2）筋条 呈圆柱形或圆锥形，长 2~6cm，上端直径约 0.8cm，下端直径约 0.3cm。

（3）剪口 呈不规则的皱缩块状或条状，表面有数个明显的茎痕及环纹，断面中心灰绿色或白色，边缘深绿色或灰色。

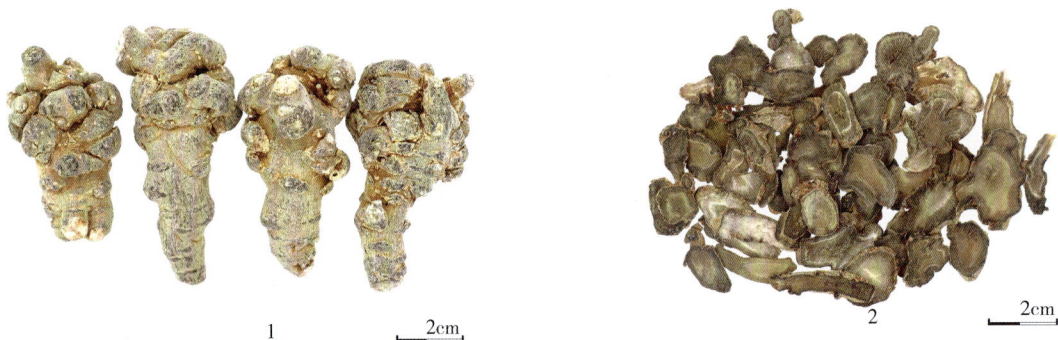

图 3-66 三七
1. 药材；2. 饮片

2. 三七粉 为灰黄色的粉末。气微，味苦回甜。

【显微鉴别】粉末 灰黄色。①淀粉粒甚多，单粒圆形、半圆形或圆多角形，直径 4~30μm；复粒由 2~10 余分粒组成。②树脂道碎片含黄色分泌物。③梯纹导管、网纹导管及螺纹导管直径 15~55μm。④草酸钙簇晶少见，直径 50~80μm。（图 3-67）

【化学成分】含多种皂苷，总含量 9.75%~14.90%，与人参所含皂苷类似，但主要为达玛脂烷系皂苷，如人参皂苷 Rb_1、Rb_2、Rc、Rd、Re、Rg_1、Rg_2、Rh_1 及三七皂苷 R_1、R_2、R_3、R_4、R_6。另含止血活性成分田七氨酸、三七素。尚含挥发油、氨基酸、无机元素及少量黄酮类成分。

【理化鉴别】

1. 浸出物 照醇溶性浸出物测定法（热浸法）测定，甲醇浸出物不得少于 16.0%。

2. 含量测定 照高效液相色谱法测定，本品含人参皂苷 Rg_1（$C_{42}H_{72}O_{14}$）、人参皂苷 Rb_1（$C_{54}H_{92}O_{23}$）及三七皂苷 R_1（$C_{47}H_{80}O_{18}$）的总量不得少于 5.0%。

【功效应用】散瘀止血，消肿定痛。用量 3~9g，研粉吞服，一次 1~3g。外用适量。孕妇慎用。

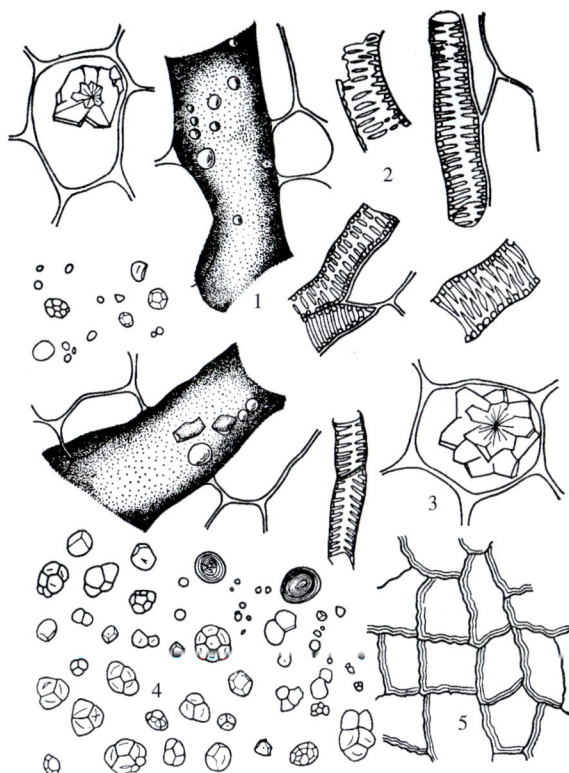

图 3 – 67 三七粉末

1. 树脂道；2. 导管；3. 草酸钙簇晶；4. 淀粉粒；5. 木栓细胞

白 芷

Angelicae Dahuricae Radix

【来源】 本品为伞形科植物白芷 *Angelica dahurica*（Fisch. ex Hoffm.）Benth. et Hook. f. 或杭白芷 *Angelica dahurica*（Fisch. ex Hoffm.）Benth. et Hook. f. var. *formosana*（Boiss.）Shan et Yuan 的干燥根。

【产地】 白芷主产于河南（禹白芷）、河北（祁白芷）等地；杭白芷主产于浙江（杭白芷）等地、四川（川白芷）等地。

【采收加工】 夏、秋间叶黄时采挖，除去须根和泥沙，晒干或低温干燥。

【性状鉴别】

1. 药材

（1）白芷 ①呈长圆锥形，长 10～25cm，直径 1.5～2.5cm，根头部近圆形，顶端有凹陷的茎痕。②表面灰棕色或黄棕色，具皮孔样的横向突起，习称"疙瘩丁"。③质坚实，断面白色或灰白色，粉性，形成层环棕色，近圆形，皮部散有多数棕色油点，木质部约占断面的1/3。④气芳香，味辛、微苦。（图 3 – 68）

（2）杭白芷 与白芷相似，主要区别是：①根头部近四棱形，皮孔样的横向突起排列成四纵行，②形成层环棕色，近方形，木质部约占断面的1/2。

均以条粗壮、体重、粉性足、香气浓郁者为佳。

2. 饮片 ①呈类圆形的厚片。②外表皮灰棕色或黄棕色。③切面白色或灰白色，具粉性，形成层环棕色，近方形或近圆形，皮部散有多数棕色油点。④气芳香，味辛、微苦。（图 3 – 68）

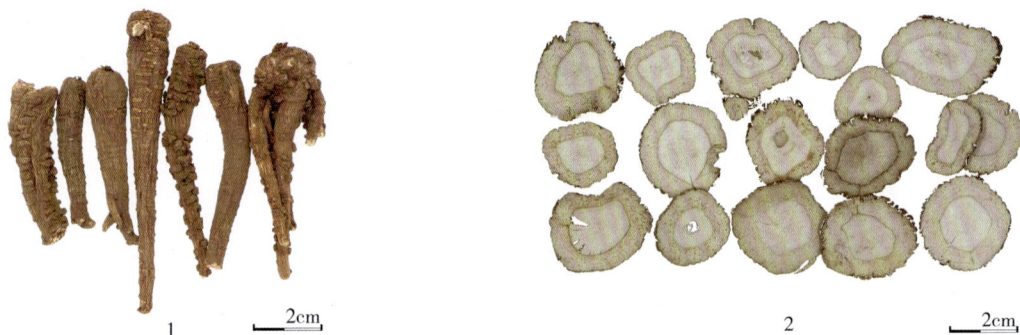

图 3 - 68　白芷

1. 药材；2. 饮片

【化学成分】　含欧前胡素、异欧前胡素、珊瑚菜素、花椒毒素等香豆素类衍生物。另含挥发油。

【理化鉴别】

1. 荧光检查　取本品粉末 0.5g，加乙醚适量冷浸，振摇后，取澄清液滴于滤纸上，置紫外光灯下观察，显蓝色荧光。

2. 浸出物　照醇溶性浸出物测定法（热浸法）测定，稀乙醇浸出物不得少于 15.0% 。

3. 含量测定　照高效液相色谱法测定，本品含欧前胡素（$C_{16}H_{14}O_4$）不得少于 0.080%

【功效应用】　解表散寒，祛风止痛，宣通鼻窍，燥湿止带，消肿排脓。用量 3 ~ 10g。

当 归

Angelicae Sinensis Radix

【来源】　本品为伞形科植物当归 *Angelica sinensis*（Oliv.）Diels 的干燥根。

【产地】　主产于甘肃岷县。

【采收加工】　秋末采挖，除去须根和泥沙，待水分稍蒸发后，捆成小把，上棚，用烟火慢慢熏干。

【性状鉴别】

1. 药材　①略呈圆柱形，下部有支根 3 ~ 5 条或更多，长 15 ~ 25cm。②表面黄棕色至棕褐色，具纵皱纹和横长皮孔样突起。③根头（归头）直径 1.5 ~ 4cm，具环纹，上端圆钝，或具数个明显突出的根茎痕，有紫色或黄绿色的茎和叶鞘的残基；主根（归身）表面凹凸不平；支根（归尾）直径 0.3 ~ 1cm，上粗下细，多扭曲，有少数须根痕。④质柔韧，断面黄白色或淡黄棕色，皮部厚，有裂隙和多数棕色点状分泌腔，木部色较淡，形成层环黄棕色。⑤有浓郁的香气，味甘、辛、微苦。柴性大、干枯无油或断面呈绿褐色者不可供药用。（图 3 - 69）

以主根粗长、油润、外皮色黄棕、断面色黄白、气味浓郁者为佳。

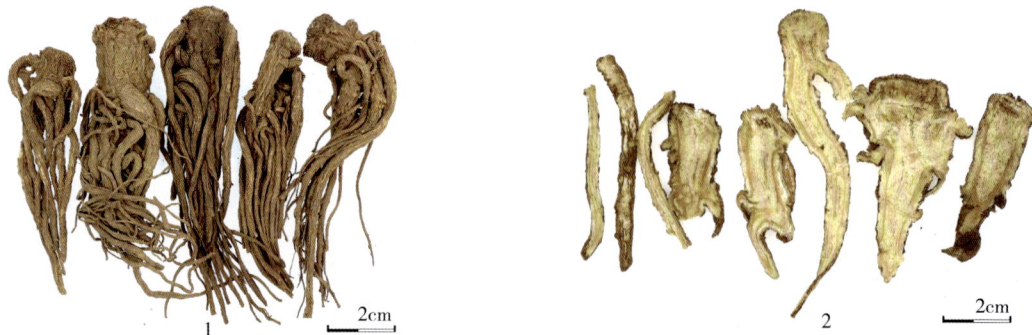

图 3 - 69　当归

1. 药材；2. 饮片

2. 饮片

（1）当归片 ①本品呈类圆形、椭圆形或不规则薄片。②外表皮浅棕色至棕褐色。③切面浅棕黄色或黄白色，平坦，有裂隙，中间有浅棕色的形成层环，并有多数棕色的油点。④香气浓郁，味甘、辛、微苦。（图3-69）

（2）酒当归 本品形如当归片。切面深黄色或浅棕黄色，略有焦斑。香气浓郁，并略有酒香气。

【显微鉴别】

1. 主根横切面 ①木栓层为数列细胞。②栓内层窄，有少数油室。③韧皮部宽广，多裂隙，油室和油管类圆形，直径25～160μm，外侧较大，向内渐小，周围分泌细胞6～9个。④形成层成环。⑤木质部射线宽3～5列细胞；导管单个散在或2～3个相聚，呈放射状排列；⑥薄壁细胞含淀粉粒。（图3-70）

2. 粉末 淡黄棕色。①韧皮薄壁细胞纺锤形，壁略厚，表面有极微细的斜向交错纹理，有时可见菲薄的横隔。②梯纹导管和网纹导管多见，直径约至80μm。有时可见油室碎片。（图3-71）

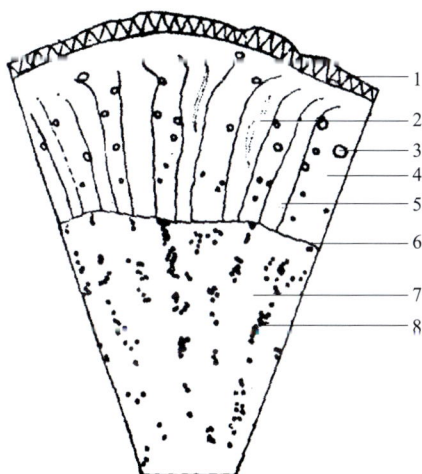

图3-70 当归（主根）横切面
1. 木栓层；2. 裂隙；3. 油室；4. 韧皮部；5. 韧皮射线；
6. 形成层；7. 木射线；8. 导管

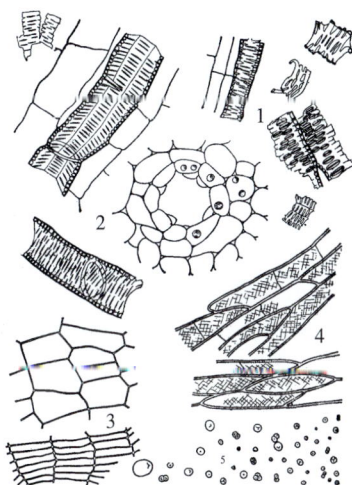

图3-71 当归粉末 ⓔ微课9
1. 导管；2. 油室；3. 木栓细胞；
4. 纺锤形韧皮薄壁细胞；5. 淀粉粒

【化学成分】 含挥发油，油中主要为藁本内酯及正丁烯基酞内酯，为解痉活性成分。另含水溶性成分（如阿魏酸、烟酸、丁二酸、棕榈酸、尿嘧啶、腺嘧啶、胆碱等）、维生素类（如维生素A、E、B_{12}等）、氨基酸类（如天门冬氨酸、缬氨酸、蛋氨酸、组氨酸等）、糖类（如蔗糖、果糖、葡萄糖、阿拉伯糖等）及多种微量元素（如钾、钠、钙、镁、硅、铝、磷、铁、硒等）。归头中铜和锌的含量较归身、归尾高，而归尾中铁的含量较归头、归身高。

【理化鉴别】

1. 浸出物 照醇溶性浸出物测定法（热浸法）测定，70%乙醇浸出物不得少于45.0%，酒当归不得少于50.0%。

2. 含量测定 照挥发油测定法测定，本品含挥发油不得少于0.4%（ml/g）。照高效液相色谱法测定，本品含阿魏酸（$C_{10}H_{10}O_4$）不得少于0.050%。

【功效应用】 补血活血，调经止痛，润肠通便。用量6～12g。

独 活
Angelicae Pubescentis Radix

【来源】 为伞形科植物重齿毛当归 *Angelica pubescens* Maxim. f. *biserrata* Shan et Yuan 的干燥根。

【产地】 主产于四川、湖北等地。

【采收加工】 春初苗刚发芽或秋末茎叶枯萎时采挖，除去须根和泥沙，烘至半干，堆置 2～3 天，发软后再烘至全干。

【性状鉴别】

1. 药材 ①根略呈圆柱形，下部 2～3 分枝或更多，长 10～30cm。根头部膨大，圆锥状，多横皱纹，直径 1.5～3cm，顶端有茎、叶的残基或凹陷。②表面灰褐色或棕褐色，具纵皱纹，有横长皮孔样突起及稍突起的细根痕。③质较硬，受潮则变软，断面皮部灰白色，有多数散在的棕色油室，木部灰黄色至黄棕色，形成层环棕色。④有特异香气，味苦、辛、微麻舌。（图 3－72）

以根条粗壮、油润、香气浓者为佳。

2. 饮片 ①呈类圆形薄片。②外表皮灰褐色或棕褐色，具皱纹。③切面皮部灰白色至灰褐色，有多数散在棕色油点，木部灰黄色至黄棕色，形成层环棕色。④有特异香气，味苦、辛、微麻舌。

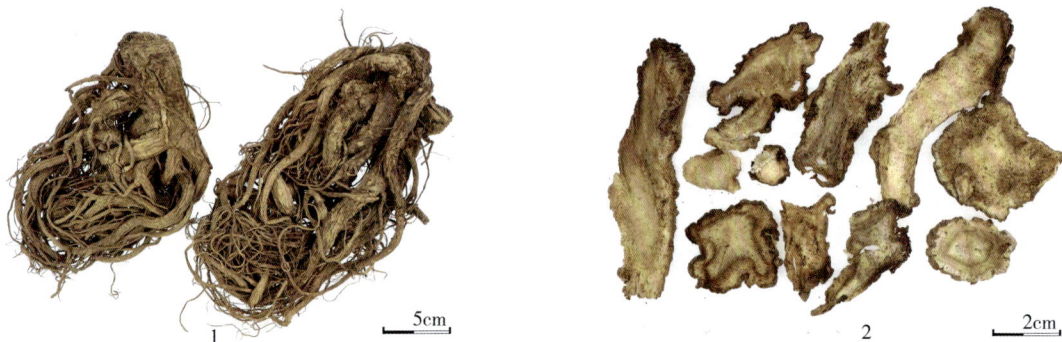

图 3－72 独活
1. 药材；2. 饮片

【化学成分】 含蛇床子素、二氢欧山芹醇当归酸酯等。

【功效应用】 祛风除湿，通痹止痛。用量 3～10g。

独活

羌 活
Notopterygii Rhizoma et Radix

【来源】 本品为伞形科植物羌活 *Notopterygium incisum* Ting ex H. T. Chang 或宽叶羌活 *Notopterygium franchetii* H. de Boiss. 的干燥根茎和根。

【产地】 主产于四川、青海等地。

【采收加工】 春、秋二季采挖，除去须根及泥沙，晒干。

【性状鉴别】

1. 药材

（1）羌活 ①圆柱状略弯曲的根茎，长 4～13cm，直径 0.6～2.5cm，顶端具茎痕。②表面棕褐色至黑褐色，外皮脱落处呈黄色。节间缩短，呈紧密隆起的环状，形似蚕，习称"蚕羌"；节间延长，形如竹节状，习称"竹节羌"。节上有多数点状或瘤状突起的根痕及棕色破碎鳞片。③体轻，质脆，易折断，断面不平整，有多数裂隙，皮部黄棕色至暗棕色，油润，有棕色油点（为分泌腔，习称"朱砂点"）。木部黄白色，射线明显，髓部黄色至黄棕色。④气香，味微苦而辛。（图 3－73）

（2）宽叶羌活　为根茎和根。①根茎类圆柱形，顶端具茎和叶鞘残基，根类圆锥形，有纵皱纹和皮孔。②表面棕褐色，近根茎处有较密的环纹，长8~15cm，直径1~3cm，习称"条羌"。有的根茎粗大，不规则结节状，顶部具数个茎基，根较细，习称"大头羌"。③质松脆，易折断，断面略平坦，皮部浅棕色，木部黄白色。④气味较淡。（图3-73）

均以条粗、外皮棕褐色、断面朱砂点多、香气浓郁者为佳。

2. 饮片　①呈类圆形、不规则形横切或斜切片，②表皮棕褐色至黑褐色，切面外侧棕褐色，木部黄白色，有的可见放射状纹理。③体轻，质脆。④气香，味微苦而辛。（图3-73）

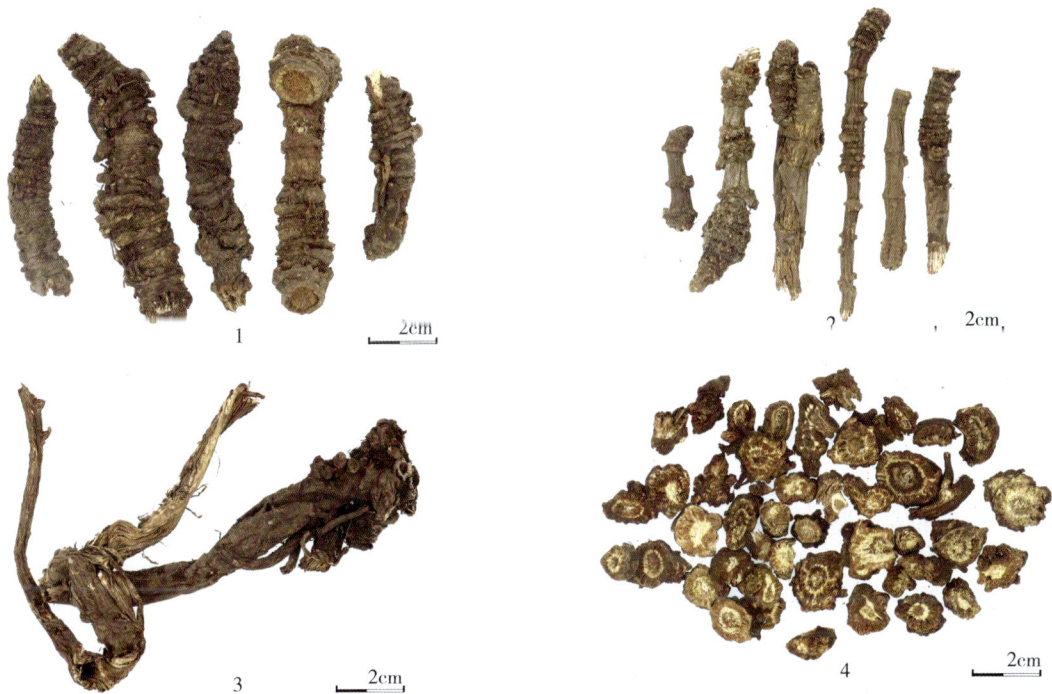

图3-73　羌活
1. 蚕羌药材；2. 竹节羌药材；3. 宽叶羌活药材；4. 饮片

【化学成分】含挥发油、羌活醇、异欧前胡素、紫花前胡苷、糖类、氨基酸、有机酸等。

【功效应用】解表散寒，祛风除湿，止痛。用量3~10g。

前　胡
Peucedani Radix

【来源】本品为伞形科植物白花前胡 *Peucedanum praeruptorum* Dunn. 的干燥根。

【产地】主产于浙江、江西等地。

【采收加工】冬季至次春茎叶枯萎或未抽花茎时采挖，除去须根，洗净，晒干或低温干燥。

【性状鉴别】

1. 药材　①呈不规则的圆柱形、圆锥形或纺锤形，稍扭曲，下部常有分枝，长31~15cm，直径1~2cm。②表面黑褐色或灰黄色，根头部多有茎痕及纤维状叶鞘残基，上端有密集的细环纹，下部有纵沟、纵皱纹及横向皮孔样突起。③质较柔软，干者质硬，可折断，断面不整齐，淡黄白色，皮部散有多数棕黄色油点，形成层环纹棕色，射线放射状。④气芳香，味微苦、辛。（图3-74）

以根粗壮、皮部厚、质柔软、断面油点多、香气浓者为佳。

2. 饮片

（1）前胡片　①呈类圆形或不规则的薄片，外表皮黑褐色或灰黄色，有时可见残留的纤维状叶

鞘残基。②切面黄白色至淡黄色，皮部散有多数棕黄色油点，可见一棕色环及放射状纹理。③气芳香，味微苦、辛。（图3－74）

（2）蜜前胡　形如前胡片，表面黄褐色，略具光泽，滋润。味稍甜。

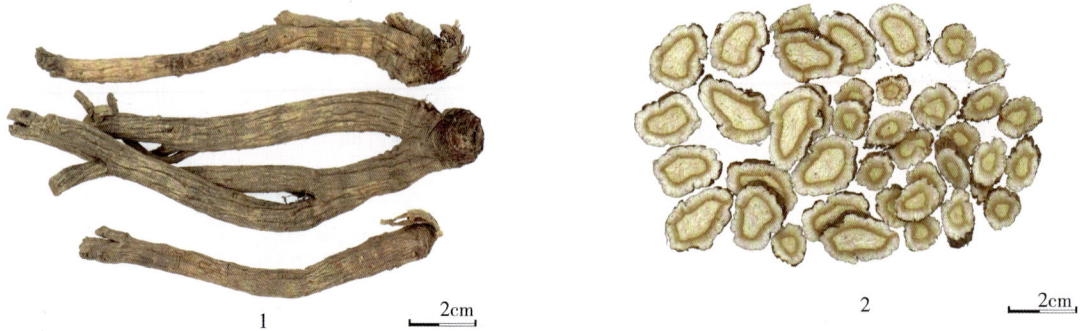

图3－74　前胡
1. 药材；2. 饮片

【化学成分】含挥发油及香豆素类成分。

【功效应用】降气化痰，散风清热。用量3～10g。

川 芎
Chuanxiong Rhizoma

【来源】本品为伞形科植物川芎 *Ligusticum chuanxiong* Hort. 的干燥根茎。

【产地】主产于四川、江西等地。

【采收加工】夏季当茎上的节盘显著突出，并略带紫色时采挖，除去泥沙，晒后烘干，再去须根。

【性状鉴别】

1. 药材　①为不规则结节状拳形团块，直径2～7cm。②表面灰褐色或褐色，粗糙皱缩，有多数平行隆起的轮节，顶端有凹陷的类圆形茎痕，下侧及轮节上有多数小瘤状根痕。③质坚实，不易折断，断面黄白色或灰黄色，散有黄棕色的油室，形成层环呈波状。④气浓香，味苦、辛，稍有麻舌感，微回甜。（图3－75）

以个大、质坚实、断面黄白、油性大、香气浓者为佳。

2. 饮片　①为不规则厚片，外表皮灰褐色或褐色，有皱缩纹。②切面黄白色或灰黄色，具有明显波状环纹或多角形纹理，习称"蝴蝶片"，散生黄棕色油点。③质坚实。④气浓香，味苦、辛，微甜。

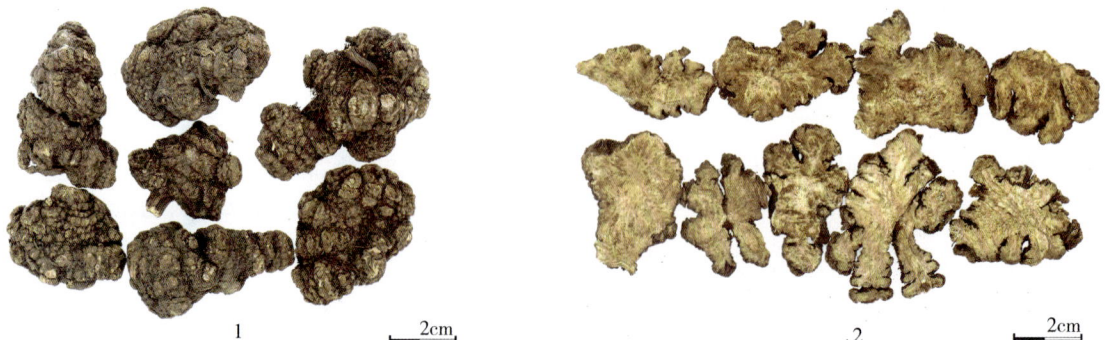

图3－75　川芎
1. 药材；2. 饮片

【显微鉴别】

1. 横切面 ①木栓层为10余列扁平木栓细胞。②皮层狭窄，细胞切向延长，散有根迹维管束，其形成层明显。③韧皮部宽广，筛管群散列。④形成层环波状或不规则多角形。⑤木质部导管多角形或类圆形，大多单列或排成"V"形，偶有木纤维束。⑥髓部较大。⑦薄壁组织中散有多数油室；薄壁细胞中富含淀粉粒，有的含草酸钙晶体，呈类圆形团块或类簇晶状。（图3-76）

2. 粉末 淡黄棕色或灰棕色。①淀粉粒较多，单粒椭圆形、长圆形、类圆形、卵圆形或肾形，直径5~16μm，长约21μm，脐点呈点状、长缝状或人字状；偶见复粒，由2~4分粒组成。②草酸钙晶体存在于薄壁细胞中，呈类圆形团块或类簇晶状，直径10~25μm。③木栓细胞深黄棕色，表面观呈多角形，微波状弯曲。④油室多已破碎，偶可见油室碎片，分泌细胞壁薄，含有较多的油滴。⑤导管主为螺纹导管，亦有网纹导管及梯纹导管，直径14~50μm。（图3-77）

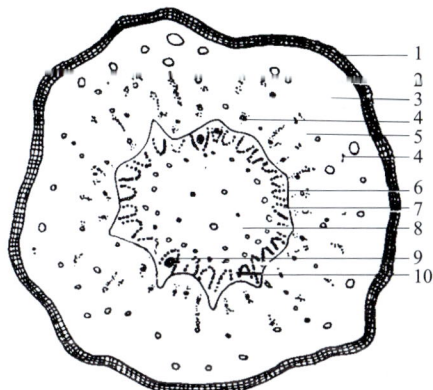

图3-76 川芎横切面

1. 木栓层；2. 皮层；3. 油室；4. 筛管群；
5. 韧皮部；6. 形成层；7. 木质部；8. 髓；
9. 纤维束；10. 射线

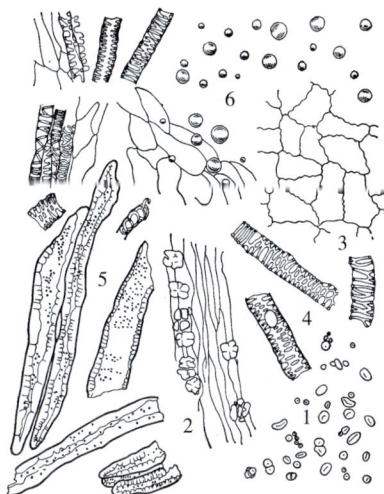

图3-77 川芎粉末

1. 淀粉粒；2. 草酸钙簇晶；3. 木栓细胞；
4. 导管；5. 木纤维；6. 油室碎片

【化学成分】含挥发油、生物碱类、内酯类、酚类及阿魏酸等。

【理化鉴别】

1. 浸出物 照醇溶性浸出物测定法（热浸法）测定，乙醇浸出物不得少于12.0%。

2. 含量测定 照高效液相色谱法测定，本品含阿魏酸（$C_{10}H_{10}O_4$）不得少于0.10%。

川芎

【功效应用】活血行气，祛风止痛。用量3~10g。

藁 本

Ligustici Rhizoma et Radix

【来源】本品为伞形科植物藁本 *Ligusticum sinense* Oliv. 或辽藁本 *Ligusticum jeholense* Nakai et Kitag. 的干燥根茎和根。

【产地】藁本主产于陕西、甘肃等地；后者辽藁本主产于辽宁、吉林等地。

【采收加工】秋季茎叶枯萎或次春出苗时采挖，除去泥沙，晒干或烘干。

【性状鉴别】

1. 药材

（1）藁本 ①根茎呈不规则结节状圆柱形，稍扭曲，有分枝，长3~10cm，直径1~2cm。②表面棕褐色或暗棕色，粗糙，有纵皱纹，上侧残留数个凹陷的圆形茎基，下侧有多数点状突起的根痕及残根。③体轻，质较硬，易折断，断面黄色或黄白色，纤维状。④气浓香，味辛、苦、微麻。（图3-78）

（2）辽藁本　较小，根茎呈不规则的团块状或柱状，长1～3cm，直径0.6～2cm。有多数细长弯曲的根。（图3-78）

均以气香浓者为佳。

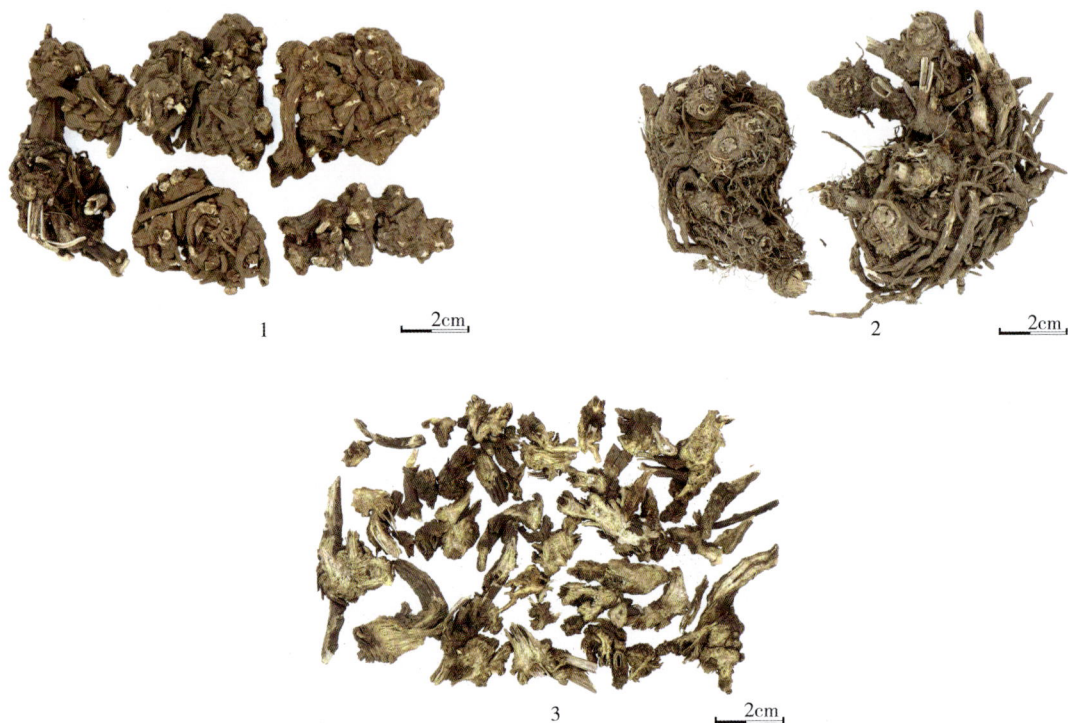

图3-78　藁本
1. 藁本药材；2. 辽藁本药材；3. 饮片

2. 饮片

（1）藁本片　①呈不规则的厚片。②外表皮棕褐色至黑褐色，粗糙。③切面黄白色至浅黄褐色，具裂隙或孔洞，纤维性。④气浓香，味辛、苦、微麻。

（2）辽藁本片　①外表皮可见根痕和残根突起呈毛刺状，或有呈枯朽空洞的老茎残基。②切面木部有放射状纹理和裂隙。

【化学成分】含挥发油。

【功效应用】祛风，散寒，除湿，止痛。用量3～10g。

防 风
Saposhnikoviae Radix

【来源】本品为伞形科植物防风 *Saposhnikovia divaricata* (Turcz.) Schischk. 的干燥根。

【产地】主产于东北，习称"关防风"。

【采收加工】春、秋二季采挖未抽花茎植株的根，除去须根和泥沙，晒干。

【性状鉴别】

1. 药材　①呈长圆锥形或长圆柱形，下部渐细，有的略弯曲，长15～30cm，直径0.5～2cm。②表面灰棕色或棕褐色，粗糙，有纵皱纹、多数横长皮孔样突起及点状的细根痕。根头部有明显密集的环纹,习称"蚯蚓头",有的环纹上残存棕褐色毛状叶基。③体轻,质松,易折断,断面不平坦,皮部棕黄色至棕色,有裂隙,木部黄色。④气特异,味微甘。(图3-79)

以条粗壮、断面皮部色浅棕、木部浅黄色者为佳。

2. 饮片　①为圆形或椭圆形的厚片。②切面有裂隙,具放射状纹理。余同药材。(图3-79)

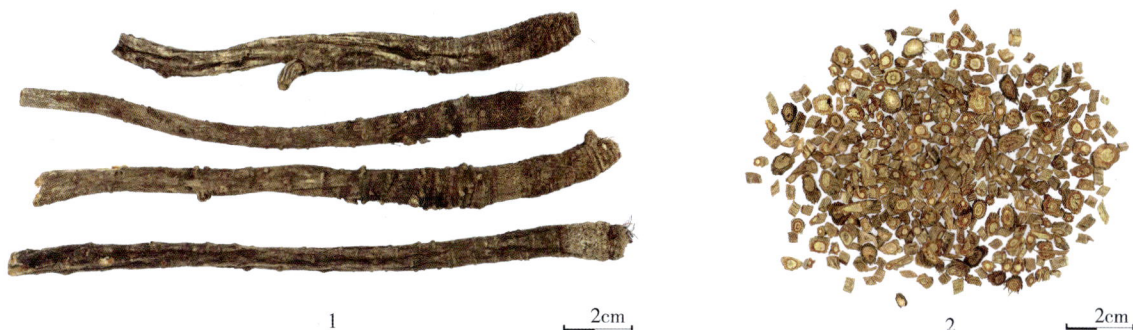

图3-79　防风
1. 药材;2. 饮片

【化学成分】含挥发油。油中主成分为新蛇床内酯、柠檬烯、蛇床内酯、4-松油醇、阿魏酸等。

【理化鉴别】

1. 浸出物　照醇溶性浸出物测定法(热浸法)测定,乙醇浸出物不得少于13.0%。

2. 含量测定　照高效液相色谱法测定,本品含升麻素苷($C_{22}H_{28}O_{11}$)和5-O-甲基维斯阿米醇苷($C_{22}H_{28}O_{10}$)的总量不得少于0.24%。

防风

【功效应用】祛风解表,胜湿止痛,止痉。用量5~10g。

柴　胡

Bupleuri Radix

【来源】本品为伞形科植物柴胡 *Bupleurum chinense* DC. 或狭叶柴胡 *Bupleurum scorzonerifolium* Willd. 的干燥根。按性状不同,分别习称"北柴胡"和"南柴胡"。

【产地】北柴胡主产于河北、辽宁等地;南柴胡主产于江苏、安徽等地。

【采收加工】春、秋二季采挖,除去茎叶和泥沙,干燥。

【性状鉴别】

1. 药材

(1)北柴胡　①呈圆柱形或长圆锥形,长6~15cm,直径0.3~0.8cm。根头膨大,顶端残留3~15个茎基或短纤维状叶基,下部常分枝。②表面黑褐色或浅棕色,具纵皱纹、支根痕及皮孔。③质硬而韧,不易折断,断面显纤维性,皮部浅棕色,木部黄白色。④气微香,味微苦。(图3-80)

(2)南柴胡　①根较细,圆锥形,顶端有多数细毛状枯叶纤维,下部多不分枝或稍分枝。②表面红棕色或黑棕色,靠近根头处多具细密环纹。③质稍软,易折断,断面略平坦,不显纤维性。④具败油气。

均以条粗长、须根少者为佳。

2. 饮片

(1)北柴胡片　①呈不规则厚片。②外表皮黑褐色或浅棕色,具纵皱纹和支根痕。③切面淡黄白色,纤维性。④质硬。⑤气微香,味微苦。

(2)醋北柴胡　形如北柴胡片,表面淡棕黄色,微有醋香气,味微苦。

(3)南柴胡片　①呈类圆形或不规则片。②外表皮红棕色或黑棕色。有时可见根头处具细密环纹或有细毛状枯叶纤维。③切而黄白色，平坦。④具败油气。

（4）醋南柴胡片　形如南柴胡片，微有醋香气。

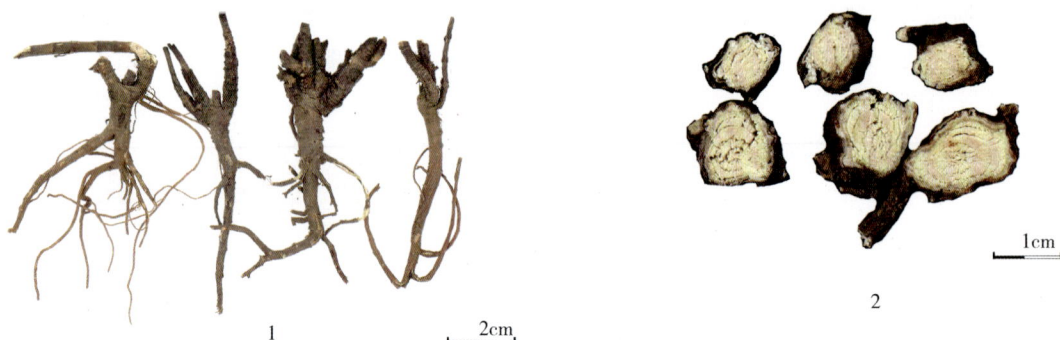

图 3 - 80　柴胡

1. 药材；2. 饮片

【化学成分】含挥发油、柴胡皂苷、香豆素、脂肪酸等成分。柴胡皂苷具有解热、抗炎、镇静、抗惊厥、抗病毒、抗肿瘤、调节免疫、保肝护肾等作用。

【理化鉴别】

1. 泡沫反应　取本品粉末 0.5g，加水 10ml，用力振摇，产生持久性泡沫。

2. 浸出物　照醇溶性浸出物测定法（热浸法）测定，乙醇浸出物不得少于 11.0%。

3. 含量测定　照高效液相色谱法测定，本品含柴胡皂苷 a（$C_{42}H_{68}O_{13}$）和柴胡皂苷 d（$C_{42}H_{68}O_{13}$）的总量不得少于 0.30%。

【功效应用】疏散退热，疏肝解郁，升举阳气。用量 3 ~ 10g。

北沙参

Glehniae Radix

【来源】本品为伞形科植物珊瑚菜 *Glehnia littoralis* Fr. Schmidt ex Miq. 的干燥根。

【产地】主产于山东、江苏等地。

【采收加工】夏、秋二季挖取根部，除去地上部分及须根，洗净，稍晾，置沸水中烫后，除去外皮，干燥。或洗净直接干燥。

【性状鉴别】①呈细长圆柱形，偶有分枝，长 15 ~ 45cm，直径 0.4 ~ 1.2cm。②表面淡黄白色，略粗糙，偶有残存外皮，不去外皮的表面黄棕色。全体有细纵皱纹和纵沟，并有棕黄色点状细根痕；顶端常留有黄棕色根茎残基；上端稍细，中部格粗，下部渐细。③质脆，易折断，断面皮部浅黄白色，木部黄色。④气特异，味微甘。（图 3 - 81）

以条粗长、均匀、质坚、外皮色白净者为佳。

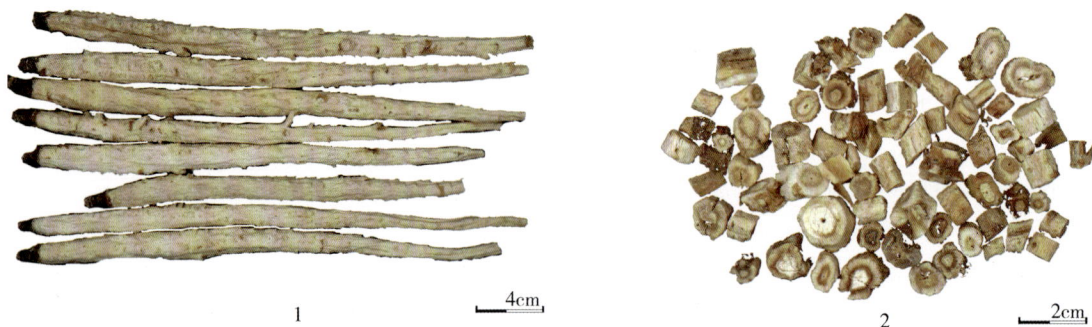

图 3 - 81　北沙参

1. 药材；2. 饮片

【化学成分】含香豆素类化合物、有机酸、生物碱、微量挥发油、磷脂、多糖等。

【功效应用】养阴清肺，益胃生津。用量 5 ~ 12g。不宜与藜芦同用。

龙　胆
Gentianae Radix et Rhizoma

PPT4

【来源】为龙胆科植物条叶龙胆 *Gentiana manshurica* Kitag. 、龙胆 *Gentiana scabra* Bge. 、三花龙胆 *Gentiana triflora* Pall. 或坚龙胆 *Gentiana rigescens* Franch. 的干燥根和根茎。前三种习称"龙胆"，后一种习"坚龙胆"。

【产地】条叶龙胆、龙胆、三花龙胆主产于黑龙江、吉林、辽宁及内蒙古等地，坚龙胆生产于云南、四川、贵州等地。

【采收加工】春、秋二季采挖，洗净，干燥。

【性状鉴别】

1. 龙胆 ①根茎呈不规则块状，长 1 ~ 3cm，直径 0.3 ~ 1cm；表面暗灰棕色或深棕色，上端有茎痕或残留茎基，周围及下端着生多数细长的根。②根呈圆柱形，略扭曲，长 10 ~ 20cm，直径 0.2 ~ 0.5cm。③表面浅黄色或黄棕色，上部具明显的横皱纹，下部有纵皱纹及支根痕。④质脆，易折断，断面略平坦，皮部黄白色或淡黄棕色，木部色较浅，呈点状环列。⑤气微，味甚苦。(图 3-82)

2. 坚龙胆 表面无横皱纹，外皮膜质，易脱落，木部黄白色，易与皮部分离。

均以条粗长、色黄或色黄棕者为佳。

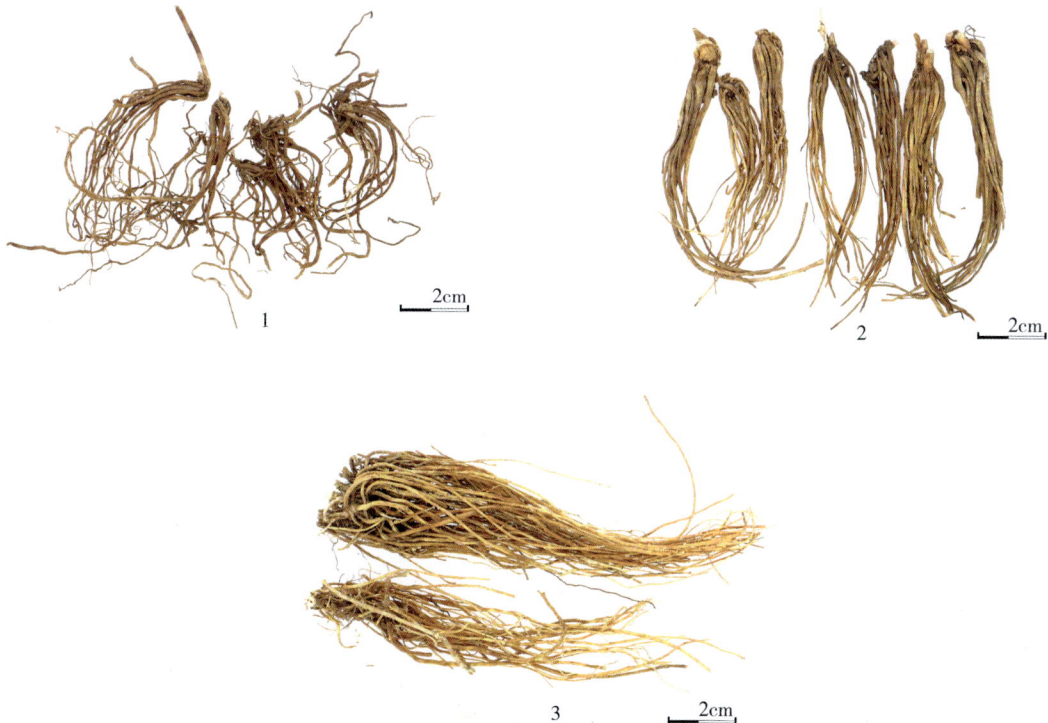

图 3 - 82　龙胆
1. 龙胆；2. 三花龙胆；3. 坚龙胆

【显微鉴别】

1. 横切面

(1) 龙胆　①表皮细胞有时残存，外壁较厚。②皮层窄，外皮层细胞类方形，壁稍厚，木栓化；内皮层细胞切向延长，每一细胞由纵向壁分隔成数个类方形小细胞。③韧皮部宽广，外侧多具裂隙。④形成层不甚明显。⑤木质部导管3~10个群束。⑥髓部明显。薄壁细胞含细小草酸钙针晶。（图3-83）

（2）坚龙胆　①内皮层以外组织多已脱落。②木质部导管发达，均匀密布。③无髓部。

2. 粉末　淡黄棕色。

（1）龙胆　①外皮层细胞表面观类纺锤形，每一细胞由横壁分隔成数个扁方形的小细胞。②内皮层细胞表面观类长方形，甚大，平周壁显纤细的横向纹理，每一细胞由纵隔壁分隔成数个栅状小细胞，纵隔壁大多连珠状增厚。③薄壁细胞含细小草酸钙针晶。④网纹导管及梯纹导管直径约至45μm。（图3-84）

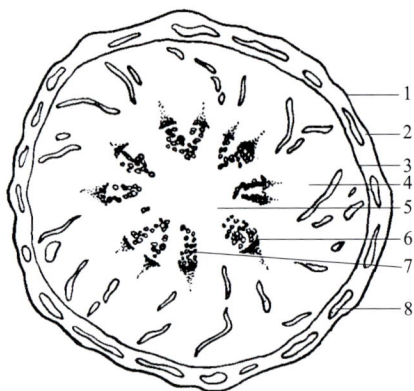

图3-83　龙胆横切面
1. 外皮层；2. 皮层；3. 内皮层；4. 韧皮部；
5. 髓；6. 形成层；7. 木质部；8. 裂隙

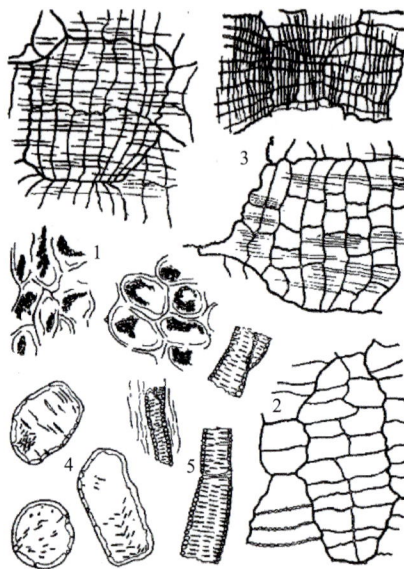

图3-84　龙胆粉末
1. 草酸钙针晶；2. 外皮层碎片；3. 内皮层碎片；
4. 石细胞；5. 导管

（2）坚龙胆　①无外皮层细胞。②内皮层细胞类方形或类长方形，平周壁的横向纹理较粗而密，有的粗达3μm，每一细胞分隔成多数栅状小细胞，隔壁稍增厚或呈连珠状。

【化学成分】含环烯醚萜苷类成分，如龙胆苦苷、当药苦苷、当药苷等。

【理化鉴别】

1. 浸出物　照水溶性浸出物测定法（热浸法）测定，水溶性浸出物不得少于36.0%。

2. 含量测定　照高效液相色谱法测定，龙胆含龙胆苦苷（$C_{16}H_{20}O_9$）不得少于3.0%，饮片不得少于2.0%；坚龙胆含龙胆苦苷（$C_{16}H_{20}O_9$）不得少于1.5%；饮片不得少于1.0%。

龙胆

【功效应用】清热燥湿，泻肝胆火。用量3~6g。

秦 艽

Gentianae Macrophyllae Radix

【来源】为龙胆科植物秦艽 *Gentiana macrophylla* Pall. 、麻花秦艽 *Gentiana straminea* Maxim. 、粗茎秦艽 *Gentiana crassicaulis* Duthie ex Burk. 或小秦艽 *Gentiana dahurica* Fisch. 的干燥根。前三种按性状不同分别习称"秦艽"和"麻花艽"，后一种习称"小秦艽"。

【产地】秦艽主产于陕西、甘肃等地，以甘肃产量最大，质量最好；麻花秦艽产于甘肃、青海、四川、湖北等地；粗茎秦艽主产于青海、甘肃、四川、云南等地；小秦艽产于河北、内蒙古及陕西等地。

【采收加工】春、秋二季采挖，除去泥沙，秦艽和麻花艽晒软，堆置"发汗"至表面呈红黄色或灰黄色时，摊开晒干，或不经"发汗"直接晒干；小秦艽趁鲜时搓去黑皮，晒干。

【性状鉴别】

1. 药材

（1）秦艽　①呈类圆柱形，上粗下细，扭曲不直，长 10 ~ 30cm，直径 1 ~ 3cm。②表面黄棕色或灰黄色，有纵向或扭曲的纵皱纹，顶端有残存茎基及纤维状叶鞘。③质硬而脆，易折断，断面略显油性，皮部黄色或棕黄色，木部黄色。④气特异，味苦、微涩。（图 3 - 85）

（2）麻花艽　①呈类圆锥形，多由数个小根纠聚而膨大，直径可达 7cm。②表面棕褐色，粗糙，有裂隙呈网状孔纹。③质松脆，易折断，断面多呈枯朽状。

（3）小秦艽　①呈类圆锥形或类圆柱形，长 8 ~ 15cm，直径 0.2 ~ 1cm。②表面棕黄色。主根通常 1 个，残存的茎基有纤维状叶鞘，下部多分枝。③断面黄白色。

均以质实、色棕黄、气味浓厚者为佳。

2. 饮片　①本品呈类圆形的厚片。②外表皮黄棕色、灰黄色或棕褐色，粗糙，有扭曲纵纹或网状孔纹。③切面皮部黄色或棕黄色，木部黄色，有的中心呈枯朽状。④气特异，味苦、微涩。（图 3 - 85）

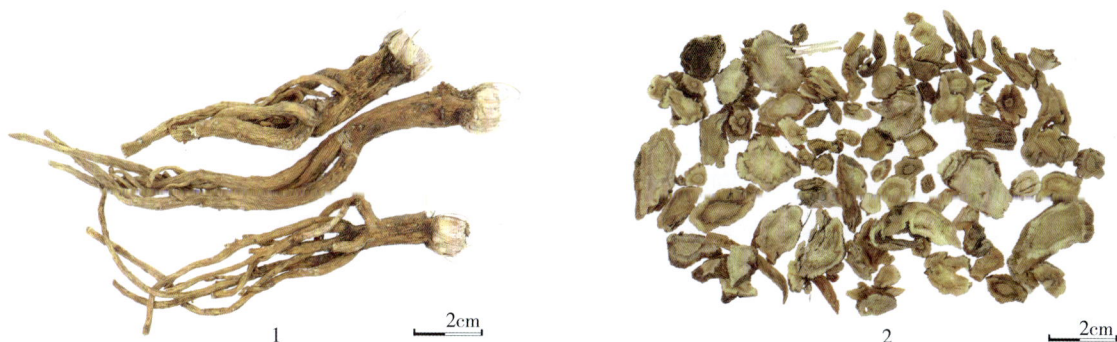

图 3 - 85　秦艽（粗茎秦艽）

1. 药材；2. 饮片

【化学成分】含生物碱、龙胆苦苷、马钱苷酸等。

【功效应用】祛风湿，清湿热，止痹痛，退虚热。用量 3 ~ 10g。

白　前
Cynanchi Stauntonii Rhizoma et Radix

【来源】为萝藦科植物柳叶白前 *Cynanchum stauntonii*（Decne.）Schltr. ex Lévl. 或芫花叶白前 *Cynanchum glaucescens*（Decne.）Hand. – Mazz. 的干燥根茎和根。

【产地】主产于浙江、安徽、福建、江西、湖北、湖南等地。

【采收加工】秋季采挖，洗净，晒干。

【性状鉴别】

1. 药材

（1）柳叶白前　①根茎呈细长圆柱形，有分枝，稍弯曲，长 4 ~ 15cm，直径 1.5 ~ 4mm。②表面黄白色或黄棕色，节明显，节间长 1.5 ~ 4.5cm，顶端有残茎。③质脆，断面中空。节处簇生纤细弯曲的根，长可达 10cm，直径不及 1mm，有多次分枝呈毛须状，常盘曲成团。④气微，味微甜。（图3 - 86）

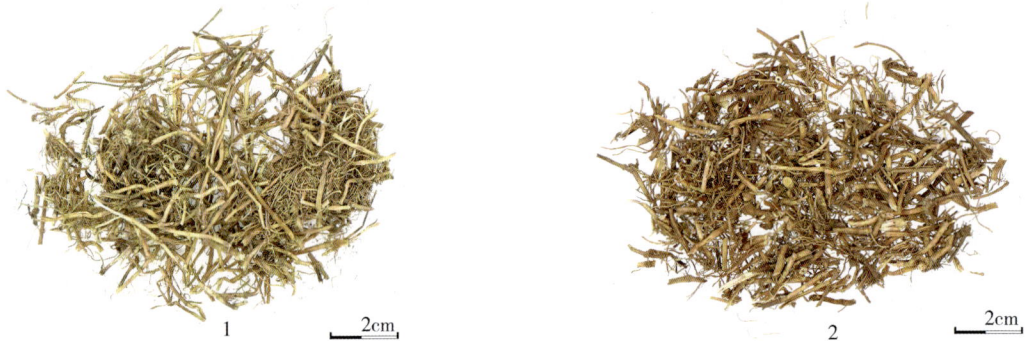

图 3 - 86　白前

1. 药材；2. 饮片

（2）芫花叶白前　①根茎较短小或略呈块状；②表面灰绿色或灰黄色，节间长 1～2cm。③质较硬。根稍弯曲，直径约 1mm，分枝少。

均以根茎粗壮、须根长、无泥土及杂质者为佳。

2. 饮片

（1）柳叶白前　呈细圆柱形的段，根直径不及 1mm。

（2）芫花叶白前　呈细圆柱形的段，根直径约 1mm。

【化学成分】含三萜皂苷等。

【功效应用】降气，消痰，止咳。用量 3～10g。

白　薇

Cynanchi Atrati Radix et Rhizoma

【来源】本品为萝藦科植物白薇 *Cynanchum atratum* Bge. 或蔓生白薇 *Cynanchum versicolor* Bge. 的干燥根和根茎。

【产地】白薇主产于安徽、湖北、辽宁等地。蔓生白薇主产于河北、河南、山西、山东、安徽等地。

【采收加工】春、秋二季采挖，洗净，干燥。

【性状鉴别】

1. 药材　①根茎粗短，有结节，多弯曲。上面有圆形的茎痕，下面及两侧簇生多数细长的根，根长 10～25cm，直径 0.1～0.2cm。②表面棕黄色。③质脆，易折断，断面皮部黄白色，木部黄色。④气微，味微苦。（图 3 - 87）

以根粗长、外皮棕黄者为佳。

2. 饮片　①呈不规则的段。②根茎不规则形，可见圆形凹陷的茎痕，结节处残存多数簇生的根。③根细，直径小于 0.2cm，表面棕黄色。④切面皮部类白色或黄白色，木部较皮部窄小，黄色。质脆。⑤质脆。气微，味微苦。

【化学成分】含挥发油、强心苷及白薇醇等。

【功效应用】清热凉血，利尿通淋，解毒疗疮。用量 5～10g。

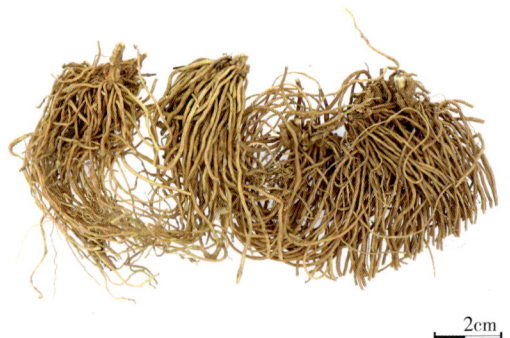

图 3 - 87　白薇

徐长卿
Cynanchi Paniculati Radix et Rhizoma

【来源】本品为萝藦科植物徐长卿 *Cynanchum paniculatum*（Bge.）Kitag. 的干燥根和根茎。

【产地】主产于江苏、浙江、安徽、山东等地。

【采收加工】秋季采挖，除去杂质，阴干。

【性状鉴别】①根茎呈不规则柱状，有盘节，长 0.5～3.5cm，直径 2～4mm。有的顶端带有残茎，细圆柱形，长约 2cm，直径 1～2mm，断面中空；根茎节处周围着生多数根。②根呈细长圆柱形，弯曲，长 10～16cm，直径 1～1.5mm。表面淡黄白色至淡棕黄色或棕色，具微细的纵皱纹，并有纤细的须根。③质脆，易折断，断面粉性，皮部类白色或黄白色，形成层环淡棕色，木部细小。④气香，味微辛凉。（图 3-88）

以根多而长，香气浓者为佳。

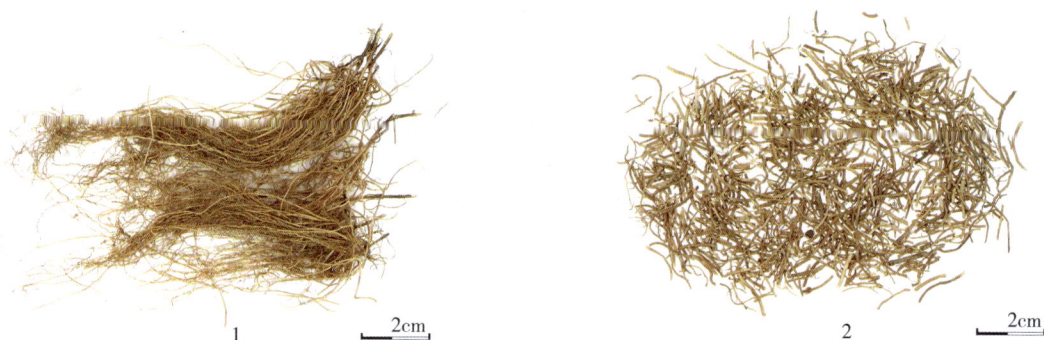

图 3-88 徐长卿
1. 药材；2. 饮片

【化学成分】含丹皮酚、黄酮苷、氨基酸、糖类、微量生物碱等。

【功效应用】祛风，化湿，止痛，止痒。用量 3～12g，后下。

紫　草
Arnebiae Radix

【来源】本品为紫草科植物新疆紫草 *Arnebia euchroma*（Royle）Johnst. 或内蒙紫草 *Arnebia guttata* Bunge 的干燥根。依次称为"软紫草""内蒙紫草"。

【产地】新疆紫草主产于新疆等地，内蒙紫草主产内蒙古、甘肃等地。

【采收加工】春、秋二季采挖，除去泥沙，干燥。

【性状鉴别】

1. 软紫草 ①呈不规则的长圆柱形，多扭曲，长 7～20cm，直径 1～2.5cm。②表面紫红色或紫褐色，皮部疏松，呈条形片状，常十余层重叠，易剥落。③顶端有的可见分歧的茎残基。④体轻，质松软，易折断，断面不整齐，中心木部较小，黄白色或黄色。⑤气特异，味微苦、涩。（图 3-89）

2. 内蒙紫草 ①呈圆锥形或圆柱形，扭曲，长 6～20cm，直径 0.5～4cm。②根头部略粗大，顶端有残茎 1 或多个，被短硬毛。③表面紫红色或暗紫色，皮部略薄，常数层相叠，易剥离。④质硬而脆，易折断，断面较整齐，皮部紫红色，木部较小，黄白色。⑤气特异，味涩。（图 3-89）

以条粗长、色紫、皮厚者为佳。

【化学成分】紫草素等萘醌色素类。

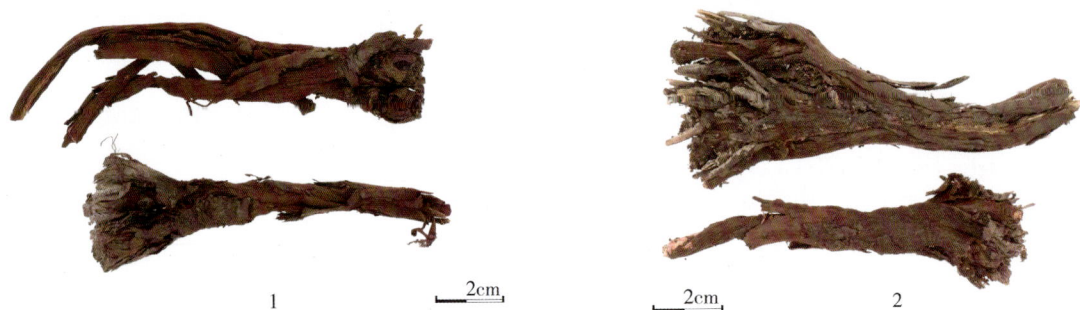

图 3-89 紫草

1. 软紫草；2. 内蒙紫草

【理化鉴别】含量测定　照紫外-可见分光光度法测定，本品含羟基萘醌总色素以左旋紫草素（$C_{16}H_{16}O_5$）计，不得少于 0.80%。

【功效应用】清热凉血，活血解毒，透疹消斑。用量 5~10g。外用适量，熬膏或用植物油浸泡涂擦。

【附药】硬紫草

本品为紫草科植物紫草 *Lithospermum erythrorhizon* Sieb. et Zucc. 的干燥根。主产于东北、华北等地。药材呈圆锥形或纺锤形，扭曲，有分枝。表面紫红色或紫黑色，粗糙，有纵纹，皮部薄，易呈鳞片状剥落。质硬而脆，易折断，断面皮部薄，深紫色，木部较大，灰黄色，具放射状纹理。气微，味微酸。

丹　参

Salviae Miltiorrhizae Radix et Rhizoma

【来源】本品为唇形科植物丹参 *Salvia miltiorrhiza* Bge. 的干燥根和根茎。

【产地】主产于四川、安徽、江苏、陕西、河南、山东等地。

【采收加工】春、秋二季采挖，除去茎叶、泥沙、须根，干燥。

【性状鉴别】

1. 药材

（1）野生品　①根茎短粗，顶端有时残留茎基。②根数条，长圆柱形，略弯曲，有的分枝并具须状细根，长 10~20cm，直径 0.3~1cm。③表面棕红色或暗棕红色，粗糙，具纵皱纹，老根外皮疏松，多显紫棕色，常呈鳞片状剥落。④质硬而脆，断面疏松，有裂隙或略平整而致密，皮部棕红色，木部灰黄色或紫褐色，导管束黄白色，呈放射状排列。⑤气微，味微苦涩。（图 3-90）

（2）栽培品　①较粗壮，直径 0.5~1.5cm。②表面红棕色，具纵皱纹，外皮紧贴不易剥落。③质坚实，断面较平整，略呈角质样。

均以条粗壮、色紫红者为佳。

2. 饮片　①呈类圆形或椭圆形的厚片。②外表皮棕红色或暗棕红色，粗糙，具纵皱纹。③切面有裂隙或略平整而致密，有的呈角质样，皮部棕红色，木部灰黄色或紫褐色，有黄白色放射状纹理。④气微，味微苦涩。（图 3-90）

【化学成分】①结晶性菲醌类化合物，如丹参酮Ⅰ、丹参酮ⅡA、丹参酮ⅡB、隐丹参酮等，其中隐丹参酮是抗菌的有效成分。②水溶性酚酸类成分，如丹参酸甲（丹参素）、丹酚酸 B 等，具有治疗冠心病和抗氧化的作用。

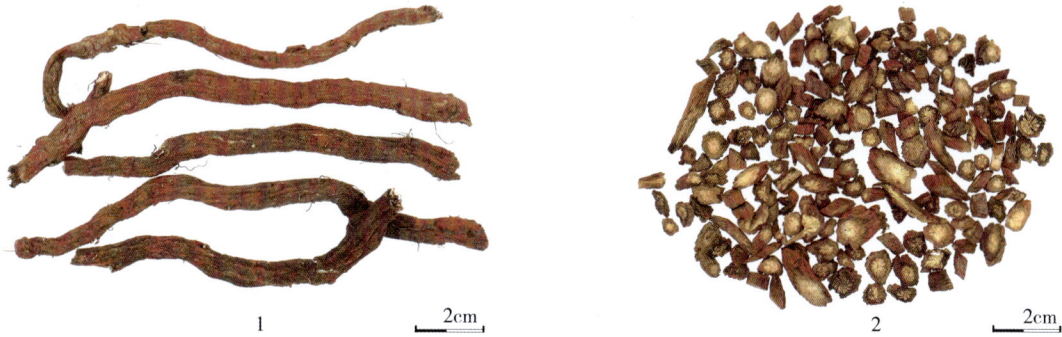

图 3 - 90　丹参
1. 药材；2. 饮片

【理化鉴别】

1. 浸出物　照水溶性浸出物测定法（冷浸法）测定，水溶浸出物不得少于 35.0%；照醇溶性浸出物测定法（热浸法）测定，乙醇浸出物不得少于 15.0%；饮片不得少于 11.0%。

2. 含量测定　照高效液相色谱法测定，含丹参酮 $Ⅱ_A$（$C_{19}H_{18}O_3$）、隐丹参酮（$C_{19}H_{20}O_3$）和丹参酮 Ⅰ（$C_{18}H_{12}O_3$）的总量不得少于 0.25%；含丹酚酸 B（$C_{36}H_{30}O_{16}$）不得少于 3.0%。

丹参

【功效应用】　活血祛瘀，通经止痛，清心除烦，凉血消痈。用量 10～15g。不宜与藜芦同用。

黄 芩
Scutellariae Radix

【来源】　本品为唇形科植物黄芩 *Scutellaria baicalensis* Georgi 的干燥根。

【产地】　主产于河北、山西、河南、陕西、内蒙古等地。

【采收加工】　春、秋二季采挖，除去须根和泥沙，晒后撞去粗皮，晒干。

【性状鉴别】

1. 药材

（1）野生品　①呈圆锥形，扭曲，长 8～25cm，直径 1～3cm。②表面棕黄色或深黄色，有稀疏的疣状细根痕，上部较粗糙，有扭曲的纵皱纹或不规则的网纹，下部有顺纹和细皱纹。③质硬而脆，易折断，断面黄色，中心红棕色，习称"子芩"或"条芩"；老根中心呈枯朽状或中空，暗棕色或棕黑色，习称"老芩"。④气微，味苦。（图 3 - 91）

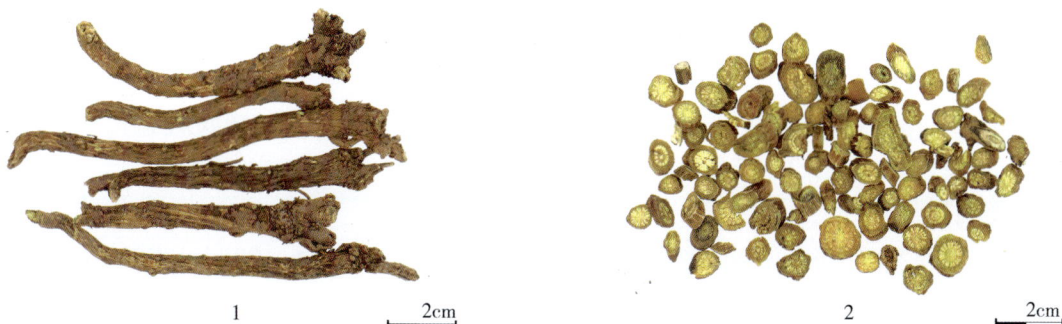

图 3 - 91　黄芩
1. 药材；2. 饮片

（2）栽培品　较细长，多有分枝。表面浅黄棕色，外皮紧贴，纵皱纹较细腻。断面黄色或浅黄色，略呈角质样。味微苦。

均以条长、质坚实、色黄者为佳。

2. 饮片　①为类圆形或不规则形薄片。②外表皮黄棕色或棕褐色。③切面黄棕色或黄绿色，具放射状纹理。（图 3 - 91）

【显微鉴别】

1. 横切面　①木栓层为 8 ~ 20 列扁平细胞。②韧皮部宽广，有多数石细胞和纤维，单个或成群散在，石细胞多分布于外侧，纤维多分布于内侧。③形成层成环。④木质部导管成束，排列成扁平层状，老根中央可见栓化细胞环。薄壁细胞中含淀粉粒。

2. 粉末　黄色。①韧皮纤维单个散在或数个成束，梭形，长 60 ~ 250μm，直径 9 ~ 33μm，壁厚，孔沟明显。②石细胞类圆形、类方形或长方形，壁较厚或甚厚。③木栓细胞棕黄色，多角形。④网纹导管多见，直径 24 ~ 72μm。⑤木纤维多碎断，直径约 12μm，有稀疏斜纹孔。⑥淀粉粒甚多，单粒类球形，直径 2 ~ 10μm，脐点明显，复粒由 2 ~ 3 分粒组成。（图 3 - 92）

【化学成分】含多种黄酮类衍生物，如黄芩苷、汉黄芩苷、黄芩素等。黄酮类化合物是黄芩中的主要有效成分，黄芩加工或贮藏方法不当，会使有效成分黄芩苷水解和氧化成绿色的醌类衍生物，质量变差。

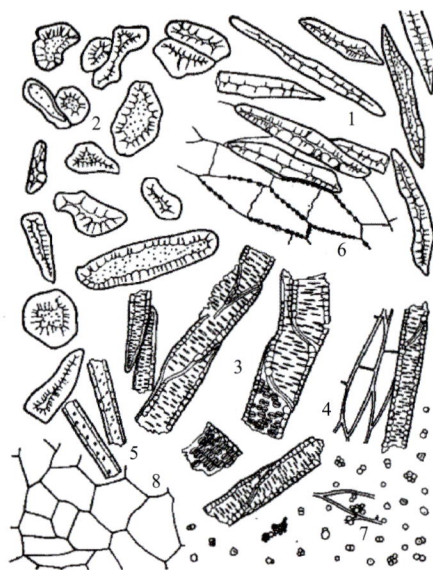

图 3 - 92　黄芩粉末

1. 韧皮纤维；2. 石细胞；3. 导管；4. 纺锤形木薄壁细胞；
5. 木纤维；6. 韧皮薄壁细胞；7. 淀粉粒；8. 木栓细胞

【理化鉴别】

1. 浸出物　照醇溶性浸出物测定法（热浸法）测定，稀乙醇浸出物不得少于 40.0%。

2. 含量测定　照高效液相色谱法测定，本品含黄芩苷（$C_{21}H_{18}O_{11}$）不得少于 9.0%，饮片不得少于 8.0%。

【功效应用】清热燥湿，泻火解毒，止血，安胎。用量 3 ~ 10g。

玄　参
Scrophulariae Radix

【来源】本品为玄参科植物玄参 *Scrophularia ningpoensis* Hemsl. 的干燥根。

【产地】主产于浙江、四川、湖北、江苏等地。

【采收加工】冬季茎叶枯萎时采挖，除去根茎、幼芽、须根及泥沙，晒或烘至半干，堆放"发汗"至内部变黑色（3 ~ 6 天），反复数次至干燥。

【性状鉴别】

1. 药材　①呈类圆柱形，中间略粗或上粗下细，有的微弯曲，长 6 ~ 20cm，直径 1 ~ 3cm。②表面灰黄色或灰褐色，有不规则的纵沟、横长皮孔样突起和稀疏的横裂纹和须根痕。③质坚硬，不易折断，断面黑色，微有光泽。④气特异似焦糖，味甘、微苦。（图 3 - 93）

以条粗壮、质坚实、断面色黑者为佳。

2. 饮片　①呈类圆形或椭圆形的薄片。②外表皮灰黄色或灰褐色。③切面黑色，微有光泽，有

的具裂隙。④气特异似焦糖，味甘、微苦。（图 3 - 93）

【化学成分】含环烯醚萜苷类成分哈巴苷、哈巴俄苷等。

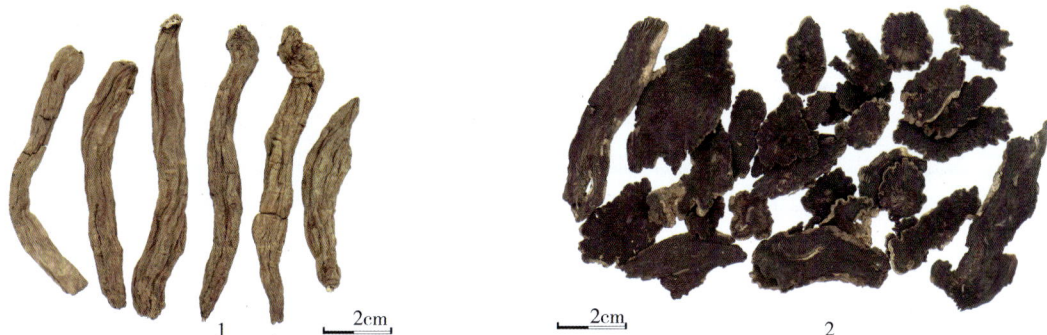

图 3 - 93　玄参
1. 药材；2. 饮片

【理化鉴别】

1. 浸出物　照水溶性浸出物测定法（热浸法）测定，水溶性浸出物不得少于 60.0% 。

2. 含量测定　照高效液相色谱法测定，本品含哈巴苷（$C_{15}H_{24}O_{10}$）和哈巴俄苷（$C_{24}H_{30}O_{11}$）的总量不得少于 0.45% 。

【功效应用】清热凉血，滋阴降火，解毒散结。用量 9 ~ 15g。不宜与藜芦同用。

地　黄

Rehmanniae Radix

【来源】本品为玄参科植物地黄 *Rehmannia glutinosa* Libosch. 的新鲜或干燥块根。

【产地】主产于河南温县、博爱、武陟等地。

【采收加工】秋季采挖，除去芦头、须根及泥沙，鲜用；或将地黄缓缓烘焙至约八成干，搓成团块。前者习称"鲜地黄"，后者习称"生地黄"。

【性状鉴别】

1. 药材

（1）鲜地黄　①呈纺锤形或条状，长 8 ~ 24cm，直径 2 ~ 9cm。②外皮薄，表面浅红黄色，具弯曲的纵皱纹、芽痕、横长皮孔样突起及不规则瘢痕。③肉质，易断，断面皮部淡黄白色，可见橘红色油点，木部黄白色，导管呈放射状排列。④气微，味微甜、微苦。（图 3 - 94）

（2）生地黄　①多呈不规则的团块状或长圆形，中间膨大，两端稍细，有的细小，长条状，稍扁而扭曲，长 6 ~ 12cm，直径 2 ~ 6cm。②表面棕黑色或棕灰色，极皱缩，具不规则的横曲纹。③体重，质较软而韧，不易折断，断面棕黄色至黑色或乌黑色，有光泽，具黏性。④气微，味微甜。（图 3 - 94）

鲜地黄以根粗壮、色红黄者为佳；生地黄以块大、体重、断面乌黑者色为佳。

2. 饮片　①呈类圆形或不规则的厚片。②外表皮棕黑色或棕灰色，极皱缩，具不规则的横曲纹。③切面棕黄色至黑色或乌黑色，有光泽，具黏性。④气微，味微甜。

【显微鉴别】生地黄粉末　深棕色。①木栓细胞淡棕色。②薄壁细胞类圆形，内含类圆形核状物。③分泌细胞与一般薄壁细胞相似，内含橙黄色或橙红色油滴状物。④具缘纹孔导管和网纹导管，直径约至 92μm。（图 3 - 95）

【化学成分】含梓醇、二氢梓醇、毛蕊花糖苷、多种糖类、氨基酸等。

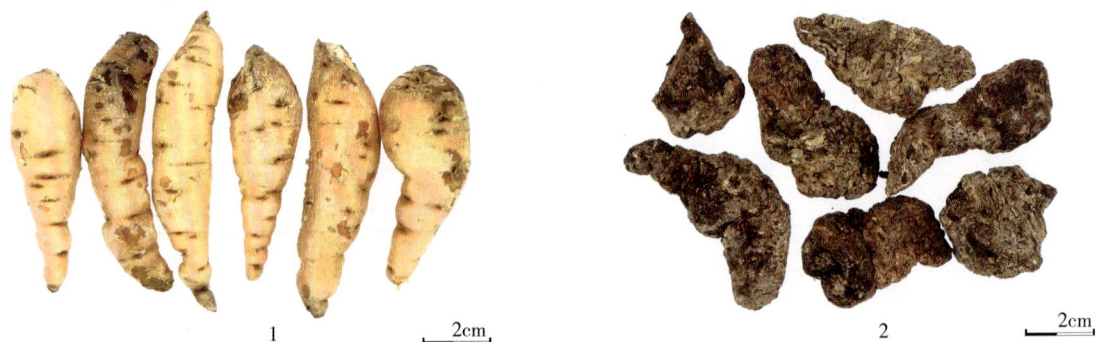

图 3 - 94 地黄

1. 鲜地黄；2. 生地黄

【理化鉴别】

1. 浸出物 照水溶性浸出物测定法（冷浸法）测定，水溶性浸出物得少于 65.0%。

2. 含量测定 照高效液相色谱法测定，本品含梓醇（$C_{15}H_{22}O_{10}$）不得少于 0.20%；含地黄苷 D（$C_{27}H_{42}O_{20}$）不得少于 0.10%。

【功效应用】鲜地黄：清热生津，凉血，止血。用量 12 ~ 30g；生地黄：清热凉血，养阴生津。用量 10 ~ 15g。

【附药】熟地黄

本品为生地黄经酒炖或蒸制而得的炮制加工品。为不规则的块片、碎块，大小、厚薄不一。表面乌黑色，有光泽，黏性大。质柔软而带韧性，不易折断，断面乌黑色，有光泽。气微，味甜。老药工对熟地黄的特征形象的描述为"色黑如漆，味甘如饴"。具有补血滋阴，益精填髓之功效。（图 3 - 96）

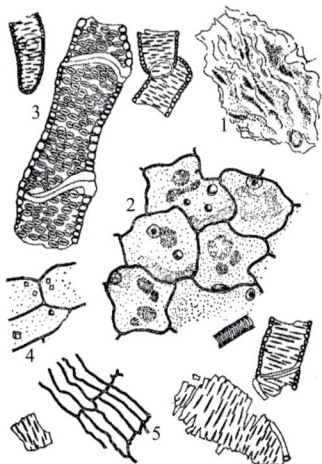

图 3 - 95 生地黄粉末

1. 薄壁组织碎片；2. 分泌细胞；3. 导管；
4. 草酸钙方晶；5. 木栓细胞

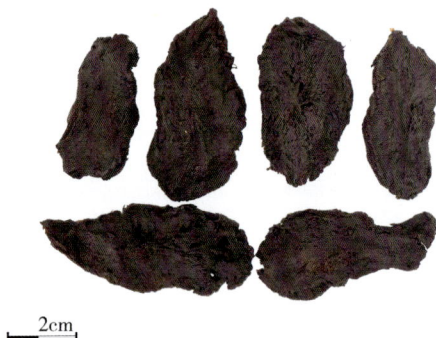

图 3 - 96 熟地黄

胡黄连

Picrorhizae Rhizoma

【来源】本品为玄参科植物胡黄连 *Picrorhiza scrophulariiflora* Pennell 的干燥根茎。

【产地】主产于西藏、云南及四川等地。

【采收加工】秋季采挖，除去须根和泥沙，晒干。

【性状鉴别】

1. 药材　①呈圆柱形，略弯曲，偶有分枝，长 3 ~ 12cm，直径 0.3 ~ 1cm。②表面灰棕色至暗棕色，粗糙，有较密的环状节，具稍隆起的芽痕或根痕，上端密被暗棕色鳞片状的叶柄残基。③体轻，质硬而脆，易折断，断面略平坦，淡棕色至暗棕色，木部有 4 ~ 10 个类白色点状维管束排列成环。④气微，味极苦。（图 3 - 97）

以条粗、体轻、质脆、苦味浓者为佳。

2. 饮片　①呈不规则的圆形薄片。②外表皮灰棕色至暗棕色。③切面灰黑色或棕黑色，木部有 4 ~ 10 个类白色点状维管束排列成环。④气微，味极苦。（图 3 - 97）

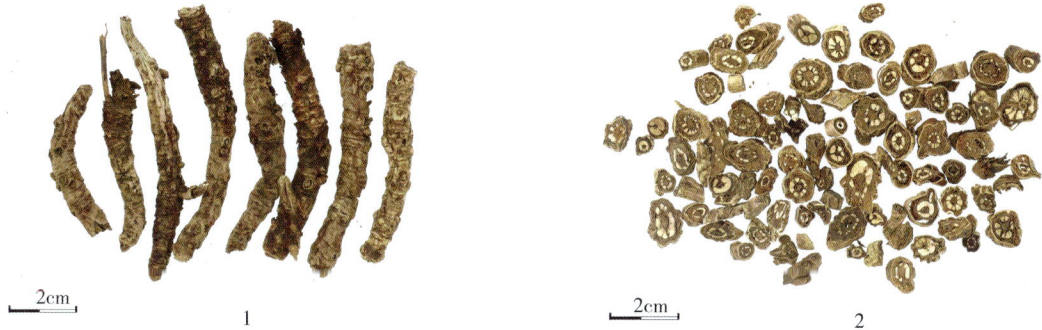

图 3 - 97　胡黄连

1. 药材；2. 饮片

【化学成分】含环烯醚萜苷类和游离有机酸类成分。

【功效应用】退虚热，除疳热，清湿热。用量 3 ~ 10g。

巴戟天
Morindae Officinalis Radix

【来源】本品为茜草科植物巴戟天 *Morinda officinalis* How 的干燥根。

【产地】主产于广东、广西、福建等地。

PPT5

【采收加工】全年均可采挖，洗净，除去须根，晒至六七成干，轻轻捶扁，晒干。

【性状鉴别】

1. 药材　①呈扁圆柱形，略弯曲，长短不等，直径 0.5 ~ 2cm。②表面灰黄色或暗灰色，具纵纹和横裂纹，有的皮部横向断离而露出木部，形似连珠。③质韧，断面皮部厚，紫色或淡紫色，易与木部剥离；木部坚硬，黄棕色或黄白色，直径 1 ~ 5mm。④气微，味甘而微涩。（图 3 - 98）

以根条粗壮、呈连珠状、断面肉厚、色紫、木心小者为佳。

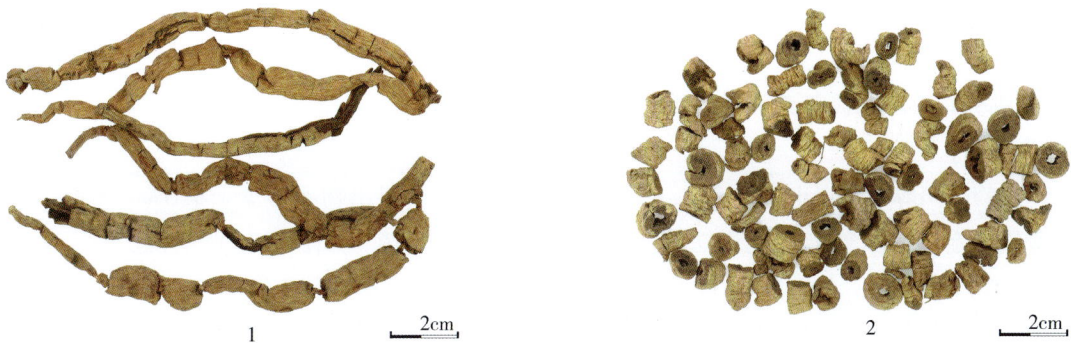

图 3 - 98　巴戟天

1. 药材；2. 饮片

2. 饮片 ①呈扁圆柱形短段或不规则块。②表面灰黄色或暗灰色，具纵纹和横裂纹。③切面皮部厚，紫色或淡紫色，中空。④气微，味甘而微涩。（图 3 – 98）

【化学成分】 含蒽醌类化合物、三萜类、糖类、环烯醚萜苷类等。

【理化鉴别】

1. 浸出物 照水溶性浸出物测定法（冷浸法）测定，水溶性浸出物不得少于 50.0%。

2. 含量测定 照高效液相色谱法测定，本品含耐斯糖（$C_{24}H_{42}O_{21}$）不得少于 2.0%。

【功效应用】 补肾阳，强筋骨，祛风湿。用量 3 ~ 10g。

<h1 style="text-align:center">茜 草</h1>
Rubiae Radix et Rhizoma

【来源】 本品为茜草科植物茜草 *Rubia cordifolia* L. 的干燥根和根茎。

【产地】 主产于陕西、山西、河南等地。

【采收加工】 春、秋二季采挖，除去泥沙，干燥。

【性状鉴别】

1. 药材 ①根茎呈结节状，丛生粗细不等的根。②根呈圆柱形，略弯曲，长 10 ~ 25cm，直径 0.2 ~ 1cm；表面红棕色或暗棕色，具细纵皱纹和少数细根痕；皮部脱落处呈黄红色。③质脆，易折断，断面平坦皮部狭，紫红色，木部宽广，浅黄红色，导管孔多数。④气微，味微苦，久嚼刺舌。（图 3 – 99）

以根条粗长、表面红棕色、断面红黄色、无茎基、细须根少者为佳。

2. 饮片 ①呈不规则的厚片或段。②根呈圆柱形，外表皮红棕色或暗棕色，具细纵纹，皮部脱落处呈黄红色。③切面皮部狭，紫红色，木部宽广，浅黄红色，导管孔多数。④气微，味微苦，久嚼刺舌。（图 3 – 99）

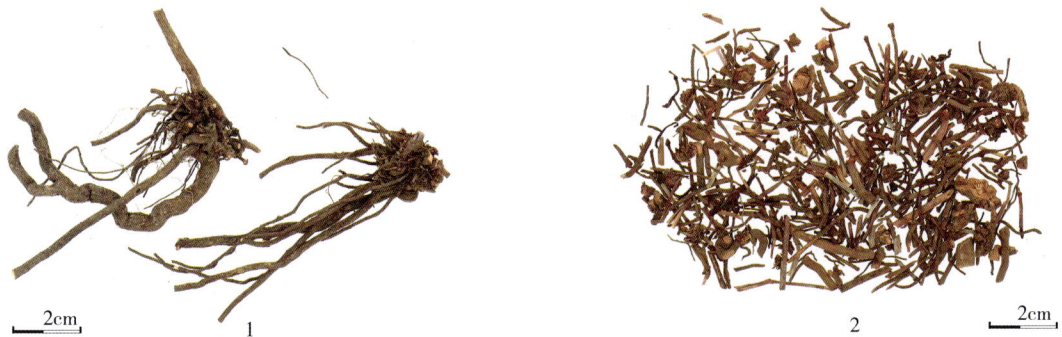

图 3 – 99 茜草
1. 药材；2. 饮片

【化学成分】 含羟基茜草素、大叶茜草素等蒽醌类衍生物。

【理化鉴别】

1. 浸出物 照醇溶性浸出物测定法（热浸法）测定，乙醇浸出物不得少于 9.0%。

2. 含量测定 照高效液相色谱法测定，本品含大叶茜草素（$C_{17}H_{16}O_4$）不得少于 0.40%，羟基茜草素（$C_{14}H_8O_5$）不得少于 0.10%；饮片含大叶茜草素（$C_{17}H_{16}O_4$）不得少于 0.20%，羟基茜草素（$C_{14}H_8O_5$）不得少于 0.080%。

【功效应用】 凉血，祛瘀，止血，通经。用量 6 ~ 10g。

茜草

续 断

Dipsaci Radix

【来源】本品为川续断科植物川续断 *Dipsacus asper* Wall. ex Henry 的干燥根。

【产地】主产于湖北、四川等地。

【采收加工】秋季采挖，除去根头和须根，用微火烘至半干，堆置"发汗"至内部变绿色时，再烘干。

【性状鉴别】

1. 药材　①呈圆柱形，略扁，有的微弯曲，长 5～15cm，直径 0.5～2cm。②表面灰褐色或黄褐色，有稍扭曲或明显扭曲的纵皱及沟纹，可见横列的皮孔样斑痕和少数须根痕。③质软，久置后变硬，易折断，断面不平坦，皮部墨绿色或棕色，外缘褐色或淡褐色，木部黄褐色，导管束呈放射状排列。④气微香，味苦、微甜而后涩。（图 3-100）

以根粗、质软、断面绿褐色者为佳。

2. 饮片　①呈类圆形或椭圆形的厚片。②外表皮灰褐色至黄褐色，有纵皱。③切面皮部墨绿色或棕褐色，木部灰黄色或黄褐色，可见放射状排列的导管束纹，形成层部位多有深色环。④气微，味苦、微甜而涩。

【化学成分】含龙胆碱、川续断皂苷等。

【功效应用】补肝肾，强筋骨，续折伤，止崩漏。用量 9～15g。

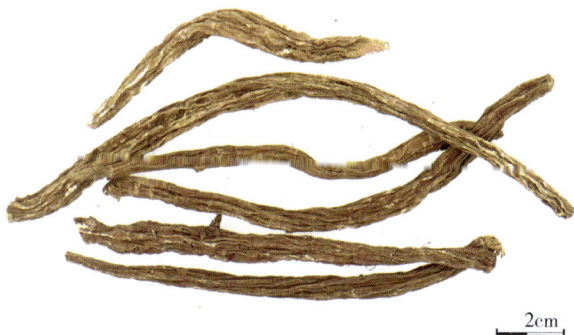

2cm

图 3-100　续断

天花粉

Trichosanthis Radix

【来源】本品为葫芦科植物栝楼 *Trichosanthes kirilowii* Maxim. 或双边栝楼 *Trichosanthes rosthornii* Harms 的干燥根。

【产地】栝楼主产于山东、河南、江苏、安徽等地，双边栝楼主产于四川等地。

【采收加工】秋、冬两季采挖，洗净，除去外皮，切段或纵剖成瓣，干燥。

【性状鉴别】

1. 药材　①本品呈不规则圆柱形、纺锤形或瓣块状，长 8～16cm，直径 1.5～5.5cm。②表面黄白色或淡棕黄色，有纵皱纹、细根痕及略凹陷的横长皮孔，有的有黄棕色外皮残留。③质坚实，断面白色或淡黄色，富粉性，横切面可见黄色小孔（导管），略呈放射状排列，纵切面可见黄色条纹状木质部。④气微，味微苦。（图 3-101）

以色白、质坚实、粉性足者为佳。

2. 饮片　①呈类圆形、半圆形或不规则形的厚片。②外表皮黄白色或淡棕黄色。③切面可见黄色木质部小孔，略呈放射状排列。④气微，味微苦。（图 3-101）

【显微鉴别】**粉末**　类白色。①淀粉粒甚多，单粒类球形、半圆形或盔帽形，直径 6～48μm，脐点点状、短缝状或人字状，层纹隐约可见；复粒由 2～14 分粒组成，常由一个大的分粒与几个小分粒复合。②具缘纹孔导管大，多破碎，有的具缘纹孔呈六角形或方形，排列紧密。③石细胞黄绿色，长方形、椭圆形、类方形、多角形或纺锤形，直径 27～72μm，壁较厚，纹孔细密。

微课 10

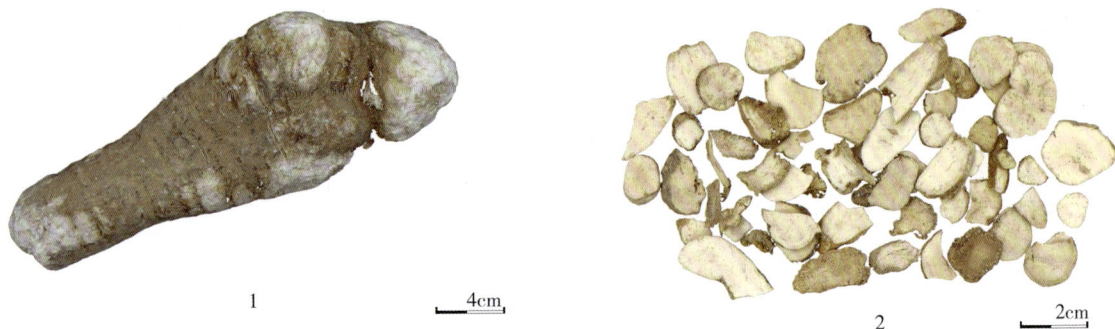

图 3 – 101　天花粉

1. 药材；2. 饮片

【化学成分】含淀粉粒、皂苷、天花粉蛋白及多种氨基酸。

【理化鉴别】**浸出物**　照水溶性浸出物测定法（冷浸法）测定，水溶性浸出物不得少于 15.0%；饮片不得少于 12.0%。

【功效应用】清热泻火，生津止渴，消肿排脓。用量 10 ~ 15g。孕妇慎用；不宜与川乌、制川乌、草乌、制草乌、附子同用。

天花粉

党　参
Codonopsis Radix

【来源】本品为桔梗科植物党参 *Codonopsis pilosula*（Franch.）Nannf.、素花党参 *Codonopsis pilosula* Nannf. var. *modesta*（Nannf.）L. T. Shen 或川党参 *Codonopsis tangshen* Oliv. 的干燥根。前种习称"潞党参"，后两种分别习称"西党参"和"条党参"。

【产地】主产于山西、甘肃、四川等地。

【采收加工】秋季采挖，洗净，晒干。

【性状鉴别】

1. 药材

（1）党参（潞党参）　①呈长圆柱形，稍弯曲，长 10 ~ 35cm，直径 0.4 ~ 2cm。②表面灰黄色、黄棕色至灰棕色，根头部有多数疣状突起的茎痕及芽，习称"狮子盘头"，每个茎痕的顶端呈凹下的圆点状；根头下有致密的环状横纹，向下渐稀疏，有的达全长的一半，栽培品环状横纹少或无；全体有纵皱纹和散在的横长皮孔样突起，支根断落处常有黑褐色胶状物。③质稍柔软或稍硬而略带韧性，断面稍平坦，有裂隙或放射状纹理，皮部淡棕黄色至黄棕色，木部淡黄色至黄色，呈"菊花心"状。④ 有特殊香气，味微甜。（图 3 – 102）

（2）素花党参（西党参）　①长 10 ~ 35cm，直径 0.5 ~ 2.5cm。②表面黄白色至灰黄色，根头下致密的环状横纹常达全长的一半以上。③断面裂隙较多，皮部灰白色至淡棕色。

（3）川党参（条党参）　①长 10 ~ 45cm，直径 0.5 ~ 2cm。②表面灰黄色至黄棕色，有明显不规则纵沟，顶端有稀疏横纹，大者亦有"狮子盘头"，但其茎痕较少，小者根头部小于正身，称"泥鳅头"。③质较软而结实，断面裂隙较少，皮部黄白色。

均以条粗壮、狮子盘头大、横纹多、质柔润、气味浓、嚼之无渣者为佳。

2. 饮片

（1）党参片　为类圆形厚片。余同药材。（图 3 – 102）

（2）米炒党参　形如党参片，表面深黄色，偶有焦斑。

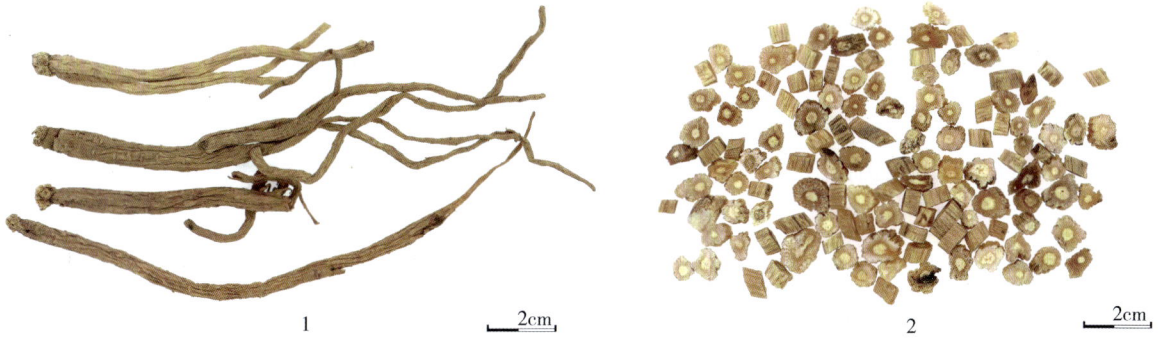

图 3 - 102 党参

1. 药材；2. 饮片

【显微鉴别】

1. 横切面 ①木栓细胞数列至 10 数列，外侧有石细胞，单个或成群。栓内层窄。②韧皮部宽广，外侧常现裂隙，散有淡黄色乳管群，并常与筛管群交互排列。③形成层成环。④木质部导管单个散在或数个相聚，呈放射状排列。⑤薄壁细胞含菊糖。（图 3 - 103）

2. 粉末 ①乳管甚多，为有节乳管，含淡黄色颗粒状物。②石细胞较多，呈方形、长方形或多角形，壁不甚厚，大多一端尖突。③菊糖呈扇形、类圆形、不规则形，表面可见放射状线纹。④导管主为具缘纹孔、网纹导管。⑤淀粉粒稀少。（图 3 - 104）

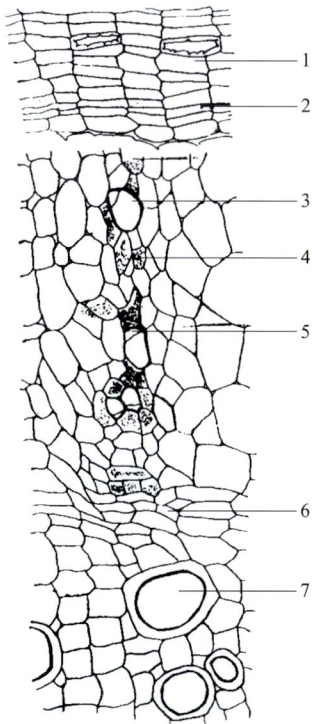

图 3 - 103 党参横切面

1. 木栓层；2. 木栓形成层；3. 筛管；4. 乳管；
5. 伴胞；6. 形成层；7. 导管

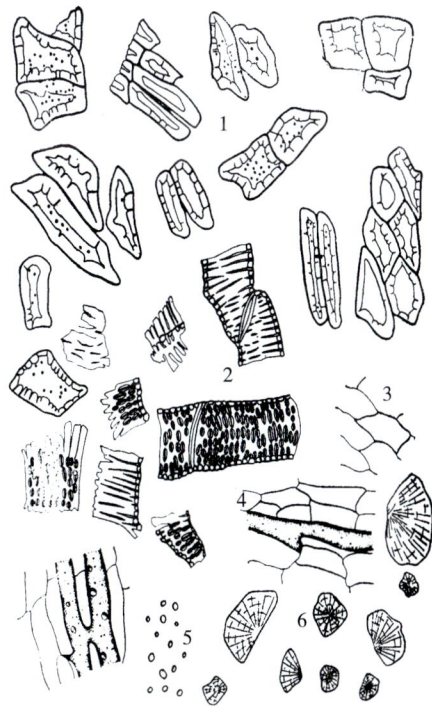

图 3 - 104 党参粉末

1. 石细胞；2. 导管；3. 木栓细胞；4. 乳管；
5. 淀粉粒；6. 菊糖

【化学成分】含菊糖、皂苷、果糖、微量生物碱、多种氨基酸及微量元素。

【理化鉴别】**浸出物** 照醇溶性浸出物测定法（热浸法）测定，45% 乙醇浸出物不得少于 55.0%。

【功效应用】健脾益肺，养血生津。用量 9~30g。不宜与藜芦同用。

桔 梗
Platycodonis Radix

【来源】本品为桔梗科植物桔梗 *Platycodon grandiflorum*（Jacq.）A. DC. 的干燥根。

【产地】全国大部分地区均产，东北、华北产量大，称"北桔梗"；华东质量优称"南桔梗"。

【采收加工】春、秋二季采挖，洗净，除去须根，趁鲜剥去外皮或不去外皮，干燥。

【性状鉴别】

1. 药材 ①呈圆柱形或略呈纺锤形，下部渐细，有的有分枝，略扭曲，长 7~20cm，直径 0.7~2cm。②表面淡黄白色至黄色，不去外皮者表面黄棕色至灰棕色，具纵扭皱沟，并有横向皮孔样斑痕及支根痕，上部有横纹。③有的顶端有较短的根茎或不明显，其上有数个半月形茎痕。④质脆，断面不平坦，形成层环棕色，皮部黄白色，有裂隙，木部淡黄色，习称"金井玉栏"。⑤气微，味微甜后苦。（图 3-105）

以根肥大、色白、质坚实、味苦者为佳。

2. 饮片 ①本品呈椭圆形或不规则厚片。②外皮多已除去或偶有残留。③切面皮部黄白色，较窄；形成层环纹明显，棕色；木部宽，有较多裂隙。④气微，味微甜后苦。（图 3-105）

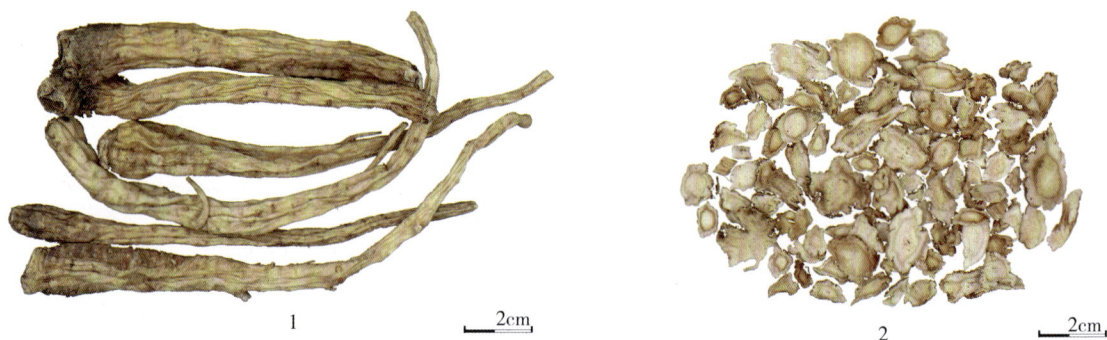

图 3-105 桔梗
1. 药材；2. 饮片

【显微鉴别】横切面 ①木栓细胞有时残存，不去外皮者有木栓层，细胞中含草酸钙小棱晶。②栓内层窄。③韧皮部乳管群散在，乳管壁略厚，内含微细颗粒状黄棕色物。④形成层成环。⑤木质部导管单个散在或数个相聚，呈放射状排列。⑥薄壁细胞含菊糖，呈扇形或类圆形的结晶。（图 3-106）

【化学成分】含多种皂苷类成分、甾醇类、菊糖及多种氨基酸等。

【理化鉴别】

1. 泡沫试验 取粉末 0.5g，加水 10ml，于水浴中加热 10 分钟，放冷，取上清液，置带塞试管中，用力振摇，产生持久性泡沫（检查皂苷）。 e 微课 11

2. 浸出物 照醇溶性浸出物测定法（热浸法）测定，乙醇浸出物不得少于 17.0%。

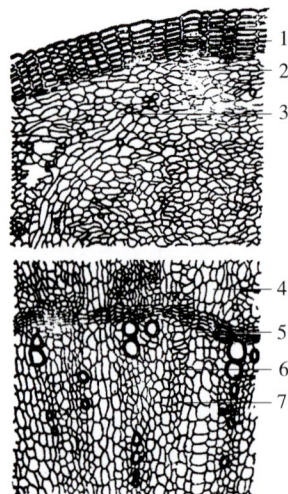

图 3-106 桔梗横切面
1. 木栓层；2. 皮层；3. 乳管群；4. 韧皮部；
5. 形成层；6. 导管；7. 木质部射线

3. 含量测定　照高效液相色谱法测定，含桔梗皂苷 D（C$_{57}$H$_{92}$O$_{28}$）不得少于 0.10%。
【功效应用】　宣肺，利咽，祛痰，排脓。用量 3～10g。

南沙参
Adenophorae Radix

【来源】　本品为桔梗科植物轮叶沙参 *Adenophora tetraphylla*（Thunb.）Fisch. 或沙参 *Adenophora stricta* Miq. 的干燥根。

【产地】　主产于安徽、江苏、浙江等地。

【采收加工】　春、秋二季采挖，除去须根，洗后趁鲜刮去粗皮，洗净，干燥。

【性状鉴别】

1. 药材　①呈圆锥形或圆柱形，略弯曲，长 7～27cm，直径 0.8～3cm。②表面黄白色或淡棕黄色，凹陷处常有残留粗皮，上部多有深陷横纹，呈断续的环状，下部有纵纹和纵沟。③顶端具 1 或 2 个根茎。④体轻，质松泡，易折断，断面不平坦，具黄白色交错纹理，多裂隙。⑤气微，味微甘。（图 3-107）

以色白、根粗细均匀、肥壮、味甘淡者为佳。

2. 饮片　①呈圆形、类圆形或不规则形厚片。②外表皮黄白色或淡棕黄色，切面黄白色，有不规则裂隙。③气微，味微甘。（图 3-107）

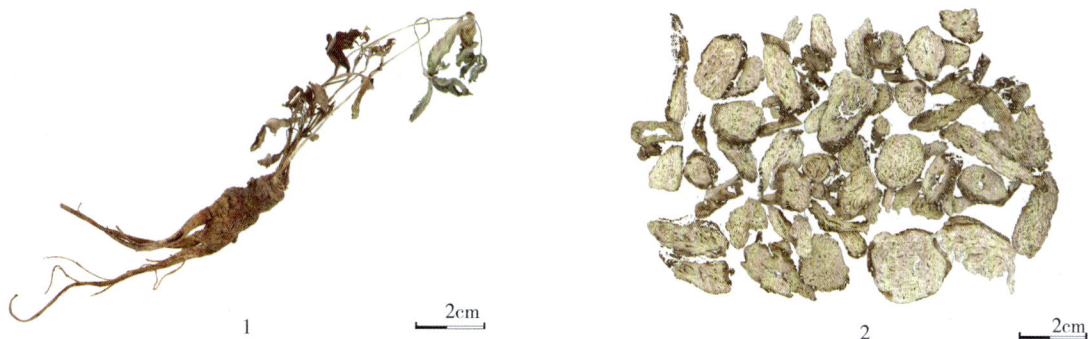

图 3-107　南沙参
1. 全株；2. 饮片

【化学成分】　含皂苷、香豆素等。

【功效应用】　养阴清肺，益胃生津，化痰，益气。用量 9～15g。不宜与藜芦同用。

木　香
Auklandiae Radix

【来源】　本品为菊科植物木香 *Aucklandia lappa* Decne. 的干燥根。

【产地】　主产于云南，又称"云木香"。

【采收加工】　秋、冬二季采挖，除去泥沙和须根，切段，大的再纵剖成瓣，干燥后撞去粗皮。

【性状鉴别】

1. 药材　①呈圆柱形或半圆柱形，长 5～10cm，直径 0.5～5cm。②表面黄棕色至灰褐色，有明显的皱纹、纵沟及侧根痕。③质坚实，体重，不易折断，断面灰褐色至暗褐色，周边灰黄色或浅棕黄色，形成层环棕色，有放射状纹理及散在的褐色点状油室。④气香特异，味微苦。（图 3-108）

以质坚实、香气浓、油性大者为佳。

2. 饮片　①呈类圆形或不规则的厚片。②外表皮黄棕色至灰褐色，有纵皱纹。③切面棕黄色至棕褐色，中部有明显菊花心状的放射纹理，形成层环棕色，褐色油点（油室）散在。④气香特异，味微苦。

【显微鉴别】**粉末** 黄绿色。①菊糖多见，表面显放射状纹理。②木纤维多成束，长梭形，直径16～24μm，纹孔口横裂缝状、十字状或人字状。③网纹导管多见，亦有具缘纹孔导管，直径30～90μm。④油室碎片有时可见，内含黄色或棕色分泌物。（图3－109）

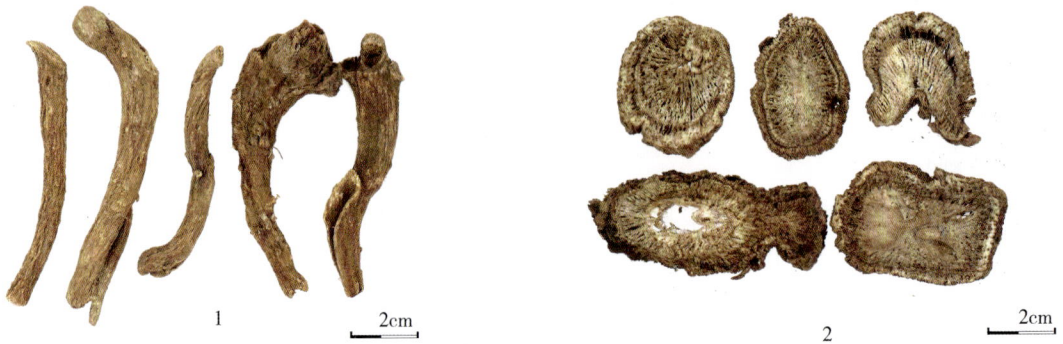

图 3－108 木香
1. 药材；2. 饮片

【化学成分】含挥发油、菊糖、生物碱等。

【理化鉴别】

1. 浸出物 照醇溶性浸出物测定法（热浸法）测定，乙醇浸出物不得少于12.0%。

2. 含量测定 照高效液相色谱法测定，本品含木香烃内酯（$C_{15}H_{20}O_2$）和去氢木香内酯（$C_{15}H_{18}O_2$）的总量，药材不得少于1.8%，饮片不得少于1.5%

【功效应用】行气止痛，健脾消食。用量3～6g。

【附药】土木香

本品为菊科植物土木香 *Inula helenium* L. 的干燥根。商品又称"祁木香"，主产于河北、新疆、甘肃、四川等地。呈圆锥形，略弯曲，表面黄棕色至暗棕色，有纵皱纹及须根痕；根头粗大，顶端有凹陷的茎痕及叶鞘残基，周围有圆柱形支根；质坚硬，不易折断，断面黄白色至浅灰黄色，有凹点状油室；气微香，味苦、辛。本品含土木香内酯和异土木香内酯的总量不得少于2.2%。本品功能健脾和胃，行气止痛，安胎。

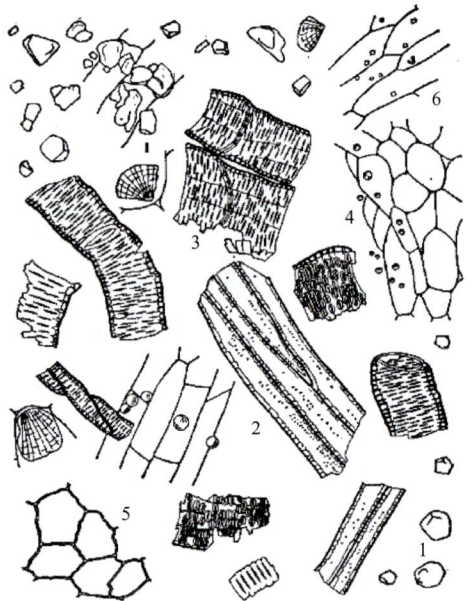

图 3－109 木香粉末
1. 菊糖；2. 木纤维；3. 导管；4. 油室碎片；
5. 木栓细胞；6. 薄壁组织

川木香

Vladimiriae Radix

【来源】本品为菊科植物川木香 *Vladimiria souliei* （Franch.）Ling 或灰毛川木香 *Vladimiria souliei* （Franch.）Ling var. *cinerea* Ling 的干燥根。

【产地】主产于四川、西藏等地。

【采收加工】秋季采挖，除去须根、泥沙及根头上的胶状物，干燥。

【性状鉴别】

1. 药材 ①呈圆柱形，习称"铁杆木香"，或有纵槽的半圆柱形，习称"槽子木香"。稍弯曲，长 10～30cm，直径 1～3cm。②表面黄褐色或棕褐色，具纵皱纹，外皮脱落处可见丝瓜络状细筋脉；根头偶有黑色发黏的胶状物，习称"油头"。③体较轻，质硬脆，易折断，断面黄白色或黄色，有深黄色稀疏油点及裂隙，木部宽广，有放射状纹理；有的中心呈枯朽状。④气微香，味苦，嚼之粘牙。（图 3 – 110）

以条粗、质硬、香气浓者为佳。

2. 饮片 ①呈类圆形切片，直径 1.5～3cm。②外皮黄褐色至棕褐色。③切面黄白色至黄棕色，有深棕色稀疏油点，木部显菊花心状的放射纹理，有的中心呈枯朽状，周边有一明显的环纹。④体较轻，质硬脆。⑤气微香，味苦，嚼之粘牙。

【化学成分】含有挥发油，挥发油中含川木香内酯、土木香内酯。

【理化鉴别】**含量测定** 照高效液相色谱法测定，本品含木香烃内酯（$C_{15}H_{20}O_2$）和去氢木香内酯（$C_{15}H_{18}O_2$）的总量，不得少于 3.2%。

【功效应用】行气止痛。用量 3～9g。

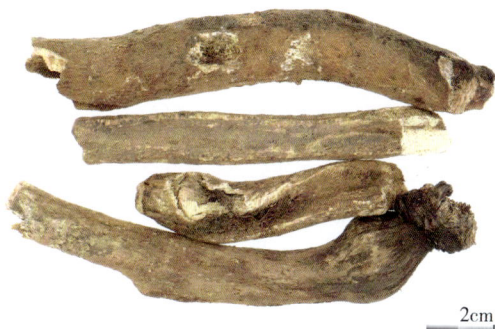

图 3 – 110 川木香

白 术

Atractylodis Macrocephalae Rhizoma

【来源】本品为菊科植物白术 *Atractylodes macrocephala* Koidz. 的干燥根茎。

【产地】主产于浙江、安徽等地。

【采收加工】冬季下部叶片枯黄、上部叶片变脆时采挖，除去泥沙，烘干（习称"烘术"）或晒干（习称"生晒术"），再除去须根。

【性状鉴别】

1. 药材 ①呈不规则的肥厚团块，长 3～13cm，直径 1.5～7cm。②表面灰黄色或灰棕色，有不规则瘤状突起及断续的纵皱和沟纹，并有须根痕，顶端有残留茎基和芽痕。③质坚硬不易折断，断面不平坦。生晒术断面黄白色至淡棕色，有棕黄色的点状油室散在；烘术断面角质样，色较深或有裂隙。④气清香，味甘、微辛，嚼之略带黏性。（图 3 – 111）

以个大、质坚实、断面色黄白、香气浓者为佳。

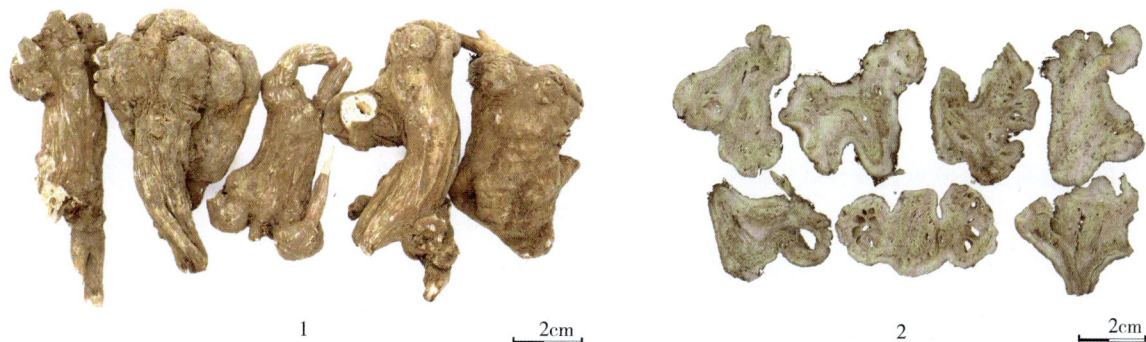

图 3 – 111 白术

1. 药材；2. 饮片

2. 饮片 ①本品呈不规则的厚片。②外表皮灰黄色或灰棕色。③切面黄白色至淡棕色，散生棕黄色的点状油室，木部具放射状纹理；烘干者切面角质样、色较深或有裂隙。④气清香，味甘、微辛，嚼之略带黏性。（图3-111）

【显微鉴别】

1. 横切面 ①木栓细胞数列，其内侧常夹有断续的石细胞环。②皮层、韧皮部、木射线及髓中散有多数油室，油室内含棕色油滴。③形成层环明显。④木质部呈放射状排列，中部和内部木质部束的附近有较多的纤维束，以初生木质部附近的纤维束最发达。⑤中央有髓部。薄壁细胞中含草酸钙针晶和菊糖。

2. 粉末 淡黄棕色。①草酸钙针晶细小，长10~32μm，存在于薄壁细胞中，少数针晶直径至4μm。②纤维黄色，大多成束，长梭形，直径约至40μm，壁甚厚，木化，孔沟明显。③石细胞淡黄色，类圆形、多角形、长方形或少数纺锤形，直径37~64μm。④薄壁细胞含菊糖，表面显放射状纹理。⑤导管分子短小，为网纹导管及具缘纹孔导管，直径至48μm。（图3-112）

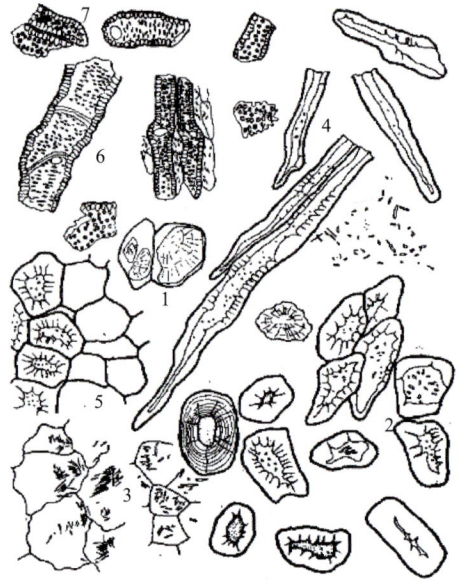

图3-112　白术粉末 🄔 微课12

1. 菊糖；2. 石细胞；3. 草酸钙针晶；4. 纤维；
5. 木栓细胞；6. 导管；7. 管胞

【化学成分】 含挥发油。油中主要成分为苍术酮、苍术醇、白术内酯等。

【理化鉴别】浸出物 照醇溶性浸出物测定法（热浸法）测定，60%乙醇浸出物不得少于35.0%。

【功效应用】健脾益气，燥湿利水，止汗，安胎。用量6~12g。

苍 术
Atractulodis Rhizoma

【来源】 本品为菊科植物茅苍术 *Atractylodes lancea* （Thunb.）DC. 或北苍术 *Atractylodes chinensis* （DC.）Koidz. 的干燥根茎。

【产地】 茅苍术主产于湖北、江苏等地；北苍术主产于河北、山西等地。

【采收加工】 春、秋二季采挖，除去泥沙，晒干，撞去须根。

【性状鉴别】

1. 药材

（1）茅苍术 ①呈不规则连珠状或结节状圆柱形，略弯曲，偶有分枝，长3~10cm，直径1~2cm。②表面灰棕色，有皱纹、横曲纹及残留须根，顶端具茎痕或残留茎基。③质坚实，断面黄白色或灰白色，散有多数橙黄色或棕红色油室，习称"朱砂点"；暴露稍久，可析出白色细针状结晶，习称"起霜"或"吐脂"。④气香特异，味微甘、辛、苦。（图3-113）

（2）北苍术 ①呈疙瘩块状或结节状圆柱形，长4~9cm，直径1~4cm。②表面黑棕色，除去外皮者黄棕色。③质较疏松，断面散有黄棕色油点。④香气较淡，味辛、苦。（图3-114）

均以个大、质坚实、断面朱砂点多、香气浓者为佳。

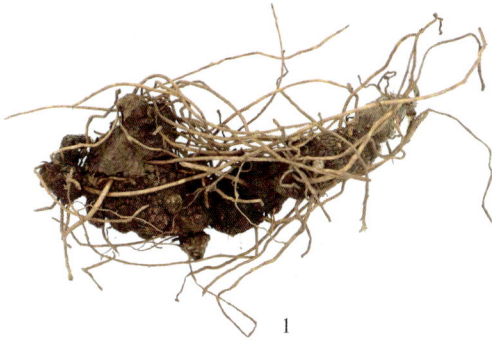

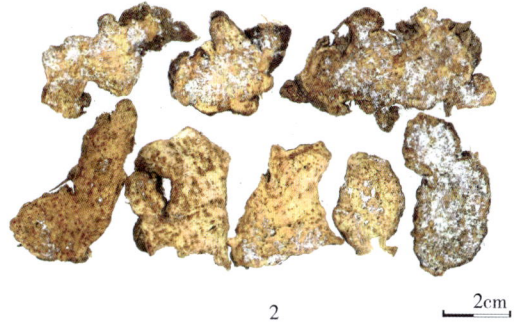

图 3 - 113　茅苍术

1. 药材；2. 饮片

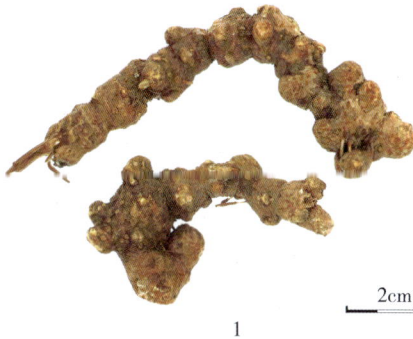

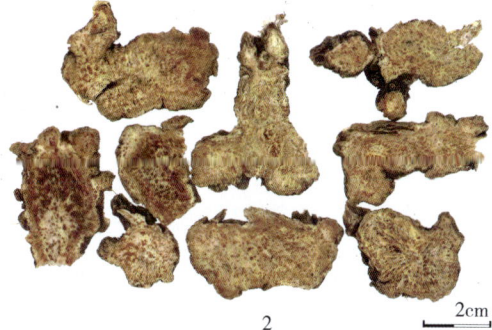

图 3 - 114　北苍术

1. 药材；2. 饮片

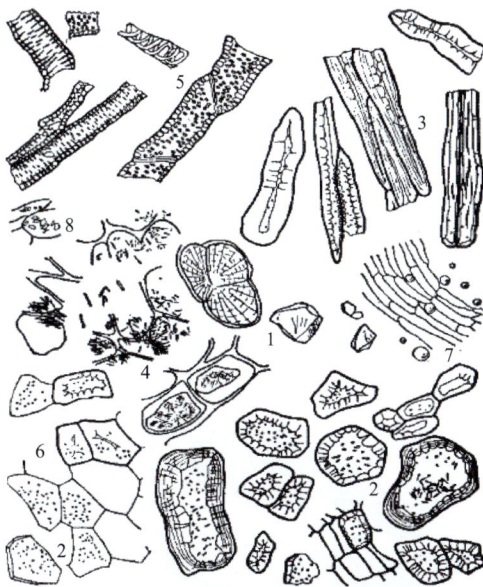

图 3 - 115　苍术（茅苍术）粉末

1. 菊糖；2. 石细胞；3. 木纤维；4. 草酸钙针晶；
5. 导管；6. 木栓细胞；7. 油室碎片

2. 饮片　①呈不规则类圆形或条形厚片。②外表皮灰棕色至黄棕色，有皱纹，有时可见根痕。③切面黄白色或灰白色，散有多数橙黄色或棕红色油室，有的可析出白色细针状结晶。④气香特异，味微甘、辛、苦。

【显微鉴别】粉末　棕色。①草酸钙针晶细小，长 5 ~ 30μm，不规则地充塞于薄壁细胞中。②纤维大多成束，长梭形，直径约至 40μm，壁甚厚，木化。③石细胞甚多，有时与木栓细胞连结，多角形、类圆形或类长方形，直径 20 ~ 80μm，壁极厚。④菊糖多见，表面有放射状纹理。⑤油室碎片多见。⑥导管短，主为网纹导管，也有具缘纹孔导管。（图 3 - 115）

【化学成分】含挥发油，油中主成分为苍术素、茅术醇、β - 桉油醇等。

【理化鉴别】含量测定　照高效液相色谱法测定，本品含苍术素（$C_{13}H_{10}O$）

不得少于 0.30%。

【功效应用】燥湿健脾，祛风散寒，明目。用量 3 ~ 9g。

苍术

紫 菀
Asteris Radix et Rhizoma

【来源】本品为菊科植物紫菀 *Aster tataricus* L. f. 的干燥根和根茎。

【产地】主产于河北、安徽等地。

【采收加工】春、秋二季采挖，除去有节的根茎（习称"母根"）和泥沙，编成辫状晒干，或直接晒干。

【性状鉴别】

1. 药材　①根茎呈不规则块状，大小不一，顶端有茎、叶的残基；质稍硬。②根茎簇生多数细根，长 3 ~ 15cm，直径 0.1 ~ 0.3cm，多编成辫状；表面紫红色或灰红色，有纵皱纹；质较柔韧。③气微香，味甜、微苦。（图 3 - 116）

以根多而长、棕紫色、质柔韧、味甜者为佳。

2. 饮片　①呈不规则的厚片或段。根外表皮紫红色或灰红色，有纵皱纹。②切面淡棕色，中心具棕黄色的木心。③气微香，味甜，微苦。

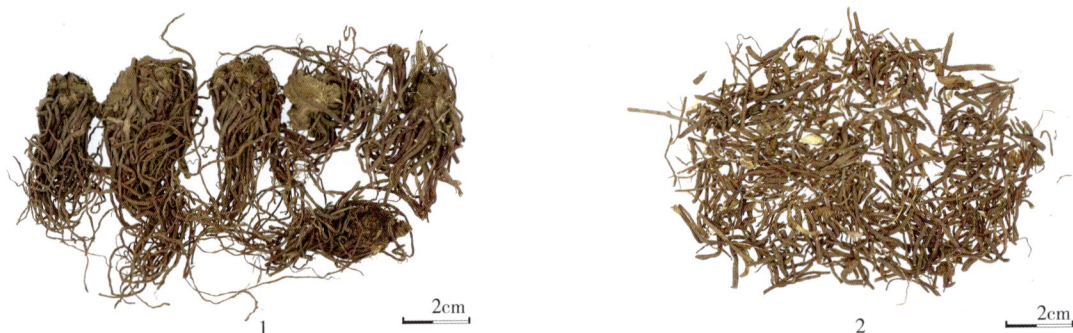

图 3 - 116　紫菀

1. 药材；2. 饮片

【化学成分】含紫菀酮、紫菀皂苷等。

【功效应用】润肺下气，消痰止咳。用量 5 ~ 10g。

漏 芦
Rhapontici Radix

【来源】本品为菊科植物祁州漏芦 *Rhaponticum uniflorum*（L.）DC. 的干燥根。

【产地】主产于东北、河北等地。

【采收加工】春、秋二季采挖，除去须根和泥沙，晒干。

【性状鉴别】①呈圆锥形或扁片块状，多扭曲，长短不一，直径 1 ~ 2.5cm。②表面暗棕色、灰褐色或黑褐色，粗糙，具纵沟及菱形的网状裂隙。③外层易剥落，根头部膨大，有残茎和鳞片状叶基，顶端有灰白色绒毛。④体轻，质脆，易折断，断面不整齐，灰黄色，有裂隙，中心有的呈星状裂隙，灰黑色或棕黑色。⑤气特异，味微苦。（图 3 - 117）

以外皮灰黑色、条粗、质坚、不裂者为佳。

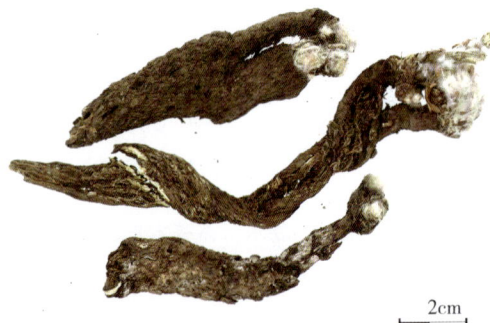

图 3 - 117　漏芦

【化学成分】含挥发油、β-蜕皮甾酮等。

【功效应用】清热解毒，消痈，下乳，舒筋通脉。用量 5~9g。孕妇慎用。

【附药】禹州漏芦

本品为菊科植物蓝刺头 *Echinops latifolius* Tausch. 或华东蓝刺头 *Echinops grijisii* Hance 的干燥根。主产于东北、河北等地。呈类圆柱形，稍扭曲，长 10~25cm 直径 0.5~1.5cm。表面灰黄色或灰褐色，具纵皱纹，顶端有纤维状棕色硬毛，质硬，不易折断，断面皮部褐色，木部呈黄黑相间的放射状纹理，气微，味微涩。功效清热解毒，消痈，下乳，舒筋通脉。

三 棱

Sparganii Rhizoma

【来源】本品为黑三棱科植物黑三棱 *Sparganium stoloniferum* Buch.-Ham. 的干燥块茎。

【产地】主产于江苏、河南、山东、江西、安徽等地。

【采收加工】冬季至次年春采挖，洗净，削去外皮，晒干。

【性状鉴别】

1. 药材 ①呈圆锥形，略扁，长 2~6cm，直径 2~4cm。②表面黄白色或灰黄色，有刀削痕，须根痕小点状，略呈横向环状排列。③体重，质坚实。④气微，味淡，嚼之微有麻辣感。（图 3-118）

以体重质坚、去净外皮、表面黄白色者为佳。

2. 饮片 ①呈类圆形的薄片。②外表皮灰棕色。切面灰白色或黄白色，粗糙，有多数明显的细筋脉点。③气微，味淡，嚼之微有麻辣感。（图 3-118）

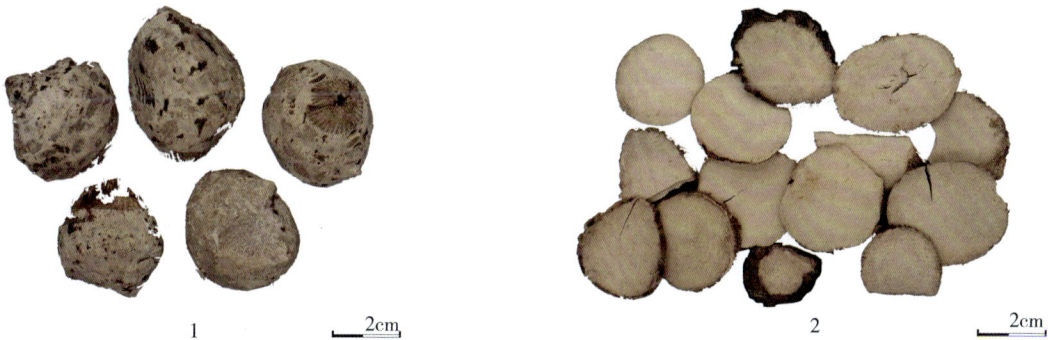

图 3-118 三棱

1. 药材；2. 饮片

【化学成分】含黄酮类、挥发油、刺芒柄花素、豆甾醇等。

【功效应用】破血行气，消积止痛。用量 5~10g。孕妇禁用；不宜与芒硝、玄明粉同用。

泽 泻

Alismatis Rhizoma

【来源】本品为泽泻科植物东方泽泻 *Alisma orientale*（Sam.）Juzep. 或泽泻 *Alisma plantago-aquatica* Linn. 的干燥块茎。

【产地】主产于四川、福建、江西等地，多系栽培。

【采收加工】冬季茎叶开始枯萎时采挖，洗净，干燥，除去须根和粗皮。

【性状鉴别】

1. 药材 ①呈类球形、椭圆形或卵圆形，长 2~7cm，直径 2~6cm。②表面淡黄色至淡黄棕色，有不规则的横向环状浅沟纹和多数细小突起的须根痕，底部有的有瘤状芽痕。③质坚实，断面黄白

色，粉性，有多数细孔。④气微，味微苦。（图3-119）

以个大、色黄白、光滑、粉性足者为佳。

2. 饮片 ①呈椭圆形或不规则厚片。②外表皮淡黄色至淡黄棕色，可见细小突起的须根痕。③切面黄白色至淡黄色，粉性，有多数细孔。④气微，味微苦。（图3-119）

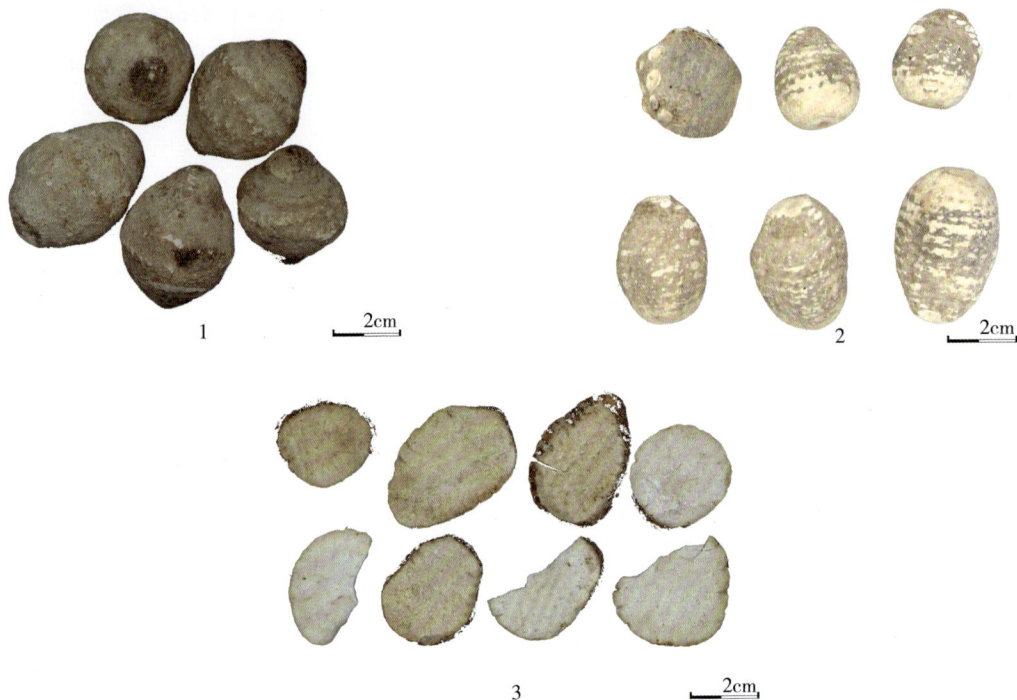

图3-119 泽泻

1. 东方泽泻；2. 泽泻；3. 饮片

【显微鉴别】 粉末 淡黄棕色。①淀粉粒甚多，单粒长卵形、类球形或椭圆形，直径3~14μm，脐点人字状、短缝状或三叉状；复粒由2~3分粒组成。②薄壁细胞类圆形，具多数椭圆形纹孔，集成纹孔群。③内皮层细胞垂周壁波状弯曲，较厚，木化，有稀疏细孔沟。④油室大多破碎，完整者类圆形，直径54~110μm，分泌细胞中有时可见油滴。（图3-120）

【化学成分】 含四环三萜酮醇类衍生物、挥发油、胆碱、卵磷脂等。

【理化鉴别】

1. 浸出物 照醇溶性浸出物测定法（热浸法）测定，乙醇浸出物不得少于10.0%。

2. 含量测定 照高效液相色谱法测定，本品含23-乙酰泽泻醇 B（$C_{32}H_{50}O_5$）和23-乙酰泽泻醇 C（$C_{32}H_{48}O_6$）的总量不得少于0.10%。

【功效应用】 利水渗湿，泄热，化浊降脂。用量6~10g。

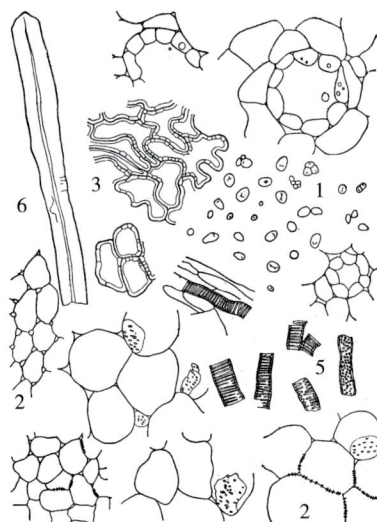

图3-120 泽泻粉末

1. 淀粉粒；2. 薄壁细胞；3. 内皮层细胞；4. 油室；5. 导管；6. 纤维

白茅根

Imperatae Rhizoma

【来源】本品为禾本科植物白茅 *Imperata cylindrica* Beauv. var. *major*（Nees）C. E. Hubb. 的干燥根茎。

【产地】全国大部分地区均产。

【采收加工】春、秋二季采挖，洗净，晒干，除去须根和膜质叶鞘，捆成小把。

【性状鉴别】

1. 药材　①呈长圆柱形，长 30~60cm，直径 0.2~0.4cm。②表面黄白色或淡黄色，微有光泽，具纵皱纹，节明显，稍突起，节间长短不等，通常长 1.5~3cm。③体轻，质略脆，断面皮部白色，多有裂隙，放射状排列，中柱淡黄色，易与皮部剥离。④气微，味微甜。（图 3-121）

以色白、无须根、味甜者为佳。

2. 饮片　①呈圆柱形的段。②外表皮黄白色或淡黄色，微有光泽，具纵皱纹，有的可见稍隆起的节。③切面皮部白色，多有裂隙，放射状排列，中柱淡黄色或中空，易与皮部剥离。④气微，味微甜。（图 3-121）

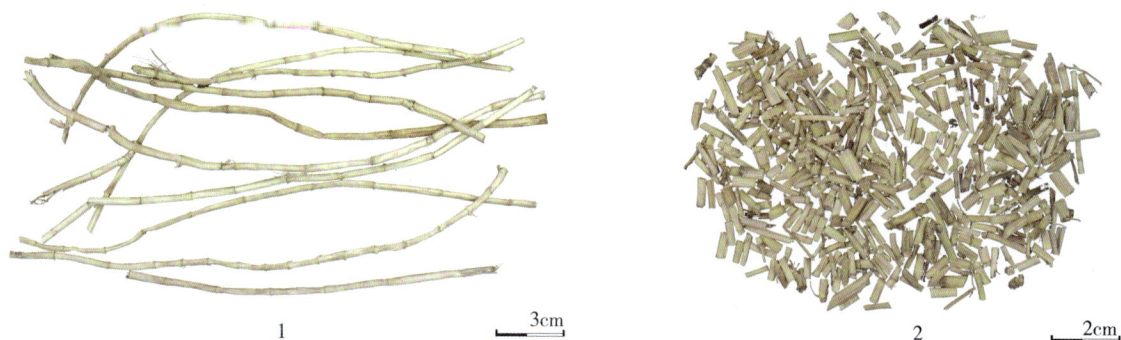

图 3-121　白茅根
1. 药材；2. 饮片

【化学成分】含芦竹素、薏苡素、羊齿烯醇、西米杜鹃醇、白头翁素等。

【功效应用】凉血止血，清热利尿。用量 9~30g。

芦　根

Phragmitis Rhizoma

【来源】本品为禾本科植物芦苇 *Phragmites communis* Trin. 的新鲜或干燥根茎。

【产地】全国各地均产。

【采收加工】全年均可采挖，除去芽、须根及膜状叶，鲜用或晒干。

【性状鉴别】

1. 药材

（1）鲜芦根　①呈长圆柱形，有的略扁，长短不一，直径 1~2cm。②表面黄白色，有光泽，外皮疏松可剥离，节呈环状，有残根和芽痕。③体轻，质韧，不易折断。④切断面黄白色，中空，壁厚 1~2mm，有小孔排列成环。⑤气微，味甘。

（2）芦根　①呈扁圆柱形。②节处较硬，节间有纵皱纹。（图 3-122）

均以色黄白、有光泽、无须根、节长、条粗壮者为佳。

2. 饮片

（1）鲜芦根　①呈圆柱形段。②表面黄白色，有光泽，节呈环状。③切面黄白色，中空，有小孔排列成环。④气微，味甘。

（2）芦根　①呈扁圆柱形段。②表面黄白色，节间有纵皱纹。③切面中空，有小孔排列成环。（图3-122）

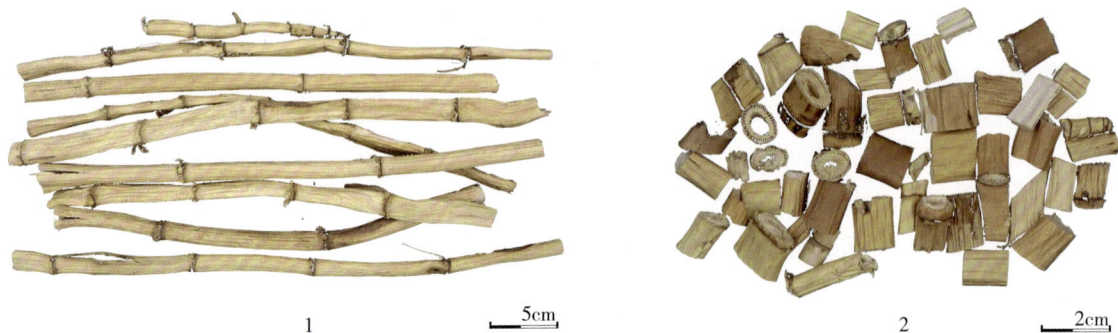

图 3-122　芦根
1. 药材；2. 饮片

【化学成分】含多糖、维生素、蛋白质、脂肪、薏苡素等成分。

【功效应用】清热泻火，生津止渴，除烦，止呕，利尿。用量15~30g；鲜品用量加倍，或捣汁用。

香　附
Cyperi Rhizoma

【来源】本品为莎草科植物莎草 *Cyperus rotundus* L. 的干燥根茎。

【产地】主产于山东、浙江、福建、河南、湖南等地。

【采收加工】秋季采挖，燎去毛须，置沸水略煮或蒸透后晒干，称"毛香附"；燎后直接晒干，称"光香附"。

【性状鉴别】

1. 药材　①多呈纺锤形，有的略弯曲，长2~3.5cm，直径0.5~1cm。②表面棕褐色或黑褐色，有纵皱纹，并有6~10个略隆起的环节，节上有未除净的棕色毛须和须根断痕；去净毛须者较光滑，环节不明显。③质硬，经蒸煮者断面黄棕色或红棕色，角质样；生晒者断面色白而显粉性，内皮层环纹明显，中柱色较深，点状维管束散在。④气香，味微苦。（图3-123）

以个大、去净毛须、红棕色、质坚实、香气浓者为佳。

2. 饮片

（1）香附片（粒）　①为不规则厚片或颗粒状。②外表皮棕褐色或黑褐色，有时可见环节。③切面色白或黄棕色，质硬，内皮层环纹明显。④气香，味微苦。

（2）醋香附　形如香附片（粒），表面黑褐色。微有醋香气，味微苦。

【化学成分】含挥发油，油中主成分为α-香附酮。

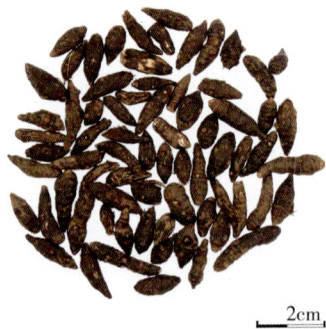

图 3-123　香附

【理化鉴别】

1. 浸出物　照醇溶性浸出物测定法（热浸法）测定，稀乙醇浸出物不得少于 15.0%。

2. 含量测定　照挥发油测定法测定，本品含挥发油不得少于 1.0%（ml/g）。

【功效应用】疏肝解郁，理气宽中，调经止痛。用量 6～10g。

天南星
Arisaematis Rhizoma

【来源】本品为天南星科植物天南星 *Arisaema erubescens*（Wall.）Schott、异叶天南星 *Arisaema heterophyllum* Bl. 或东北天南星 *Arisaema amurense* Maxim. 的干燥块茎。

【产地】天南星与异叶天南星主产于全国大部分地区；东北天南星主产于东北及内蒙古、河北等地。

【采收加工】秋、冬二季茎叶枯萎时采挖，除去须根及外皮，干燥。

【性状鉴别】

1. 药材　①呈扁球形，高 1～2cm，直径 1.5～6.5cm。②表面类白色或淡棕色，较光滑，顶端有凹陷的茎痕，周围有麻点状根痕，有的块茎周边有小扁球状侧芽。③质坚硬，不易破碎，断面不平坦，白色，粉性。④气微辛，味麻辣。（图 3 - 124）

以个大、色白、粉性足者为佳。未去外皮者不宜入药。

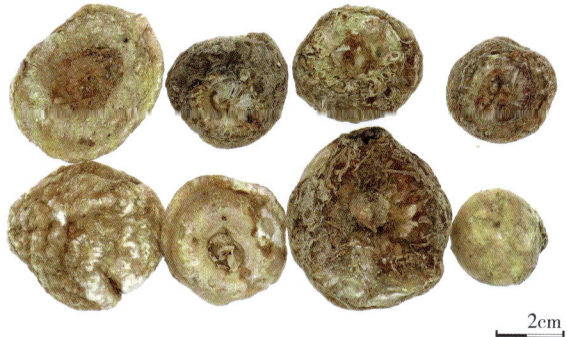

图 3 - 124　天南星

2. 制天南星　呈类圆形或不规则形薄片。黄色或淡棕色，质脆易碎，断面角质状。气微，味涩，微麻。

【化学成分】含黄酮类、三萜皂苷、原儿茶醛、苯甲酸等。

【功效应用】生品散结消肿，有毒；外用适量，研末以醋或酒调敷患处；内服宜慎。制天南星燥湿化痰，祛风止痉，散结消肿；外用治痈肿，蛇虫咬伤；孕妇慎用。内服一般炮制后使用，用量 3～9g。

半　夏
Pinelliae Rhizoma

【来源】本品为天南星科植物半夏 *Pinellia ternata*（Thunb.）Breit. 的干燥块茎。

【产地】主产于四川、湖北、河南、安徽、贵州等地。

【采收加工】夏、秋二季采挖，洗净，除去外皮和须根，晒干。

【性状鉴别】①呈类球形，有的稍偏斜，直径 0.7～1.6cm。②表面白色或浅黄色，顶端有凹陷的茎痕，周围密布麻点状根痕；下面钝圆，较光滑。③质坚实，断面洁白，富粉性。④气微，味辛辣、麻舌而刺喉。（图 3 - 125）

以色白、质坚实、粉性足者为佳。

【显微鉴别】**粉末**　类白色。①淀粉粒甚多，单粒类圆形、半圆形或圆多角形，直径 2～20μm，脐点裂缝状、人字状或星状；复粒由 2～6 分粒组成。②草酸钙针晶束存在于椭圆形黏液细胞中，或随处散在，针晶长 20～144μm。③螺纹导管直径 10～24μm。（图 3 - 126）

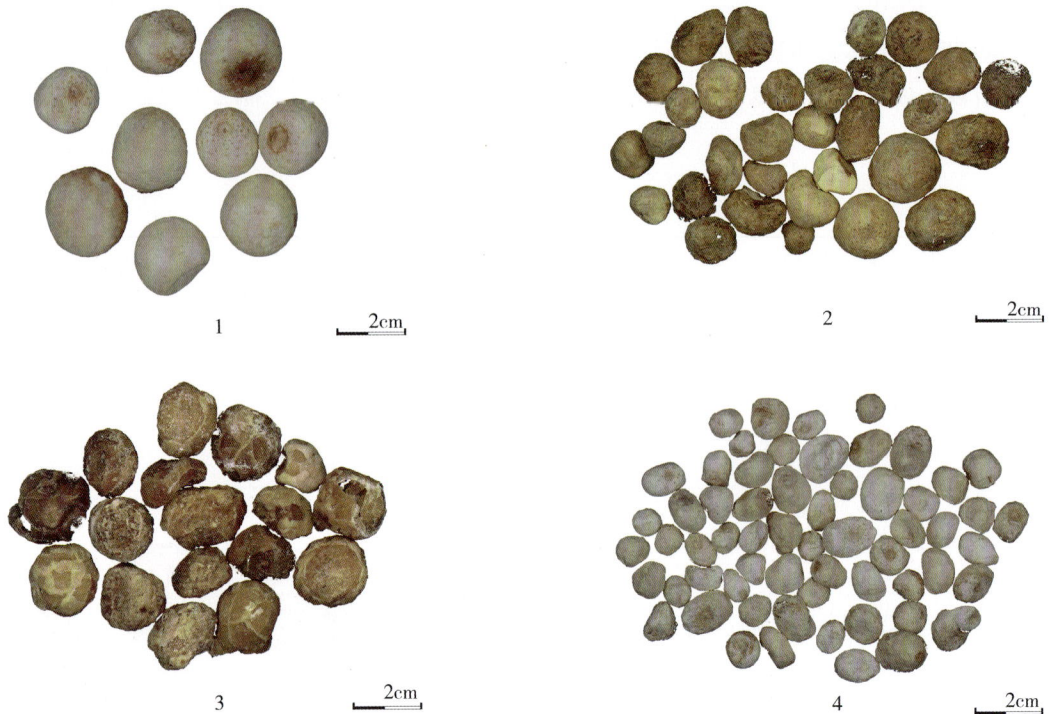

图 3 – 125　半夏

1. 半夏；2. 法半夏；3. 姜半夏；4. 清半夏

【化学成分】　含生物碱类、黑尿酸、原儿茶醛、鸟嘌呤核苷酸、氨基酸等。

【理化鉴别】　**浸出物**　照水溶性浸出物测定法（冷浸法）测定，水溶性浸出物不得少于7.5%。

【功效应用】　燥湿化痰，降逆止呕，消痞散结。生品有毒。内服一般炮制后使用，3 ~ 9g。外用适量，磨汁涂或研末以酒调敷患处。不宜与川乌、制川乌、草乌、制草乌、附子同用；生品内服宜慎。

【附药】

1. 法半夏　为半夏的炮制加工品。呈类球形或破碎成不规则颗粒状。表面淡黄白色、黄色或棕黄色。质较松脆或硬脆，断面黄色或淡黄色，颗粒者质稍硬脆。气微，味淡略甘、微有麻舌感。具燥湿化痰的功效。

2. 姜半夏　为半夏的炮制加工品。呈片状、不规则颗粒状或类球形。表面棕色至棕褐色。质硬脆，断面淡黄棕色，常具角质样光泽。气微香，味淡、微有麻舌感，嚼之略粘牙。具温中化痰，降逆止呕的功效。

3. 清半夏　为半夏的炮制加工品。呈椭圆形、类圆形或不规则的片。切面淡灰色至灰白色或黄白色至黄棕色，可见灰白色点状或短线状维管束迹，有的残留栓皮处下方显淡紫红色斑纹。质脆，易折断，断面略呈粉性或角质样。气微，味微涩、微有麻舌感。

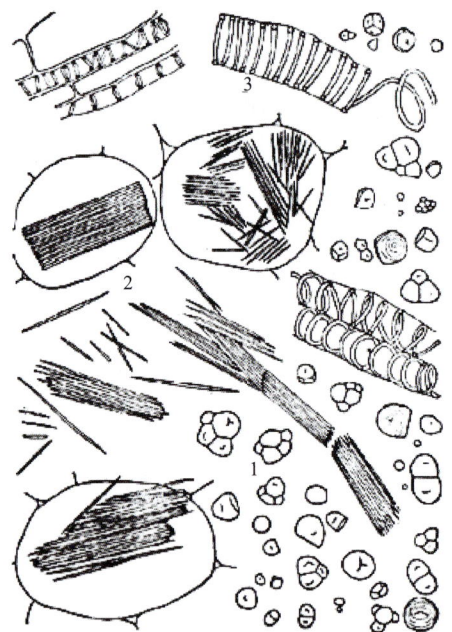

图 3 – 126　半夏粉末 微课13

1. 淀粉粒；2. 黏液细胞；3. 导管

半夏

白附子
Typhonii Rhizoma

【来源】本品为天南星科植物独角莲 *Typhonium giganteum* Engl. 的干燥块茎，习称"禹白附"。

【产地】主产于河南、甘肃、湖北等地。

【采收加工】秋季采挖，除去须根和外皮，晒干。

【性状鉴别】

1. 药材　①呈椭圆形或卵圆形，长 2～5cm，直径 1～3cm。②表面白色或黄白色，略粗糙，有环纹及须根痕，顶端有茎痕或芽痕。③质坚硬，断面白色，粉性。④气微，味淡、麻辣刺舌。（图 3－127）

以个大、质坚实、色白、粉性足者为佳。

2. 制白附子　为类圆形或椭圆形厚片，外表皮淡棕色，切面黄色，角质。味淡，微有麻舌感。

【化学成分】含 β－谷甾醇、β－谷甾醇－D－葡萄糖苷、胆碱、有机酸，并含白附子凝集素。

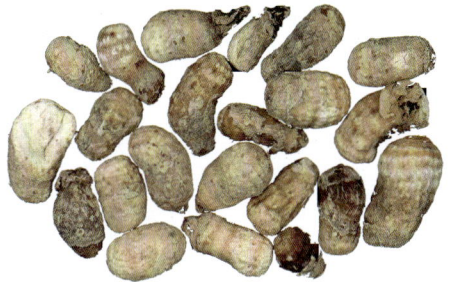

图 3－127　白附子

【功效应用】祛风痰，定惊搐，解毒散结，止痛。生品有毒。用量 3～6g。一般炮制后用，外用生品适量捣烂，熬膏或研末以酒调敷患处。孕妇慎用；生品内服宜慎。

石菖蒲
Acori Tatarinowii Rhizoma

【来源】本品为天南星科植物石菖蒲 *Acorus tatarinowii* Schott 的干燥根茎。

【产地】主产于四川、浙江、江苏等地。

【采收加工】秋、冬二季采挖，除去须根和泥沙，晒干。

【性状鉴别】

1. 药材　①呈扁圆柱形，多弯曲，常有分枝，长 3～20cm，直径 0.3～1cm。②表面棕褐色或灰棕色，粗糙，有疏密不匀的环节，节间长 0.2～0.8cm，具细纵纹，一面残留须根或圆点状根痕；叶痕呈三角形，左右交互排列，有的其上有毛鳞状的叶基残余。③质硬，断面纤维性，类白色或微红色，内皮层环明显，可见多数维管束小点及棕色油点。④气芳香，味苦、微辛。（图 3－128）

以条粗、断面色类白、香气浓者为佳。

2. 饮片　①呈扁圆形或长条形的厚片。②外表皮棕褐色或灰棕色，有的可见环节及根痕。③切面纤维性，类白色或微红色，有明显环纹及油点。④气芳香，味苦、微辛。（图 3－128）

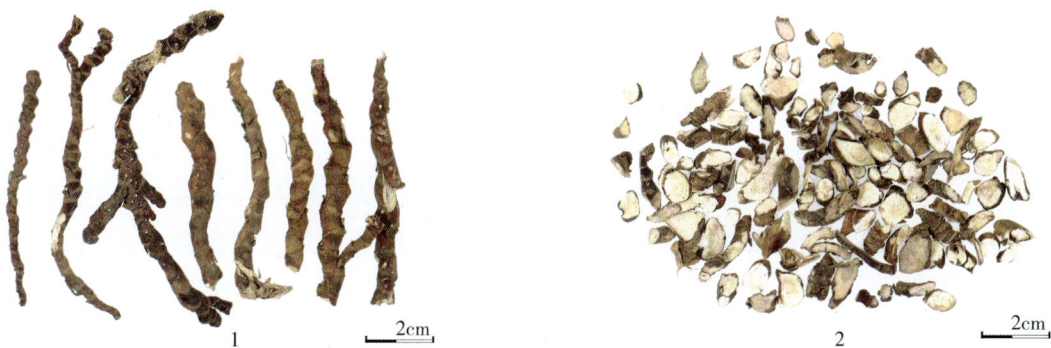

图 3－128　石菖蒲
1. 药材；2. 饮片

【显微鉴别】

1. 横切面 ①表皮细胞类方形，外壁增厚，棕色，有的含红棕色物。②皮层宽广，散有纤维束和叶迹维管束；叶迹维管束外韧型，维管束鞘纤维成环，木化；内皮层明显。③中柱维管束周木型及外韧型，维管束鞘纤维较少。纤维束和维管束鞘纤维周围细胞中含草酸钙方晶，形成晶纤维。④薄壁组织中散有类圆形油细胞；含淀粉粒。（图3-129）

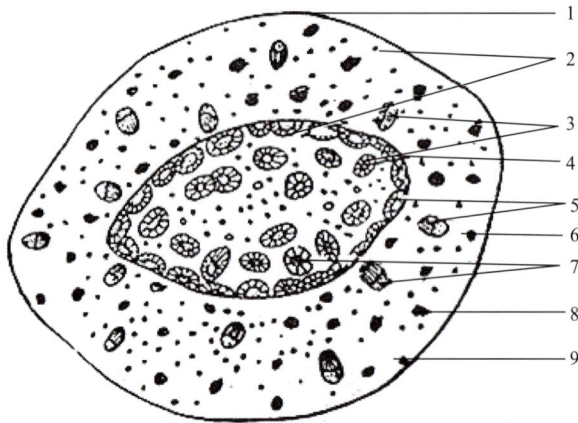

图3-129 石菖蒲横切面

1. 表皮；2. 薄壁组织；3. 维管束；4. 内皮层；5. 木质部；
6. 纤维束；7. 韧皮部；8. 草酸钙结晶；9. 油细胞

2. 粉末 灰棕色。①淀粉粒单粒球形、椭圆形或长卵形，直径2~9μm；复粒由2~20（或更多）分粒组成。②纤维束周围细胞中含草酸钙方晶，形成晶纤维。③草酸钙方晶呈多面形、类多角形、双锥形，直径4~16μm。④分泌细胞呈类圆形或长圆形，胞腔内充满黄绿色、橙红色或红色分泌物。

【化学成分】 含挥发油。

【理化鉴别】

1. 浸出物 照醇溶性浸出物测定法（冷浸法）测定，稀乙醇浸出物不得少于12.0%；饮片不得少于10.0%。

2. 含量测定 照挥发油测定法测定，本品含挥发油不得少于1.0%（ml/g）；饮片不得少于0.7%（ml/g）。

石菖蒲

【功效应用】 开窍豁痰，醒神益智，化湿开胃。用量3~10g。

千年健

Homalomenae Rhizoma

【来源】 本品为天南星科植物千年健 *Homalomena occulta*（Lour.）Schott 的干燥根茎。

【产地】 主产于广西、云南、海南、广东等地。

【采收加工】 春、秋二季采挖，洗净，除去外皮，晒干。

【性状鉴别】

1. 药材 ①呈圆柱形，稍弯曲，有的略扁，长15~40cm，直径0.8~1.5cm。②表面黄棕色或红棕色，粗糙，可见多数扭曲的纵沟纹、圆形根痕及黄色针状纤维束。③质硬而脆，断面红褐色，黄色针状纤维束多而明显，相对另一断面呈多数针眼状小孔及有少数黄色针状纤维束，可见深褐色具光泽的油点。④气香，味辛、微苦。（图3-130）

以棕红色、条粗、香气浓者为佳。

2. 饮片　①呈类圆形或不规则形的片。②外表皮黄棕色至红棕色，粗糙，有的可见圆形根痕。③切面红褐色，具有众多黄色纤维束，有的呈针刺状。④气香，味辛、微苦。（图 3 - 130）

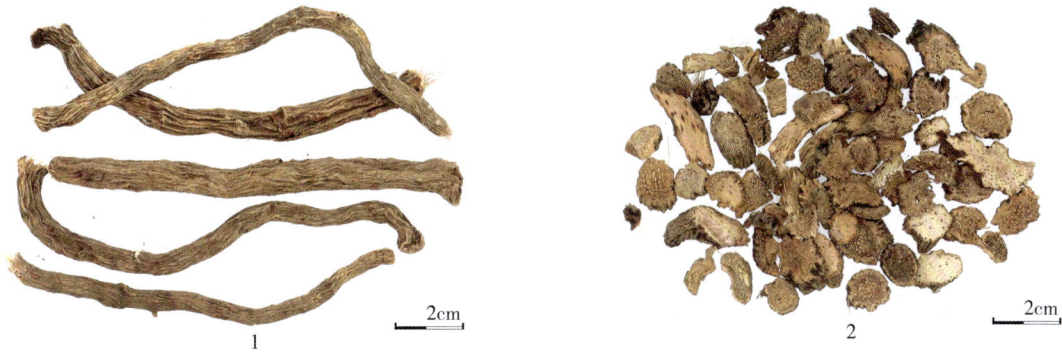

图 3 - 130　千年健
1. 药材；2. 饮片

【化学成分】　含挥发油。

【功效应用】　祛风湿，壮筋骨。用量 5 ~ 10g。

百　部
Stemonae Radix

【来源】　本品为百部科植物直立百部 *Stemona sessilifolia*（Miq.）Miq.、蔓生百部 *Stemona japonica*（Bl.）Miq. 或对叶百部 *Stemona tuberosa* Lour. 的干燥块根。

【产地】　直立百部主产于安徽、江苏、湖北、浙江、山东等地；蔓生百部主产于浙江等地；对叶百部主产于湖南、湖北、广东、福建、四川、贵州等地。

【采收加工】　春、秋二季采挖，除去须根，洗净，置沸水中略烫或蒸至无白心，取出，晒干。

【性状鉴别】

1. 药材

（1）直立百部　①呈纺锤形，上端较细长，皱缩弯曲，长 5 ~ 12cm，直径 0.5 ~ 1cm。②表面黄白色或淡棕黄色，有不规则深纵沟，间或有横皱纹。③质脆，易折断，断面平坦，角质样，淡黄棕色或黄白色，皮部较宽，中柱扁缩。④气微，味甘、苦。（图 3 - 131）

（2）蔓生百部　两端稍狭细，表面多不规则皱褶和横皱纹。

（3）对叶百部　①呈长纺锤形或长条形，长 8 ~ 24cm，直径 0.8 ~ 2cm。②表面浅黄棕色至灰棕色，具浅纵皱纹或不规则纵槽。③质坚实，断面黄白色至暗棕色，中柱较大，髓部类白色。

均以根粗壮、质坚实、色黄白者为佳。

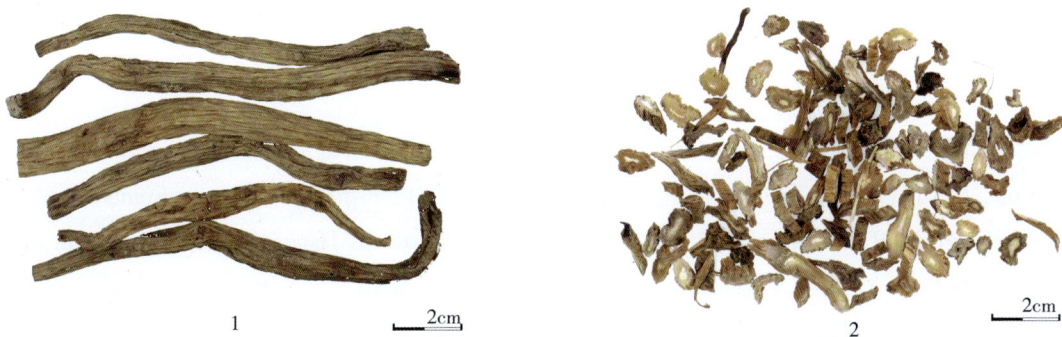

图 3 - 131　百部
1. 药材；2. 饮片

2. 饮片

（1）百部片　①呈不规则厚片或不规则条形斜片。②表面灰白色、棕黄色，有深纵皱纹。③切面灰白色、淡黄棕色或黄白色，角质样；皮部较厚，中柱扁缩。质韧软。④气微，味甘、苦。（图3-131）

（2）蜜百部　形同百部片，表面棕黄色或褐棕色，略带焦斑，稍有黏性。味甜。

【显微鉴别】

1. 横切面

（1）直立百部　①根被为3~4列细胞，壁木栓化及木化，具致密的细条纹。②皮层较宽。③中柱韧皮部束与木质部束各19~27个，间隔排列，韧皮部束内侧有少数非木化纤维；木质部束导管2~5个，并有木纤维和管胞，导管类多角形，径向直径约至48μm，偶有导管深入至髓部。④髓部散有少数细小纤维。（图3-132）

（2）蔓生百部　①根被为3~6列细胞。②韧皮部纤维木化。③导管较大，径向直径约至184μm，通常深入至髓部，与外侧导管束作2~3轮状排列。

（3）对叶百部　①根被为3列细胞，细胞壁无细条纹，其最内层细胞的内壁特厚。②皮层外侧散有纤维，类方形，壁微木化。③中柱韧皮部束与木质部束各32~40个。木质部束导管圆多角形，直径至107μm，其内侧与木纤维和微木化的薄壁细胞连接成环层。

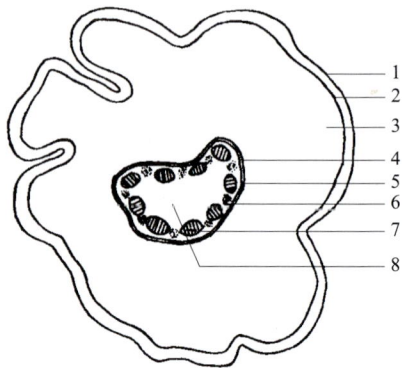

图3-132　百部（直立百部）横切面
1. 根被；2. 外皮层；3. 皮层；4. 内皮层；
5. 中柱鞘；6. 韧皮部；7. 木质部；8. 髓

【化学成分】含百部碱、原百部碱、乙酸、甲酸、苹果酸、琥珀酸等。

【理化鉴别】浸出物　照水溶性浸出物测定法（热浸法）测定，水溶性浸出物不得少于50.0%。

【功效应用】润肺下气止咳，杀虫灭虱。用量3~9g。外用适量，水煎或酒浸。

川贝母
Fritillariae Cirrhosae Bulbus

▷▷▷ 情境导入 ///

情境：某女士在旅游景点买回一包"川贝母"，有懂行的朋友看后告知"川贝母"里掺进了大量薏苡仁。

思考：1. 川贝母和薏苡仁如何进行区别？

2. 为什么会选薏苡仁掺入川贝母？

【来源】本品为百合科植物川贝母 *Fritillaria cirrhosa* D. Don、暗紫贝母 *Fritillaria unibracteata* Hsiao et K. C. Hsia、甘肃贝母 *Fritillaria przewalskii* Maxim.、梭砂贝母 *Fritillaria delavayi* Franch.、太白贝母 *Fritillaria taipaiensis* P. Y. Li 或瓦布贝母 *Fritillaria unibracteata* Hsiao et K. C. Hsia var. *wabuensis* （S. Y. Tang et S. C. Yue）Z. D. Liu，S. Wang et S. C. Chen 的干燥鳞茎。按性状不同分别习称"松贝""青贝""炉贝"和"栽培品"。

【产地】川贝母主产于西藏、四川、云南等地；暗紫贝母主产于四川阿坝藏族自治州等地；甘肃贝母主产于甘肃、青海和四川西部等地；梭砂贝母主产于青海玉树、四川甘孜等地；太白贝母在重庆、陕西、湖北、甘肃、四川等地均有大量种植；瓦布贝母主产于四川西北部（北川、茂县、黑水、松潘）等地。

【采收加工】 夏、秋二季或积雪融化后采挖，除去须根、粗皮及泥沙，晒干或低温干燥。

【性状鉴别】

1. 松贝 ①呈类圆锥形或近球形，高 0.3～0.8cm，直径 0.3～0.9cm。②表面类白色。外层鳞叶 2 瓣，大小悬殊，大瓣紧抱小瓣，未抱部分呈新月形，习称"怀中抱月"；顶部闭合，内有类圆柱形、顶端稍尖的心芽和小鳞叶 1～2 枚；先端钝圆或稍尖，底部平，微凹入，中心有 1 灰褐色的鳞茎盘，偶有残存须根。③质硬而脆，断面白色，富粉性。④气微，味微苦。（图 3－133）

2. 青贝 ①呈类扁球形，高 0.4～1.4cm，直径 0.4～1.6cm。②外层鳞叶 2 瓣，大小相近，相对抱合，顶部开裂，内有心芽和小鳞叶 2～3 枚及细圆柱形的残茎。（图 3－133）

3. 炉贝 ①呈长圆锥形，高 0.7～2.5cm，直径 0.5～2.5cm。②表面类白色或浅棕黄色，有的具棕色斑点，习称"虎皮斑"。外层鳞叶 2 瓣，大小相近，顶部开裂而略尖，开口称"马牙嘴"，基部稍尖或较钝。（图 3－133）

4. 栽培品 ①呈类扁球形或短圆柱形，高 0.5～2cm，直径 1～2.5cm。②表面类白色或浅棕黄色，稍粗糙，有的具浅黄色斑点。外层鳞叶 2 瓣，大小相近，顶部多开裂而较平。

均以色白、质坚实、粉性足者为佳。

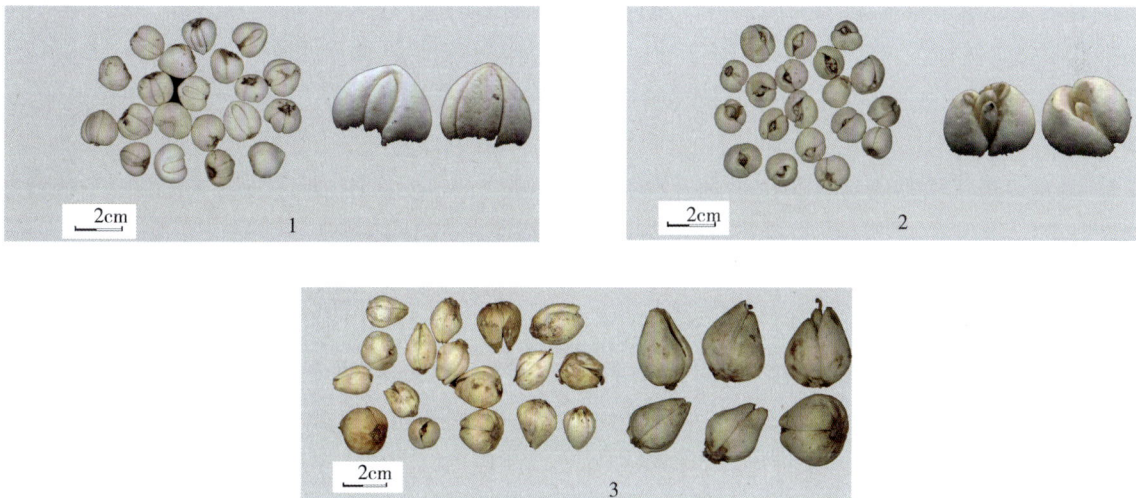

图 3－133 川贝母
1. 松贝；2. 青贝；3. 炉贝

【显微鉴别】 粉末 类白色或浅黄色。

1. 松贝、青贝及栽培品 ①淀粉粒甚多，广卵形、长圆形或不规则圆形，有的边缘不平整或略作分枝状，直径 5～64μm，脐点短缝状、点状、人字状或马蹄状，层纹隐约可见。②表皮细胞类长方形，垂周壁微波状弯曲，偶见不定式气孔，圆形或扁圆形。③螺纹导管直径 5～26μm。（图 3－134）

2. 炉贝 ①淀粉粒广卵形、贝壳形、肾形或椭圆形，直径约至 60μm，脐点人字状、星状或点状，层纹明显。②螺纹导管和网纹导管直径可达 64μm。

【化学成分】 含异甾体和甾体生物碱类成分，如西贝母碱、贝母素甲、贝母素乙等。

【理化鉴别】

1. 浸出物 照醇溶性浸出物测定法（热浸法）测定，稀乙醇浸出物不得少于 9.0%。

2. 含量测定　照紫外－可见分光光度法，本品含总生物碱以西贝母碱（$C_{27}H_{43}NO_3$）计，不得少于0.050%。

【功效应用】清热润肺，化痰止咳，散结消痈。用量3～10g；研粉冲服，一次1～2g。不宜与川乌、制川乌、草乌、制草乌、附子同用。

【附药】

1. 平贝母　本品为百合科植物平贝母 *Fritillaria ussuriensis* Maxim. 的干燥鳞茎。主产于东北。呈扁球形，高0.5～1cm，直径0.6～2cm。表面黄白色至浅棕色，外层鳞叶2瓣，肥厚，大小相近或一片稍大抱合，顶端略平或微凹入，形似算盘珠，常稍开裂；中央鳞片小。质坚实而脆，断面粉性。气微，味苦。具清热润肺，化痰止咳的功效。

2. 伊贝母　本品为百合科植物新疆贝母 *Fritillaria walujewii* Regel 或伊犁贝母 *Fritillaria pallidiflora* Schrenk 的干燥鳞茎。新疆贝母呈扁球形，高0.5～1.5cm。表面类白色，光滑。外层鳞叶2瓣，月牙形，肥厚，大小相近而紧靠。顶端平展而开裂，基部圆钝，内有较大的鳞片和残茎、心芽各1枚。质硬而脆，断面白色，富粉性。气微，味微苦。伊犁贝母呈圆锥形，较大。表面稍粗糙，淡黄白色。外层鳞叶2瓣，心脏形，肥大，1片较大或近等大，抱合。顶端稍尖，少有开裂，基部微凹陷。具清热润肺，化痰止咳的功效。

3. 湖北贝母　本品为百合科植物湖北贝母 *Fritillaria hupehensis* Hsiao et K. C. Hsia. 的干燥鳞茎。呈扁圆球形，高0.8～2.2cm，直径0.8～3.5cm。表面类白色至淡棕色。外层鳞叶2瓣，肥厚，略呈肾形，或大小悬殊，大瓣紧抱小瓣，顶端闭合或开裂。内有鳞叶2～6枚及干缩的残茎。内表面淡黄色至类白色，基部凹陷呈窝状，残留有淡棕色表皮及少数须根。外层单瓣鳞叶呈元宝状，长2.5～3.2cm，直径1.8～2cm。质脆，断面类白色，富粉性。气微，味苦。具清热化痰，止咳，散结的功效。

4. 土贝母　本品为葫芦科植物土贝母 *Bolbostemma paniculatum*（Maxim.）Franquet 的干燥块茎。为不规则的块，大小不等。表面淡红棕色或暗棕色，凹凸不平。质坚硬，不易折断，断面角质样，气微，味微苦。具解毒，散结，消肿的功效。

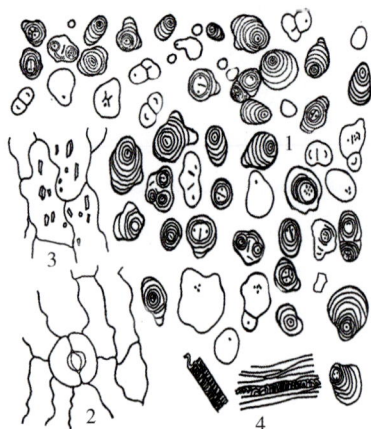

图3-134　松贝（暗紫贝母）粉末 📱微课14

1. 淀粉粒；2. 表皮细胞及气孔；
3. 草酸钙结晶；4. 导管

川贝母

浙贝母
Fritillariae Thunbergii Bulbus

【来源】本品为百合科植物浙贝母 *Fritillaria thunbergii* Miq. 的干燥鳞茎。

【产地】主产于浙江，为浙江著名道地药之一。江苏、安徽、湖南亦产。多系栽培。

【采收加工】初夏植株枯萎时采挖，洗净。大小分开，大者除去芯芽，习称"大贝"；小者不去芯芽，习称"珠贝"。分别撞擦，除去外皮，拌以煅过的贝壳粉，吸去擦出的浆汁，干燥；或取鳞茎，大小分开，洗净，除去芯芽，趁鲜切成厚片，洗净，干燥，习称"浙贝片"。

【性状鉴别】

1. 药材

（1）大贝　①为鳞茎外层的单瓣鳞叶，略呈新月形，高1～2cm，直径2～3.5cm。②外表面类白色至淡黄色，内表面白色或淡棕色，被有白色粉末。③质硬而脆，易折断，断面白色至黄白色，富粉性。④气微，味微苦。（图3-135）

（2）珠贝　①为完整的鳞茎，呈扁圆形，高 1~1.5cm，直径 1~2.5cm。②表面黄棕色至黄褐色，有不规则的皱纹；或表面类白色至淡黄色，较光滑或被有白色粉末。③质硬，不易折断，断面淡黄色或类白色，略带角质状或粉性；外层鳞叶 2 瓣，肥厚，略似肾形，互相抱合，内有小鳞叶 2~3 枚和干缩的残茎。

均以鳞叶肥厚、质坚实、断面色白、粉性足者为佳。

（3）浙贝片　①为鳞茎外层的单瓣鳞叶切成的片，椭圆形或类圆形，大小不一，长 1.5~3.5cm，宽 1~2cm，厚 0.2~0.4cm。②外皮黄褐色或灰褐色，略皱缩；或淡黄色，较光滑。切面微鼓起，灰白色；或平坦，粉白色。③质脆，易折断，断面粉白色，富粉性。

2. 饮片　①为类圆形的厚片或碎块，有的具心芽。②外皮黄褐色或灰褐色，略皱缩；或淡黄白色，较光滑或被有白色粉末。切面微鼓起或平坦，灰白色或粉白色，略角质状或富粉性。③多质坚硬，易折断；或质硬，断面灰白色或白色，有的浅黄棕色。④气微，味苦。

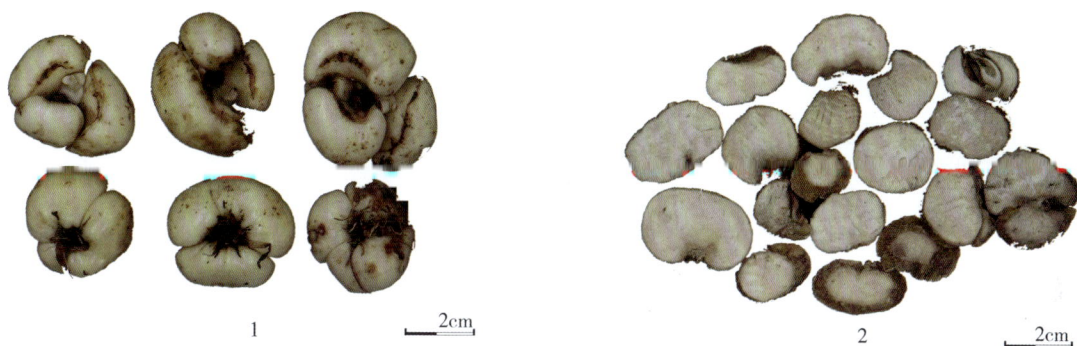

图 3-135　浙贝母
1. 药材；2. 浙贝片

【显微鉴别】粉末　淡黄白色。①淀粉粒甚多，单粒卵形、广卵形或椭圆形，直径 6~56μm，层纹不明显。②表皮细胞类多角形或长方形，垂周壁连珠状增厚；气孔少见，副卫细胞 4~5 个。③草酸钙结晶少见，细小，多呈颗粒状，有的呈梭形、方形或细杆状。④导管多为螺纹，直径至 18μm。（图 3-136）

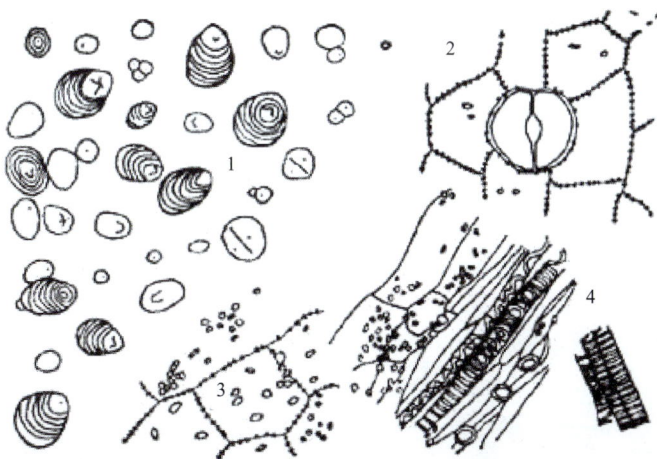

图 3-136　浙贝母粉末 🅴微课15
1. 淀粉粒；2. 表皮细胞及气孔；3. 草酸钙结晶；4. 导管

【化学成分】含贝母素甲、贝母素乙等多种甾醇类生物碱。

【理化鉴别】

1. 浸出物 照醇溶性浸出物测定法（热浸法）测定，稀乙醇浸出物不得少于 8.0%。

2. 含量测定 照高效液相色谱法测定，按干燥品计算，本品含贝母素甲（$C_{27}H_{45}NO_3$）和贝母素乙（$C_{27}H_{43}NO_3$）的总量，不得少于 0.080%。

【功效应用】 清热化痰止咳，解毒散结消痈。用量 5~10g。不宜与川乌、制川乌、草乌、制草乌、附子同用。

黄 精
Polygonati Rhizoma

【来源】 本品为百合科植物滇黄精 *Polygonatum kingianum* Coll. et Hemsl. 、黄精 *Polygonatum sibiricum* Red. 或多花黄精 *Polygonatum cyrtonema* Hua 的干燥根茎。按形状不同，习称"大黄精""鸡头黄精""姜形黄精"。

【产地】 黄精主产于河北、内蒙古、陕西等地；多花黄精主产于浙江、安徽、云南等地；滇黄精主产于广西、云南、贵州等地。

【采收加工】 春、秋二季采挖，除去须根，洗净，置沸水中略烫或蒸至透心，干燥。

【性状鉴别】

1. 药材

（1）大黄精 ①呈肥厚肉质的结节块状，结节长可达 10cm 以上，宽 3~6cm，厚 2~3cm。②表面淡黄色至黄棕色，具环节，有皱纹及须根痕，结节上侧茎痕呈圆盘状，圆周凹入，中部突出。③质硬而韧，不易折断，断面角质，淡黄色至黄棕色。④气微，味甜，嚼之有黏性。

（2）鸡头黄精 ①呈结节状弯柱形，长 3~10cm，直径 0.5~1.5cm。结节长 2~4cm，略呈圆锥形，常有分枝。②表面黄白色或灰黄色，半透明，有纵皱纹，茎痕圆形，直径 5~8mm。

（3）姜形黄精 ①呈长条结节块状，长短不等，常数个块状结节相连。②表面灰黄色或黄褐色，粗糙，结节上侧有突出的圆盘状茎痕，直径 0.8~1.5cm。

均以肥大、润泽、色黄、断面透明者为佳。味苦者不可药用。（图 3-137）

2. 饮片

（1）黄精片 ①呈不规则的厚片，外表皮淡黄色至黄棕色。②切面略呈角质样，淡黄色至黄棕色，可见多数淡黄色筋脉小点。③质稍硬而韧。④气微，味甜，嚼之有黏性。（图 3-137）

（2）酒黄精 ①呈不规则的厚片。②表面棕褐色至黑色，有光泽，中心棕色至浅褐色，可见筋脉小点。③质较柔软。④味甜，微有酒香气。

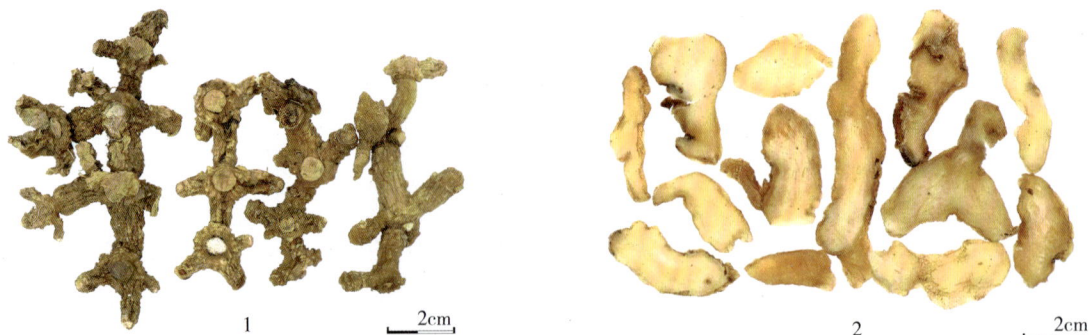

1   ⊢—⊣ 2cm   2   ⊢—⊣ 2cm

图 3-137 黄精
1. 药材；2. 饮片

【化学成分】 含多糖、低聚糖、氨基酸等。

【理化鉴别】

1. 浸出物　照醇溶性浸出物测定法（热浸法）测定，稀乙醇浸出物不得少于45.0%。

2. 含量测定　照紫外-可见分光光度法，本品含黄精多糖以无水葡萄糖（$C_6H_{12}O_6$）计，不得少于7.0%。

黄精

【功效应用】补气养阴，健脾，润肺，益肾。用量9～15g。

玉　竹
Polygonati Odorati Rhizoma

【来源】本品为百合科植物玉竹 *Polygonatum odoratum*（Mill.）Druce 的干燥根茎。

【产地】主产于浙江、湖南、广东、江苏等地。

【采收加工】秋季采挖，除去须根，洗净，晒至柔软后，反复揉搓、晾晒至无硬心，晒干；或蒸透后，揉至半透明，晒干。

【性状鉴别】

1. 药材　①呈长圆柱形，略扁，少有分枝，长4～18cm，直径0.3～1.6cm。②表面黄白色或淡黄棕色，半透明，具纵皱纹和微隆起的环节，有白色圆点状的须根痕和圆盘状茎痕。③质硬而脆或稍软，易折断，断面角质样或显颗粒性。④气微，味甘，嚼之发黏。（图3-138）

以条长、肥壮、色黄者为佳。

2. 饮片　①呈不规则厚片或段。②外表皮黄白色至淡黄棕色，半透明，有时可见环节。③切面角质样或显颗粒性。④气微，味甘，嚼之发黏。（图3-138）

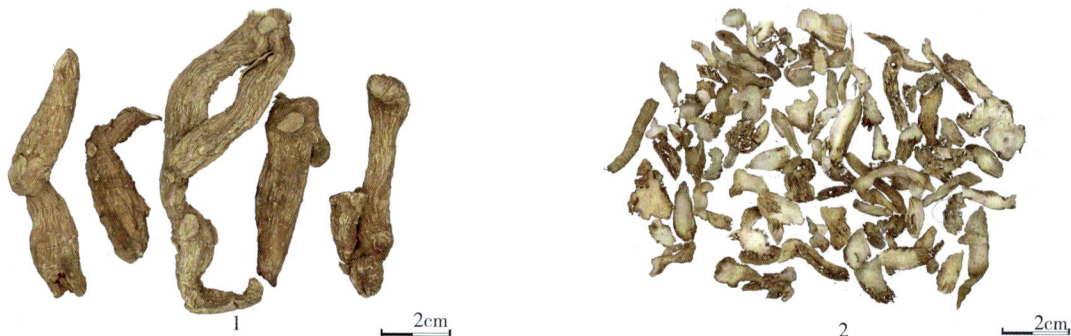

图3-138　玉竹
1. 药材；2. 饮片

【化学成分】含玉竹多糖类、白屈菜酸、山柰素、阿拉伯糖苷等。

【功效应用】养阴润燥，生津止渴。用量6～12g。

重　楼
Paridis Rhizoma

【来源】本品为百合科植物云南重楼 *Paris polyphylla* Smith var. *yunnanensis*（Franch.）Hand.-Mazz. 或七叶一枝花 *Paris polyphylla* Smith var. *chinensis*（Franch.）Hara 的干燥根茎。

【产地】主产于云南、四川、贵州等地。

【采收加工】秋季采挖，除去须根，洗净，晒干。

【性状鉴别】

1. 药材　①呈结节状扁圆柱形，略弯曲，长5～12cm，直径1.0～4.5cm。②表面黄棕色或灰棕色，外皮脱落处呈白色；密具层状突起的粗环纹，一面结节明显，结节上具椭圆形凹陷茎痕，另一面有疏生的须根或疣状须根痕。顶端具鳞叶和茎的残基。③质坚实，断面平坦，白色至浅棕色，粉性或角质。④气微，味微苦、麻。（图 3 – 139）

以粗壮、质坚、断面色白者为佳。

2. 饮片 ①呈近圆形、椭圆形或不规则片状。②表面白色、黄白色或浅棕色，周边表皮黄棕色或棕褐色，粉性或角质。③气微，味微苦、麻。（图 3 – 139）

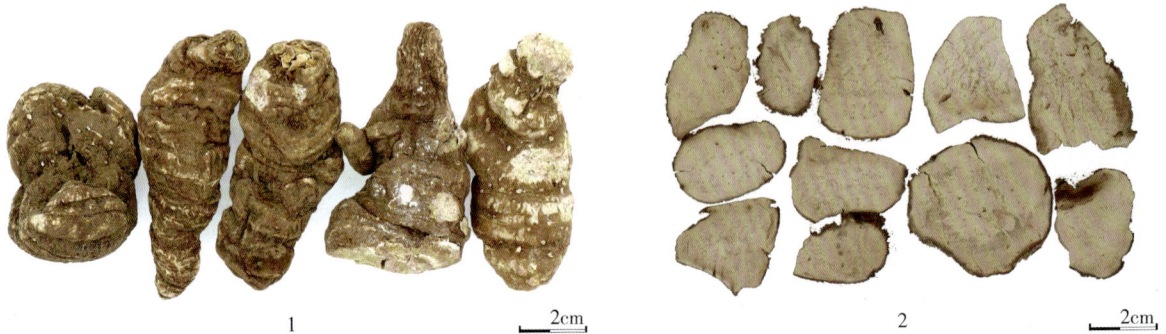

图 3 – 139 重楼

1. 药材；2. 饮片

【化学成分】含多种甾体皂苷，其皂苷为薯蓣皂苷元。

【功效应用】清热解毒，消肿止痛，凉肝定惊。用量 3 ~ 9g。外用适量，研末调敷。

土茯苓

Smilacis Glabrae Rhizoma

【来源】本品为百合科植物光叶菝葜 *Smilax glabra* Roxb. 的干燥根茎。

【产地】主产于广东、湖南、湖北、浙江等地。

【采收加工】夏、秋二季采挖，除去须根，洗净，干燥；或趁鲜切成薄片，干燥。

【性状鉴别】

1. 药材 ①略呈圆柱形，稍扁或呈不规则条块，有结节状隆起，具短分枝，长 5 ~ 22cm，直径 2 ~ 5cm。②表面黄棕色或灰褐色，凹凸不平，有坚硬的须根残基，分枝顶端有圆形芽痕，有的外皮现不规则裂纹，并有残留的鳞叶。③质坚硬。切片呈长圆形或不规则，厚 1 ~ 5mm，边缘不整齐。切面类白色至淡红棕色，粉性，可见点状维管束及多数小亮点。④质略韧，折断时有粉尘飞扬，以水湿润后有黏滑感。⑤气微，味微甘、涩。

以断面淡棕色、粉性足者为佳。

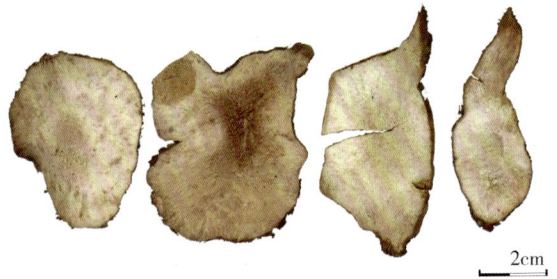

图 3 – 140 土茯苓

2. 饮片 ①呈长圆形或不规则的薄片，边缘不整齐。②切面黄白色或红棕色，粉性，可见点状维管束及多数小亮点；以水湿润后有黏滑感。③气微，味微甘、涩。（图 3 – 140）

【化学成分】含甾体皂苷、鞣质、淀粉等。

【功效应用】解毒，除湿，通利关节。用量 15 ~ 60g。

天　冬
Asparagi Radix

【来源】　本品为百合科植物天冬 *Asparagus cochinchinensis*（Lour.）Merr. 的干燥块根。

【产地】　主产于贵州、广西、四川、云南等地。

【采收加工】　秋、冬二季采挖，洗净，除去茎基和须根，置沸水中煮或蒸至透心，趁热除去外皮，洗净，干燥。

【性状鉴别】

1. 药材　①呈长纺锤形，略弯曲，长 5～18cm，直径 0.5～2cm。②表面黄白色至淡黄棕色，半透明，光滑或具深浅不等的纵皱纹，偶有残存的灰棕色外皮。③质硬或柔润，有黏性，断面角质样，中柱黄白色。④气微，味甜、微苦。（图 3－141）

以条粗壮、饱满肥大、黄白色、半透明者为佳。

2. 饮片　呈类圆形或不规则形的片，余同药材。（图 3－141）

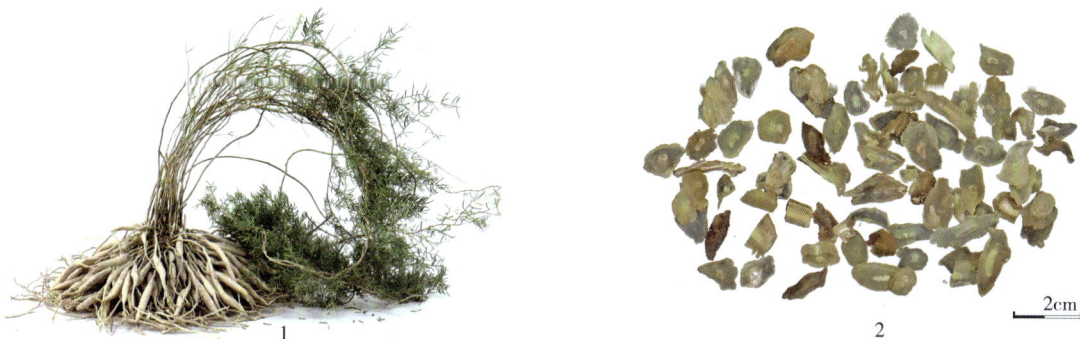

图 3－141　天冬
1. 原植物；2. 饮片

【化学成分】　含甾体皂苷、多种氨基酸、天冬多糖等。

【功效应用】　养阴润燥，清肺生津。用量 6～12g。

天冬

麦　冬
Ophiopogonis Radix

【来源】　本品为百合科植物麦冬 *Ophiopogon japonicus*（L. f）Ker－Gawl. 的干燥块根。

【产地】　主产于浙江、四川等地。商品大多为栽培品，浙江产者称浙麦冬（杭麦冬），四川产者称川麦冬。

【采收加工】　浙江于栽培后第三年小满至夏至采挖。四川于栽培第二年清明至谷雨采挖，剪下块根，洗净，反复暴晒、堆置，至七八成干，除去须根，干燥。

【性状鉴别】

1. 药材　①呈纺锤形，两端略尖，长 1.5～3cm，直径 0.3～0.6cm。②表面淡黄色或灰黄色，有细纵纹。③质柔韧，断面黄白色，半透明，中柱细小。④气微香，味甘、微苦。（图 3－142）

以根肥大、黄白色、质柔韧、嚼之黏性强者为佳。

2. 饮片　形如为麦冬，或为轧扁的纺锤形块片，余同药材。（图 3－142）

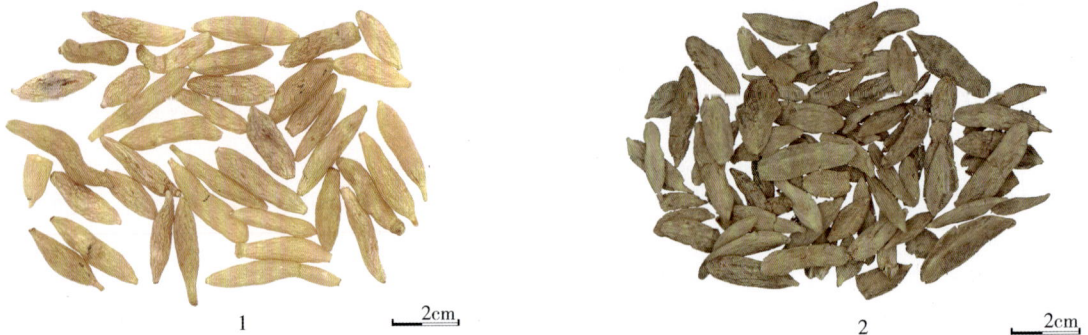

图 3-142 麦冬
1. 药材；2. 饮片

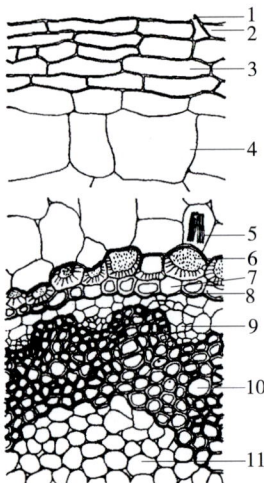

图 3-143 麦冬横切面
1. 根毛；2. 表皮；3. 根被；4. 皮层；
5. 针晶束；6. 石细胞；7. 通道细胞；
8. 内皮层；9. 韧皮部；10. 木质部；11. 髓

【显微鉴别】 横切面 ①表皮细胞1列或脱落，根被为3~5列木化细胞。②皮层宽广，散有含草酸钙针晶束的黏液细胞，有的针晶直径至10μm；内皮层细胞壁均匀增厚，木化，有通道细胞，外侧为1列石细胞，其内壁及侧壁增厚，纹孔细密。③中柱较小，韧皮部束16~22个，木质部由导管、管胞、木纤维以及内侧的木化细胞连结成环层。④髓小，薄壁细胞类圆形。（图3-143）

【化学成分】 含多种甾体皂苷、沿阶草苷、山柰酚及其苷、生物碱、谷甾醇、豆甾醇等。

【理化鉴别】

1. 浸出物 照水溶性浸出物测定法（冷浸法）测定，水溶性浸出物不得少于60.0%。

2. 含量测定 照紫外-可见分光光度法，本品含麦冬总皂苷以鲁斯可皂苷元（$C_{27}H_{42}O_4$）计，不得少于0.12%。

麦冬

【功效应用】 养阴生津，润肺清心。用量6~12g。

知 母

Anemarrhenae Rhizoma

【来源】 本品为百合科植物知母 *Anemarrhena asphodeloides* Bge. 的干燥根茎。

【产地】 主产于河北、山西、陕西、内蒙古等地。以河北易县产者质量最好。

【采收加工】 春、秋二季采挖，除去须根和泥沙，晒干，习称"毛知母"；或除去外皮，晒干，称"知母肉"（光知母）。

【性状鉴别】

1. 药材

（1）毛知母 ①呈长条状，微弯曲，略扁，偶有分枝，长3~15cm，直径0.8~1.5cm，一端有浅黄色的茎叶残痕，习称"金包头"。②表面黄棕色至棕色，上面有一凹沟，具紧密排列的环状节，节上密生黄棕色的残存叶基，由两侧向根茎上方生长；下面隆起而略皱缩，并有凹陷或突起的点状根痕。③质硬，易折断，断面黄白色。④气微，味微甜、略苦，嚼之带黏性。（图3-144）

（2）知母肉 表面白色，有扭曲沟纹。

以条肥大、质坚实、柔润、断面黄白者为佳。

2. 饮片

（1）知母片　①呈不规则类圆形的厚片。②外表皮黄棕色或棕色，可见少量残存的黄棕色叶基纤维和凹陷或突起的点状根痕。③切面黄白色至黄色。（图3-144）

（2）盐知母　形如知母片，色黄或微带焦斑。味微咸。

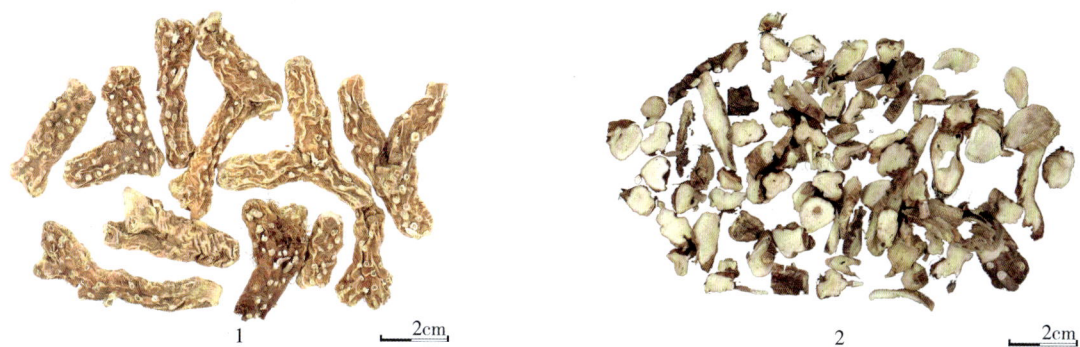

图3-144　知母

1. 药材；2. 饮片

【化学成分】含知母皂苷、异菝葜皂苷、知母多糖、芒果苷等。

【功效应用】清热泻火，滋阴润燥。用量6～12g。

百　合
Lilii Bulbus

【来源】本品为百合科植物卷丹 *Lilium lancifolium* Thunb.、百合 *Lilium brownii* F. E. Brown var. *viridulum* Baker 或细叶百合 *Lilium pumilum* DC. 的干燥肉质鳞叶。

【产地】主产于河北、河南、山东等地。

【采收加工】秋季采挖，洗净，剥取鳞叶，置沸水中略烫，干燥。

【性状鉴别】

1. 药材　①呈长椭圆形，长2～5cm，宽1～2cm，中部厚1.3～4mm。②表面黄白色至淡棕黄色，有的微带紫色，有数条纵直平行的白色维管束。顶端稍尖，基部较宽，边缘薄，微波状，略向内弯曲。③质硬而脆，断面较平坦，角质样。④气微，味微苦。（图3-145）

以肉厚、色白、质坚实、味苦者为佳。

2. 蜜百合　形如百合，表面棕黄色，偶见焦斑，略带黏性。味甜。

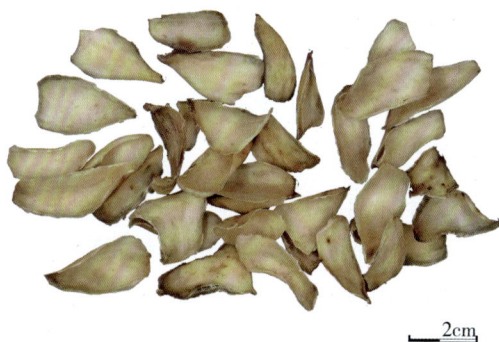

图3-145　百合

【化学成分】含甾体皂苷、卵磷脂、脑磷脂、秋水仙碱、氨基酸等多种成分。

【功效应用】养阴润肺，清心安神。用量6～12g。

薤　白
Allii Macrostemonis Bulbus

【来源】本品为百合科植物小根蒜 *Allium macrostemon* Bge. 或薤 *Allium chinense* G. Don 的干燥

鳞茎。

【产地】 小根蒜主产于东北、河北、江苏、湖北等地。薤主产于我国南北大部分地区。

【采收加工】 夏、秋二季采挖，洗净，除去须根，蒸透或置沸水中烫透，晒干。

【性状鉴别】

1. 小根蒜 ①呈不规则卵圆形，高 0.5～1.5cm，直径 0.5～1.8cm。②表面黄白色或淡黄棕色，皱缩，半透明，有类白色膜质鳞片包被，底部有突起的鳞茎盘。③质硬，角质样。④有蒜臭，味微辣。（图 3－146）

2. 薤 ①呈略扁的长卵形，高 1～3cm，直径 0.3～1.2cm。②表面淡黄棕色或棕褐色，具浅纵皱纹。③质较软，断面可见鳞叶 2～3 层。④嚼之粘牙。（图 3－146）

均以个大、饱满、黄白色、半透明者为佳。

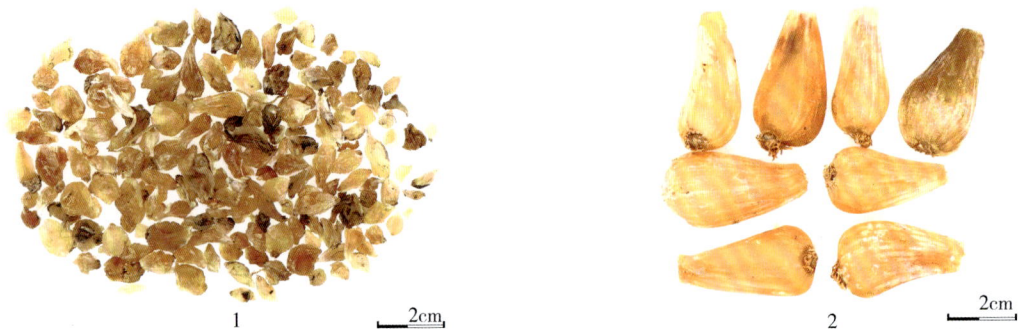

图 3－146 薤白
1. 小根蒜；2. 薤

【化学成分】 含挥发油、甾体皂苷、大蒜氨酸、甲基大蒜氨酸、前列腺素等。

【功效应用】 通阳散结，行气导滞。用量 5～10g。

仙 茅
Curculiginis Rhizoma

【来源】 本品为石蒜科植物仙茅 *Curculigo orchioides* Gaertn. 的干燥根茎。

【产地】 主产于四川、江苏、浙江等地。

【采收加工】 秋、冬二季采挖，除去根头和须根，洗净，干燥。

【性状鉴别】

1. 药材 ①呈圆柱形，略弯曲，长 3～10cm，直径 0.4～1.2cm。②表面棕色至褐色，粗糙，有细孔状的须根痕和横皱纹。③质硬而脆，易折断，断面不平坦，灰白色至棕褐色，近中心处色较深。④气微香，味微苦、辛。（图 3－147）

以根条粗长、质坚脆、表面黑褐色者为佳。

2. 饮片 ①呈类圆形或不规则形的厚片或段。②外表皮棕色至褐色，粗糙，有的可见纵横皱纹和细孔状的须根痕。③切面灰白色至棕褐色，有多数棕色小点，中间有深色环纹。④气微香，味微苦、辛。（图 3－147）

【化学成分】 含仙茅苷、石蒜碱、丝兰皂苷元等。

【功效应用】 补肾阳，强筋骨，祛寒湿。用量 3～10g。

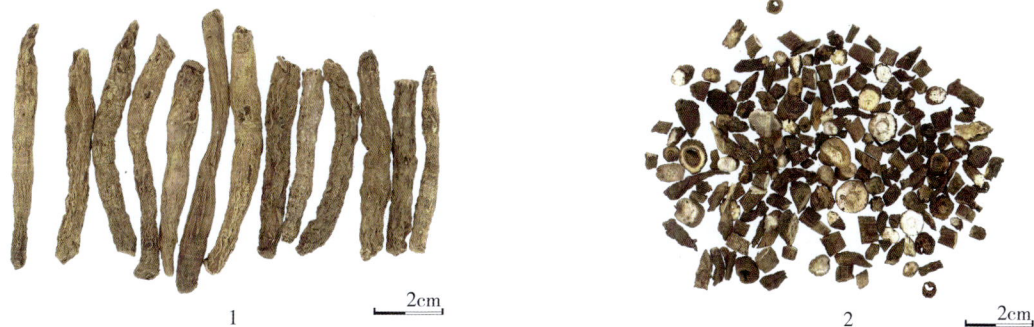

图 3 – 147 仙茅

1. 药材；2. 饮片

山 药
Dioscoreae Rhizoma

情境导入

情境：2022 年某电视台曝光某公司生产的"山药粉条"，系由"玉米淀粉"和"木薯淀粉"混制而成。

思考：1. 山药常见伪品有哪些？

2. 木薯能否食用？

【来源】本品为薯蓣科植物薯蓣 *Dioscorea opposita* Thunb. 的干燥根茎。

【产地】主产于河南。湖南、江西、广东等地亦产。多系栽培。

【采收加工】冬季茎叶枯萎后采挖，切去根头，洗净，除去外皮和须根，干燥，习称"毛山药"；或除去外皮，趁鲜切厚片，干燥，称为"山药片"；也有选择肥大顺直的干燥山药，置清水中，浸至无干心，闷透，切齐两端，用木板搓成圆柱状，晒干，打光，习称"光山药"。

【性状鉴别】

1. 药材

（1）毛山药 ①略呈圆柱形，弯曲而稍扁，长 15 ~ 30cm，直径 1.5 ~ 6cm。②表面黄白色或淡黄色，有纵沟、纵皱纹及须根痕，偶有浅棕色外皮残留。③体重，质坚实，不易折断，断面白色，粉性。④气微，味淡、微酸，嚼之发黏。

（2）光山药 ①呈圆柱形，两端平齐，长 9 ~ 18cm，直径 1.5 ~ 3cm。②表面光滑，白色或黄白色。

以质坚实、粉性足、色白者为佳。

2. 饮片

（1）山药片 ①为不规则的厚片，皱缩不平，切面白色或黄白色，质坚脆，粉性。②气微，味淡、微酸。（图 3 – 148）

（2）麸炒山药 ①形如山药片。②切面黄白色或微黄色，偶见焦斑；略有焦香气。

【显微鉴别】粉末 类白色。①淀粉粒众多，单粒扁卵形、三角状卵形、类圆形或矩圆形，直径 8 ~ 35μm，脐点点状、人字状、十字状或短缝状，可见层纹；复粒稀少，由 2 ~ 3 分粒组成。②草酸钙针晶束存在于黏液细胞中，长 80 ~ 240μm，针晶粗 2 ~ 5μm。③具缘纹孔导管、网纹导管、螺纹导管及环纹导管直径 12 ~ 48μm。（图 3 – 149）

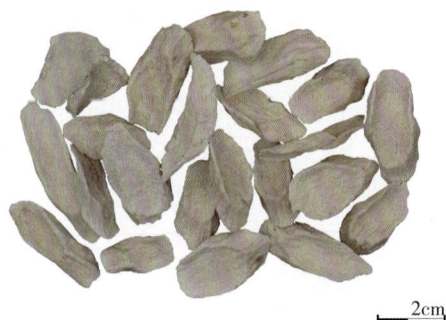

图 3 - 148　山药

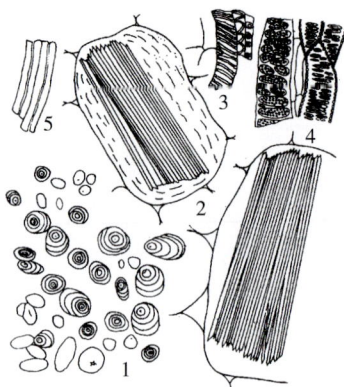

图 3 - 149　山药粉末

1. 淀粉粒；2. 黏液细胞及草酸钙针晶束；
3. 导管；4. 筛管；5. 纤维

【化学成分】含薯蓣皂苷元、多巴胺、氨基酸、山药多糖、黏液质等。

【理化鉴别】浸出物　照水溶性浸出物测定法（冷浸法）测定，水溶性浸出物毛山药和光山药不得少于7.0%；山药片不得少于10.0%；饮片不得少于4.0%。

【功效应用】补脾养胃，生津益肺，补肾涩精。用量15～30g。

山药

射　干
Belamcandae Rhizoma

【来源】本品为鸢尾科植物射干 *Belamcanda chinensis*（L.）DC. 的干燥根茎。

【产地】主产于湖北、河南、江苏、安徽等地。

【采收加工】春初刚发芽或秋末茎叶枯萎时采挖，除去须根和泥沙，干燥。

【性状鉴别】

1. 药材　①呈不规则结节状，长3～10cm，直径1～2cm。②表面黄褐色、棕褐色或黑褐色，皱缩，有较密的环纹。上面有数个圆盘状凹陷的茎痕，偶有茎基残存；下面有残留细根及根痕。③质硬，断面黄色，颗粒性。④气微，味苦、微辛。（图3－150）

以粗壮、坚硬、断面色黄者为佳。

2. 饮片　①呈不规则形或长条形的薄片。②外表皮黄褐色、棕褐色或黑褐色，皱缩，可见残留的须根和须根痕，有的可见环纹。③切面淡黄色或鲜黄色，具散在筋脉小点或筋脉纹，有的可见环纹。④气微，味苦、微辛。（图3－150）

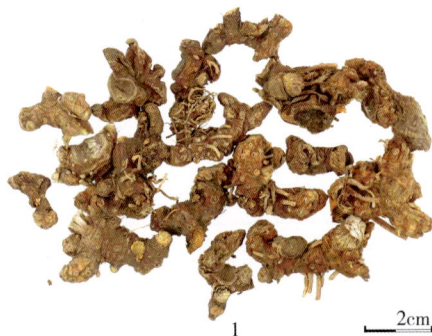

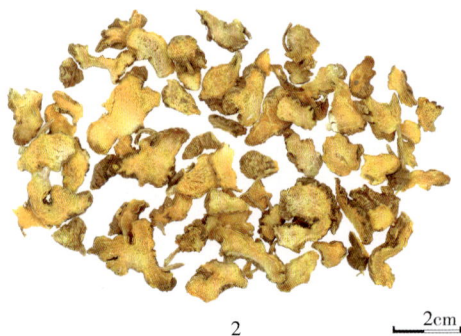

图 3 - 150　射干

1. 药材；2. 饮片

【化学成分】含多种异黄酮类成分，如鸢尾苷元、鸢尾黄酮等。

【理化鉴别】

1. 浸出物　照醇溶性浸出物测定法（热浸法）测定，乙醇浸出物不得少于18.0%。

2. 含量测定　照高效液相色谱法测定，本品含次野鸢尾黄素（$C_{20}H_{18}O_8$）不得少于0.10%。

【功效应用】清热解毒，消痰，利咽。用量3~10g。

莪　术
Curcumae Rhizoma

【来源】本品为姜科植物蓬莪术 *Curcuma phaeocaulis* Val.、广西莪术 *Curcuma kwangsiensis* S. G. Lee et C. F. Liang 或温郁金 *Curcuma wenyujin* Y. H. Chen et C. Ling 的干燥根茎。

【产地】蓬莪术主产于四川，商品称"川莪术"；广西莪术主产于广西，商品称"桂莪术"；温郁金主产于浙江，商品称"温莪术"。

【采收加工】冬季茎叶枯萎后采挖，洗净，蒸或煮至透心，晒干或低温干燥后除去须根和杂质。

【性状鉴别】

1. 药材

（1）蓬莪术　①呈卵圆形、长卵形、圆锥形或长纺锤形，顶端多钝尖，基部钝圆，长2~8cm，直径1.5~4cm。②表面灰黄色至灰棕色，上部环节突起，有圆形微凹的须根痕或残留的须根，有的两侧各有1列下陷的芽痕和类圆形的侧生根茎痕，有的可见刀削痕。③体重，质坚实，断面灰褐色至蓝褐色，蜡样，常附有灰棕色粉末，皮层与中柱易分离，内皮层环纹棕褐色。④气微香，味微苦而辛。（图3-151）

（2）广西莪术　环节稍突起，断面黄棕色至棕色，常附有淡黄色粉末，内皮层环纹黄白色。

（3）温莪术　断面黄棕色至棕褐色，常附有淡黄色至黄棕色粉末。气香或微香。

均以个均匀、质坚实、香气浓者为佳。

2. 饮片　①呈类圆形或椭圆形的厚片。②外表皮灰黄色或灰棕色，有时可见环节或须根痕。③切面黄绿色、黄棕色或棕褐色，内皮层环纹明显，散在"筋脉"小点。④气微香，味微苦而辛。（图3-151）

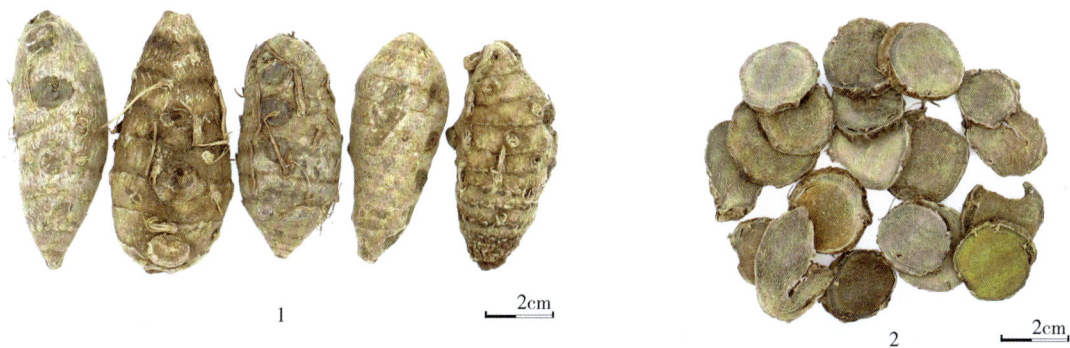

图3-151　莪术
1. 药材；2. 饮片

【化学成分】含挥发油，油中主要为莪术烯醇、莪术二酮、莪术呋喃烯酮等。

【理化鉴别】含量测定　按挥发油测定法测定，本品含挥发油药材不得少于1.5%（ml/g）；饮片不得少于1.0%（ml/g）。

【功效应用】行气破血，消积止痛。用量6~9g。孕妇禁用。

姜 黄
Curcumae Longae Rhizoma

【来源】 本品为姜科植物姜黄 *Curcuma longa* L. 的干燥根茎。

【产地】 主产于四川、福建、江西等地。

【采收加工】 冬季茎叶枯萎时采挖，洗净，煮或蒸至透心，晒干，除去须根。

【性状鉴别】

1. 药材 ①呈不规则卵圆形、圆柱形或纺锤形，常弯曲，有的具短叉状分枝，习称"指形姜黄"。长 2 ~ 5cm，直径 1 ~ 3cm。②表面深黄色，粗糙，有皱缩纹理和明显环节，并有圆形分枝痕及须根痕。③质坚实，不易折断，断面棕黄色至金黄色，角质样，有蜡样光泽，内皮层环纹明显，维管束呈点状散在。④气香特异，味苦、辛。（图 3 – 152）

以质坚实、断面橙黄色者为佳。

2. 饮片 ①为不规则或类圆形的厚片。②外表皮深黄色，有时可见环节。③切面棕黄色至金黄色，角质样，内皮层环纹明显，维管束呈点状散在。④气香特异，味苦、辛。

【化学成分】 含挥发油。油中主要为龙脑、姜黄素、姜黄烯等。

【理化鉴别】

1. 浸出物 照醇溶性浸出物测定法（热浸法）测定，稀乙醇浸出物不得少于 12.0%。

2. 含量测定 照挥发油测定法测定，药材含挥发油不得少于 7.0%（ml/g），饮片含挥发油不得少于 5.0%（ml/g）。照高效液相色谱法测定，药材含姜黄素（$C_{21}H_{20}O_6$）不得少于 1.0%，饮片不得少于 0.90%。

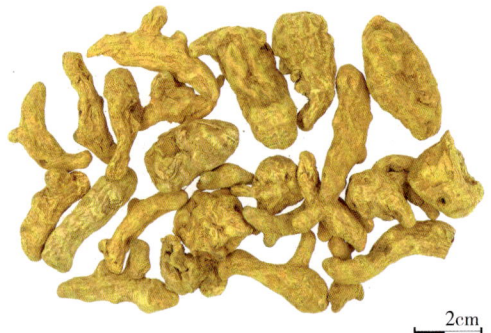

图 3 – 152 姜黄

【功效应用】 破血行气，通经止痛。用量 3 ~ 10g。外用适量。

【附药】 片姜黄

本品为姜科植物温郁金 *Curcuma wenyujin* Y. H. Chen et C. Ling 的干燥根茎。呈长圆形或不规则的片状，大小不一，长 3 ~ 6cm，宽 1 ~ 3cm，厚 0.1 ~ 0.4cm。外皮灰黄色，粗糙皱缩，有时可见环节及须根痕。切面黄白色至棕黄色，有一圈环纹及多数筋脉小点。质脆而坚实。断面灰白色至棕黄色，略粉质。气香特异，味微苦而辛凉。具破血行气，通经止痛的功效。用量 3 ~ 9g，孕妇慎用。

郁 金
Curcumae Radix

【来源】 本品为姜科植物温郁金 *Curcuma wenyujin* Y. H. Chen et C. Ling、姜黄 *Curcuma longa* L.、广西莪术 *Curcuma kwangsiensis* S. G. Lee et C. F. Liang 或蓬莪术 *Curcuma phaeocaulis* Val. 的干燥块根。前两者分别习称"温郁金"和"黄丝郁金"，其余按性状不同习称"桂郁金"或"绿丝郁金"。

【产地】 温郁金主产于浙江，为著名的道地药材，黄丝郁金、绿丝郁金主产于四川，桂郁金主产于广西。

【采收加工】 冬季茎叶枯萎后采挖，除去泥沙和细根，蒸或煮至透心，干燥。

【性状鉴别】

1. 药材

（1）温郁金 ①呈长圆形或卵圆形，稍扁，有的微弯曲，两端渐尖，长 3.5 ~ 7cm，直径 1.2 ~

2.5cm。②表面灰褐色或灰棕色，具不规则的纵皱纹，纵纹隆起处色较浅。③质坚实，断面灰棕色，角质样，内皮层环明显。④气微香，味微苦。

（2）黄丝郁金　①呈纺锤形，有的一端细长，长 2.5 ~ 4.5cm，直径 1 ~ 1.5cm。②表面棕灰色或灰黄色，具细皱纹。③断面橙黄色，外周棕黄色至棕红色。④气芳香，味辛辣。

（3）桂郁金　①呈长圆锥形或长圆形，长 2 ~ 6.5cm，直径 1 ~ 1.8cm。②表面具疏浅纵纹或较粗糙网状皱纹。③气微，味微辛苦。

（4）绿丝郁金　①呈长椭圆形，较粗壮，长 1.5 ~ 3.5cm，直径 1 ~ l.2cm。②气微，味淡。（图 3 - 153）

均以个大、肥满者为佳。

2. 饮片　①呈椭圆形或长条形薄片。②外表皮灰黄色、灰褐色至灰棕色，具不规则的纵皱纹。③切面灰棕色、橙黄色至灰黑色。④角质样，内皮层环明显。（图 3 - 153）

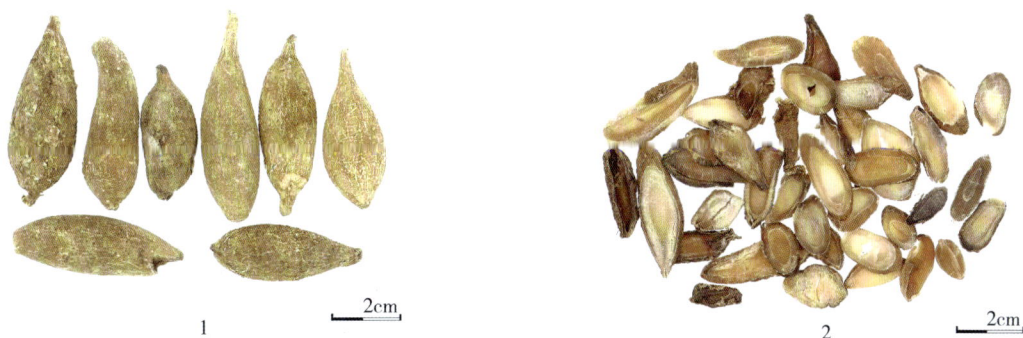

图 3 - 153　郁金
1. 药材；2. 饮片

【化学成分】含挥发油、姜黄素、脱甲氧基姜黄素、姜黄酮等。

【功效应用】活血止痛，行气解郁，清心凉血，利胆退黄。用量 3 ~ 10g。不宜与丁香、母丁香同用。

高良姜
Alpiniae officinarum Rhizoma

【来源】本品为姜科植物高良姜 *Alpinia officinarum* Hance 的干燥根茎。

【产地】主产于广东、海南、广西等地。

【采收加工】夏末秋初采挖，除去须根和残留的鳞片，洗净，切段，晒干。

【性状鉴别】

1. 药材　①呈圆柱形，多弯曲，有分枝，长 5 ~ 9cm，直径 1 ~ 1.5cm。②表面棕红色至暗褐色，有细密的纵皱纹和灰棕色的波状环节，节间长 0.2 ~ 1cm，一面有圆形的根痕。③质坚韧，不易折断，断面灰棕色或红棕色，纤维性，中柱约占1/3。④气香，味辛辣。（图 3 - 154）

以分枝少、色红棕、气味浓者为佳。

2. 饮片　①呈类圆形或不规则形的薄片。②外表皮棕红色至暗棕色，有的可见环节和须根痕。③切面灰棕色至红棕色，外周色较淡，具多数散在的筋脉小点，中心圆形，约占1/3。④气香，味辛辣。（图 3 - 154）

【化学成分】含高良姜素、挥发油等。

【功效应用】温胃止呕，散寒止痛。用量 3 ~ 6g。

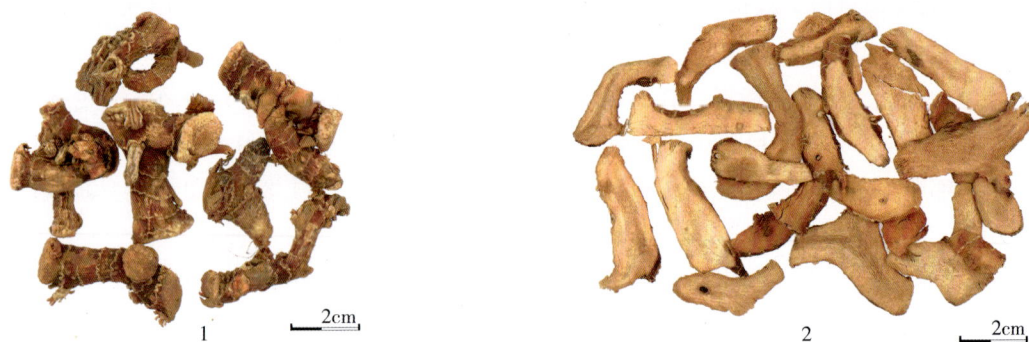

图 3 – 154　高良姜

1. 药材；2. 饮片

干　姜
Zingiberis Rhizoma

【来源】　本品为姜科植物姜 *Zingiber officinale* Rosc. 的干燥根茎。

【产地】　主产于四川、贵州等地。

【采收加工】　冬季采挖，除去须根和泥沙，晒干或低温干燥。趁鲜切片晒干或低温干燥者称为"干姜片"。

【性状鉴别】

1. 药材　①呈扁平块状，具指状分枝，长 3～7cm，厚 1～2cm。②表面灰黄色或浅灰棕色，粗糙，具纵皱纹和明显的环节。分枝处常有鳞叶残存，分枝顶端有茎痕或芽。③质坚实，断面黄白色或灰白色，粉性或颗粒性，内皮层环纹明显，维管束及黄色油点散在。④气香、特异，味辛辣。（图3 – 155）

以外皮灰黄色、质坚实、断面黄白、粉性足、气味浓者为佳。

2. 饮片

（1）干姜片　①呈不规则纵切片或斜切片，具指状分枝，长 1～6cm，宽 1～2cm，厚 0.2～0.4cm。②外皮灰黄色或浅黄棕色，粗糙，具纵皱纹及明显的环节。切面灰黄色或灰白色，略显粉性，可见较多的纵向纤维，有的呈毛状。③质坚实，断面纤维性。④气香、特异，味辛辣。（图3 – 155）

（2）姜炭　①形如干姜片块。②表面焦黑色，内部棕褐色。③体轻，质松脆。④味微苦，微辣。

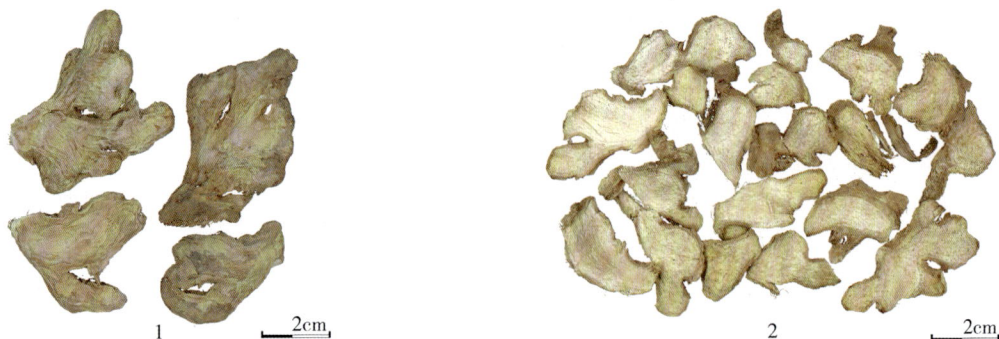

图 3 – 155　干姜

1. 药材；2. 饮片

【化学成分】　含挥发油。油中主要为姜辣素、姜辣烯酮等。

【功效应用】　温中散寒，回阳通脉，温肺化饮。用量 3～10g。

天 麻
Gastrodiae Rhizoma

【来源】本品为兰科植物天麻 *Gastrodia elata* Bl. 的干燥块茎。

【产地】主产于贵州、四川、云南等地。

【采收加工】立冬后至次年清明前采挖，立即洗净，蒸透，敞开低温（60℃）干燥。

知识链接

天麻之父——周铉

  曾被称为"神草"、被作为"贡品"的天麻，在20世纪70年代以前，人们一直依赖其野生资源，造成野生天麻数量急剧减少，市场上曾一度供不应求。为探寻天麻的生长之谜，中国科学院昆明植物研究所副研究员周铉凭借着自己深厚的生物学功底，在13年时间里，克服重重困难，于1970年终于摸清天麻的生长规律，成功培育出供给天麻种子萌发营养的外源营养源—萌发菌和天麻成长所需营养源——蜜环菌，人工繁殖的天麻终于普遍成长，而且达到了连片态势。在中国乃至世界上，他改写了天麻只能野生不能种植的历史。

  作为新中国培养的第一批科学家，周铉总是以党和人民的利益为重，不怕艰苦，忘我工作，淡泊名利。周铉也因此被誉为"中国天麻有性繁殖法"的创始人，获得"中国天麻之父"之称，被中国菌物学会授予"中国天麻研究终身成就奖"。作为药学生，我们要学习科学家求实创新、无私奉献的精神，做自信自强中医药人，担守正创新时代使命。

【性状鉴别】

1. 药材 ①呈椭圆形或长条形，略扁，皱缩而稍弯曲，长3～15cm，宽1.5～6cm，厚0.5～2cm。②表面黄白色至黄棕色，有纵皱纹及由潜伏芽排列而成的横环纹多轮，习称"竹节环纹"。有时可见棕褐色菌索。顶端有红棕色至深棕色鹦嘴状的芽（冬麻）或残留茎基（春麻），习称"鹦哥嘴"或"红小瓣"；另端有圆脐形瘢痕。③质坚硬，不易折断，断面较平坦，黄白色至淡棕色，角质样。④气微，味甘。（图3－156）

以质地坚实沉重、有鹦哥嘴、断面明亮、无空心者（冬麻）为佳。

2. 饮片 ①呈不规则的薄片。②外表皮淡黄色至黄棕色，有时可见点状排成的横环纹。③切面黄白色至淡棕色。④角质样，半透明。⑤气微，味甘。（图3－156）

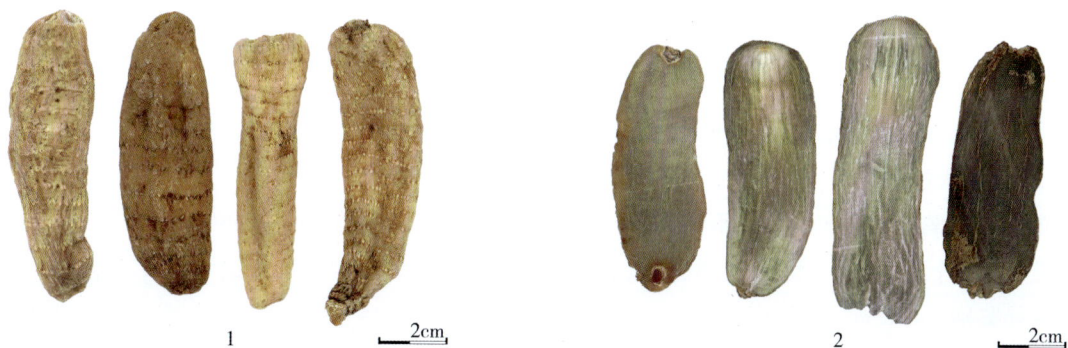

图3－156 天麻

1. 药材；2. 饮片

【显微鉴别】

1. 横切面 ①表皮有残留，下皮由2～3列切向延长的栓化细胞组成。②皮层为10数列多角形细胞，有的含草酸钙针晶束。较老块茎皮层与下皮相接处有 2~3 列椭圆形厚壁细胞，木化，纹孔明显。③中柱占绝大部分，有小型周韧维管束散在。④薄壁细胞亦含草酸钙针晶束。（图 3 – 157）

2. 粉末 黄白色至黄棕色。①厚壁细胞椭圆形或类多角形，直径 70~180μm，壁厚 3~8μm，木化，纹孔明显。②草酸钙针晶成束或散在，长 25~75（93）μm。③用甘油醋酸试液装片含糊化多糖类物的薄壁细胞无色，有的细胞可见长卵形、长椭圆形或类圆形颗粒，遇碘液显棕色或淡棕紫色。④螺纹导管、网纹导管及环纹导管直径 8~30μm。（图 3 – 158）

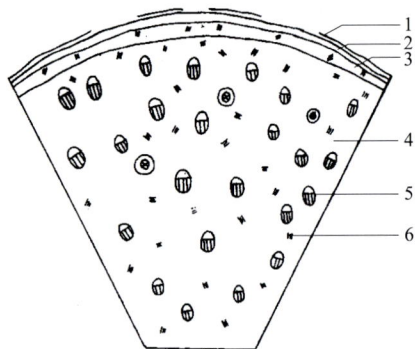

图 3 – 157 天麻横切面

1. 表皮；2. 下皮；3. 皮层 4. 中柱；
5. 维管束；6. 草酸钙针晶

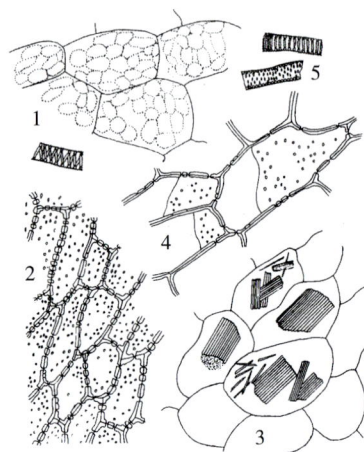

图 3 – 158 天麻粉末

1. 含糊化多糖类物薄壁细胞；2. 木化厚壁细胞；
3. 草酸钙针晶束；4. 薄壁细胞；5. 导管

【化学成分】含天麻素、香荚兰醇、香荚兰醛、微量生物碱、β – 谷甾醇、黏液质等。

【理化鉴别】

1. 浸出物 照醇溶性浸出物测定法（热浸法）测定，稀乙醇浸出物不得少于 15.0%。

2. 含量测定 照高效液相色谱法测定，本品含天麻素（$C_{13}H_{18}O_7$）和对羟基苯甲醇（$C_7H_8O_2$）的总量不得少于 0.25%。

天麻

【功效应用】息风止痉，平抑肝阳，祛风通络。用量 3~10g。

山慈菇

Cremastrae Pseudobulbus/Pleiones Pseudobulbus

【来源】本品为兰科植物杜鹃兰 *Cremastra appendiculata*（D. Don）Makino、独蒜兰 *Pleione bulbocodioides*（Franch.）Rolfe 或云南独蒜兰 *Pleione yunnanensis* Rolfe 的干燥假鳞茎。前者习称"毛慈菇"，后二者习称"冰球子"。

【产地】杜鹃兰主产于云南、贵州等地；独蒜兰和云南独蒜兰主产于云南等地。

【采收加工】夏、秋二季采挖，除去地上部分及泥沙，分开大小置沸水锅中蒸煮至透心，干燥。

【性状鉴别】

1. 毛慈菇 ①呈不规则扁球形或圆锥形，顶端渐突起，基部有须根痕。长 1.8~3cm，膨大部直径 1~2cm。②表面黄棕色或棕褐色，有纵皱纹或纵沟，中部有 2~3 条微突起的环节，节上有鳞片叶干枯腐烂后留下的丝状纤维。③质坚硬，难折断，断面灰白色或黄白色，略呈角质。④气微，味淡，带黏性。（图 3 – 159）

2. 冰球子 ①呈圆锥形，瓶颈状或不规则团块，直径 1~2cm，高 1.5~2.5cm。顶端渐尖，尖端断头处呈盘状，基部膨大且圆平，中央凹入，有 1~2 条环节，多偏向一侧。②撞去外皮者表面黄白色，带表皮者浅棕色，光滑，有不规则皱纹。③断面浅黄色，角质半透明。余同毛慈菇。（图 3-159）

均以个大、饱满、断面黄白色、质坚实者为佳。

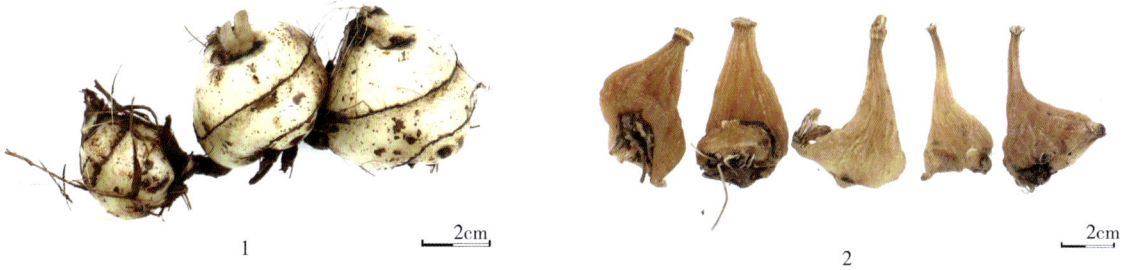

图 3-159　山慈菇

1. 毛慈菇；2. 冰球子

【化学成分】含黏液质即葡萄糖配甘露聚糖（由甘露糖与葡萄糖 2：1 聚成）。

【功效应用】清热解毒，化痰散结。用量 3~9g。外用适量。

山慈菇

白　及
Bletillae Rhizoma

【来源】本品为兰科植物白及 *Bletilla striata* （Thunb.） Reichb. f. 的干燥块茎。

【产地】主产于贵州、四川、湖南、湖北等地。

【采收加工】夏、秋二季采挖，除去须根，洗净，置沸水中煮或蒸至无白心，晒至半干，除去外皮，晒干。

【性状鉴别】

1. 药材　①呈不规则扁圆形，多有 2~3 个爪状分枝，少数具 4~5 个爪状分枝，长 1.5~6cm，厚 0.5~3cm。②表面灰白色至灰棕色，或黄白色，有数圈同心环节和棕色点状须根痕，上面有突起的茎痕，下面有连接另一块茎的痕迹。③质坚硬，不易折断，断面类白色，角质样。④气微，味苦，嚼之有黏性。（图 3-160）

以个大、饱满、色白、半透明、质坚实者为佳。

2. 饮片　①呈不规则的薄片。②外表皮灰白色至灰棕色，或黄白色。③切面类白色至黄白色，角质样，半透明，维管束小点状，散生。④质脆。气微，味苦，嚼之有黏性。（图 3-160）

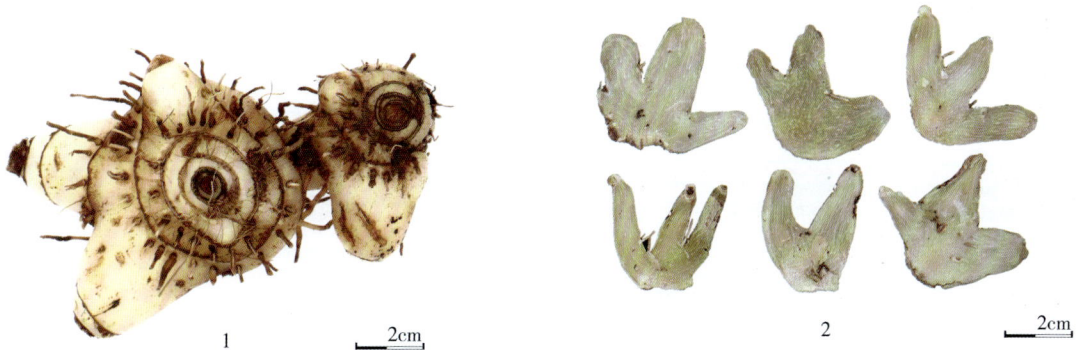

图 3-160　白及

1. 鲜品；2. 饮片

【化学成分】含白及甘露聚糖、黏液质等。

【功效应用】收敛止血，消肿生肌。用量6～15g；研末吞服3～6g。外用适量。不宜与川乌、制川乌、草乌、制草乌、附子同用。

白及

答案解析

目标检测

一、名词解释

1. 星点　　　　　　2. 云锦花纹

3. 珍珠盘　　　　　4. 过桥

5. 车轮纹　　　　　6. 疙瘩丁

7. 蚯蚓头　　　　　8. 金井玉栏

9. 狮子盘头　　　　10. 怀中抱月

11. 鹦哥嘴

二、简答题

1. 简述大黄、何首乌、绵马贯众、黄连、甘草、人参、三七、防风、桔梗、党参、川贝母和天麻的来源、性状。

2. 如何识别下列各组药材：牛膝－川牛膝；北豆根－山豆根；白前—白薇；半夏－水半夏？

3. 简述附子、延胡索、乌药、人参、麦冬的主产地及采收加工方法。

4. 简述大黄、葛根、人参、天花粉、黄芩、半夏药材粉末的显微鉴别特征。

（武卫红　刘　岩　陈育青　赵梦迪　张　强）

书网融合……

重点小结　微课1　微课2　微课3　微课4

微课5　微课6　微课7　微课8　微课9

微课10　微课11　微课12　微课13　微课14

微课15　习题

第四章 茎木类中药

PPT

知识目标： 通过本章学习，掌握茎木类中药的性状与显微鉴别要点，沉香等中药的来源、性状鉴别、显微鉴别、理化鉴别等方面内容；熟悉槲寄生、木通、大血藤、鸡血藤、皂角刺、钩藤等中药的来源、性状鉴别、理化鉴别等方面内容；了解其他茎木类中药的来源、性状鉴别等方面内容，茎木类中药的化学成分、常见伪品或代用品。

能力目标： 具备运用性状鉴定技术快速识别 17 种茎木类中药的能力；运用显微鉴定技术鉴定 1 种茎木类中药并绘制显微特征图的能力；运用理化鉴定技术鉴定 8 种茎木类中药真伪优劣的能力。

第一节 概 述

茎木类中药是茎（caulis）类中药和木（lignum）类中药的总称。

茎类中药是以植物地上茎或茎的一部分入药的药材。多数为木本植物的茎，少数是草本植物的茎藤。药用部位为茎藤的，如鸡血藤、大血藤、木通等；药用部位为茎枝（ramulus）的，如桂枝、槲寄生、钩藤等；药用部位为茎刺（spina）的，如皂角刺；药用部位为茎的翅状附属物，如鬼箭羽；药用部位为茎的髓部（medulla）入药，如灯心草、通草、小通草；草本植物的茎则列入全草类中药，如麻黄、石斛等。

木类中药是以木本植物的树干剥去树皮后的木材部分入药的药材，包括形成层以内的部分，主要由次生木质部构成。木材可分为边材和心材两部分，边材位于木质部外侧，形成较晚，含水分较多，颜色较浅，亦称为"液材"；心材形成较早，位于木质部内侧，蓄积了较多的树脂、树胶和挥发油等物质，颜色较深，质地常致密而重，常含有特殊的成分。因此，木类中药大多数采用心材，如沉香、檀香等。单子叶植物茎最外层为表皮，表皮下如有下皮厚壁细胞常为鉴别特征，其内基本组织中散生多数有限外韧维管束，中央无髓。

一、性状鉴别

（一）茎类中药

应注意其形状、大小、表面、颜色、质地、断面及气味等，带叶的茎枝还应观察叶的特征。木质藤本植物的茎枝多呈圆柱形或扁圆柱形，常扭曲不直，多有明显的节和节间，有的节部膨大并残存有小枝痕、叶痕或芽痕。表面多呈棕黄色、灰棕色或灰褐色，少数呈特殊的颜色。未除去栓皮的可见纵横裂纹和皮孔，节膨大，具叶痕和枝痕。质地坚硬，断面木质部占大部分，导管孔明显，射线放射状，如木通、大血藤、青风藤、海风藤；有的药材断面放射状的木质部与射线相间排列，形成车轮样纹理，习称"车轮纹"或"菊花心"。中央有较小的髓部，有的髓部偏于一侧，如鸡血藤、槲寄生；有的有异型维管束，如鸡血藤、丁公藤。气味常可帮助鉴定，如海风藤味苦，有辛辣感，而青风藤味苦而无辛辣感。草质藤茎多呈细长圆柱形，常可见数条纵向隆起的棱线；表面多呈淡黄绿色，有明显的节和叶痕；质脆，易折断，断面类白色髓部发达，有的呈空洞状。

（二）木类中药

多呈不规则块状、厚片状或长条状，较坚硬，常有刀削痕，颜色不一，如苏木呈黄红色至棕红色；降香呈紫红色或红褐色。质地常致密而重，沉水、半沉水或不沉水，如白木香不沉水；沉香沉水或半沉水；降香沉水。断面常有明显年轮。气味因品种而异，如沉香气香特异，味苦；降香气香，味微苦；苏木则气微，味微涩。

二、显微鉴别

（一）茎类中药的组织构造

茎类中药的组织构造由外向内应注意观察。

1. 周皮或表皮　木栓细胞的形状、层数、增厚情况等，幼嫩木质茎和草质茎常可见表皮组织，周皮不发达。

2. 皮层　应注意其存在与否、横切面所占比例、细胞的形态及内含物等。木栓形成层如在皮层内方，则初生皮层已不存在，而由栓内层（次生皮层）所代替；木栓形成层如发生在皮层，则初生皮层部分存在，其外方有时具有厚角组织或厚壁组织。

3. 韧皮部　由筛管、韧皮射线和韧皮薄壁组织组成，应注意观察各种细胞的形态及排列情况，有无厚壁组织、分泌组织等。

4. 形成层　是否明显，一般都呈环状。

5. 木质部　应注意观察导管、木薄壁细胞、木纤维及木射线细胞的形态和排列情况。

6. 髓部　有的可见圆形单纹孔，有的髓周围具厚壁细胞散在或形成环髓纤维或环髓石细胞。此外，还应注意草酸钙结晶、碳酸钙结晶、淀粉粒的有无及其形状、厚壁组织的形状；细胞壁的厚度、有无壁孔和分隔以及木化程度等。

双子叶植物木质茎藤，木栓层较厚，有的有明显的落皮层，导管孔较大；有的具异常构造，如鸡血藤的韧皮部和木质部层状排列成数轮，海风藤的髓部具数个异型维管束，络石藤有内生韧皮部，沉香具内涵韧皮部。

（二）木类中药的组织构造

在观察时，应分别做三个方向的切面，即横切面、径向纵切面和切向纵切面，从三个不同切面进行观察。（图4-1）

木类中药制作解离组织片或粉末片，应注意观察下列组织特征。

1. 导管和管胞　多为具缘纹孔或网纹导管。应注意观察导管分子的形状、大小，纹孔的类型，导管中有无侵填体及其形态、颜色等。松柏科植物的木材没有导管，而为管胞。管胞两端较狭细，无明显末梢壁（纤维状管胞），即使有斜形末梢壁但无穿孔而只有纹孔（导管状管胞）。

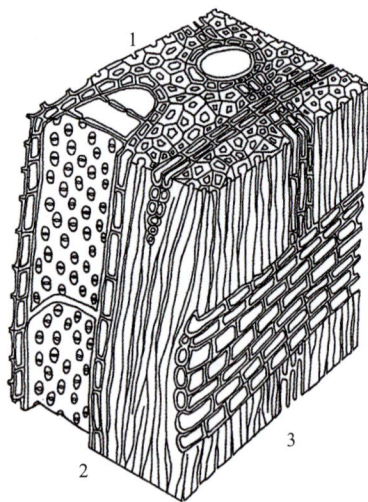

图4-1　木类中药（降香）三切面
1. 横切面；2. 切向纵切面；3. 径向纵切面

2. 木纤维　通常为单个狭长的厚壁细胞，壁厚腔小，横切面观多呈类三角形，有斜裂隙状的单纹孔；有的纤维胞腔中具有横隔，称为分隔纤维。

3. 木薄壁细胞　细胞壁常增厚或有单纹孔，多木化；有时含淀粉粒或草酸钙结晶。

4. 木射线　细胞形状与木薄壁细胞相似，射线细胞中常含有淀粉粒或草酸钙结晶，细胞壁亦常增厚或有纹孔。射线细胞的长轴是半径向的，与导管及纤维的长轴相垂直。横切面观射线细胞呈辐射状，可见射线的宽度和长度；切向纵切面观射线略排成纺锤形，可见射线的高度和宽度；径向纵切面观，射线为多列长形细胞，从中部向外周横叠，显示射线的高度和长度。

第二节　茎木类中药鉴定

桑寄生
Taxilli herba

【来源】本品为桑寄生科植物桑寄生 *Taxillus chinensis*（DC.）Danser 的干燥带叶茎枝，常寄生于桑、柿、柚、构、槐、枫、龙眼、荔枝等树上。

【产地】主产于广东、广西、福建、云南等地，习称"广寄生"。

【采收加工】冬季至次春采割，除去粗茎，切段，干燥，或蒸后干燥。

【性状鉴别】

1. 药材　①茎枝呈圆柱形，长 3 ~ 4cm，直径 0.2 ~ 1cm；表面红褐色或灰褐色，具细纵纹，并有多数细小突起的棕色皮孔，嫩枝有的可见棕褐色茸毛；质坚硬，断面不整齐，皮部红棕色，木部色较浅。②叶多卷曲，具短柄；叶片展平后呈卵形或椭圆形，长 3 ~ 8cm，宽 2 ~ 5cm；表面黄褐色，幼叶被细茸毛，先端钝圆，基部圆形或宽楔形，全缘；革质。③气微，味涩。（图 4 - 2）

以外皮棕褐色、枝细、质嫩、条匀、叶多者为佳。

2. 饮片　①厚片或不规则短段。②外表皮红褐色或灰褐色，具细纵纹，并有多数细小突起的棕色皮孔，嫩枝有的可见棕褐色茸毛。③切面皮部红棕色，木部色较浅。④叶多卷曲或破碎，完整者展平后呈卵形或椭圆形，表面黄褐色，幼叶被细茸毛，先端钝圆，基部圆形或宽楔形，全缘；革质。⑤气微，味涩。

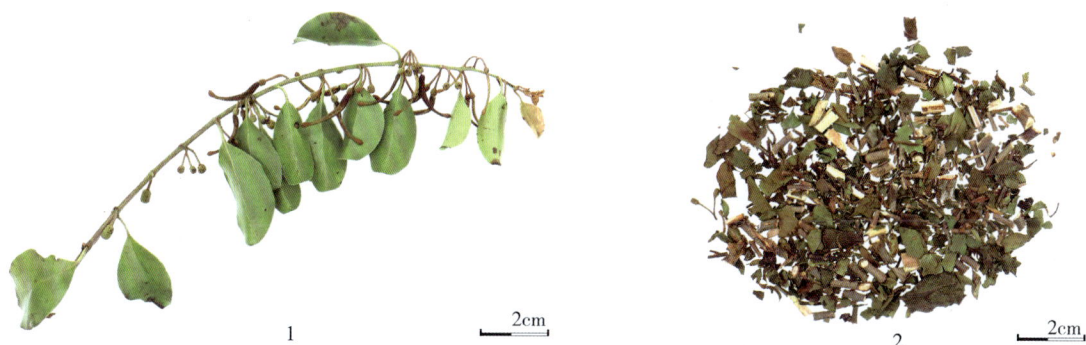

图 4 - 2　桑寄生
1. 原植物；2. 药材

【化学成分】含槲皮素、广寄生苷、*d* - 儿茶素、金丝桃苷等成分。

【功效应用】祛风湿，补肝肾，强筋骨，安胎元。用量 9 ~ 15g。

槲寄生
Visci Herba

【来源】本品为桑寄生科植物槲寄生 *Viscum coloratum*（Komar.）Nakai 的干燥带叶茎枝。常寄生于桦、榆、梨、枫杨、枫香等树上。

【产地】主产于东北、华北地区，习称为"北寄生"。

【采收加工】冬季至次春采割，除去粗茎，切段，干燥，或蒸后干燥。

【性状鉴别】

1. 药材 ①茎枝呈圆柱形，2~5叉状分枝，长约30cm，直径0.3~1cm。②表面黄绿色、金黄色或黄棕色，有纵皱纹；节膨大，节上有分枝或枝痕。③体轻，质脆，易折断，断面不平坦，皮部黄色，木部色较浅，射线放射状，髓部常偏向一边。④叶对生于枝梢，易脱落，无柄；叶片呈长椭圆状披针形，长2~7cm，宽0.5~1.5cm；先端钝圆，基部楔形，全缘；表面黄绿色，有细皱纹，主脉5出，中间3条明显；革质。⑤气微，味微苦，嚼之有黏性。（图4-3）

以枝嫩、色黄绿、叶多者为佳。

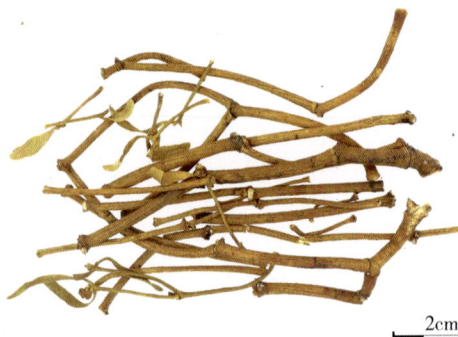

图4-3 槲寄生

2. 饮片 ①呈不规则的厚片。②茎外皮黄绿色、黄棕色或棕褐色。③切面皮部黄色，木部浅黄色，有放射状纹理，髓部常偏向一边。④叶片黄绿色或黄棕色，全缘，有细皱纹；革质。⑤气微，味微苦，嚼之有黏性。

【化学成分】含齐墩果酸、β-乙酸香树脂素脂、羽扇豆醇及多种黄酮类化合物。

【理化鉴别】

1. 浸出物 照醇溶性浸出物测定法（热浸法）测定，乙醇浸出物不得少于20.0%。

2. 含量测定 照高效液相色谱法测定，本品含紫丁香苷（$C_{17}H_{24}O_9$）不得少于0.040%，饮片不得少于0.025%。

槲寄生

【功效应用】祛风湿，补肝肾，强筋骨，安胎元。用量9~15g。

海风藤
Piperis Kadsurae Caulis

【来源】本品为胡椒科植物风藤 *Piper kadsura*（Choisy）Ohwi 的干燥藤茎。

【产地】主产于福建、广东、台湾、浙江等地。

【采收加工】夏、秋二季采割，除去根、叶，晒干。

【性状鉴别】

1. 药材 ①呈扁圆柱形，微弯曲，长15~60cm，直径0.3~2cm。②表面灰褐色或褐色，粗糙，有纵向棱状纹理及明显的节，节间长3~12cm，节部膨大，上生不定根。③体轻，质脆，易折断，断面不整齐，皮部窄，木部宽广，灰黄色，导管孔多数，射线灰白色，放射状排列，皮部与木部交界处常有裂隙，中心有灰褐色髓。④气香，味微苦、辛。（图4-4）

以条粗壮、均匀、不脱皮、气香者为佳。

2. 饮片 ①呈不规则的扁圆柱形厚片，直径0.3~2.0cm。②表面灰褐色或褐色，有纵向棱状纹理。③切面皮部窄，木部宽广呈灰黄色，导管孔多束，有灰黄色与灰白色相间排列的放射状纹理，皮部与木部交界处有裂隙，中心有灰褐色髓体轻，质脆。④气香，味微苦、辛。

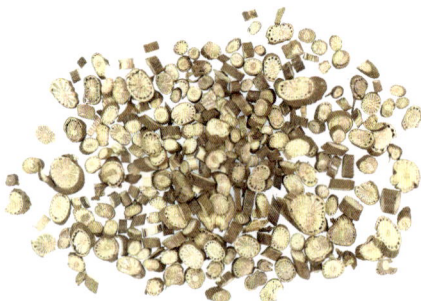

图4-4 海风藤

【化学成分】含细叶青蒌藤素、细叶青蒌藤烯酮、细叶青蒌藤醌醇、细叶青蒌藤酰胺，以细叶青蒌藤素含量最高，是一种具有抑制肿瘤作用的成分，尚含挥发油及甾醇等成分。

【功效应用】祛风湿，通经络，止痹痛。用量 6～12g。

海风藤

青风藤
Sinomenii Caulis

【来源】本品为防己科植物青藤 *Sinomenium acutum*（Thunb.）Rehd. et Wils. 和毛青藤 *Sinomenium acutum*（Thunb.）Rehd. et wils. var. *cinereum* Rehd. et wils. 的干燥藤茎。

【产地】主产于江苏、浙江、湖北等地。

【采收加工】秋末冬初采割，扎把或切长段，晒干。

【性状鉴别】

1. 药材 ①呈长圆柱形，常微弯曲，长 20～70cm 或更长，直径 0.5～2cm。②表面绿褐色至棕褐色，有的灰褐色，有细纵纹和皮孔。③节部稍膨大，有分枝。④体轻，质硬而脆，易折断，断面不平坦，灰黄色或淡灰棕色，皮部窄，木部射线呈放射状排列，髓部淡黄白色或黄棕色。⑤气微，味苦。（图 4－5）

以茎条粗壮、均匀者为佳。

2. 饮片 ①呈类圆形的厚片。②外表面绿褐色至棕褐色，有的灰褐色，有纵纹，有的可见皮孔。③切面灰黄色至淡灰黄色，皮部窄，木部有明显的放射状纹理，其间具有多数小孔，髓部淡黄白色至棕黄色。④气微，味苦。

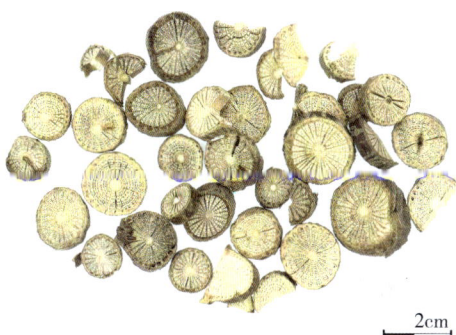

图 4－5 青风藤

【化学成分】含青藤碱。

【功效应用】祛风湿，通经络，利小便。用量 6～12g。

络石藤
Trachelospermi Caulis et Folium

【来源】本品为夹竹桃科植物络石 *Trachelospermum jasminoides*（Lindl.）Lem. 的干燥带叶藤茎。

【产地】主产于江苏、安徽、湖北、山东等地。

【采收加工】冬季至次春采割，除去杂质，晒干。

【性状鉴别】

1. 药材 ①茎呈圆柱形，弯曲，多分枝，长短不一，直径 1～5mm。②表面红褐色，有点状皮孔和不定根。③质硬，断面淡黄白色，常中空。④叶对生，有短柄；展平后叶片呈椭圆形或卵状披针形，长 1～8cm，宽 0.7～3.5cm；全缘，略反卷，上表面暗绿色或棕绿色，下表面色较淡；革质。⑤气微，味微苦。（图 4－6）

以茎条均匀、带叶者为佳。

2. 饮片 ①呈不规则的段。茎圆柱形，表面红褐色，可见点状皮孔。②切面黄白色，中空。③叶全缘，略反卷；革质。④气微，味微苦。（图 4－6）

【化学成分】含牛蒡苷、络石糖苷、罗汉松树脂酚苷、降络石糖苷、橡胶肌醇、β-谷甾醇葡萄糖苷、加拿大麻糖等。

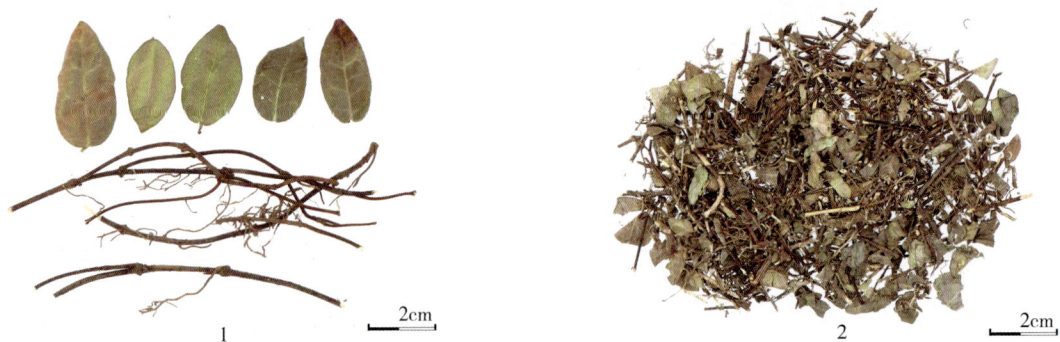

图 4 – 6　络石藤

1. 药材；2. 饮片

【功效应用】 祛风通络，凉血消肿。用量 6 ~ 12g。

木　通

Akebiae Caulis

【来源】 本品为木通科植物木通 *Akebia quinata* （Thunb.） Decne.、三叶木通 *Akebia trifoliata* （Thunb.） Koidz. 或白木通 *Akebia trifoliata* （Thunb.） Koidz. var. *Australis* （Diels） Rehd. 的干燥藤茎。

【产地】 木通主产于江苏、浙江等地；三叶木通主产于浙江、江西等地；白木通主产于四川、湖北等地。

【采收加工】 秋季采收，截取茎部，除去细枝，阴干。

【性状鉴别】

1. 药材　①呈圆柱形，常稍扭曲，长 30 ~ 70cm，直径 0.5 ~ 2cm。②表面灰棕色至灰褐色，外皮粗糙而有许多不规则的裂纹或纵沟纹，具突起的皮孔。节部膨大或不明显，具侧枝断痕。③体轻，质坚实，不易折断，断面不整齐，皮部较厚，黄棕色，可见淡黄色颗粒状小点，木部黄白色，射线呈放射状排列，髓小或有时中空，黄白色或黄棕色。④气微，味微苦而涩。（图 4 – 7）

以条匀，断面黄白色、无黑心者为佳。

2. 饮片　①呈圆形、椭圆形或不规则形片。外表皮灰棕色或灰褐色。②切面射线呈放射状排列，髓小或有时中空。③气微，味微苦而涩。

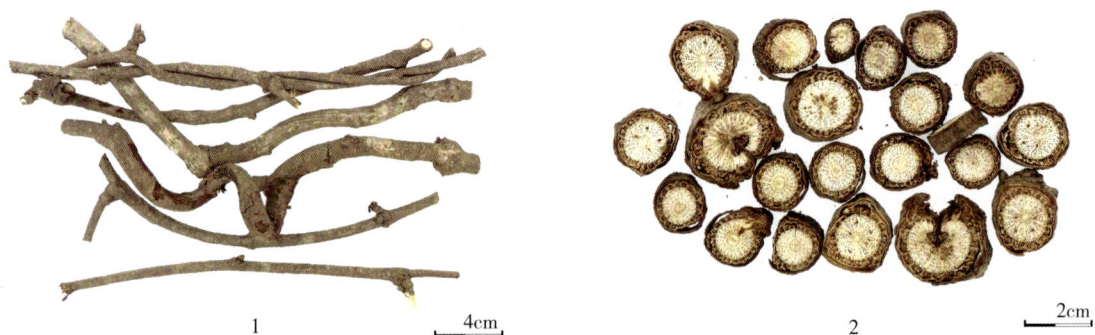

图 4 – 7　木通

1. 药材；2. 饮片

【化学成分】 含木通苯乙醇苷 B、木通皂苷、常春藤皂苷元等。

【理化鉴别】 含量测定　照高效液相色谱法测定，本品含木通苯乙醇苷 B（$C_{23}H_{26}O_{11}$）不得少于 0.15%。

【功效应用】利尿通淋，清心除烦，通经下乳。用量 3~6g。

川木通
Clematidis Armandii Caulis

情境导入

情境：2017 年，某中药制药厂收到供货商提供木通饮片一批，价格比平时便宜一半，但经过质量主管检查，发现来货并不是药典规定的木通，而是被药典禁止使用的关木通，制药厂果断退货，并与供货商说明原因，供应商就地销毁该批次关木通，从而避免该药材流入市场。

思考：1. 为何该批"木通"会被禁止使用？

2. 如何鉴别木通、川木通与关木通？

【来源】本品为毛茛科植物小木通 *Clematis armandii* Franch. 或绣球藤 *Clematis montana* Buch. – Ham. 的干燥藤茎。

【产地】主产于四川、贵州、湖南等地。

【采收加工】春、秋二季采收，除去粗皮，晒干，或趁鲜切厚片，晒干。

【性状鉴别】①呈长圆柱形，略扭曲，长 50~100cm，直径 2~3.5cm。②表面黄棕色或黄褐色，有纵向凹沟及棱线；节处多膨大，有叶痕及侧枝痕。残存皮部易撕裂。③质坚硬，不易折断。④切片厚 2~4mm，边缘不整齐，残存皮部黄棕色，木部浅黄棕色或浅黄色，有黄白色放射状纹理及裂隙，其间布满导管孔，髓部较小，类白色或黄棕色，偶有空腔。⑤气微，味淡。（图 4-8）

以切面色黄白、无黑心者为佳。

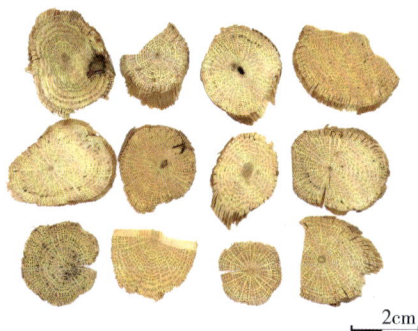

图 4-8 川木通

【化学成分】小木通含黄酮类成分及木质素类成分；绣球藤主要含皂苷类成分。

【功效应用】利尿通淋，清心除烦，通经下乳。用量 3~6g。

大血藤
Sargentodoxae Caulis

【来源】本品为木通科植物大血藤 *Sargentodoxa cuneata*（Oliv.）Rehd. et Wils. 的干燥藤茎。

【产地】主产于江西、湖北、四川等地。

【采收加工】秋、冬二季采收，除去侧枝，截段，干燥。

【性状鉴别】①呈圆柱形，略弯曲，长 30~60cm，直径 1~3cm。②表面灰棕色，粗糙，外皮常呈鳞片状剥落，剥落处显暗红棕色，有的可见膨大的节和略凹陷的枝痕或叶痕。③质硬，断面皮部红棕色，有数处向内嵌入木部，木部黄白色，有多数细孔状导管，射线呈放射状排列。④气微，味微涩。（图 4-9）

以条匀、粗如拇指者为佳。

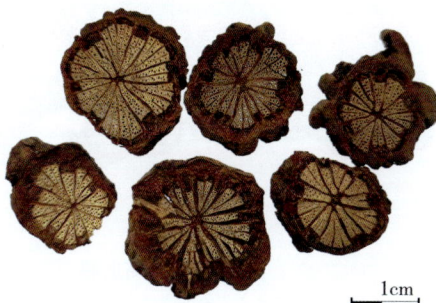

图 4-9 大血藤

【化学成分】 含鞣质、大黄素、大黄素甲醚、胡萝卜苷、β-谷甾醇及硬脂酸等。

【理化鉴别】 **浸出物** 照醇溶性浸出物测定法（热浸法）测定，乙醇浸出物不得少于8.0%。

【功效应用】 清热解毒，活血，祛风止痛。用量9~15g。

苏 木
Sappan Lignum

【来源】 本品为豆科植物苏木 *Caesalpinia sappan* L. 的干燥心材。

【产地】 主产于广东、广西等地，印度、马来西亚、泰国亦有分布。

【采收加工】 多于秋季采伐，除去白色边材，干燥。

【性状鉴别】 ①呈长圆柱形或对剖半圆柱形，长10~100cm，直径3~12cm。②表面黄红色至棕红色，具刀削痕，常见纵向裂缝。③质坚硬，断面略具光泽，年轮明显，有的可见暗棕色、质松、带亮星的髓部。④气微，味微涩。（图4-10）

以粗大、质坚实、色黄红、不带白色边材者为佳。

【化学成分】 含巴西苏木素，在空气中易氧化成巴西苏木色素，为苏木的红色色素成分；挥发油，油中主成分为 $d-a-$菲兰烃，罗勒烯，为苏木的香气成分。

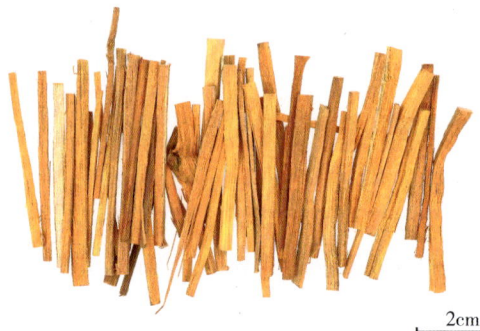

图4-10 苏木

【理化鉴别】

1. 水试 取本品碎片，投于热水中，水被染成桃红色，加酸变成黄色，再加碱液，复变为红色。

2. 火试 取苏木药材用火烧，灰呈白色。 微课1

苏木

【功效应用】 活血祛瘀，消肿止痛。用量3~9g。孕妇慎用。

鸡血藤
Spatholobi Caulis

【来源】 本品为豆科植物密花豆 *Spatholobus suberectus* Dunn 的干燥藤茎。

【产地】 主产于广东、广西、海南及云南等地。

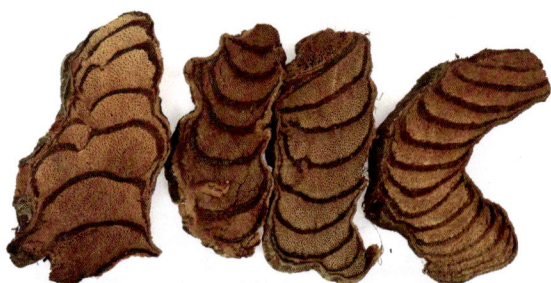

图4-11 鸡血藤

【采收加工】 秋、冬二季采收，除去枝叶，切片，晒干。

【性状鉴别】 ①椭圆形、长矩圆形或不规则的斜切片，厚0.3~1cm。②栓皮灰棕色，有的可见灰白色斑，栓皮脱落处显红棕色。③质坚硬，切面木部红棕色或棕色，导管孔多数；韧皮部有树脂状分泌物呈红棕色至黑棕色，与木部相间排列呈数个同心性椭圆形环或偏心性半圆形环；髓部偏向一侧。④气微，味涩。（图4-11）

以树脂状分泌物多者为佳。

【化学成分】 含鞣质、多种异黄酮类、二氢黄酮、查耳酮等。

鸡血藤

【理化鉴别】**浸出物**　照醇溶性浸出物测定法（热浸法）测定，乙醇浸出物不得少于8.0%。

【功效应用】活血补血，调经止痛，舒筋活络。用量9～15g。

降　香
Dalbergiae Odoriferae Lignum

【来源】本品为豆科植物降香檀 *Dalbergia odorifera* T. Chen 树干和根的干燥心材。

【产地】主产于广东、海南等地。

【采收加工】全年均可采收，除去边材，阴干。

【性状】①呈类圆柱形或不规则块状。②表面紫红色或红褐色，切面有致密的纹理。③质硬，有油性。④气微香，味微苦。（图4－12）

以色紫红、质坚硬、富油性、香气浓者为佳。

【化学成分】含挥发油（1.76%～9.70%），并含黄酮类成分。

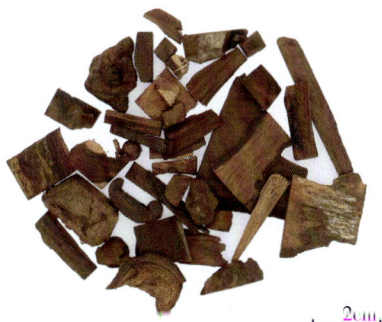

图4－12　降香

【理化鉴别】

1. 水试　本品入水半浮于水或下沉。

2. 火试　本品火烧有黑烟及油冒出，残留白色灰烬。

【功效应用】化瘀止血，理气止痛。用量9～15g，后下。外用适量，研细末敷患处。

皂角刺
Gleditsiae Spina

【来源】本品为豆科植物皂荚 *Gleditsia sinensis* Lam. 的干燥棘刺。

【产地】主产于四川、贵州等地。

【采收加工】全年均可采收，干燥，或趁鲜切片，干燥。

【性状鉴别】①本品为主刺和1～2次分枝的棘刺。②主刺长圆锥形，长3～15cm或更长，直径0.3～1cm；分枝刺长1～6cm，刺端锐尖。③表面紫棕色或棕褐色。④体轻，质坚硬，不易折断。切片厚0.1～0.3cm，常带有尖细的刺端；木部黄白色，髓部疏松，淡红棕色；质脆，易折断。⑤气微，味淡。（图4－13）

以片薄、纯净、色棕紫、切片中间棕红色、糠心者为佳。

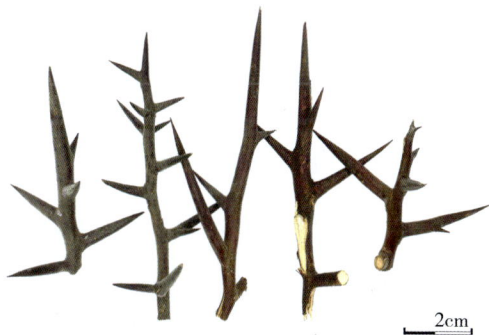

图4－13　皂角刺

【化学成分】含黄酮苷类、酚类、氨基酸类等。

【功效应用】消肿托毒，排脓，杀虫。用量3～10g。外用适量，醋蒸取汁涂患处。

沉　香
Aquilariae lignum resinatum

【来源】本品为瑞香科植物白木香 *Aquilaria sinensis*（Lour.）Gilg 含有树脂的木材。

【产地】主产于海南、广东、广西、福建等地。

【采收加工】全年均可采收，割取含树脂的木材，除去不含树脂的部分，阴干。

【性状鉴别】①呈不规则块、片状或盔帽状，有的为小碎块。②表面凹凸不平，有刀痕，偶有孔洞，可见黑褐色树脂与黄白色木部相间的斑纹，孔洞及凹窝表面多呈朽木状。③质较坚实，断面刺状。④气芳香，味苦。（图4-14）

以色黑、质重、油性足、香气浓而持久、能沉水者为佳。

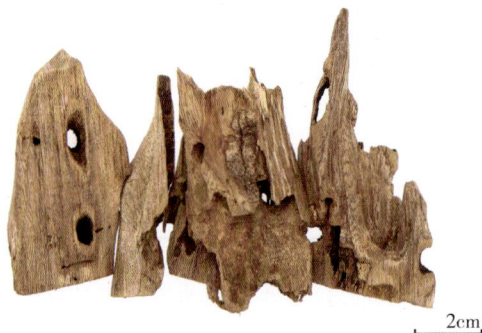

图4-14 沉香

【显微鉴别】

1. 横切面 ①木射线宽1~2列细胞，壁非木化或微木化，有的具壁孔，含棕色树脂。②导管呈圆多角形，直径42~128μm，常2~10个成群，有的含棕色树脂。③木纤维多角形，直径20~45μm，壁稍厚，木化。④内涵韧皮部呈扁长椭圆形或条带状，常与射线相交，细胞壁薄，非木化，内含棕色树脂及丝状物（菌丝），其间散有少数纤维，有的薄壁细胞含草酸钙柱晶。（图4-15）

2. 切向纵切面 ①木射线细胞同型性，宽1~2列细胞，高4~20个细胞。②具缘纹孔导管，长短不一，多为短节导管。③纤维细长，有单纹孔。③内涵韧皮部细胞长方形。（图4-15）

3. 径向纵切面 ①木射线排列成横向带状，余同切向纵切面。（图4-15）

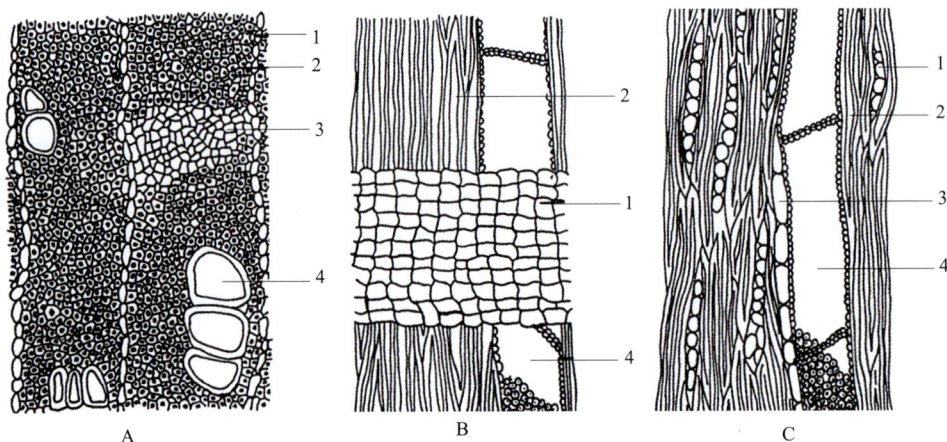

图4-15 沉香三切面

A. 横切面；B. 径向纵切面；C. 切向纵切面
1. 木射线；2. 木纤维；3. 木间韧皮部；4. 导管

【化学成分】含挥发油及树脂。油中白木香酸及白木香醛具有镇静作用。

【理化鉴别】

1. 火试 燃之发浓烟及强烈香气，并有黑色油状物渗出。

2. 微量升华 取醇溶性浸出物，进行微量升华，得黄褐色油状物，香气浓郁；于油状物上加盐酸1滴与香草醛少量，再滴加乙醇1~2滴，渐显樱红色，放置后颜色加深。

3. 浸出物 照醇溶性浸出物测定法（热浸法）测定，乙醇浸出物不得少于10.0%。

4. 含量测定 照高效液相色谱法测定，本品含沉香四醇（$C_{17}H_{18}O_6$）不得少于0.10%。

【功效应用】行气止痛，温中止呕，纳气平喘。用量1~5g，后下。

通 草
Tetrapanacis Medulla

【来源】本品为五加科植物通脱木 *Tetrapanax papyrifer*（Hook.）K. Koch 的干燥茎髓。

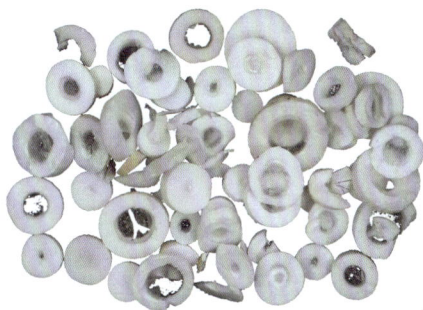

图 4 - 16 通草

【产地】主产于贵州、云南等地。

【采收加工】秋季割取茎，截成段，趁鲜取出髓部，理直，晒干，称"通草棍"；将通草经层叠压平，用一定尺寸的四方模板截成的方形薄片，称"方通"；加工方通草时修裁下来的碎丝，称"丝通"。

【性状鉴别】①呈圆柱形，长 20 ~ 40cm，直径 1 ~ 2.5cm。②表面白色或淡黄色，有浅纵沟纹。③体轻，质松软，稍有弹性，易折断，断面平坦，显银白色光泽，中部有直径 0.3 ~ 1.5cm 的空心或半透明的薄膜，纵剖面呈梯状排列，实心者少见。④气微，味淡。（图 4 - 16）

以条粗、色洁白、有弹性者为佳。

【化学成分】含肌醇、多聚戊糖、多聚甲基戊糖、阿拉伯糖、果糖、乳糖等。

【功效应用】清热利尿，通气下乳。用量 3 ~ 5g。孕妇慎用。

钩 藤
Uncariae Ramulus cum Uncis

【来源】本品为茜草科植物钩藤 *Uncaria rhynchophylla*（Miq.）Miq. ex Havil.、大叶钩藤 *Uncaria macrophylla* Wall.、毛钩藤 *Uncaria hirsuta* Havil.、华钩藤 *Uncaria sinensis*（Oliv.）Havil. 或无柄果钩藤 *Uncaria sessilifructus* Roxb. 的干燥带钩茎枝。

【产地】主产于广西、广东等地。

【采收加工】秋、冬二季采收，去叶，切段，晒干。

【性状鉴别】①茎枝呈圆柱形或类方柱形，长 2 ~ 3cm，直径 0.2 ~ 0.5cm。②表面红棕色至紫红色者具细纵纹，光滑无毛；黄绿色至灰褐色者有的可见白色点状皮孔，被黄褐色柔毛。③多数枝节上对生两个向下弯曲的钩（不育花序梗），或仅一侧有钩，另一侧为突起的瘢痕；钩略扁或稍圆，先端细尖，基部较阔；钩基部的枝上可见叶柄脱落后的窝点状痕迹和环状的托叶痕。④质坚韧，断面黄棕色，皮部纤维性，髓部黄白色或中空。⑤气微，味淡。（图 4 - 17）

以双钩、茎细、钩结实、光滑、色紫红，无枯枝钩者为佳。

【化学成分】含生物碱类成分，其中钩藤碱、异钩藤碱为降血压的有效成分，但遇热易分解，故不宜久煎。

【理化鉴别】浸出物 照醇溶性浸出物测定法（热浸法）测定，乙醇浸出物不得少于 6.0%。

【功效应用】息风定惊，清热平肝。用量 3 ~ 12g，后下。

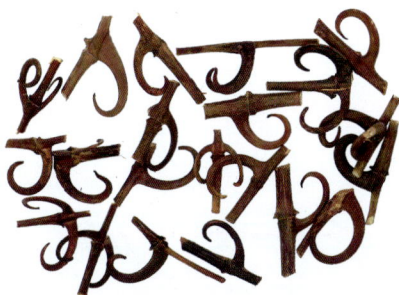

图 4 - 17 钩藤

钩藤临床应用和"懂医精药"

近年来钩藤在临床应用比较广泛，借其平肝潜阳之功，临床常用于治疗高血压。经药理实验证实，钩藤既有明显的降压功效，又有显著的镇静、抗惊厥作用，但却不产生嗜睡的副作用。大量临床实例证实，高血压患者在服用钩藤煎剂 2~7 天后，血压开始下降，10 天后渐达最佳效果。随血压下降，头痛、头晕、心慌、气短、失眠等症状逐渐减轻，甚至消失，早期高血压疗效更好。然而，钩藤不宜久煎，后下为妥。因钩藤煮沸 20 分钟后，其降压成分即被破坏。

作为药学生，不仅仅要能识别中药材及饮片，更要做到掌握中药的临床应用，做到"懂医精药"，具备系统的中医学理论知识和临床思维，全面深刻地掌握中药学理论知识和技能，熟悉中药生产、流通、合理应用诸多环节，成为医护人员信赖的药学人员，成为患者信任的药物治疗保障和药学服务的实践者。

竹 茹
Bambusae Caulis in Taenias

【来源】 本品为禾本科植物青秆竹 *Bambusa tuldoides* Munro、大头典竹 *Sinocalamus beecheyanus* (Munro) McClure var. *pubescens* P. F. Li 或淡竹 *Phyllostachys nigra* (Lodd.) Munro var. *henonis* (Mitf.) Stapf ex Rendle 的茎秆的干燥中间层。

【产地】 主产于长江流域和南方各地。

【采收加工】 全年均可采制，取新鲜茎，除去外皮，将稍带绿色的中间层刮成丝条，或削成薄片，捆扎成束，阴干。前者称"散竹茹"，后者称"齐竹茹"。

【性状鉴别】①为卷曲成团的不规则丝条或呈长条形薄片状。②宽窄厚薄不等，浅绿色、黄绿色或黄白色。③纤维性，体轻松，质柔韧，有弹性。④气微，味淡。（图 4-18）

以身干、色黄绿、丝均匀、质柔韧者为佳。

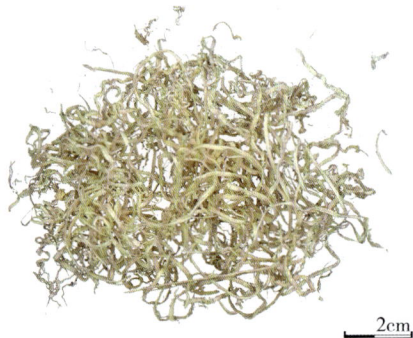

图 4-18 竹茹

【化学成分】 含木质素、纤维素。

【功效应用】 清热化痰，除烦，止呕。用量 5~10g。

灯心草
Junci Medulla

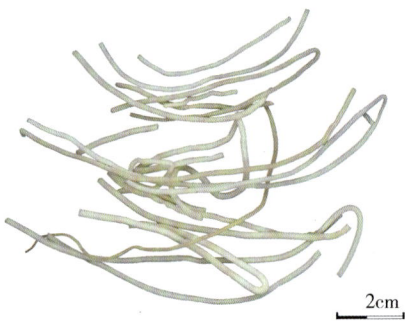

图 4-19 灯心草

【来源】 本品为灯心草科植物灯心草 *Juncus effusus* L. 的干燥茎髓。

【产地】 主产于江苏、四川、云南、贵州等地。

【采收加工】 夏末至秋季割取茎，晒干，取出茎髓，理直，扎成小把。

【性状鉴别】①本品呈细圆柱形，长达 90cm，直径 0.1~0.3cm。②表面白色或淡黄白色，有细纵纹。③体轻，质软，略有弹性，易拉断，断面白色。④气微，味淡。（图 4-19）

以色白、条长、粗细均匀、有弹性者为佳。

【化学成分】含纤维、脂肪油、蛋白质等。

【功效应用】清心火，利小便。用量 1～3g。

目标检测

答案解析

简答题

1. 简述苏木、降香、沉香的理化鉴别方法。

2. 简述沉香的来源、性状。

3. 如何识别下列各组药材：大血藤 - 鸡血藤；木通 - 川木通 - 关木通；通草 - 灯心草。

4. 简述通草的主产地及采收加工方法。

5. 简述沉香横切面的显微鉴别特征。

（吕立铭）

书网融合……

重点小结　　　　微课　　　　习题

第五章 皮类中药

学习目标

知识目标：通过本章学习，掌握皮类中药的性状与显微鉴别要点，牡丹皮、厚朴、肉桂、杜仲、黄柏等中药的来源、性状鉴别、显微鉴别、理化鉴别等方面内容；熟悉白鲜皮、关黄柏、秦皮、香加皮等中药的来源、性状鉴别、理化鉴别等方面内容；了解其他皮类中药的来源、性状鉴别等方面内容，皮类中药的化学成分、常见伪品或代用品。

能力目标：具备运用性状鉴定技术快速识别常用21种皮类中药的能力；运用显微鉴定技术鉴定6种皮类中药并绘制显微特征图的能力；运用理化鉴定技术鉴定8种皮类中药真伪优劣的能力。

第一节 概 述

皮（cortex）类中药通常是指来源于被子植物（其中主要是双子叶植物）和裸子植物的茎干、枝和根的形成层以外部分入药的药材，它由外向内依次为周皮、皮层、初生和次生韧皮部等部分。以干皮、枝皮为主，如黄柏、肉桂、杜仲等；根皮较少，如牡丹皮、香加皮等；也有干皮、枝皮和根皮同时入药，如厚朴。

一、性状鉴别

皮类中药因植物来源、取皮部位、采收和产地加工干燥方法的不同而形成外表形态上变化特征。在进行皮类中药性状鉴别时主要应注意观察其形状、内表面、外表面、质地、断面、气味等。其中表面和断面特征、气味等，对于鉴定药材尤为重要，同时还要正确运用鉴别术语。现分述如下。

1. 形状 干皮多粗大而厚，呈长条状或板片状；枝皮则呈细条状或卷筒状；根皮多呈短片状或短小筒状。常用下列术语描述。

（1）平坦状 皮片呈板片状，较平整，如杜仲、黄柏。

（2）弯曲状 皮片向内表面横向弯曲，取自枝干或较小茎干的皮，易收缩而成弯曲状。由于弯曲的程度不同，又分：①反曲状，皮片向外表面略弯曲，皮的外层在凹下的一面，如石榴根皮；②槽状，皮片向一面卷曲的程度较大，形成半管状，如合欢皮；③筒状，皮片向一面卷曲，以至两侧相接，形成管状，如牡丹皮；④单卷状，皮片向一面卷曲，以至两侧重叠，如内桂（桂通）；⑤双卷筒状，皮片两侧各自向同一面卷起，如厚朴（如意朴）；⑥复卷筒状，几个单卷或双卷状的皮片，相互重叠在一起，如锡兰桂皮。（图5-1）

2. 外表面 未去除栓皮者一般较粗糙，具纵横裂纹、皱纹或皮孔。外表颜色多为灰黑色、灰褐色、棕褐色或棕黄色等，有的树干皮外表面常有斑片状的地衣、苔藓等物附生。有的常有片状剥离的落皮层和纵横深浅不同的裂纹，有时亦有各种形状的突起物而使树皮表面显得不平坦；多数树皮尚可见到皮孔，通常是横向的，也有纵向延长的，皮孔的边缘略突起，中央略向下凹，皮孔的形状、颜色、分布的密度，常是鉴别皮类中药的特征之一。如合欢皮的皮孔呈红棕色，椭圆形；牡丹皮的皮孔呈灰褐色，横长略凹陷状；杜仲的皮孔呈斜方形。少数皮类中药表面有刺毛，如红毛五加皮；有的药材表面有地衣斑，如肉桂；或有钉状物，如海桐皮等。部分皮类中药，木栓层已除去或部分除去而较光滑，如桑白皮、黄柏等。

3. 内表面 一般较外表面色浅，平滑或具粗细不等的纵向皱纹，有的显网状纹理，如椿皮。颜色各不相同，如肉桂呈红棕色、杜仲呈紫褐色、黄柏呈黄色、苦楝皮呈黄白色。有些含油的皮类中药，经刻划出现油痕，可根据油痕的情况并结合气味等，评价该药材的质量，如肉桂、厚朴等。

4. 折断面 皮类中药横断面的特征与其组织构造和排

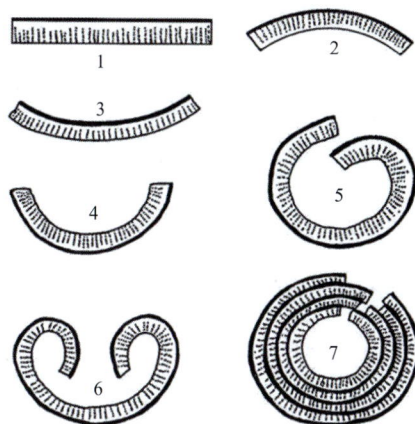

图 5 – 1 皮类中药的形状特征
1. 平坦；2. 弯曲；3. 反曲；4. 槽状；
5. 单卷状；6. 双卷筒状；7. 复卷筒状

列方式有关，具有鉴别意义。常见的有下列类型。

（1）平坦状 组织中富含薄壁组织而无纤维束或石细胞群的皮，折断面较平坦，无显著突起物，如牡丹皮、白鲜皮。

（2）颗粒状 组织中富含石细胞群的皮，折断面常呈颗粒状突起，如肉桂。

（3）纤维状 组织中富含纤维的皮，折断面有纤维状或刺状物突起，如桑白皮、秦皮、合欢皮。

（4）层片状 组织中纤维束与薄壁组织成环带状间隔排列，折断时形成明显的层片状，如苦楝皮、黄柏。

有些皮的断面外层较平坦或颗粒状，内层显纤维状，说明纤维主要存在于韧皮部，如厚朴。有的皮类中药在折断时有胶质丝状物相连，如杜仲。亦有些皮在折断时有粉尘出现，这些皮的组织较疏松，含有较多的淀粉，如白鲜皮。

5. 气味 气味与药材所含成分有密切关系。有的皮外形相似，但气味不同，如香加皮与地骨皮，前者有特殊香气，味苦，后者气微，味甘而后苦；肉桂与桂皮，前者香气浓郁，味甜而辛辣，后者香气淡，味辛而凉。

二、显微鉴别

1. 组织特征 皮类中药的构造一般可分为周皮、皮层、韧皮部进行观察。首先观察横切面各部分组织的界限和宽厚度，然后再进行各部组织的详细观察和描述。

（1）周皮 包括木栓层、木栓形成层与栓内层三部分。木栓层细胞多整齐地排列成行，细胞呈扁平形，切向延长，壁薄，栓化或木化，黄棕色或含红棕色物质。有的木栓细胞壁均匀地或不均匀地增厚并木化，如杜仲木栓细胞内壁特厚，肉桂的最内一列木栓细胞的外壁特别增厚。木栓层发达的程度随植物的种类不同而有较大的区别。木栓形成层细胞常为扁平而薄壁的细胞，在一般的皮类药材中不易区别。栓内层存在于木栓形成层的内侧，径向排列成行，细胞壁不栓化，亦不含红棕色物质，少数含叶绿体而显绿色，又称绿皮层。栓内层较发达时，其内部距木栓形成层较远的细胞形态，多为不规则形，此时常不易与皮层细胞区别。

（2）皮层 多由薄壁细胞组成，略切向延长，常可见细胞间隙，靠近周皮部分常分化成厚角组织。皮层中常可见到纤维、石细胞和各种分泌组织，如油细胞、乳管、黏液细胞等，常见的细胞内含物有淀粉粒和草酸钙结晶。如秦皮、黄柏有纤维、石细胞；肉桂、厚朴有油细胞；桑白皮有乳汁管；

桑白皮、黄柏含草酸钙方晶；牡丹皮、苦楝皮含草酸钙簇晶；肉桂含草酸钙针晶。

（3）韧皮部 包括韧皮部束和射线两部分。韧皮部束外方，为初生韧皮部，主要由筛管和韧皮薄壁细胞组成，其筛管群常呈颓废状而皱缩，最外方常有厚壁组织如纤维束（过去也称为中柱鞘纤维）、石细胞群形成环带或断续的环带。次生韧皮部占大部分，除筛管和伴胞外，常有厚壁组织、分泌组织等，应注意其分布位置、分布特点和细胞特征，有些薄壁细胞内常可见到各种结晶体或淀粉粒。射线可分为髓射线和韧皮射线两种。髓射线较长，常弯曲状，外侧渐宽成喇叭口状；韧皮射线较短，两者都由薄壁细胞构成，不木化，细胞中常含有淀粉粒和草酸钙结晶。射线的宽度和形状在鉴别时较为重要。

2. 粉末特征 皮类中药的粉末鉴别，应注意观察各种细胞的形状、大小、壁厚、纹孔与纹孔沟的有无和排列情况；细胞内含物的有无及形态等，都是鉴定的重要依据。皮类中药的粉末特征中不应检出木质部的组织和细胞，如导管、管胞、木纤维、木薄壁细胞等。

第二节 皮类中药鉴定

桑白皮
Mori Cortex

【来源】 本品为桑科植物桑 *Morus alba* L. 的干燥根皮。

【产地】 全国各地均有产。

【采收加工】 秋末叶落时至次春发芽前采挖根部，刮去黄棕色粗皮，纵向剖开皮部，剥取根皮，晒干。

【性状鉴别】

1. 药材 ①呈扭曲的卷筒状、槽状或板片状，长短宽窄不一，厚1～4mm。②外表面白色或淡黄白色，较平坦，有的残留橙黄色或棕黄色鳞片状粗皮；内表面黄白色或灰黄色，有细纵纹。③体轻，质韧，纤维性强，难折断，易纵向撕裂，撕裂时有粉尘飞扬。④气微，味微甘。（图5-2）

一般以色白、皮厚、柔韧、粉性足者为佳。

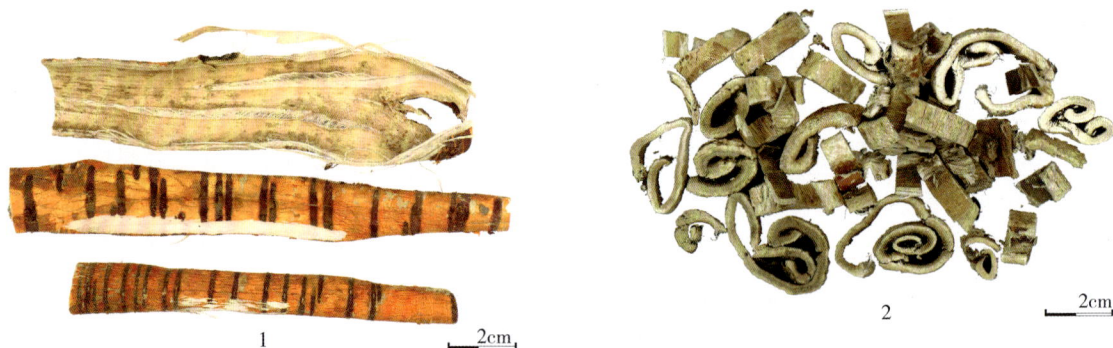

图5-2 桑白皮
1. 根皮；2. 饮片

2. 饮片 ①呈丝条状，外表面白色或淡黄白色，有的残留橙黄色或棕黄色鳞片状粗皮；内表面黄白色或灰黄色，有细纵纹。②体轻，质韧，纤维性强。③气微，味微甘。（图5-2）

【化学成分】 含四种黄酮类衍生物：桑皮素、桑皮色烯素、环桑皮素、环桑皮色烯素。另含香豆精类化合物东莨菪素及伞形花内酯，挥发油，谷甾醇，桑酮A、B及桑根酮C、D及桦皮酸等。

【功效应用】 泻肺平喘，利水消肿。用量 6～12g。

【附药】

1. 桑枝 本品为桑科植物桑 *Morus alba* L. 的干燥嫩枝。春末夏初采收，去叶，晒干，或趁鲜切片，晒干。呈长圆柱形，少有分枝，长短不一，直径 0.5～1.5cm。表面灰黄色或黄褐色，有多数黄褐色点状皮孔及细纵纹，并有灰白色略呈半圆形的叶痕和黄棕色的腋芽。质坚韧，不易折断，断面纤维性。切片厚 0.2～0.5cm，皮部较薄，木部黄白色，射线放射状，髓部白色或黄白色。气微，味淡。具有祛风湿，利关节功效。

2. 桑叶 本品为桑科植物桑 *Morus alba* L. 的干燥叶。初霜后采收，除去杂质，晒干。多皱缩、破碎。完整者有柄，叶片展平后呈卵形或宽卵形，长 8～15cm，宽 7～13cm。先端渐尖，基部截形、圆形或心形，边缘有锯齿或钝锯齿，有的不规则分裂。上表面黄绿色或浅黄棕色，有的有小疣状突起；下表面颜色稍浅，叶脉突出，小脉网状，脉上被疏毛，脉基具簇毛。质脆。气微，味淡、微苦涩。习惯应用桑叶以经霜者为好，称"霜桑叶"或"冬桑叶"。具有疏散风热，清肺润燥，清肝明目功效。

3. 桑椹 本品为桑科植物桑 *Morus alba* L. 的干燥果穗。4～6月果实变红时采收，晒干，或略蒸后晒干。为聚花果，由多数小瘦果集合而成，呈长圆形，长 1～2cm，直径 0.5～0.8cm。黄棕色、棕红色或暗紫色，有短果序梗。小瘦果卵圆形，稍扁，长约 2mm，宽约 1mm，外具肉质花被片 4 枚。气微，味微酸而甜。具有滋阴补血，生津润燥功效。

牡丹皮
Moutan Cortex

【来源】 本品为毛茛科植物牡丹 *Paeonia suffruticosa* Andr. 的干燥根皮。

【产地】 主产于安徽、河南、四川、湖南、陕西等地。

【采收加工】 秋季采挖根部，除去细根和泥沙，剥取根皮，晒干；或刮去粗皮，除去木心，晒干。前者习称"连丹皮"或"原丹皮"，后者习称"刮丹皮"或"粉丹皮"。

【性状鉴别】

1. 药材

（1）连丹皮　①呈筒状或半筒状，有纵剖开的裂缝，略向内卷曲或张开，长 5～20cm，直径 0.5～1.2cm，厚 0.1～0.4cm。②外表面灰褐色或黄褐色，有多数横长皮孔样突起和细根痕，栓皮脱落处粉红色；内表面淡灰黄色或浅棕色，有明显的细纵纹，常见发亮的结晶。③质硬而脆，易折断，断面较平坦，淡粉红色，粉性。④气芳香，味微苦而涩。（图 5－3）

（2）刮丹皮　①外表面有刮刀削痕，外表面红棕色或淡灰黄色，有时可见灰褐色斑点状残存外皮，其他特征同连丹皮。

以条粗长、皮厚、无木心、断面白色、粉性足、结晶多、香气浓者为佳。

2. 饮片　①呈圆形或卷曲形的薄片。②连丹皮外表面灰褐色或黄褐色，栓皮脱落处粉红色；刮丹皮外表面红棕色或淡灰黄色。③内表面有时可见发亮的结晶。④切面淡粉红色，粉性。⑤气芳香，味微苦而涩。（图 5－3）

【显微鉴别】 **粉末**　淡红棕色。①淀粉粒甚多，单粒类圆形或多角形，直径 3～16μm，脐点点状、裂缝状或飞鸟状；复粒由 2～6 分粒组成。②草酸钙簇晶直径 9～45μm，有时含晶细胞连接，簇晶排列成行，或一个细胞含数个簇晶。③连丹皮可见木栓细胞长方形，壁稍厚，浅红色。 微课1

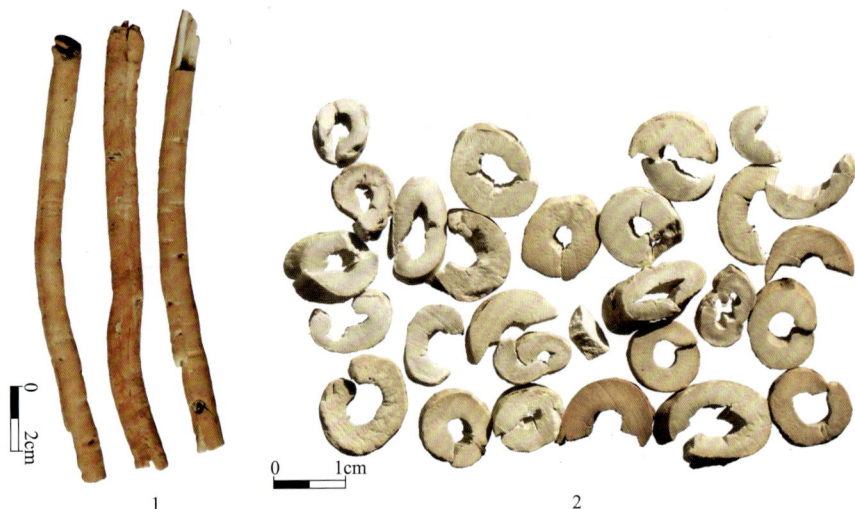

图 5 - 3 牡丹皮

1. 药材；2. 饮片

【化学成分】鲜皮中含丹皮酚原苷 5% ~ 6%，但易受本身存在的酶水解成丹皮酚苷。根皮含丹皮酚、芍药苷、挥发油以及苯甲酸、植物甾醇、苯甲酰芍药苷和苯甲酰氧化芍药苷。丹皮酚具有镇痛、解痉作用，也有一定的抑菌作用。

【理化鉴别】

1. 微量升华　取本品粉末进行微量升华，升华物在显微镜下呈长柱形、针状、羽状结晶，于结晶上滴加三氯化铁醇溶液，则结晶溶解而呈暗紫色（检查丹皮酚）。

2. 浸出物　照醇溶性浸出物测定法（热浸法）测定，乙醇浸出物不得少于 15.0%。

3. 含量测定　照高效液相色谱法测定，本品含丹皮酚（$C_9H_{10}O_3$）不得少于 1.2%。

【功效应用】清热凉血，活血化瘀。用量 6 ~ 12g。孕妇慎用。

白鲜皮

Dictamni Cortex

【来源】本品为芸香科植物白鲜 *Dictamnus dasycarpus* Turcz. 的干燥根皮。

【产地】主产于辽宁、河北、山东等地。

【采收加工】春、秋二季采挖根部，除去泥沙和粗皮，剥取根皮，干燥。

【性状鉴别】

1. 药材　①呈卷筒状，长 5 ~ 15cm，直径 1 ~ 2cm，厚 0.2 ~ 0.5cm。②外表面灰白色或淡灰黄色，具细纵皱纹和细根痕，常有突起的颗粒状小点；内表面类白色，有细纵纹。③质脆，折断时有粉尘飞扬，断面不平坦，略呈层片状，剥去外层，迎光可见闪烁的小亮点。④有羊膻气，味微苦。（图 5 - 4）

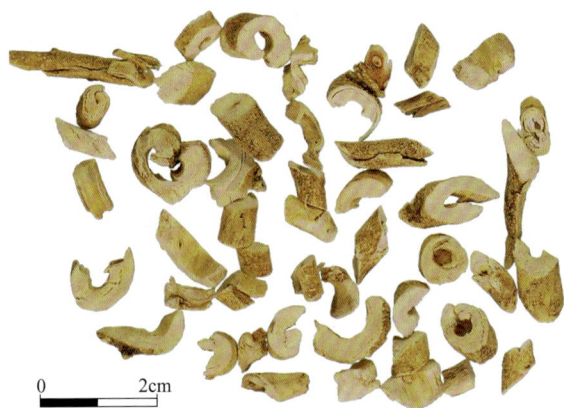

图 5 - 4 白鲜皮

以条大、皮厚、色灰白色、气味浓者为佳。

2. 饮片　①呈不规则的厚片。②外表皮灰白色或淡灰黄色，具细纵皱纹及细根痕，常有突起的颗粒状小点；内表面类白色，有细纵纹。③切面类白色，略呈层片状。④有羊膻气，味微苦。

【化学成分】含梣酮、黄柏酮、白鲜碱、挥发油等。

【含量测定】**含量测定**　照高效液相色谱法测定，本品含梣酮（$C_{14}H_{16}O_3$）不得少于 0.050%，黄柏酮（$C_{26}H_{34}O_7$）不得少于 0.15%。

【功效应用】清热燥湿，祛风解毒。用量 5～10g。外用适量，煎汤洗或研粉敷。

厚　朴

Magnoliae Officinalis Cortex

【来源】本品为木兰科植物厚朴 *Magnolia officinalis* Rehd. et Wils. 或凹叶厚朴 *Magnolia officinalis* Rehd. et Wils. var. *biloba* Rehd. et Wils. 的干燥干皮、根皮及枝皮。

【产地】主产于四川、湖北、浙江、江西等地。

【采收加工】4～6 月剥取，根皮和枝皮直接阴干；干皮置沸水中微煮后，堆置阴湿处，"发汗"至内表面变紫褐色或棕褐色时，蒸软，取出，卷成筒状，干燥。

【性状鉴别】

1. 药材

（1）干皮　①呈卷筒状或双卷筒状，长 30～35cm，厚 0.2～0.7cm，习称"筒朴"；近根部的干皮一端展开如喇叭口，长 13～25cm，厚 0.3 0.8cm，习称"靴筒朴"。②外表面灰棕色或灰褐色，粗糙，有时呈鳞片状，较易剥落，有明显椭圆形皮孔和纵皱纹，刮去粗皮者显黄棕色。③内表面紫棕色或深紫褐色，较平滑，具细密纵纹，划之显油痕。④质坚硬，不易折断，断面颗粒性，外层灰棕色，内层紫褐色或棕色，有油性，有的可见多数小亮星。⑤气香，味辛辣、微苦。（图 5 - 5）

（2）根皮（根朴）　①呈单筒状或不规则块片；有的弯曲似鸡肠，习称"鸡肠朴"。②质硬，较易折断，断面纤维性。

（3）枝皮（枝朴）　①呈单筒状，长 10～20cm，厚 0.1～0.2cm。②质脆，易折断，断面纤维性。

均以皮厚、肉细、油性足、内表面紫棕色且有发亮结晶物、香气浓者为佳。

2. 饮片　①呈弯曲的丝条状或单、双卷筒状。②外表面灰褐色，有时可见椭圆形皮孔或纵皱纹。内表面紫棕色或深紫褐色，较平滑，具细密纵纹，划之显油痕。切面颗粒性，有油性，有的可见小亮星。③气香，味辛辣、微苦。（图 5 - 5）

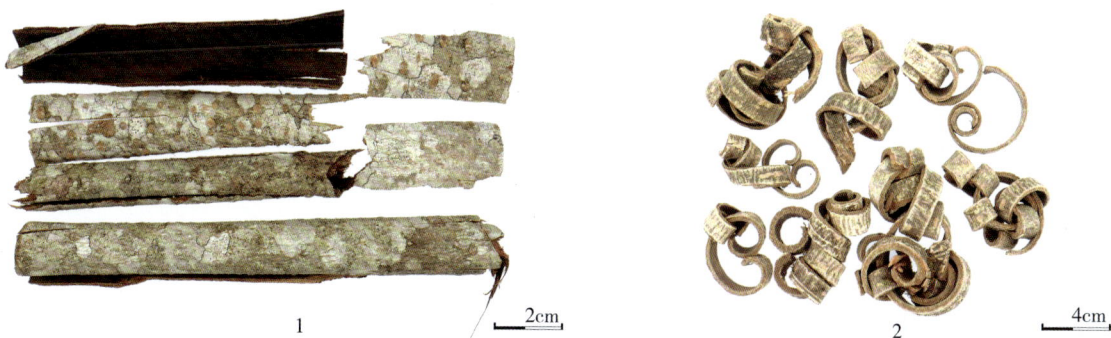

图 5 - 5　厚朴

1. 药材；2. 饮片（姜制）

【显微鉴别】

1. 横切面　①木栓层为 10 余列细胞，有的可见落皮层。②皮层外侧有石细胞环带，内侧散有多数油细胞和石细胞群。③韧皮部射线宽 1～3 列细胞；纤维多数个成束；亦有油细胞散在。（图 5 - 6）

2. 粉末　棕色。①纤维甚多，直径 15～32μm，壁甚厚，有的呈波浪形或一边呈锯齿状，木化，孔沟不明显。②石细胞类方形、椭圆形、卵圆形或不规则分枝状，直径 11～65μm，有时可见层纹。③油细胞椭圆形或类圆形，直径 50～85μm，含黄棕色油状物。（图 5 – 7）

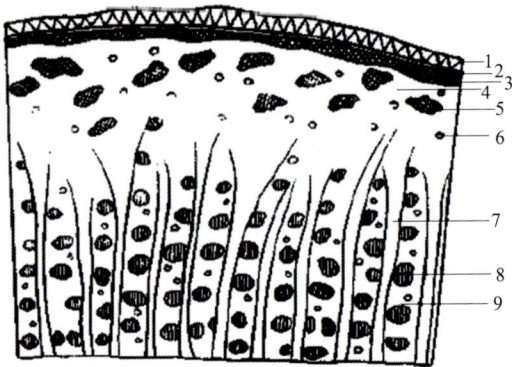

图 5 – 6　厚朴横切面

1. 木栓层；2. 木栓形成层；3. 栓内层（石细胞环带）；
4. 皮层；胞群；5. 石细胞；6. 分泌细胞；
7. 韧皮射线；8. 韧皮纤维束；9. 韧皮部

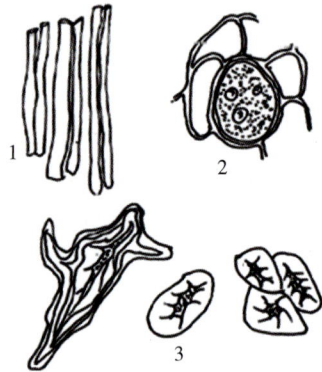

图 5 – 7　厚朴粉末　📱微课 2

1. 纤维；2. 油细胞；3. 石细胞

【化学成分】含挥发油。油中主要含 α,β – 桉油醇，占挥发油 94%～98%，有镇静作用。另含厚朴酚约 5%，有抗菌作用，还含其异构体和厚朴酚。

【理化鉴别】含量测定　照高效液相色谱法测定，本品含厚朴酚（$C_{18}H_{18}O_2$）与和厚朴酚（$C_{18}H_{18}O_2$）的总量不得少于 2.0%。

【功效应用】燥湿消痰，下气除满。用量 3～10g。

【附药】厚朴花

本品为木兰科植物厚朴 *Magnolia officinalis* Rehd. et Wils. 或凹叶厚朴 *Magnolia officinalis* Rehd. et Wils. var. *biloba* Rehd. et Wils. 的干燥花蕾。春季花未开放时采摘，稍蒸后，晒干或低温干燥。呈长圆锥形，长 4～7cm，基部直径 1.5～2.5cm。红棕色至棕褐色。花被多为 12 片，肉质，外层的呈长方倒卵形，内层的呈匙形。雄蕊多数，花药条形，淡黄棕色，花丝宽而短。心皮多数，分离，螺旋状排列于圆锥彬的花托上。花梗长 0.5～2cm，密被灰黄色绒毛，偶无毛。质脆，易破碎。气香，味淡。具有芳香化湿，理气宽中的功效。

肉 桂
Cinnamomi Cortex

情境导入

情境：2020 年，某中药制药厂饮片采购员刘某在饮片交易市场采购饮片过程中，因为贪图便宜，采购了一批便宜的"肉桂"，当该饮片在入库过程中，经过质量主管的鉴定，发现该批次"肉桂"不是药典规定的肉桂，而是食用的桂皮，拒绝入库，并将该批次药材退回市场供应商。

思考：1. 桂皮与肉桂来源有何不同？

　　　2. 如何鉴别肉桂与桂皮？

【来源】本品为樟科植物肉桂 *Cinnamomum cassia* Presl 的干燥树皮。

【产地】主产于广东、广西、云南、福建等地。

【采收加工】多于秋季剥取，阴干。根据采收加工方法不同，有如下加工品。

（1）桂通（官桂）　为剥取栽培 5～6 年生幼树的干皮和粗枝皮、老树枝皮，不经压制，自然卷曲成筒状，长约 30cm，直径 2 ~ 3cm。

（2）企边桂　为剥取十年以上生的干皮，将两端削成斜面，突出桂心，夹在木制的凹凸板中间，压成两侧向内卷曲的浅槽状。长约 40cm，宽 6 ~ 10cm。

（3）板桂　剥取老年树最下部近地面的干皮，夹在木制的桂夹内，晒至九成干，经纵横堆叠，加压，约一个月完全干燥，成为扁平板状。

（4）桂碎　在桂皮加工过程中的碎块。

【性状鉴别】①呈槽状或卷筒状，长 30 ~ 40cm，宽或直径 3 ~ 10cm，厚 0.2 ~ 0.8cm。②外表面灰棕色，稍粗糙，有不规则的细皱纹和横向突起的皮孔，有的可见灰白色的斑纹；内表面红棕色，略平坦，有细纵纹，划之显油痕。③质硬而脆，易折断，断面不平坦，外层棕色而较粗糙，内层红棕色而油润，两层间有一条黄棕色的线纹。④气香浓烈，味甜、辣。（图 5 - 8）

以不破碎、体重、外皮细、肉厚、断面色紫、油性大、香气浓厚、味甜辣、嚼之渣少者为佳。

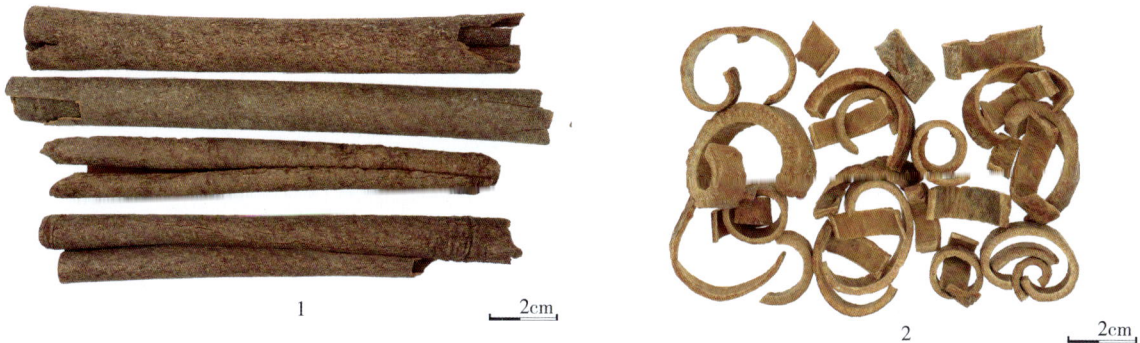

图 5 - 8　肉桂
1. 药材；2. 饮片

【显微鉴别】

1. 横切面　①木栓细胞数列，最内层细胞外壁增厚，木化。②皮层散有石细胞和分泌细胞。③中柱鞘部位有石细胞群，断续排列成环，外侧伴有纤维束，石细胞通常外壁较薄。④韧皮部射线宽 1 ~ 2 列细胞，含细小草酸钙针晶；纤维常 2 ~ 3 个成束；油细胞随处可见。⑤薄壁细胞含淀粉粒。（图 5 - 9）

2. 粉末　红棕色。①纤维大多单个散在，长梭形，长 195 ~ 920μm，直径约至 50μm，壁极厚，木化，纹孔不明显。②石细胞类方形或类圆形，直径 32 ~ 88μm，壁厚，有的一面菲薄。③油细胞类圆形或长圆形，直径 45 ~ 108μm。④草酸钙针晶细小，散在于射线细胞中。⑤木栓细胞多角形，含红棕色物。（图 5 - 10）

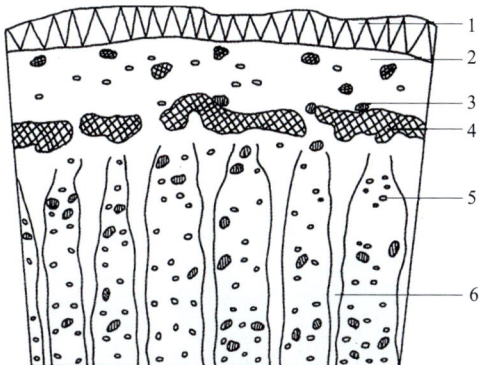

图 5 - 9　肉桂横切面
1. 木栓层；2. 皮层；3. 纤维束；
4. 石细胞群；5. 油细胞；6. 韧皮射线

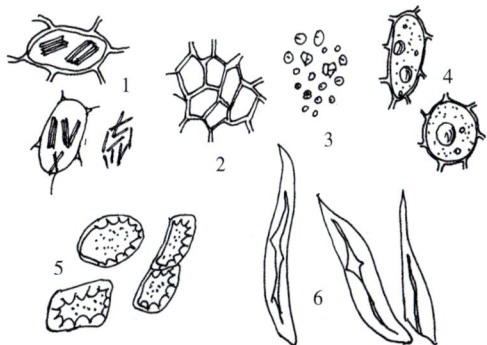

图 5 - 10　肉桂粉末 微课 3
1. 草酸钙针晶；2. 木栓细胞；3. 淀粉粒；
4. 油细胞；5. 石细胞；6. 纤维

【化学成分】含挥发油，油中主成分为桂皮醛，并含鞣质、黏液、碳水化合物等。桂皮醛是肉桂镇静、镇痛、解热作用的有效成分。

【理化鉴别】含量测定　照挥发油测定法测定，本品含挥发油不得少于1.2%（ml/g）；照高效液相色谱法测定，含桂皮醛（C_9H_8O）不得少于1.5%。

【功效应用】补火助阳，引火归元，散寒止痛，温通经脉。用量1～5g。有出血倾向者及孕妇慎用；不宜与赤石脂同用。

【附药】桂枝

本品为樟科植物肉桂 *Cinnamomum cassia* Presl 的干燥嫩枝。春、夏两季采收，除去叶，晒干，或切片晒干。呈长圆柱形，多分枝，长30～75cm，粗端直径0.3～1cm。表面红棕色至棕色，有纵棱线、细皱纹及小疙瘩状的叶痕、枝痕和芽痕，皮孔点状。质硬而脆，易折断。切片厚2～4mm，切面皮部红棕色，木部黄白色至浅黄棕色，髓部略呈方形。有特异香气，味甜、微辛，皮部味较浓。具有发汗解肌，温通经脉，助阳化气，平冲降气功效。

肉桂

杜 仲
Eucommiae Cortex

【来源】本品为杜仲科植物杜仲 *Eucommia ulmoides* Oliv. 的干燥树皮。

【产地】主产于四川、贵州、湖北、云南等地。

【采收加工】4～6月剥取，刮去粗皮，堆置"发汗"至内皮呈紫褐色，晒干。

知识链接

杜仲环剥再生技术和"可持续发展"

杜仲传统的采收方法，是将树龄10年以上的大树伐倒取皮。杜仲环剥再生技术，克服了伐树剥皮的弊端，可使一树多收，提高经济效益。杜仲环剥最好是在5～6月进行，因为这段时间雨水比较多，空气相对湿度较大，气温一般比较稳定，杜仲树的叶子全部展开，是剥皮最佳时期。环剥首先在树干分枝处以下横割一周，再与之垂直呈丁字形纵割，纵割的长度根据情况掌握，一般纵割到离地面20cm左右处再横割一周。然后，用刀尖将纵割缝边的树皮撬起，用手一边撕，一边撬，并随时将上下相连的皮割断，直到全部割下为止。在剥皮的过程中，不要用手、刀等触及已剥皮的树干，也要避免其他机械性损伤。

中药资源是集生态资源、医疗资源、经济资源、科技资源以及文化资源于一身的特殊资源，关系到人民的健康和国家的富裕。中药资源的科学保护、合理开发和持续利用，已经纳入国家战略规划。作为药学生，要树立"发展绿色中药，坚持可持续发展"理念，中医药才能实现可持续发展，岐黄之术才会发扬光大。

【性状鉴别】①呈板片状或两边稍向内卷，大小不一，厚3～7mm。②外表面淡棕色或灰褐色，有明显的皱纹或纵裂槽纹，有的树皮较薄，未去粗皮，可见明显的皮孔。内表面暗紫色，光滑。③质脆，易折断，断面有细密、银白色、富弹性的橡胶丝相连，一般可拉至1cm以上才断。④气微，味稍苦。（图5-11）

以皮厚、块大、去净粗皮、内表面暗紫色、断面丝多者为佳。

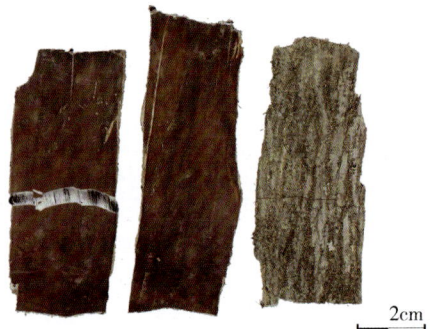

图5-11　杜仲

【显微鉴别】 **粉末**　棕色。①橡胶丝成条或扭曲成团,表面显颗粒性。②石细胞甚多,大多成群,类长方形、类圆形、长条形或形状不规则,长约至180μm,直径20～80μm,壁厚,有的胞腔内含橡胶团块。③木栓细胞表面观多角形,直径15～40μm,壁不均匀增厚,木化,有细小纹孔;侧面观长方形,壁三面增厚,一面薄,孔沟明显。(图5-12)

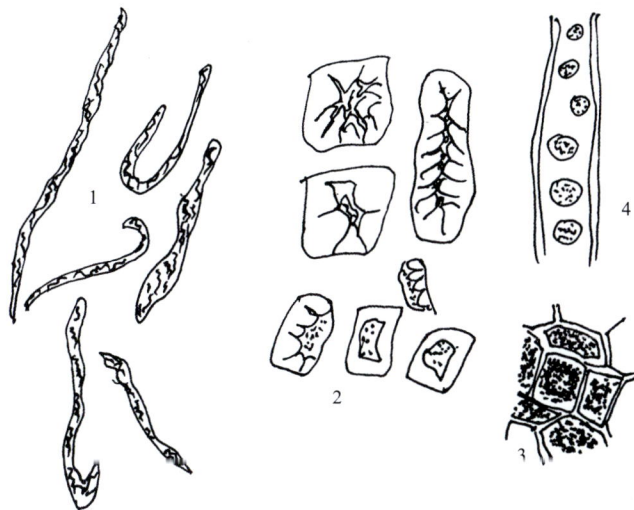

图 5 - 12　杜仲粉末
1. 橡胶丝;2. 石细胞;3. 木栓细胞;4. 筛管

【化学成分】 含木脂素类成分,如松酯醇二 - β - D 葡萄糖苷。另含环烯醚萜苷类,如京尼平苷、桃叶珊瑚苷等,杜仲皮折断后有银白色的杜仲胶(gutta - percha),为一种硬质橡胶。

【理化鉴别】

1. 浸出物　照醇溶性浸出物测定法(热浸法)测定,75%乙醇浸出物不得少于11.0%。

2. 含量测定　照高效液相色谱法测定,本品含松脂醇二葡萄糖苷($C_{32}H_{42}O_{16}$)不得少于0.10%。

【功效应用】 补肝肾,强筋骨,安胎。用量6～10g。

【附药】 **杜仲叶**

本品为杜仲科植物杜仲 *Eucommia ulmoides* Oliv. 的干燥叶。夏、秋两季枝叶茂盛时采收,晒干或低温烘干。多破碎,完整叶片展平后呈椭圆形或卵形,长7～15cm,宽3.5～7cm。表面黄绿色或黄褐色,微有光泽,先端渐尖,基部圆形或广楔形,边缘有锯齿,具短叶柄。质脆,搓之易碎,折断面有少量银白色橡胶丝相连。气微,味微苦。具有补肝肾,强筋骨的功效。

黄　柏

Phellodendri Chinensis Cortex

【来源】 本品为芸香科植物黄皮树 *Phellodendron chinense* Schneid. 的干燥树皮。

【产地】 主产于四川、贵州、陕西、湖北、云南、湖南等地,习称"川黄柏"。

【采收加工】 剥取树皮后,除去粗皮,晒干。

【性状鉴别】

1. 药材　①呈板片状或浅槽状,长宽不一,厚1～6mm。②外表面黄褐色或黄棕色,平坦或具纵沟纹,有的可见皮孔痕及残存的灰褐色粗皮;内表面暗黄色或淡棕色,具细密的纵棱纹。③体轻,质硬,断面纤维性,呈裂片状分层,深黄色。④气微,味极苦,嚼之有黏性。(图5-13)

以皮厚、断面色黄者为佳。

2. 饮片 ①呈丝条状。②外表面黄褐色或黄棕色。③内表面暗黄色或淡棕色，具纵棱纹。切面纤维性，呈裂片状分层，深黄色。④味极苦。（图 5 - 13）

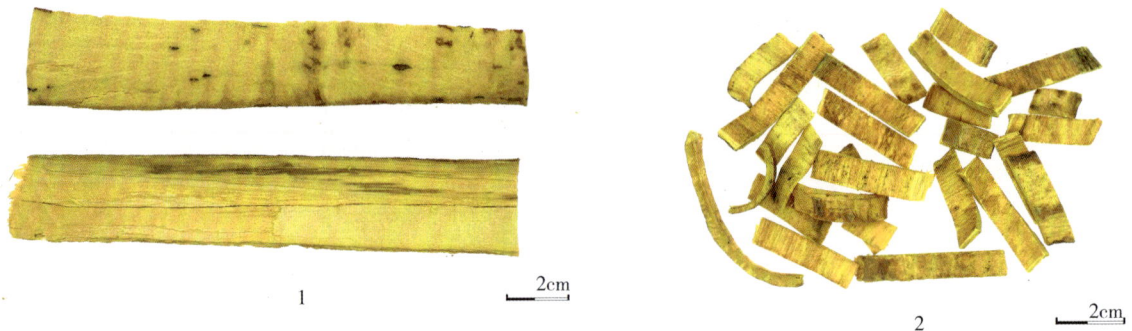

图 5 - 13　黄柏

1. 药材；2. 饮片

【显微鉴别】

1. 横切面 ①未去净栓皮者，木栓层由多列长方形细胞组成，内含黄棕色物质，栓内层细胞中含草酸钙方晶。②皮层较窄，散有石细胞群及纤维束。③韧皮部占皮的大部分，外侧有少数石细胞，纤维束切向排列呈断续的层带（硬韧部），纤维束周围的薄壁细胞中常含草酸钙方晶，形成晶纤维。④射线宽 2～4 列细胞，常弯曲而细长。⑤薄壁细胞中含细小淀粉粒及草酸钙方晶，黏液细胞随处可见。（图 5 - 14）

2. 粉末 鲜黄色。①纤维鲜黄色，直径 16～38 μm，常成束，周围细胞含草酸钙方晶，形成晶纤维；含晶细胞壁木化增厚。②石细胞鲜黄色，类圆形或纺锤形，直径 35～128 μm，有的呈分枝状，枝端锐尖，壁厚，层纹明显；有的可见大型纤维状的石细胞，长可达 900 μm。③草酸钙方晶众多。（图 5 - 15）

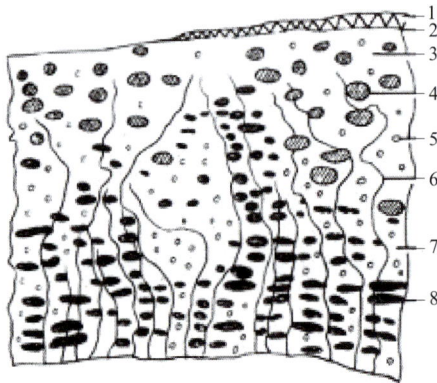

图 5 - 14　黄柏横切面

1. 木栓层；2. 木栓形成层；3. 皮层；4. 石细胞；5. 黏液细胞；6. 韧皮射线；7. 韧皮部；8. 纤维束

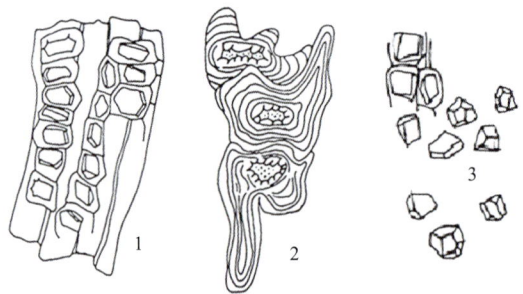

图 5 - 15　黄柏粉末 🄴 微课 4

1. 晶纤维；2. 石细胞；3. 草酸钙方晶

【化学成分】 含多种生物碱，主要为小檗碱，并含少量黄柏碱、木兰碱、掌叶防己碱等。

【理化鉴别】

1. 紫外荧光 取黄柏断面，置紫外光灯下观察，显亮黄色荧光。

2. 浸出物 照醇溶性浸出物测定法（冷浸法）测定，稀乙醇浸出物不得少于 14.0%。

黄柏

3. 含量测定 照高效液相色谱法测定，本品含小檗碱以盐酸小檗碱（$C_{20}H_{17}NO_4 \cdot HCl$）计，不得少于 3.0%；含黄柏碱以盐酸黄柏碱（$C_{20}H_{23}NO_4 \cdot HCl$）计，不得少于 0.34%。

【功效应用】 清热燥湿，泻火除蒸，解毒疗疮。用量 3～12g。外用适量。

关黄柏
Phellodendri amurensis cortex

【来源】 本品为芸香科植物黄檗 *Phellodendron amurense* Rupr. 的干燥树皮。

【产地】 主产于辽宁、吉林等地，习称"关黄柏"。

【采收加工】 剥取树皮，除去粗皮，晒干。

【性状鉴别】

1. 药材 ①呈板片状或浅槽状，长宽不一，厚 2～4mm。②外表面黄绿色或淡棕黄色，较平坦，有不规则的纵裂纹，皮孔痕小而少见，偶有灰白色的粗皮残留；内表面黄色或黄棕色。③体轻，质较硬，断面纤维性，有的呈裂片状分层，鲜黄色或黄绿色。④气微，味极苦，嚼之有黏性。（图 5-16）
以皮厚、断面色黄者为佳。

2. 饮片 ①呈丝状。②外表面黄绿色或淡棕黄色，较平坦。内表面黄色或黄棕色。切面鲜黄色或黄绿色，有的呈片状分层。③气微，味极苦。（图 5-16）

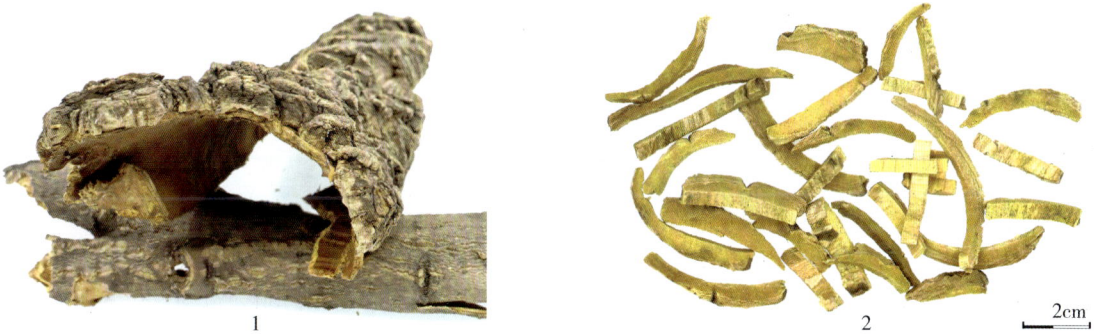

图 5-16 关黄柏
1. 干皮；2. 饮片

【显微鉴别】 **粉末** 绿黄色或黄色。①纤维鲜黄色，直径 16～38μm，常成束，周围细胞含草酸钙方晶，形成晶纤维；含晶细胞壁木化增厚。②石细胞众多，鲜黄色，类圆形或纺锤形，直径 35～80μm，有的呈分枝状，壁厚，层纹明显。③草酸钙方晶直径约 24μm。

【化学成分】 含小檗碱、木兰碱、黄柏碱、掌叶防己碱等多种生物碱及内酯、甾醇、黏液质等。

【理化鉴别】

1. 荧光检查 取关黄柏断面，置紫外光灯下观察，显亮黄色荧光。

2. 浸出物 照醇溶性浸出物测定法（热浸法）测定，60%乙醇浸出物不得少于 17.0%。

3. 含量测定 照高效液相色谱法测定，本品含盐酸小檗碱（$C_{20}H_{17}NO_4 \cdot HCl$）不得少于 0.60%，盐酸巴马汀（$C_{21}H_{21}NO_4 \cdot HCl$）不得少于 0.30%。

【功效应用】 清热燥湿，泻火除蒸，解毒疗疮。用量 3～12g。外用适量。

苦楝皮
Meliae Cortex

【来源】 本品为楝科植物川楝 *Melia toosendan* Sieb. et Zucc. 或楝 *Melia azedarach* L. 的干燥树皮和根皮。

【产地】川楝主产于四川、云南、贵州、甘肃等地；楝主产于山西、甘肃、山东、江苏等地。

【采收加工】春、秋二季剥取，晒干，或除去粗皮，晒干。

【性状鉴别】

1. 药材　①呈不规则板片状、槽状或半卷筒状，长宽不一，厚2~6mm。②外表面灰棕色或灰褐色，粗糙，有交织的纵皱纹和点状灰棕色皮孔，除去粗皮者淡黄色；内表面类白色或淡黄色。③质韧，不易折断，断面纤维性，呈层片状，易剥离。④气微，味苦。（图5-17）

以除净粗皮及幼嫩树皮为佳。

2. 饮片　①呈不规则的丝状。②外表面灰棕色或灰褐色，除去粗皮者呈淡黄色。③内表面类白色或淡黄色。④切面纤维性，略呈层片状，易剥离。⑤气微，味苦。

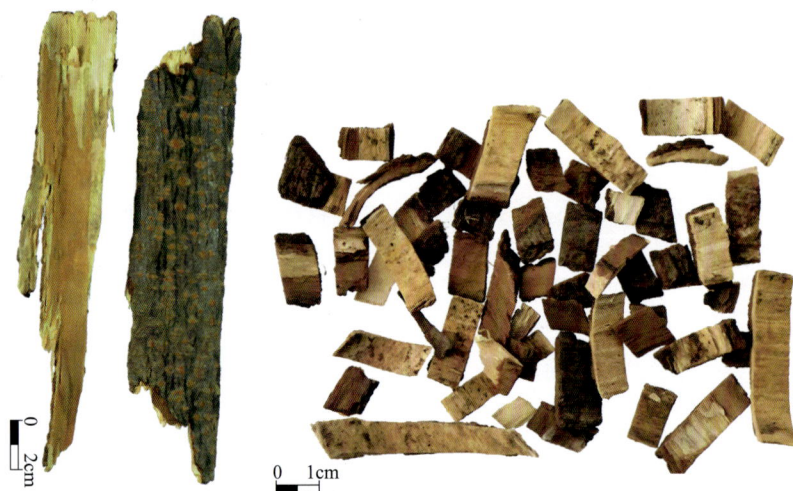

图5-17　苦楝皮

【化学成分】主含川楝素、苦楝萜酮内酯、苦楝萜醇内酯、苦楝皮萜酮、苦楝子三醇等。其中川楝素为驱虫的有效成分，川楝根皮中含量最高，干皮次之，树枝含量最低。干皮含量以冬季较高。

【功效应用】杀虫，疗癣。有毒。用量3~6g。外用适量，研末，用猪脂调敷患处。孕妇及肝肾功能不全者慎用。

秦　皮
Fraxini Cortex

【来源】本品为木犀科植物苦枥白蜡树 *Fraxinus rhynchophylla* Hance、白蜡树 *Fraxinus chinensis* Roxb.、尖叶白蜡树 *Fraxinus szaboana* Lingelsh. 或宿柱白蜡树 *Fraxinus stylosa* Lingelsh. 的干燥枝皮或干皮。

【产地】苦枥白蜡树主产于东北三省。白蜡树主产于四川等地。尖叶白蜡树、宿柱白蜡树主产于陕西等地。

【采收加工】春、秋二季剥取，晒干。

【性状鉴别】

1. 药材

（1）枝皮　①呈卷筒状或槽状，长10~60cm，厚1.5~3mm。②外表面灰白色、灰棕色至黑棕色或相间呈斑状，平坦或稍粗糙，并有灰白色圆点状皮孔及细斜皱纹，有的具分枝痕。③内表面黄白色或棕色，平滑。④质硬而脆，断面纤维性，黄白色。⑤气微，味苦。

（2）干皮　①长条状块片，厚3~6mm。②外表面灰棕色，具龟裂状沟纹及红棕色圆形或横长的

皮孔。③质坚硬，断面纤维性较强。（图5-18）

以条长、外皮薄且光滑者为佳。

2. 饮片　①长短不一的丝条状。②外表面灰白色、灰棕色或黑棕色；内表面黄白色或棕色，平滑；切面纤维性。③质硬。④气微，味苦。

【化学成分】含秦皮乙素（七叶树素）及秦皮甲素（七叶树苷）等香豆精类成分，尚含鞣质、甘露醇及生物碱。

【理化鉴别】

1. 水试　取本品，加热水浸泡，浸出液在日光下可见碧蓝色荧光。🔴微课5

2. 浸出物　照醇溶性浸出物测定法（热浸法）测定，乙醇浸出物不得少于8.0%。

3. 含量测定　照高效液相色谱法测定，本品含秦皮甲素（$C_{15}H_{16}O_9$）和秦皮乙素（$C_9H_6O_4$）的总量，不得少于1.0%；饮片含秦皮甲素（$C_{15}H_{16}O_9$）和秦皮乙素（$C_9H_6O_4$）的总量，不得少于0.80%。

【功效应用】清热燥湿，收涩止痢，止带，明目。用量6~12g。外用适量，煎洗患处。

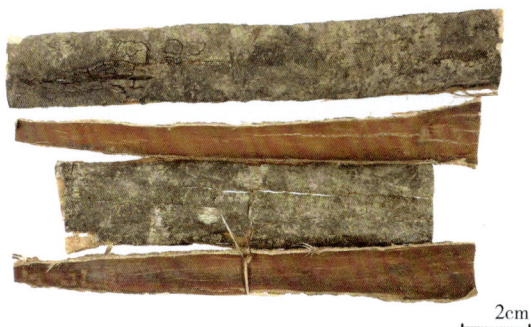

图5-18　秦皮

秦皮

香加皮
Periplocae Cortex

【来源】本品为萝藦科植物杠柳 *Periploca sepium* Bge. 的干燥根皮。

【产地】主产于山西、河南、河北、山东、甘肃、湖南等地，习称"北五加皮"。

【采收加工】春、秋二季采挖，剥取根皮，晒干。

【性状鉴别】①呈卷筒状或槽状，少数呈不规则的块片状，长3~10cm，直径1~2cm，厚0.2~0.4cm。②外表面灰棕色或黄棕色，栓皮松软常呈鳞片状，易剥落。③内表面淡黄色或淡黄棕色，较平滑，有细纵纹。体轻，质脆，易折断，断面不整齐，黄白色。④有特异香气，味苦。（图5-19）

以块大、皮厚、香气浓，无木心者为佳。

【化学成分】含北五加苷A、B、C、D、E、F、G、H、I、J、K。其中苷G为杠柳毒苷，为强心苷类。杠柳皂苷K、H₁、E为C_{21}甾苷，是孕甾烯醇酮的还原衍生物。香气成分为4-甲氧基水杨醛。

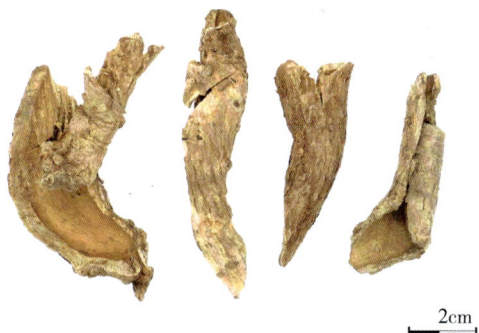

图5-19　香加皮

香加皮

【化学成分】含量测定　照高效液相色谱法测定，本品于60℃干燥4小时，含4-甲氧基水杨醛（$C_8H_8O_3$）不得少于0.20%。

【功效应用】利水消肿，祛风湿，强筋骨。有毒。用量3~6g。不宜过量服用。

五加皮
Acanthopanacis Cortex

【来源】本品为五加科植物细柱五加 *Acanthopanax gracilistylus* W. W. Smith 的干燥根皮。

【产地】主产于湖北、河南、四川、湖南、安徽等地，习称"南五加皮"。

【采收加工】夏、秋二季采挖根部，洗净，剥取根皮，晒干。

【性状鉴别】①呈不规则卷筒状，长5～15cm，直径0.4～1.4cm，厚约0.2cm。②外表面灰褐色，有稍扭曲的纵皱纹和横长皮孔样斑痕；内表面淡黄色或灰黄色，有细纵纹。③体轻，质脆，易折断，断面不整齐，灰白色。④气微香，味微辣而苦。（图5-20）

以皮厚、粗大、断面灰白色、气香、无木心者为佳。

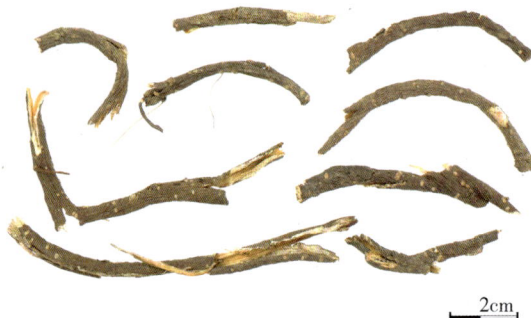

图5-20 五加皮

【化学成分】含挥发油、树脂及紫丁香苷。

【功效应用】祛风除湿，补益肝肾，强筋壮骨，利水消肿。用量5～10g。

地骨皮
Lycii Cortex

【来源】本品为茄科植物枸杞 *Lycium chinense* Mill. 或宁夏枸杞 *Lycium barbarum* L. 的干燥根皮。

【产地】枸杞主产于河北、河南、山西、陕西等地，多为野生，以河南、山西产量较大，江苏、浙江品质较好；宁夏枸杞主产于宁夏、甘肃等地。

【采收加工】春初或秋后采挖根部，洗净，剥取根皮，晒干。

【性状鉴别】①呈筒状或槽状，长3～10cm，宽0.5～1.5cm，厚0.1～0.3cm。②外表面灰黄色至棕黄色，粗糙，有不规则纵裂纹，易成鳞片状剥落，习称"糟皮"。③内表面黄白色至灰黄色，较平坦，有细纵纹。④体轻，质脆，易折断，断面不平坦，外层黄棕色，内层灰白色，习称"白里"。⑤气微，味微甘而后苦。（图5-21）

以块大、肉厚、无木心者为佳。

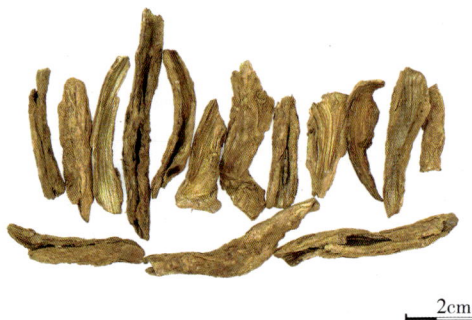

图5-21 地骨皮

【化学成分】含甜菜碱、枸杞酰胺、桂皮酸、牛磺酸等。其中牛磺酸为降血糖的活性成分。

【功效】凉血除蒸，清肺降火。用量9～15g。

地骨皮

合欢皮
Albiziae Cortex

【来源】本品为豆科植物合欢 *Albizia julibrissin* Durazz. 的干燥树皮。

【产地】主产于湖北、江苏、安徽、浙江等地。

【采收加工】夏、秋二季剥取，晒干。

【性状鉴别】

1. 药材　①呈卷曲筒状或半筒状，长 40~80cm，厚 0.1~0.3cm。②外表面灰棕色至灰褐色，稍有纵皱纹，有的成浅裂纹，密生明显的椭圆形横向皮孔，棕色或棕红色，偶有突起的横棱或较大的圆形枝痕，常附有地衣斑；内表面淡黄棕色或黄白色，平滑，有细密纵纹。③质硬而脆，易折断，断面呈纤维性片状，淡黄棕色或黄白色。④气微香，味淡、微涩、稍刺舌，而后喉头有不适感。（图 5-22）

以皮细嫩，皮孔明显者为佳。

2. 饮片　①呈弯曲的丝或块片状。②外表面灰棕色至灰褐色，稍有纵皱纹，密生明显的椭圆形横向皮孔，棕色或棕红色。③内表面淡黄棕色或黄白色，平滑，具细密纵纹。④切面呈纤维性片状，淡黄棕色或黄白色。⑤气微香，味淡、微涩、稍刺舌，而后喉头有不适感。（图 5-22）

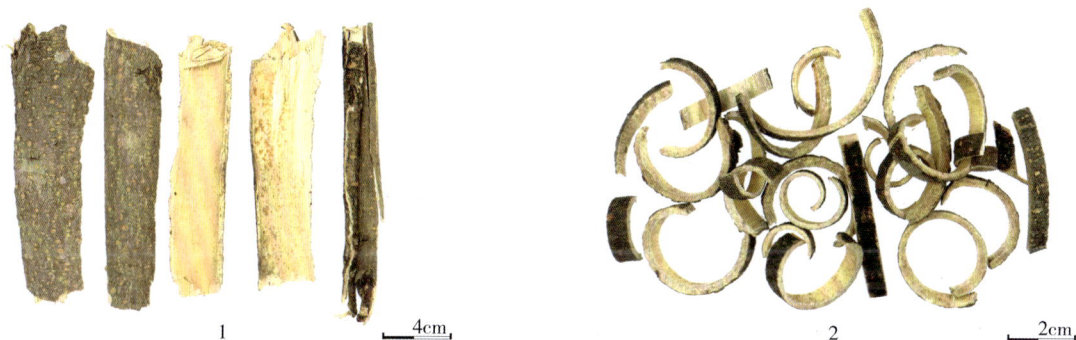

图 5-22　合欢皮
1. 药材；2. 饮片

【化学成分】含皂苷，如金合欢皂苷元 B、美基豆酸内酯、美基豆酸等及鞣质。

【功效应用】解郁安神，活血消肿。用量 6~12g。外用适量，研末调敷。

【附药】合欢花

本品为豆科植物合欢 *Albizia julibrissin* Durazz. 的干燥花序或花蕾。夏季花开放时择晴天采收或花蕾形成时采收，及时晒干。前者习称"合欢花"，后者习称"合欢米"。合欢花为头状花序，皱缩成团。总花梗长 3~4cm，有时与花序脱离，黄绿色，有纵纹，被稀疏毛茸。花全体密被毛茸，细长而弯曲，长 0.7~1cm，淡黄色或黄褐色，无花梗或几无花梗。花萼筒状，先端有 5 小齿；花冠筒长约为萼筒的 2 倍，先端 5 裂，裂片披针形；雄蕊多数，花丝细长，黄棕色至黄褐色，下部合生，上部分离，伸出花冠筒外。气微香，味淡。合欢米呈棒槌状，长 2~6mm，膨大部分直径约 2mm，淡黄色至黄褐色，全体被毛茸，花梗极短或无。花萼筒状，先端有 5 小齿；花冠未开放；雄蕊多数，细长并弯曲，基部连合，包于花冠内。气微香，味淡。具有解郁安神的功效。

答案解析

目标检测

简答题

1. 简述牡丹皮、黄柏、秦皮的理化鉴别方法。

2. 简述杜仲的来源、性状。

3. 如何识别下列各组药材：黄柏 – 关黄柏、秦皮 – 合欢皮、香加皮 – 五加皮 – 地骨皮？

4. 简述肉桂的主产地及采收加工方法。

5. 简述厚朴横切面的显微鉴别特征。

（吕立铭）

书网融合……

重点小结	微课1	微课2	微课3

微课4	微课5	习题

第六章 叶类中药

学习目标

知识目标：通过本章学习，掌握叶类中药的性状与显微鉴别要点，大青叶、番泻叶等中药的来源、性状鉴别、显微鉴别、理化鉴别等方面内容；熟悉石韦、淫羊藿、枇杷叶、罗布麻叶等中药的来源、性状鉴别、理化鉴别等方面内容；了解其他叶类中药的来源、性状鉴别等方面内容，叶类中药的化学成分、常见伪品或代用品。

能力目标：具备运用性状鉴定技术快速识别 10 种叶类中药的能力；运用显微鉴定技术鉴定 2 种叶类中药并绘制显微特征图的能力；运用理化鉴定技术鉴定 6 种叶类中药真伪优劣的能力。

第一节 概　述

叶（folium）类中药是以药用植物的叶入药的药材的总称。大多采自双子叶植物的叶，其入药部位多数为完整而成熟的叶，如枇杷叶、大青叶、罗布麻叶等；少数为嫩叶，如苦竹叶；有的为带叶的枝梢，如侧柏叶；有的为叶鞘纤维，如棕榈。多数以单叶入药；少数为复叶的小叶，如番泻叶。

一、性状鉴别

叶类中药多质地较薄，常皱缩卷曲或破碎。在性状观察时，首先应观察大多数叶的颜色和状态，如是完整的，还是破碎的；是单叶，还是复叶的小叶；是平展的，还是皱缩的；以及有无茎枝或叶轴等。由于叶类药材大多是干燥品，且叶片较薄，容易皱缩、破碎，可将叶片用水浸泡后展开，必要时可借助解剖镜或放大镜，或对光透视观察。应注意以下几点。①叶片的类型：单叶与复叶。②形状：常见的有披针形、椭圆形、卵形等，应注意叶片的外形、叶缘、叶端、叶基、叶脉、叶片分裂情况，同时注意叶柄、托叶、叶鞘的有无与特征。③大小：叶片的长度和宽度。④表面：叶的表面特征多样，有的具角质层，光滑无毛；有的仅下表面被毛茸；有的上、下表面均被毛茸；有的对光透视可见深色的条纹、透明腺点（油点）或灰色斑点（草酸钙结晶）；有的叶脉凸起或凹下；有的在放大镜下可察见凹陷的点状腺鳞。⑤色泽：一般呈暗绿色、灰绿色或黄绿色等，少数叶片呈紫色、蓝紫色等特殊颜色。⑥质地：草质、革质、纸质或肉质。⑦气味：可直接嗅闻，亦可在破碎、揉搓或热水浸泡后嗅闻与口尝。

二、显微鉴别

叶类中药的显微鉴别主要观察叶中脉部分横切片、表皮制片及粉末制片。

（一）叶横切片或表面制片

叶的横切片主要观察上、下表皮细胞的特征及附属物，栅栏组织的分布与分化程度，中脉维管束的类型、数目等。表面制片主要观察上、下表皮细胞的特征及附属物，如角质层、蜡被、结晶体、毛茸等。

1. 双子叶植物叶的构造 一般由表皮、叶肉和叶脉组成。（图6-1）

（1）表皮 分为上表皮和下表皮。通常为一列排列紧密的扁平或近方形细胞，少数由多层细胞组成。表皮细胞的外壁常较厚，其外通常有角质层，角质层常呈波状、放射状、点状及条状等不同的纹理。有时可见到毛茸及气孔点。有的叶片上表皮细胞垂周壁较平直，而下表皮较弯曲，如枇杷叶；有的上、下表皮细胞的垂周壁均较弯曲，如薄荷叶，特别要注意表皮细胞中是否含有后含物及后含物的种类，有的表皮细胞垂周壁呈念珠状增厚；有的植物叶表皮细胞较大，内含葡萄状或螺旋状的钟乳体（碳酸钙结晶），如桑叶、穿心莲叶；有的植物叶的表皮细胞内含簇状橙皮苷结晶体，如薄荷叶；有的植物叶的表皮细胞内含黏液质，如番泻叶，表皮细胞中一般不含叶绿体。

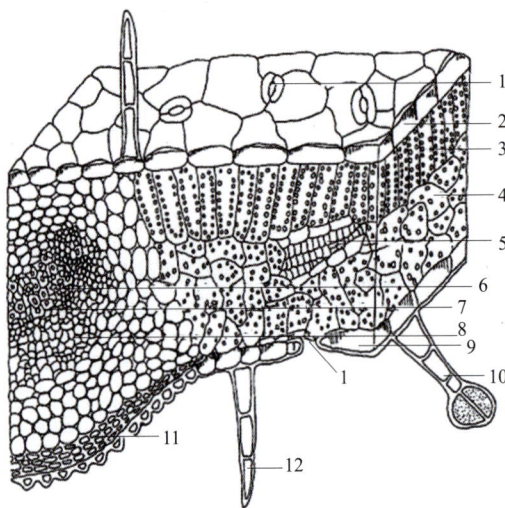

图6-1 双子叶植物叶的组织构造模式

1. 气孔；2. 上表皮；3. 栅栏组织；4. 海绵组织；5. 侧脉纵切面；6. 木质部；7. 形成层；
8. 韧皮部；9. 下表皮；10. 腺毛；11. 厚角组织；12. 非腺毛

叶的表皮常可见腺毛、非腺毛和气孔等附属物。腺毛和非腺毛的形态、细胞组成、排列情况、细胞壁是否木化、分布密度及气孔类型、分布状况等亦为叶类中药重要的鉴别特征之一。气孔有各种类型，与植物的科属关系密切，如豆科多为平轴式，唇形科多为直轴式，有的叶片有几种形式的气孔。

（2）叶肉 是含叶绿体的薄壁组织，位于上、下表皮之间。通常分化为栅栏组织和海绵组织，称为异面叶或两面叶，如枇杷叶、薄荷叶等。也有上下表皮细胞内方均有栅栏组织，这种叶称等面叶，如番泻叶等。

1）栅栏组织 通常由1列至数列长圆柱形的细胞组成，细胞的长轴与表皮垂直，如大青叶、枇杷叶的栅栏组织为3~4列、洋地黄叶的栅栏组织多为1列、罗布麻叶上表面处的栅栏组织多为2列，下面多为1列。观察时注意栅栏组织的细胞列数、与海绵组织是否易区分、是否通过主脉、是否含有后含物等，一般栅栏组织是不通过主脉的，但有一些药材较特殊，栅栏组织通过主脉，如番泻叶、穿心莲叶等。

2）海绵组织 占叶肉组织的大部分，有时有侧脉维管束分布。观察时注意是等面叶还是异面叶（两面叶）；细胞内是否含有钟乳体、草酸钙结晶、橙皮苷结晶、色素；有无分泌细胞，如油细胞、黏液细胞、油室、间隙腺毛、乳汁管；有无异形细胞、厚壁细胞（石细胞）存在。它们的颜色、形状、分布都是非常重要的鉴别特征。

（3）叶脉 是叶片中的维管束，维管束在叶片横切面中的排列方式常因植物的种类而异。除注意其排列方式外，还应注意观察维管束的类型；中柱鞘厚壁组织的有无及其分布、形状；中脉上、下表皮内方有无厚角组织分布；栅栏组织是否通过主脉等。一般中脉维管束为外韧型，木质部位于上方（向茎面），略呈槽状或半月形，由导管和管胞等组成；韧皮部在木质部下方（背茎面）。有的为双韧维管束，如罗布麻叶。在木质部和韧皮部的外侧，常有纤维等厚壁组织围绕，如蓼大青叶；中脉部分的表皮下方常有厚角组织，有的叶中脉部分有栅栏组织通过，如番泻叶；有的中脉维管束分裂成 2～3 个或更多。

2. 单子叶植物叶的构造 类型较多，以禾本科植物淡竹叶为例。（图 6 - 2）

（1）表皮 上表皮主要由大型的运动细胞组成，细胞径向延长呈长方形或方形，壁薄而弯曲；下表皮细胞较小，椭圆形，呈切向延长，排列紧密。上下表皮被角质层、气孔及毛茸。表面观气孔由两个中间狭长、两端膨大的哑铃形保卫细胞组成，保卫细胞外侧连接近圆三角形的副卫细胞。

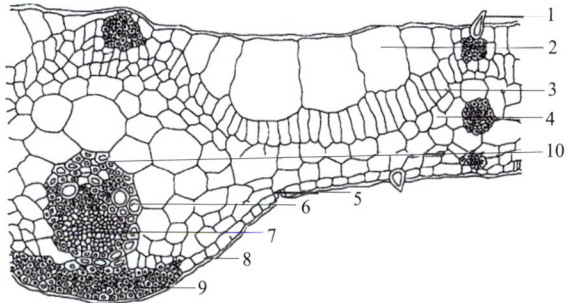

（2）叶肉 栅栏组织为 1 列圆柱形薄壁栅状细胞组成，海绵组织为 2～3 列排列疏松的不规则圆形细胞，二者均含叶绿体。

（3）叶脉 主脉维管束为有限外韧形，其外

图 6 - 2 单子叶植物叶片（淡竹叶）组织构造
1. 非腺毛；2. 运动细胞；3. 栅栏组织；
4. 海绵组织；5. 气孔；6. 木质部；7. 韧皮部；
8. 下表皮；9. 纤维层；10. 维管束鞘

围有 1～2 列纤维包围，组成维管束鞘。木质部导管稀少，排成"V"形，其下方为韧皮部。

（二）粉末特征

在显微镜下，叶类药材的粉末中常常可以观察到碎断的毛茸、表皮碎片、气孔、纤维、分泌组织、异型细胞、厚角组织、晶体及导管等。一般应注意以下几点。①表皮细胞：注意观察细胞的形状、大小、垂周壁的弯曲程度、增厚情况、角质层厚度等。②气孔：注意其类型、形状、大小、保卫细胞等。③毛茸：重点注意区分腺毛、腺鳞、非腺毛，观察非腺毛的细胞数目、形状，细胞壁的厚薄及疣状突起等；腺毛头部及柄部细胞的形状、数目及排列情况等。④厚壁组织：纤维常存在于叶脉碎片中，有的为晶纤维，如番泻叶，石细胞较少见。⑤分泌组织：有无及其类型。此外，通过叶肉碎片可观察栅栏细胞的列数、有无晶细胞层、特异细胞等。

（三）显微常数

在叶类中药的鉴别中，常见的显微常数有栅表比、气孔数、气孔指数、脉岛数、脉端数等，常因中药原植物种类不同而异，特别是一些同属不同来源的药材的鉴别，因而在叶类药材中具有较重要的鉴别意义。

1. 栅表比 指叶片的 1 个表皮细胞下栅栏细胞的平均数目，一般"栅表比"在同种植物中是比较恒定的，对同属不同种植物叶，具有鉴别意义。如尖叶番泻叶上表面的栅表比为 4.5～9.5～18.0，下表面为 3.5～7.0～14.5；狭叶番泻叶上表面为 2.0～7.5～12.1，下表面为 2.5～5.1～10.5。

2. 气孔数与气孔指数 气孔数是指每平方毫米叶表皮的气孔数目；气孔指数是指叶片单位面积上的气孔数占同面积内表皮细胞与气孔数之和的百分比。同种植物叶的气孔数虽有较大差异，但气孔指数则较恒定，常用来鉴定形态相似的叶类中药。例如，颠茄叶下表皮的气孔指数为 19.5～21.6～23.9；尖叶番泻叶下表皮的气孔指数为 11.4～12.2～13.0。

$$气孔指数 = \frac{单位面积的气孔数 \times 100}{单位面积上的气孔数 + 同面积表皮细胞数}$$

3. 脉岛数　叶脉中最微细的叶脉所包围的叶肉单位为一个脉岛；每平方毫米面积中脉岛的数目称为"脉岛数"。多数情况下，同种植物的叶片中的脉岛数在一定范围内保持相对稳定，可作为叶类中药的鉴别特征之一。

4. 脉端数　指叶的完全游离小脉或小脉的分枝末端数。

第二节　叶类中药鉴定

侧柏叶
Platycladi Cacumen

【来源】本品为柏科植物侧柏 *Platycladus orientalis*（L.）Franco 的干燥枝梢和叶。

【产地】主产于江苏、广东、海南、河北、山东等地，除新疆、青海外，全国各地均有栽培，为我国特产。

【采收加工】多在夏、秋二季采收，阴干。

【性状鉴别】①多分枝，小枝扁平。②叶呈细小鳞片状，交互对生，贴伏于枝上，深绿色或黄绿色。③质脆，易折断。④气清香，味苦涩、微辛。（图6-3）

以枝嫩、色深绿、无碎末者为佳。

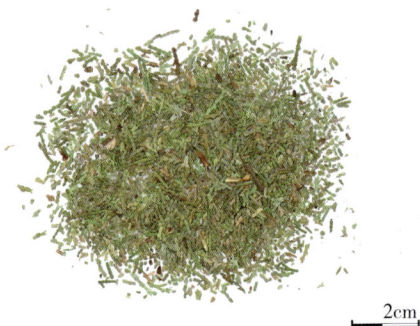

2cm

图6-3　侧柏叶

【化学成分】含黄酮类成分，如槲皮苷、槲皮素、扁柏双黄酮、香橙素等。尚含挥发油约0.26%，主要为α-侧柏酮、侧柏烯、小茴香酮及脂类成分棕榈酸、月桂酸、硬脂酸等。

【功效应用】凉血止血，化痰止咳，生发乌发。用量6~12g，外用适量。

石　韦
Pyrrosiae Folium

【来源】本品为水龙骨科植物庐山石韦 *Pyrrosia sheareri*（Bak.）Ching、石韦 *Pyrrosia lingua*（Thunb.）Farwell 或有柄石韦 *Pyrrosia petiolosa*（Christ）Ching 的干燥叶。前两者习称"大叶石韦"，后者习称"小叶石韦"。

【产地】庐山石韦主产于江西、湖南等地；石韦主产于长江以南各省；有柄石韦主产于东北、华北等地。

【采收加工】全年均可采收，除去根茎和根，晒干或阴干。

【性状鉴别】

1. 药材

（1）庐山石韦　①叶片略皱缩，展平后呈披针形，长10~25cm，宽3~5cm，先端渐尖，基部耳状偏斜，全缘，边缘常向内卷曲；上表面黄绿色或灰绿色，散布有黑色圆形小凹点；下表面密生红棕色星状毛，有的侧脉间布满棕色圆点状的孢子囊群。②叶柄具四棱，长10~20cm，直径1.5~3mm，略扭曲，有纵槽。③叶片革质。④气微，味微苦涩。

（2）石韦　①叶片披针形或长圆披针形，长8~12cm，宽1~3cm。基部楔形，对称。②孢子囊群在侧脉间，排列紧密而整齐。③叶柄长5~10cm，直径约1.5mm。

（3）有柄石韦　①叶片多卷曲呈筒状，展平后呈长圆形或卵状长圆形，长 3～8cm，宽 1～2.5cm。②基部楔形，对称；下表面侧脉不明显，布满孢子囊群。③叶柄长 3～12cm，直径约1mm。（图6-4）

均以叶厚、完整、杂质少者为佳。

2. 饮片　①呈丝条状。②上表面黄绿色或灰褐色，下表面密生红棕色星状毛。孢子囊群着生侧脉间或下表面布满孢子囊群。③叶全缘。④叶片革质。⑤气微，味微涩苦。

【化学成分】含绿原酸、芒果苷、异芒果苷、延胡索酸、咖啡酸等。

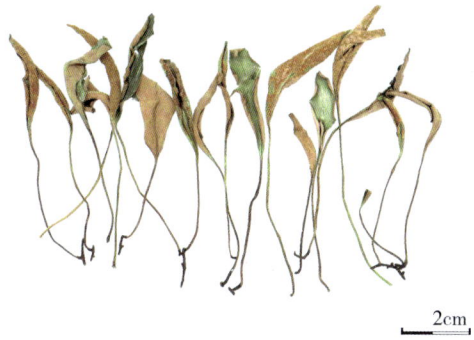

图6-4　石韦

【理化鉴别】含量测定　照高效液相色谱法测定，本品含绿原酸（$C_{16}H_{18}O_9$）不得少于 0.20%。

【功效应用】利尿通淋，清肺止咳，凉血止血。用量 6～12g。

淫羊藿
Epimedii Folium

【来源】本品为小檗科植物淫羊藿 *Epimedium brevicornu* Maxim.、箭叶淫羊藿 *Epimedium sagittatum* (Sieb. et Zucc.) Maxim.、柔毛淫羊藿 *Epimedium pubescens* Maxim. 或朝鲜淫羊藿 *Epimedium koreanum* Nakai 的干燥叶。

【产地】主产于四川、陕西等地。

【采收加工】夏、秋季茎叶茂盛时采收，晒干或阴干。

【性状鉴别】

1. 淫羊藿　①二回三出复叶，小叶片卵圆形，长 3～8cm，宽 2～6cm；先端微尖，顶生小叶基部心形，两侧小叶较小，偏心形，外侧较大，呈耳状，边缘具黄色刺毛状细锯齿；上表面黄绿色，下表面灰绿色，主脉 7～9 条，基部有稀疏细长毛，细脉两面突起，网脉明显；小叶柄长 1～5cm。②叶片近革质。③气微，味微苦。（图6-5）

2. 箭叶淫羊藿　①一回三出复叶，小叶片长卵形至卵状披针形，长 4～12cm，宽 2.5～5cm；先端渐尖，两侧小叶基部明显偏斜，外侧多呈箭形。②下表面疏被粗短伏毛或近无毛。③叶片革质。

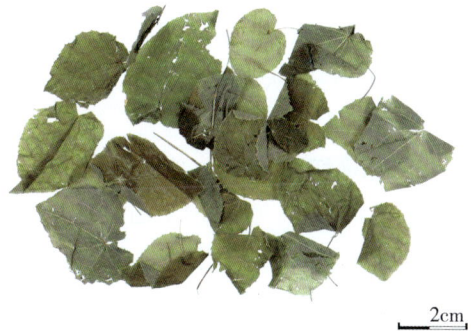

图6-5　淫羊藿

3. 柔毛淫羊藿　①一回三出复叶；叶下表面及叶柄密被绒毛状柔毛。

4. 朝鲜淫羊藿　①二回三出复叶；小叶较大，长 4～10cm，宽 3.5～7cm，先端长尖。②叶片较薄。

以色青绿、无枝梗、叶整齐、不碎者为佳。

【化学成分】含淫羊藿苷、淫羊藿次苷、淫羊藿新苷等黄酮苷类成分。

【理化鉴别】

1. 浸出物　照醇溶性浸出物测定法（冷浸法）测定，稀乙醇浸出物不得少于15.0%。

2. 含量测定　照紫外-可见分光光度法测定，本品含总黄酮以淫羊藿苷（$C_{33}H_{40}O_{15}$）计，不得少于 5.0%；照高效液相色谱法测定，本品含朝藿定 A（$C_{39}H_{50}O_{20}$）、朝藿定 B（$C_{38}H_{48}O_{19}$）、朝藿定 C（$C_{39}H_{50}O_{19}$）和淫羊藿苷（$C_{33}H_{40}O_{15}$）的总量，朝鲜淫羊藿不得少于 0.50%，淫羊藿、柔毛淫羊藿、箭叶淫羊藿均不得少于 1.5%。

【功效应用】 补肾阳，强筋骨，祛风湿。用量 6～10g。

大青叶
Isatidis Folium

情境导入

情境：2020 年春季，某中药制药企业采购大青叶，以制作季节性感冒药在药材验收时，质检员通过外观检查和理化鉴别，发现该批次大青叶并非药用，实为外观类似的马蓝叶，因而不符合药品生产标准。

思考：1. 药用大青叶和马蓝叶来源有何不同？

2. 如何鉴别大青叶和马蓝叶？

【来源】 本品为十字花科植物菘蓝 *Isatis indigotica* Fort. 的干燥叶。

【产地】 主产于河北、江苏、安徽、河南等地。

【采收加工】 夏、秋二季分 2～3 次采收，除去杂质，晒干。

【性状鉴别】 ①叶片多皱缩卷曲，有的破碎，完整叶片展平后呈长椭圆形至长圆状倒披针形，长 5～20cm，宽 2～6cm，上表面暗灰绿色，有的可见色较深稍突起的小点；先端钝，全缘或微波状，基部狭窄下延至叶柄呈翼状；叶柄长 4～10cm，淡棕黄色。②质脆。③气微，味微酸、苦、涩。（图 6-6）

以完整、色暗灰绿者为佳。

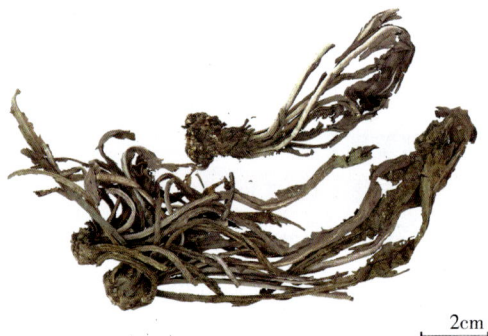

2cm

图 6-6 大青叶

【显微鉴别】

1. 主脉横切面 ①上下表皮均为 1 列横向延长的细胞，外被角质层。②叶肉中栅栏细胞 3～4 列，近长方形，与海绵组织无明显区分。③主脉维管束 4～9 个，中间 1 个较大，均为外韧型；且每个维管束的上、下侧均分布有厚壁组织。④薄壁组织中分布含芥子酶的类圆形分泌细胞，直径 10～40μm，略小于周围的薄壁细胞，内含棕黑色颗粒状物质。（图 6-7）

2. 粉末 绿褐色。①上表皮细胞垂周壁近平直，可见角质层纹理；下表皮细胞垂周壁稍弯曲，略呈连珠状增厚。②气孔不等式，副卫细胞 3～4 个。③厚角细胞纵断面观呈长条形，直径 14～45μm，角隅处壁厚 14μm。④导管：为螺纹和网纹导管。⑤靛蓝结晶常见于叶肉细胞中，呈蓝色细小颗粒状或片状，多聚集成堆。⑥橙皮苷样结晶分布于叶肉或表皮细胞中，呈淡黄绿色或无色，类圆形或不规则形，有的呈针簇状，直径 3～32μm。（图 6-8）

【化学成分】 含菘蓝苷、靛玉红、色胺酮、β-谷甾醇等成分。其中菘蓝苷易被弱碱或酶水解，生成吲哚醇，继而氧化成靛蓝。

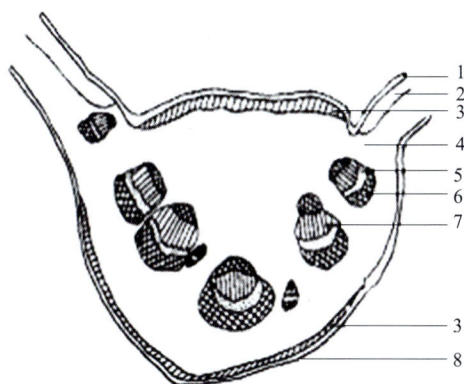

图 6 - 7 大青叶（主脉）横切面

1. 上表皮；2. 栅栏组织；3. 厚角组织；4. 海绵组织；
5. 韧皮部；6. 纤维束；7. 木质部；8. 下表皮

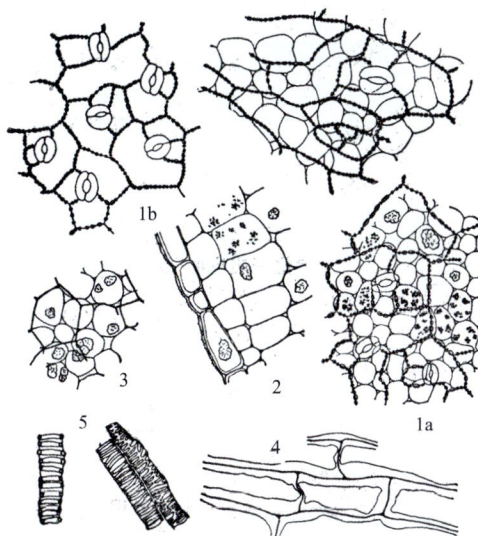

图 6 - 8 大青叶粉末 微课 1

1. 表皮（a. 上表皮；b. 下表皮）；2. 靛蓝结晶；
3. 橙皮苷样结晶；4. 厚角组织；5. 导管

【理化鉴别】

1. 微量升华法 取本品粉末进行微量升华，镜检可见蓝色或紫红色细小针状、片状或簇状结晶。

2. 荧光法 取本品粉末水浸液，在紫外灯（365nm）下观察，呈现蓝色荧光。

3. 浸出物 照醇溶性浸出物测定法（热浸法）测定，乙醇浸出物不得少于 16.0%。

4. 含量测定 照高效液相色谱法测定，本品含靛玉红（$C_{16}H_{10}N_2O_2$）不得少于 0.020%。

【功效应用】 清热解毒，凉血消斑。用量 9～15g。

枇杷叶

Eriobotryae Folium

【来源】 本品为蔷薇科植物枇杷 *Eriobotrya japonica*（Thunb.）Lindl. 的干燥叶。

【产地】 主产于江苏、浙江、广东等地。

【采收加工】 全年均可采收，晒至七八成干时，扎成小把，再晒干。

【性状鉴别】

1. 药材 ①呈长圆形或倒卵形，长 12～30cm，宽 4～9cm。先端尖，基部楔形，边缘有疏锯齿，近基部全缘。②上表面灰绿色、黄棕色或红棕色，较光滑；下表面密被黄色绒毛，主脉于下表面显著突起，侧脉羽状；叶柄极短，被棕黄色绒毛。③革质而脆，易折断。④气微，味微苦。（图 6 - 9）

以叶完整、色灰绿者为佳。

2. 饮片 ①呈丝条状。上表面灰绿色、黄棕色或红棕色，较光滑。下表面可见绒毛，主脉突出。②革质而脆。③气微，味微苦。（图 6 - 9）

【化学成分】 含熊果酸、齐墩果酸、维生素 B_1 等。

【理化鉴别】

1. 浸出物 照醇溶性浸出物测定法（热浸法）测定，75% 乙醇浸出物不得少于 18.0%。

2. 含量测定 照高效液相色谱法测定，本品含齐墩果酸（$C_{30}H_{48}O_3$）和熊果酸（$C_{30}H_{48}O_3$）的总量不得少于 0.70%。

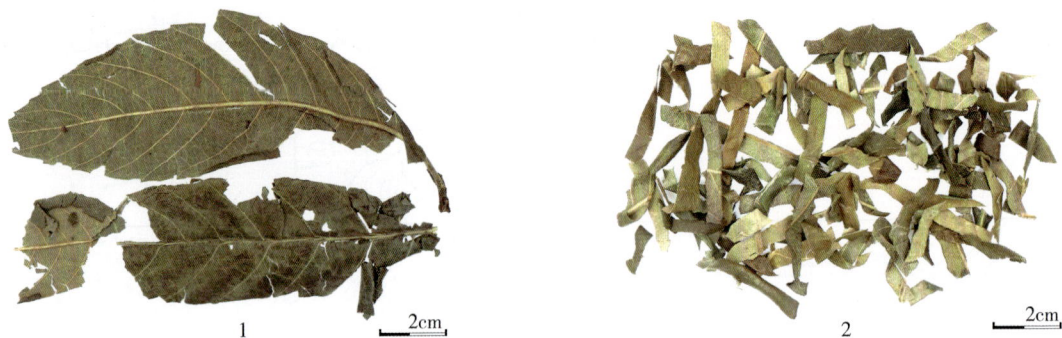

图 6-9 枇杷叶

1. 药材；2. 饮片

【功效应用】 清肺止咳，降逆止呕。用量 6～10g。

番泻叶
Sennae Folium

【来源】 本品为豆科植物狭叶番泻 *Cassia angustifolia* Vahl 或尖叶番泻 *Cassia acutifolia* Delile 的干燥小叶。

【产地】 狭叶番泻叶主产于红海以东至印度一带，现以印度南端的丁内未利产量最大，故商品名又称"印度番泻叶"或"丁内未利番泻叶"，埃及、苏丹亦产，通常在开花前采摘，阴干后用水压机打包。尖叶番泻叶主产于埃及尼罗河上游，由埃及的亚历山大港输出，故又称"埃及番泻叶"或"亚历山大番泻叶"。现我国广东、海南及云南西双版纳等地也有栽培。

【采收加工】 通常在 7～8 月果实近成熟时剪取枝条，摘取叶片，晒干，按全叶、碎叶分别包装。

【性状鉴别】

1. 狭叶番泻 ①叶面平坦，长卵形或卵状披针形，长 1.5～5cm，宽 0.4～2cm，叶端急尖，基部稍不对称，全缘。②上表面黄绿色，下表面浅黄绿色，无毛或近无毛，叶脉稍隆起，革质，有压叠线纹。③气微弱而特异，味微苦，稍有黏性，开水浸泡呈茶色。

2. 尖叶番泻 ①叶片呈披针形或长卵形，长 2～4cm，宽 0.7～1.2cm，边缘略反卷，叶端短尖或微突，全缘，叶基不对称。②上表面浅绿色，下表面灰绿色，两面均有细短毛茸。③质地较薄脆，略呈革质状，无压叠线纹。（图 6-10）

均以叶片大、完整、色绿、梗少、无泥沙者为佳。

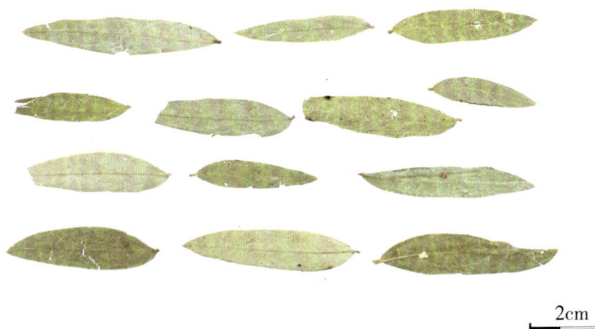

图 6-10 番泻叶

【显微鉴别】

1. 叶片横切面 两种叶主脉横切面特征大致相似。①表皮细胞 1 列，类长方形，常含黏液质，外被角质层；上下表皮均有气孔和单细胞非腺毛。②叶肉组织为等面叶型，均有 1 列栅栏细胞，上表面的栅栏细胞长柱形约 150μm，通过主脉；下表面的栅栏细胞较短，靠主脉下方具厚角组织；海绵组织细胞中常含有草酸钙簇晶。③主脉维管束外韧型，上下两侧均有微木化的中柱鞘纤维束，且纤维外侧的薄壁细胞中含草酸钙方晶，形成晶鞘纤

维。（图 6 - 11）

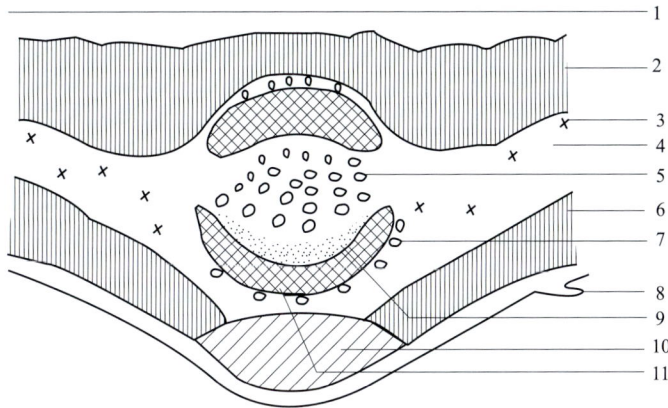

图 6 - 11　番泻叶（主脉）横切面
1. 表皮；2. 栅栏组织；3. 草酸钙簇晶；4. 海绵组织；5. 导管；6. 栅栏组织；
7. 草酸钙棱晶；8. 非腺毛；9. 韧皮部；10. 厚角组织；11. 中柱鞘纤维

2. 粉末　淡绿色或黄绿色。①晶纤维多，草酸钙方晶直径 12 ~ 15μm。非腺毛单细胞，长 100 ~ 350μm，直径 12 ~ 25μm，壁厚，有疣状突起。②草酸钙簇晶存在于叶肉薄壁细胞中，直径 9 ~ 20μm。③上下表皮细胞表面观呈多角形，垂周壁平直；上下表皮均有气孔，主为平轴式，副卫细胞大多为 2 个，也有 3 个的（狭叶番泻叶）。（图 6 - 12）

【化学成分】两种番泻叶均含有二蒽酮苷类化合物，主要为番泻叶苷 A、B、C、D 及芦荟大黄素双蒽酮苷，另含有游离蒽醌及其苷，主要为大黄酸葡萄糖苷、芦荟大黄素葡萄糖苷及少量的大黄酸、芦荟大黄素、大黄酚等。

【理化鉴别】

1. 荧光法　粉末遇碱液产生红色。取本品粉末的稀醇浸出液，滴于滤纸上，晾干，置紫外灯（365nm）下观察，可见棕红色荧光（检查蒽醌类成分）。

2. 含量测定　照高效液相色谱测定，本品含番泻苷 A（$C_{42}H_{38}O_{20}$）和番泻苷 B（$C_{42}H_{38}O_{20}$）的总量，不得少于 1.1%。

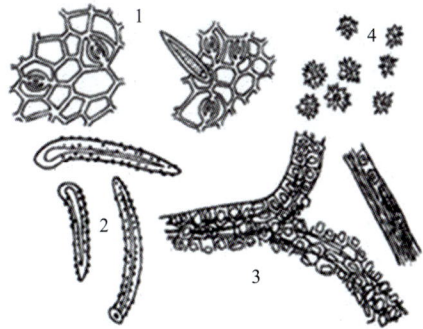

图 6 - 12　番泻叶粉末 🔹微课2
1. 表皮细胞及平轴式气孔；2. 非腺毛；
3. 晶鞘纤维；4. 草酸钙簇晶

【功效应用】泻热行滞，通便，利水。用量 2 ~ 6g，后下，或开水泡服。孕妇慎用。

枸骨叶

Ilicis Cornutae Folium

【来源】本品为冬青科植物枸骨 *Ilex cornuta* Lindl. ex Paxt. 的干燥叶。

【产地】主产于河南、湖北、安徽、江苏等地。

【采收加工】秋季采收，除去杂质，晒干。

【性状鉴别】①呈类长方形或矩圆状长方形，偶有长卵网形，长 3 ~ 8cm，宽 1.5 ~ 4cm。先端具 3 枚较大的硬刺齿，顶端 1 枚常反曲，基部平截或宽楔形，两侧有时各具刺齿 1 ~ 3 枚，边缘稍反卷；长卵圆形叶常无刺齿。②上表面黄绿色或绿褐色，有光泽，下表面灰黄色或灰绿色。叶脉羽状，叶柄

较短。③革质、硬而厚。④气微,味微苦。(图6-13)

以色绿、无枝者为佳。

【化学成分】 含苦丁茶苷、地榆苷、冬青苷、咖啡因、齐墩果酸苷、鞣质等。

【功效应用】 清热养阴,益肾,平肝。用量9~15g。

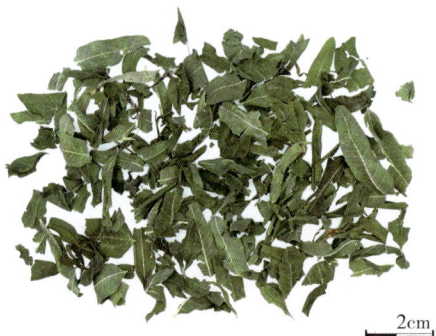

图6-13 枸骨叶

罗布麻叶
Apocyni Veneti Folium

【来源】 本品为夹竹桃科植物罗布麻 *Apocynum venetum* L. 的干燥叶。

【产地】 主产于河北、陕西、山西、甘肃、内蒙古、辽宁、吉林、黑龙江、山东、江苏、安徽等地。

【采收加工】 夏季采收,除去杂质,干燥。

【性状鉴别】 ①多皱缩卷曲,有的破碎,完整叶片展平后呈椭圆状披针形或卵圆状披针形,长2~5cm,宽0.5~2cm。②淡绿色或灰绿色,先端钝,有小芒尖,基部钝圆或楔形,边缘具细齿,常反卷,两面无毛,叶脉于下表面突起;叶柄细,长约4mm。③质脆。④气微,味淡。(图6-14)

以叶完整、色绿者为佳。

图6-14 罗布麻叶

【化学成分】 含异槲皮苷(罗布麻甲素)和槲皮素(罗布麻乙素),以及芸香苷(芦丁)、金丝桃苷。另含有儿茶素、氨基酸、东莨菪内酯、氯化钾、多糖等。

【理化鉴别】

1. 浸出物 照醇溶性浸出物测定法(热浸法)测定,75%乙醇浸出物不得少于20.0%。

2. 含量测定 照高效液相色谱法测定,本品含金丝桃苷($C_{21}H_{20}O_{12}$)不得少于0.30%。

罗布麻叶

【功效应用】 平肝安神,清热利水。用量6~12g。

艾 叶
Artemisiae Argyi Folium

【来源】 本品为菊科植物艾 *Artemisia argyi* Lévl. et Vant. 的干燥叶。

【产地】 全国各地均产,其中湖北蕲春县所产质量最好,为道地产区,习称"蕲艾"。

【采收加工】 夏季花未开时采摘,除去杂质,晒干。

【性状鉴别】 ①多皱缩、破碎,有短柄。②完整叶片展平后呈卵状椭圆形,羽状深裂,裂片椭圆状披针形,边缘有不规则的粗锯齿;上表面灰绿色或深黄绿色,有稀疏的柔毛和腺点;下表面密生灰白色绒毛。③质柔软。④气清香,味苦。(图6-15)

以色青、背面灰白色、绒毛多、叶厚、质柔软

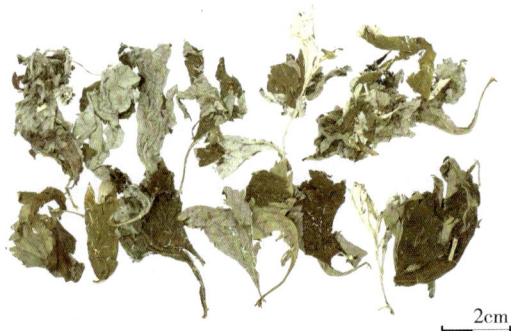

图6-15 艾叶

而韧、香气浓郁者为佳。

知识链接 ···

艾和端午

　　艾叶最早以"艾"记述在《诗经》之中，艾用于治病距今已有 2000 多年的历史。《五十二病方》中就记载有艾的疗效与用法，以后在历代本草中均有记载。在我国盛产优质艾的湖北蕲州，至今还流传着"家有三年艾，郎中不用来"的谚语，孟子有："七年之病，求三年之艾"，可见艾的药用价值。

　　端午节是古老的传统节日，按照时令，端午处于小满和夏至之间，为夏节。此时，自然界阴阳交替，随着万物的萌发，各种致病微生物的繁殖也活跃起来，多种传染病也相机抬头。自古至今，艾在端午中受到人们的挚爱，人们用它招百福、避邪祟、祛毒害。每年端午节之际，以艾条插于门楣，悬于堂中以防蚊虫。可见古人早已使用艾草来防病、治病、保健康，符合现代中医倡导用艾保健，未病先防的养生保健理念。除了挂艾叶，端午节还有许多其他的习俗。比如赛龙舟、吃粽子、挂菖蒲、戴香囊等习俗，都是为了祈求平安和康健。端午节是中华民族传统文化的瑰宝，作为药学生，在欢庆端午节的同时，我们更应该传承和弘扬中华传统文化。

　　【化学成分】含挥发油及黄酮类成分，油中主要成分为桉油精、侧柏酮、水芹烯等。

　　【功效应用】温经止血，散寒止痛；外用祛湿止痒。用量 3 ~ 9g，有小毒。外用适量，供灸治或熏洗用。

荷 叶
Nelumbinis Folium

　　【来源】本品为睡莲科植物莲 *Nelumbo nucifera* Gaertn. 的干燥叶。

　　【产地】全国大部地区均有产。

　　【采收加工】夏、秋二季采收，晒至七八成干时，除去叶柄，折成半圆形或折扇形，干燥。

　　【性状鉴别】①呈半圆形或折扇形，展开后呈类圆形，全缘或稍呈波状，直径 20 ~ 50cm。②上表面深绿色或黄绿色，较粗糙；下表面淡灰棕色，较光滑，有粗脉 21 ~ 22 条，自中心向四周射出；中心有突起的叶柄残基。③质脆，易破碎。④稍有清香气，味微苦。（图 6 - 16）

　　以叶大、完整、色绿、无斑点者为佳。

　　【化学成分】含荷叶碱、柠檬酸、苹果酸、葡萄糖酸、草酸、琥珀酸及其他的碱性成分。

　　【功效应用】清暑化湿，升发清阳，凉血止血。用量 3 ~ 10g。

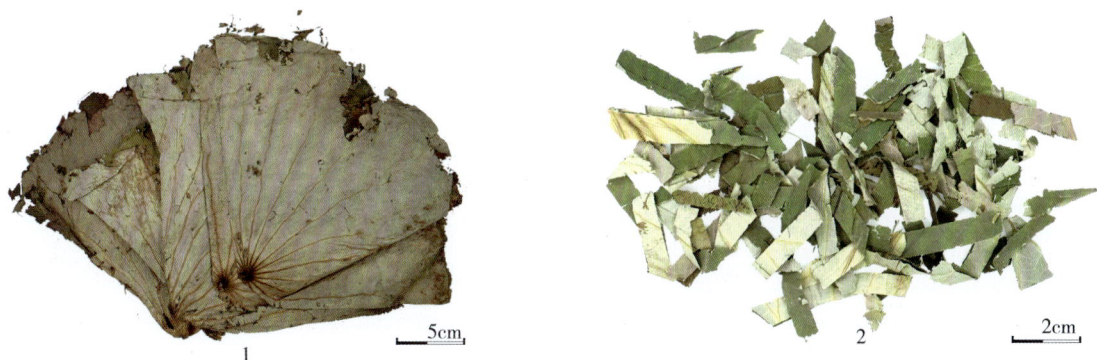

图 6 - 16　荷叶
1. 药材；2. 饮片

目标检测

一、名词解释

等面叶

二、简答题

1. 简述番泻叶和大青叶的来源、性状。
2. 如何识别艾叶和青蒿？
3. 简述荷叶的主产地及采收加工方法。
4. 简述番泻叶粉末的显微鉴别特征。

（聂奇华）

书网融合……

重点小结   微课1   微课2   习题

第七章 花类中药

学习目标

知识目标：通过本章学习，掌握花类中药的性状与显微鉴别要点，丁香、洋金花、金银花、红花等中药的来源、性状鉴别、显微鉴别、理化鉴别等方面内容；熟悉辛夷、玫瑰花、槐花、菊花、西红花、蒲黄等中药的来源、性状鉴别、理化鉴别等方面内容；了解其他花类中药的来源、性状鉴别等方面内容，花类中药的化学成分、常见伪品或代用品。

能力目标：具备运用性状鉴定技术快速识别花类中药 21 种的能力；运用显微鉴定技术鉴定 4 种花类中药并绘制显微特征图的能力；运用理化鉴定技术鉴定 11 种花类中药真伪优劣的能力。

第一节　概　述

花（flos）类中药通常包括完整的花、花序或花的某一部分。完整的花包括已开放的花（如洋金花、红花）和尚未开放的花蕾（如辛夷、丁香、金银花、槐米）；花序包括已开放的花序（如菊花、旋覆花）和未开放的花序（如款冬花、密蒙花），花的某一部分，包括雄蕊（如莲须）、花柱（如玉米须）、柱头（如西红花）、花粉粒（如蒲黄、松花粉）等。

一、性状鉴别

花类中药在性状鉴别时首先应注意观察药材样品的形态、大小、颜色、气味。花类中药经过采制、干燥常干缩、破碎而改变了形状，常见的有圆锥状、棒状、团簇状、丝状、粉末状等；颜色、气味较新鲜时淡。以完整花入药者，应注意观察花萼、花冠、雄蕊和雌蕊的数目，及其着生位置、形状、颜色、被毛与否、气味等；如以花序入药，还需注意花序类别、总苞，或苞片的数目、形状、大小、颜色等。菊科植物还需观察花序托的形状、有无被毛等。另外，在鉴别时，常将药材放在温水中软化，以便观察它们的构造，必要时需借助放大镜、解剖镜进行观察。

二、显微鉴别

花类中药的显微鉴别除花梗和膨大花托需制作横切片外，一般只制作表面制片和粉末观察。

（一）表面制片

1. 苞片和萼片　与叶片构造相似，应注意上、下表皮细胞的形态；气孔及毛茸的有无、类型、形状及分布情况；有无分泌组织或草酸钙结晶等，如锦葵花的花萼中有黏液腔、洋金花中有草酸钙砂晶等。

2. 花瓣　花瓣构造变异较大，上表皮细胞常呈乳头状或毛茸状突起，无气孔；下表皮细胞的垂周壁常呈波状弯曲，有时有毛茸及少数气孔存在。相当于叶肉的部分，由数层排列疏松的大型薄壁细胞组成，有时可见分泌组织及贮藏物质，如丁香有油室、红花有管状分泌组织。维管束细小，仅见少数螺纹导管。

3. 雄蕊 包括花丝和花药两部分。花丝有时被毛茸，如闹羊花花丝下部被两种非腺毛；花药主要观察花粉囊及花粉粒。花粉囊内壁细胞的壁常不均匀地增厚，如网状、螺旋状、环状或点状，且大多木化。花粉粒的形状、大小、表面纹理、萌发孔等，对鉴定花类中药有重要意义。花粉粒的形状有圆球形（如金银花）、椭圆形（如槐米）、三角形（如丁香）、四分体（如闹羊花）等；花粉粒的外表有的光滑（如番红花）、有的具粗细不等的刺状突起（如红花）、有的具放射状雕纹（如洋金花）、有的具网状纹理（如蒲黄）；花粉粒的外壁有萌发孔或萌发沟，一般双子叶植物的花粉粒萌发孔为3个或3个以上，单子叶植物和裸子植物的花粉粒萌发孔为1个。

4. 雌蕊 由子房、花柱和柱头组成。子房的表皮多为薄壁细胞，有的表皮细胞则分化成多细胞束状毛，如闹羊花；花柱表皮细胞少数分化成毛状物（如红花）；柱头顶端表皮细胞常分化成绒毛状（如金银花、红花、西红花）。

5. 花梗和花托 有些花类中药常带有部分花梗和花托。横切面构造与茎相似，应注意表皮、皮层、内皮层、维管束及髓部是否明显，有无厚壁组织、分泌组织存在，有无草酸钙结晶、淀粉粒等。

此外，雄蕊及雌蕊柱头的显微鉴定，一般可做整体装片，透化后进行观察。

（二）粉末鉴定

花类药材粉末的显微鉴定，以花粉粒、花粉囊内壁纤维细胞增厚特征、非腺毛、腺毛为要点，并注意草酸钙结晶、分泌组织及色素细胞等。

第二节　花类中药鉴定

松花粉
Pini Pollen

【来源】本品为松科植物马尾松 *Pinus massoniana* Lamb. 、油松 *Pinus tabulieformis* Carr. 或同属数种植物的干燥花粉。

【产地】马尾松主产于长江流域各地；油松主产于东北、华北和西北各地。

【采收加工】春季花刚开时，采摘花穗，晒干，收集花粉，除去杂质。

【性状鉴别】①淡黄色的细粉。②体轻，易飞扬，手捻有滑润感。③气微，味淡。

以黄色、细腻、无杂质、流动性较强者为佳。（图7-1）

【化学成分】含有脂肪油、色素以及黄酮类成分。

【理化鉴别】

1. 水试 入水不沉，加热亦不沉。

2. 火试 置火中燃烧，不发生爆鸣声和闪光，燃烧后有烟雾和焦臭味，残留黑色灰烬。

【功效应用】收敛止血，燥湿敛疮。外用适量，撒敷患处。

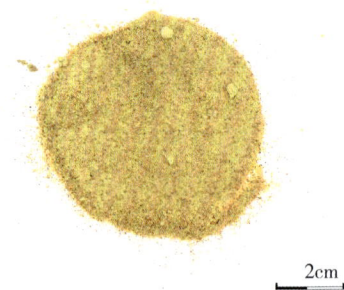

2cm

图7-1　松花粉

辛 夷

Magnoliae Flos

【来源】 本品为木兰科植物望春花 *Magnolia biondii* Pamp. 、玉兰 *Magnolia denudata* Desr. 或武当玉兰 *Magnolia sprengeri* Pamp. 的干燥花蕾。

【产地】 主产于河南、安徽、湖北等地。

【采收加工】 冬末春初花未开放时采收，除去枝梗及杂质，阴干。

【性状鉴别】

1. 望春花 ①呈长卵形，似毛笔头，长 1.2～2.5cm，直径 0.8～1.5cm。基部常具短梗，长约 5mm，梗上有类白色点状皮孔。②苞片 2～3 层，每层 2 片，两层苞片间有小鳞芽，苞片外表面密被灰白色或灰绿色茸毛，内表面类棕色，无毛。③花被片 9，棕色，外轮花被片 3，条形，约为内两轮长的 1/4，呈萼片状，内两轮花被片 6，每轮 3，轮状排列。④雄蕊和雌蕊多数，螺旋状排列。⑤体轻，质脆。⑥气芳香，味辛凉而稍苦。（图 7－2）

2. 玉兰 ①长 1.5～3cm，直径 1～1.5cm。②基部枝梗较粗壮，皮孔浅棕色。③苞片外表面密被灰白色或灰绿色茸毛。花被片 9，内外轮同型。

3. 武当玉兰 ①长 2～4cm，直径 1～2cm。②基部枝梗粗壮，皮孔红棕色。③苞片外表面密被淡黄色或淡黄绿色茸毛，有的最外层苞片茸毛已脱落而呈黑褐色。④花被片 10～12（15），内外轮无显著差异。

均以完整、内瓣紧密、质坚实、无枝梗、香气浓者为佳。

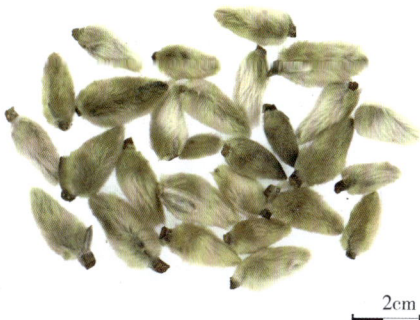

图 7－2 辛夷

【化学成分】 含挥发油。

【理化鉴别】 含量测定 照挥发油测定法，本品含挥发油不得少于 1.0%（ml/g）；照高效液相色谱法，本品含木兰脂素（$C_{23}H_{28}O_7$）不得少于 0.40%。

【功效应用】 散风寒，通鼻窍。用量 3～10g，包煎。外用适量。

玫瑰花

Rosae Rugosae Flos

【来源】 本品为蔷薇科植物玫瑰 *Rosa rugosa* Thunb. 的干燥花蕾。

【产地】 主产于甘肃、山东等地，全国各地均有栽培。

【采收加工】 春末夏初花将开放时分批采摘，及时低温干燥。

【性状鉴别】①略呈半球形或不规则团状，直径 0.7～1.5cm。②残留花梗上被细柔毛，花托半球形，与花萼基部合生；萼片 5，披针形，黄绿色或棕绿色，被有细柔毛；花瓣多皱缩，展平后宽卵形，呈覆瓦状排列，紫红色，有的黄棕色；雄蕊多数，黄褐色；花柱多数，柱头在花托口集成头状，略突出，短于雄蕊。③体轻，质脆。④气芳香浓郁，味微苦涩。（图 7－3）

以花朵大、完整、瓣厚、色紫、色泽鲜、不露蕊、香气浓者为佳。

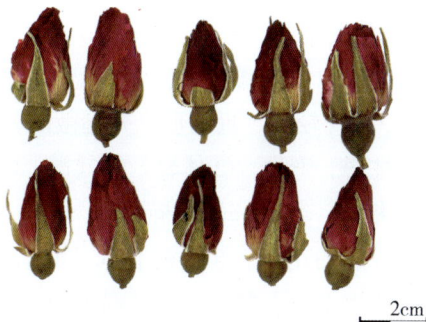

图 7－3 玫瑰花

【化学成分】 含挥发油、槲皮素、矢车菊双苷、有机酸、β-胡萝卜素、脂肪油等。

【理化鉴别】**浸出物** 照醇溶性浸出物测定法（热浸法）测定，20%乙醇浸出物不得少于28.0%。

【功效应用】行气解郁，和血，止痛。用量3~6g。

月季花
Rosae Chinensis Flos

> ▶ 情境导入 ◀

情境：近期，某药材网站显示中药材玫瑰花山东产头茬60元/公斤，二茬55元/公斤，甘肃炕货73元/公斤；河南产的月季花小花52元每公斤，统货55元每公斤。

思考：1. 月季花和玫瑰花功效有什么不同？

　　　2. 如何正确识别鉴定月季花和玫瑰花？

【来源】本品为蔷薇科植物月季 *Rosa chinensis* Jacq. 的干燥花。

【产地】主产于河南、江苏、山东等地，全国大部分地区有栽培。

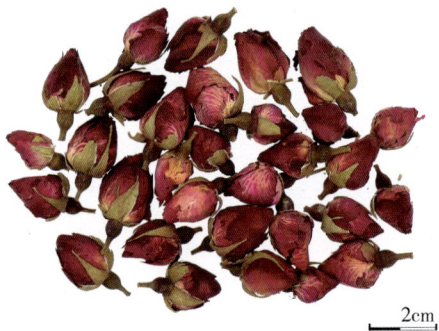

图7-4　月季花

【采收加工】全年均可采收，花微开时采摘，阴干或低温干燥。

【性状鉴别】①呈类球形，直径1.5~2.5cm。②花托长圆形，萼片5，暗绿色，先端尾尖；花瓣呈覆瓦状排列，有的散落，长圆形，紫红色或淡紫红色；雄蕊多数，黄色。③体轻，质脆。④气清香，味淡、微苦。（图7-4）

以花朵完整、无破损或变色、香味浓郁者为佳。

【化学成分】含挥发油，成分与玫瑰油相似，大部分为萜类化合物，但含量较低。

【功效应用】活血调经，疏肝解郁。用量3~6g。

槐　花
Sophorae Flos

【来源】本品为豆科植物槐 *Sophora japonica* L. 的干燥花及花蕾。

【产地】主产于河北、河南、山东、辽宁等地。

【采收加工】夏季花开放或花蕾形成时采收，及时干燥，除去枝、梗及杂质。前者习称"槐花"，后者习称"槐米"。

【性状鉴别】

1. 槐花　①皱缩而卷曲，花瓣多散落，完整者花萼钟状，黄绿色，先端5浅裂；花瓣5，黄色或黄白色，1片较大，近圆形，先端微凹，其余4片长圆形。雄蕊10，其中9个基部连合，花丝细长。雌蕊圆柱形，弯曲。②体轻。③气微，味微苦。（图7-5）

2. 槐米　①呈卵形或椭圆形，长2~6mm，直径约2mm。花萼下部有数条纵纹。②萼的上方为黄白色未开放的花瓣。③花梗细小。④体轻，手捻即碎。⑤气微，味微苦涩。（图7-5）

一般以个大、紧缩、色黄绿者为佳。

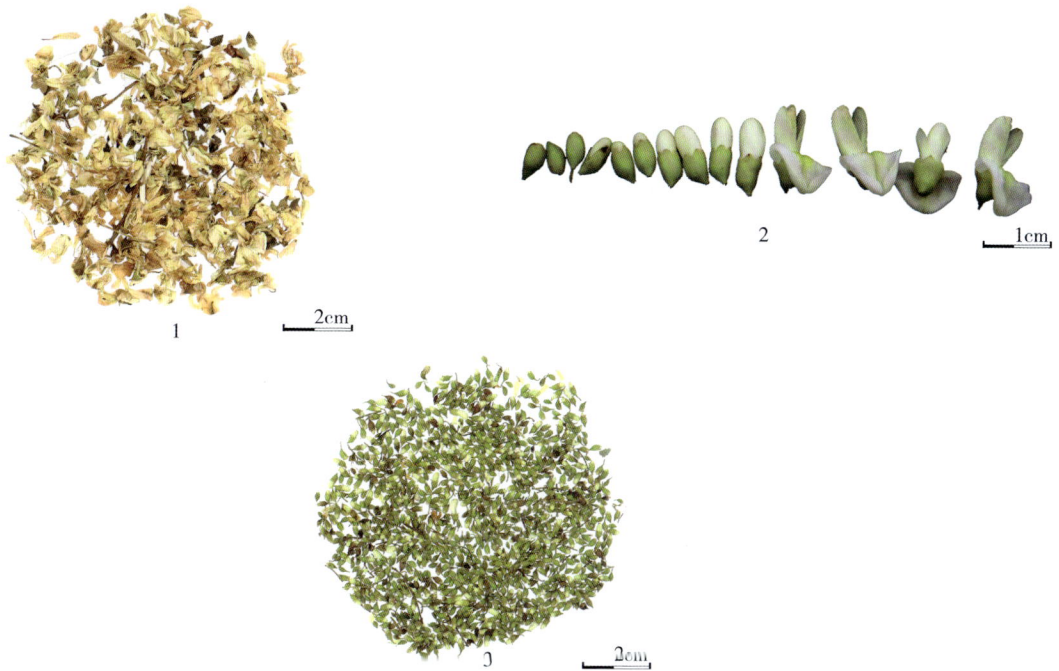

图 7-5　槐花
1. 槐花；2. 槐花不同生长期；3. 槐米

【化学成分】含芦丁、槐花米甲素、槐花米乙素、槐花米丙素等。

【理化鉴别】**含量测定**　照紫外 - 可见分光光度法测定，本品含总黄酮以芦丁（$C_{27}H_{30}O_{16}$）计，槐花不得少于 8.0%，槐米不得少于 20.0%。照高效液相色谱法测定，本品含芦丁（$C_{27}H_{30}O_{16}$）槐花不得少于 6.0%，槐米不得少于 15.0%。

【功效应用】凉血止血，清肝泻火。用量 5~10g。

【附药】**槐角**

本品为豆科植物槐 Sophora japonica L. 的干燥成熟果实。冬季采收，除去杂质，干燥。荚果呈连珠状。表面黄绿色或黄褐色，皱缩而粗糙，背缝线一侧呈黄色；质柔润，干燥皱缩，易在收缩处折断，断面黄绿色，有黏性；种子 1~6 粒，肾形，表面光滑，棕黑色，一侧有灰白色圆形种脐；质坚硬，子叶 2，黄绿色；果肉气微，味苦，种子嚼之有豆腥气。具有清热泻火，凉血止血的功效。

丁　香
Caryophylli Flos

【来源】本品为桃金娘科植物丁香 Eugenia caryophyllata Thunb. 的干燥花蕾，习称"公丁香"。

【产地】主产于坦桑尼亚、印度尼西亚、马来西亚及东非沿岸国家。以桑给巴尔岛产量大，质量佳。现我国海南、广东等地有栽培。

【采收加工】当花蕾由绿转红时采摘，晒干。

【性状鉴别】①略呈研棒状，长 1~2cm。②花冠圆球形，直径 0.3~0.5cm，花瓣 4，覆瓦状抱合，棕褐色或褐黄色，花瓣内为雄蕊和花柱，搓碎后可见众多黄色细粒状的花药。③萼筒圆柱状，略扁，有的稍弯曲，长 0.7~1.4cm，直径 0.3~0.6cm，红棕色或棕褐色，上部有 4 枚三角状的萼片，十字状分开。④质坚实，富油性。⑤气芳香浓烈，味辛辣、有麻舌感。⑥入水则萼管下沉（与已去油的丁香区别）。（图 7-6）

以完整、个大、油性足、颜色深红、香气浓郁、入水下沉者为佳。

【显微鉴别】

1. 萼筒中部横切面 ①表皮细胞1列，有较厚角质层和气孔。②皮层外侧散有2~3列径向延长的椭圆形油室，长150~200μm；其下有20~50个小型双韧维管束，断续排列成环，维管束外围有少数中柱鞘纤维，壁厚，木化。③内侧为数列薄壁细胞组成的通气组织，有大型腔隙。④中心轴柱薄壁组织间散有多数细小维管束。⑤薄壁细胞含众多细小草酸钙簇晶。(图7-7)

2. 粉末 暗红棕色。①纤维梭形，顶端钝圆，壁较厚。②花粉粒众多，极面观三角形，赤道表面观双凸镜形，具3副合沟。③草酸钙簇晶众多，直径4~26μm，存在于较小的薄壁细胞中。④油室多破碎，分泌细胞界限不清，含黄色油状物。⑤表皮细胞呈多角形，有不定式气孔，副卫细胞6~7个。(图7-8)

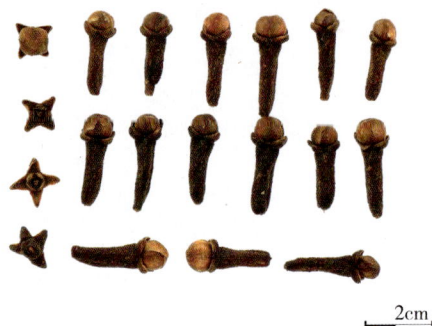

图7-6 丁香 📱微课1

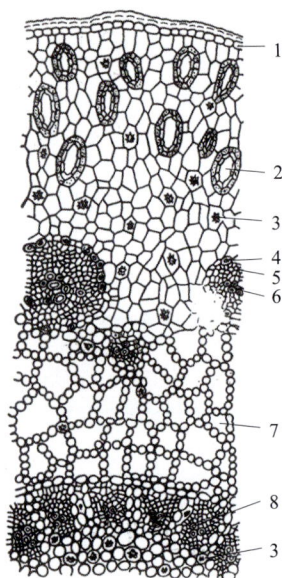

图7-7 丁香萼筒中部横切面

1. 表皮；2. 油室；3. 草酸钙结晶；4. 韧皮纤维；
5. 韧皮部；6. 木质部；7. 气室；8. 中柱的双韧维管束

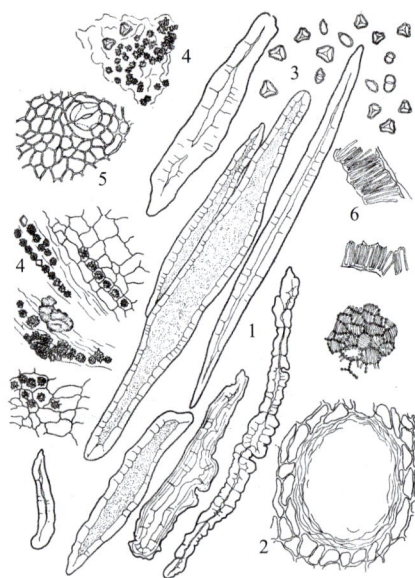

图7-8 丁香粉末 📱微课2

1. 纤维；2. 油室；3. 花粉粒；4. 草酸钙簇晶；
5. 花托表皮细胞；6. 花粉囊内壁细胞

【化学成分】 主含挥发油，油中主成分为丁香酚、β-丁香烯、乙酰基丁香酚等。

【理化鉴别】 含量测定 照气相色谱法测定，本品含丁香酚（$C_{10}H_{12}O_2$）不得少于11.0%。

【功效应用】 温中降逆，补肾助阳。用量1~3g，内服或研末外敷。不宜与郁金同用。

【附药】 母丁香

本品为桃金娘科植物丁香 *Eugenia caryophyllata* Thunb. 的干燥近成熟果实。果将熟时采摘，晒干。呈卵圆形或长椭圆形，长1.5~3cm，直径0.5~1cm。表面黄棕色或褐棕色，有细皱纹；顶端有四个宿存萼片向内弯曲成钩状；基部有果梗痕；果皮与种仁可剥离，种仁由两片子叶合抱而成，棕色或暗棕色，显油性，中央具一明显的纵沟；内有胚，呈细杆状。质较硬，难折断。气香，味麻辣。具有温中降逆，补肾助阳的功效。

洋金花
Daturae Flos

【来源】 本品为茄科植物白花曼陀罗 *Datura metel* L. 的干燥花。

【产地】 主产于江苏，广东、浙江、安徽等地，习称"南洋金花"。

【采收加工】 4～11月花初开时采收，晒干或低温干燥。

【性状鉴别】 ①多皱缩成条状，完整者长 9～15cm。②花萼呈筒状，长为花冠的 2/5，灰绿色或灰黄色，先端 5 裂，基部具纵脉纹 5 条，表面微有茸毛；花冠呈喇叭状，淡黄色或黄棕色，先端 5 浅裂，裂片有短尖，短尖下有明显的纵脉纹 3 条，两裂片之间微凹；剖开内有雄蕊 5 枚，花丝贴生于花冠筒内，长为花冠的 3/4；雌蕊 1，柱头棒状。③烘干品质柔韧，气特异；晒干品质脆。④气微，味微苦。（图 7-9）

以朵大、不破碎，花冠肥厚者佳。

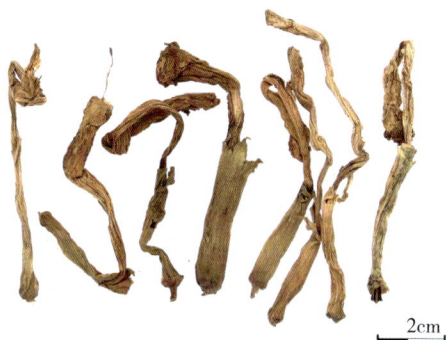

图 7-9 洋金花

【显微鉴别】 粉末 淡黄色。①花粉粒类球形或长圆形，直径 42～65μm，表面有条纹状雕纹。②花萼非腺毛 1～3 细胞，壁具疣突；腺毛头部 1～5 细胞，柄 1～5 细胞。③花冠裂片边缘非腺毛 1～10 细胞，壁微具疣突。④花丝基部非腺毛粗大，1～5 细胞，基部直径约至 128μm，顶端钝圆。⑤花萼、花冠薄壁细胞中有草酸钙砂晶、方晶及簇晶。 微课 3

【化学成分】 含总生物碱，主要为东莨菪碱、莨菪碱、去甲莨菪碱、阿托品等。

【理化鉴别】

1. 浸出物 照醇溶性浸出物测定法（热浸法）测定，乙醇浸出物不得少于 9.0%。

2. 含量测定 照高效液相色谱法测定，本品含东莨菪碱（$C_{17}H_{21}NO_4$）不得少于 0.15%。

【功效应用】 平喘止咳，解痉定痛。用量 0.3～0.6g。宜入丸散；亦可作卷烟分次燃吸（一日量不超过 1.5g）。外用适量。孕妇、外感及痰热咳喘、青光眼、高血压及心动过速患者禁用。

金银花
Lonicerae Japonicae Flos

【来源】 本品为忍冬科植物忍冬 *Lonicera japonica* Thunb. 的干燥花蕾或带初开的花。

【产地】 全国大部地区均产，以河南密县产者为最佳，称"密银花"或"怀银花"，山东产的"东银花""济银花"产量大，质量好。

【采收加工】 夏初花开放前采收，干燥。

【性状鉴别】 ①呈小棒状，上粗下细，略弯曲，长 2～3cm，上部直径约 3mm，下部直径约 1.5mm。②表面黄白色或绿白色（贮久色渐深），密被短柔毛，偶见叶状苞片。③花萼绿色，先端 5 裂，裂片有毛，长约 2mm。开放者花冠筒状，先端二唇形；雄蕊 5，附于筒壁，黄色；雌蕊 1，子房无毛。④气清香，味淡、微苦。（图 7-10）

以花蕾多、色淡、质柔软、气清香者为佳。

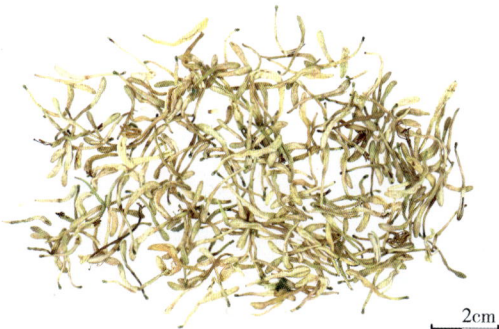

图 7-10 金银花

【显微鉴别】 粉末 浅黄棕色或黄绿色。①腺毛较多，头部倒圆锥形、类圆形或略扁圆形，4～33 细胞，排成 2～4 层，柄部 1～5 细胞。②非腺毛有两种：一种为厚壁非腺毛，单细胞，表面有微细疣状或泡状突起，有的具螺纹；另一种为薄壁非腺毛，单细胞，甚长，弯曲或皱缩，表面有微细疣状突起。③草酸钙簇晶直径 6～45μm。④花粉粒类圆形或三角形，表面具细密短刺及细颗粒状雕纹，具 3 个萌发孔。⑤柱头顶端表皮细胞呈绒毛状。（图 7－11）

【化学成分】 含有机酸类，如绿原酸、异绿原酸、黄酮类，为木犀草素及木犀草素 － 7 － 葡萄糖苷；三萜皂苷类有马钱素。其中绿原酸、异绿原酸为主要的抗菌有效成分。

【理化鉴别】 含量测定 照高效液相色谱法测定，本品含绿原酸（$C_{16}H_{18}O_9$）不得少于 1.5%；含酚酸类以绿原酸（$C_{16}H_{18}O_9$）、3，5 － 二 － O － 咖啡酰奎宁酸（$C_{25}H_{24}O_{12}$）和 4，5 － 二 － O － 咖啡酰奎宁酸（$C_{25}H_{24}O_{12}$）的总量计，不得少于 3.8%；含木犀草苷（$C_{21}H_{20}O_{11}$）不得少于 0.050%。

【功效应用】 清热解毒，疏散风热。用量 6～15g。

【附药】忍冬藤

本品为忍冬科植物忍冬 *Lonicera japonica* Thunb. 的干燥茎枝。秋、冬二季采割，晒干。呈长圆柱形，多分枝，常缠绕成束，直径 1.5～6mm。表面棕红色至暗棕色，有的灰绿色，光滑或被茸毛；外皮易剥落。枝上多节，节间长 6～9cm，有残叶和叶痕。质脆，易折断，断面黄白色，中空。气微，老枝味微苦，嫩枝味淡。具清热解毒，疏风通络的功效。

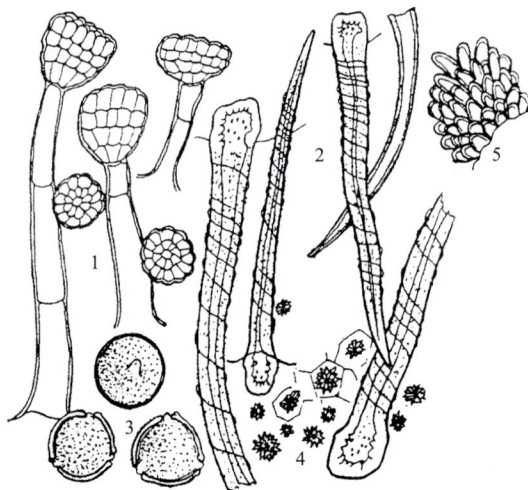

图 7－11　金银花粉末　微课 4

1. 腺毛；2. 非腺毛；3. 花粉粒；
4. 草酸钙簇晶；5. 柱头顶端表皮细胞

山银花
Lonicerae Flos

【来源】 本品为忍冬科植物灰毡毛忍冬 *Lonicera macranthoides* Hand. － Mazz.、红腺忍冬 *Lonicera hypoglauca* Miq.、华南忍冬 *Lonicera confusa* DC. 或黄褐毛忍冬 *Lonicera fulvotomentosa* Hsu et S. C. Cheng 的干燥花蕾或带初开的花。

【产地】 主产于四川、广东、广西、湖南、贵州、云南、安徽、浙江等地。

【采收加工】 夏初花开放前采收，干燥。

【性状鉴别】

1. 灰毡毛忍冬 ①呈棒状而稍弯曲，长 3～4.5cm，上部直径约 2mm，下部直径约 1mm，表面绿棕色至黄白色。②总花梗集结成簇，开放者花冠裂片不及全长之半。③质稍硬，手捏之稍有弹性。④气清香，味微苦甘。

2. 红腺忍冬 ①长 2.5～4.5cm，直径 0.8～2mm。②表面黄白至黄棕色，无毛或疏被毛，萼筒无毛，先端 5 裂，裂片长三角形，被毛，开放者花冠下唇反转，花柱无毛。

3. 华南忍冬 ①长 1.6～3.5cm，直径 0.5～2mm。②萼筒和花冠密被灰白色毛。

4. 黄褐毛忍冬 ①长 1～3.4cm，直径 1.5～2mm。②表面淡黄棕色或黄棕色，密被黄色茸毛。（图 7－12）

均以花蕾多、色淡、质柔软、气清香者为佳。

【化学成分】含有机酸类，如绿原酸、异绿原酸、黄酮类，为木犀草素及木犀草素－7－葡萄糖苷；三萜皂苷类有马钱素。

【功效应用】清热解毒，疏散风热。用量6～15g。

旋覆花
Inulae Flos

【来源】本品为菊科植物旋覆 *Inula japonica* Thunb. 或欧亚旋覆花 *Inula britannica* L. 的干燥头状花序。

【产地】主产于河北、河南、江苏、山东、安徽、浙江、湖北等地。

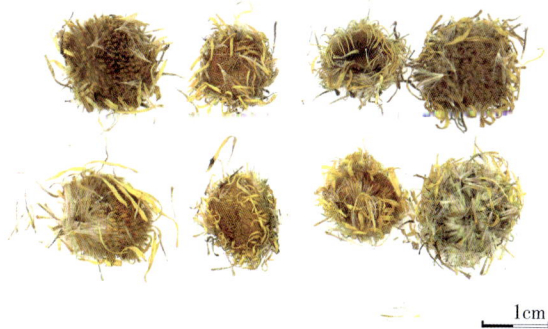
图7－12 山银花

【采收加工】夏、秋二季花开放时采收，除去杂质，阴干或晒干。

【性状鉴别】①呈扁球形或类球形，直径1～2cm。②总苞由多数苞片组成，呈覆瓦状排列，苞片披针形或条形，灰黄色，长4～11mm；总苞基部有时残留花梗，苞片及花梗表面被白色茸毛，舌状花1列，黄色，长约1cm，花瓣多卷曲，常脱落，先端3齿裂；管状花多数，棕黄色，长约5mm，先端3齿裂；子房顶端有多数白色冠毛，长5～6mm。③有的可见椭圆形小瘦果。④体轻，易散碎。⑤气微，味微苦。(图7－13)

以花朵大、花丝长、毛多、不散碎、色浅黄、无梗叶等杂质者为佳。

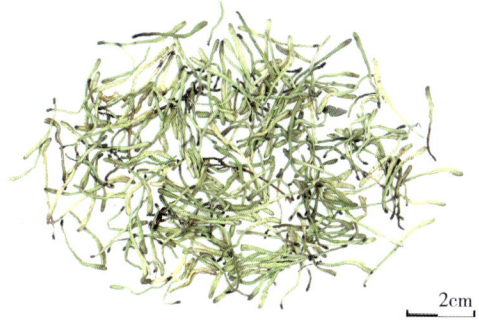
图7－13 旋覆花

【化学成分】含旋覆花次内酯、旋覆花内酯等。

【功效应用】降气，消痰，行水，止呕。用量3～9g，包煎。

款冬花
Farfarae Flos

【来源】本品为菊科植物款冬 *Tussilago farfara* L. 的干燥花蕾。

【产地】主产于河南、甘肃、山西、陕西等地。

【采收加工】12月或地冻前当花尚未出土时采挖，除去花梗和泥沙，阴干。

【性状鉴别】①呈长圆棒状。②单生或2～3个基部连生，习称"连三朵"，长1～2.5cm，直径0.5～1cm。③上端较粗，下端渐细或带有短梗，外面被有多数鱼鳞状苞片。苞片外表面紫红色或淡红色，内表面密被白色絮状茸毛。④体轻，撕开后可见白色茸毛。⑤气香，味微苦而辛。

以蕾大、肥壮、色紫红鲜艳、花梗短者为佳，木质老梗及已开花者不可供药用。(图7－14)

【化学成分】含款冬酮、款冬二醇、芦丁、金丝桃苷、挥发油等。

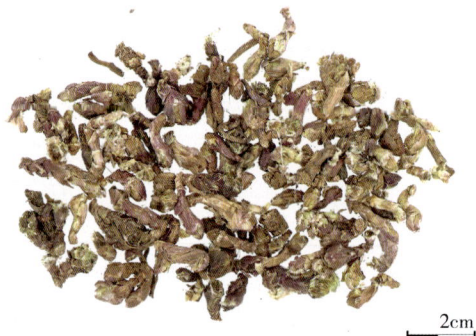

图 7-14 款冬花

【功效应用】润肺下气，止咳化痰。用量 5~10g。

菊 花
Chrysanthemi Flos

知识链接

"花中君子" 菊花

菊花自古以来既是中药，又是文化象征。描写菊花的诗词和文学作品有很多，如魏晋陶渊明的《饮酒·其五》"采菊东篱下，悠然见南山"等。在中国文化中，菊花号称"花中君子"。在秋季，当其他花朵凋零时，它们依然坚定地绽放。因此，菊花常被用来象征坚定不移的品质。菊花的生长环境相对较为苛刻，它们常出现在高山峻岭、寒冷的地方，这种生长环境使得菊花具有一种孤傲自立的形象。"花中君子" 菊花的凌霜不凋、气韵高洁品格，树立高雅脱俗、隐逸退让的君子品节，以及积极进取、自强不息的尚健精神值得我们学习。

【来源】本品为菊科植物菊 *Chrysanthemum morifolium* Ramat. 的干燥头状花序。

【产地】主产于安徽、浙江、河南等地。四川、河北、山东等地亦产。安徽亳州、涡阳产者，习称"亳菊"；安徽滁州产者，习称"滁菊"；安徽歙县、浙江德清（清菊）产者，习称"贡菊"；浙江嘉兴、桐乡等产者，习称"杭菊"；河南产者，习称"怀菊"。

【采收加工】药材按产地和加工方法不同，分为"亳菊""滁菊""贡菊""杭菊""怀菊"。9~11 月花盛开时分批采收，阴干（亳菊）或焙干（贡菊），或熏（滁菊）、蒸（杭菊）后晒干。

【性状鉴别】

1. 亳菊 ①呈倒圆锥形或圆筒形，有时稍压扁呈扇形，直径 1.5~3cm，离散。总苞碟状；总苞片 3~4 层，卵形或椭圆形，草质，黄绿色或褐绿色，外面被柔毛，边缘膜质。②花托半球形，无托片或托毛。③舌状花数层，雌性，位于外围，类白色，劲直，上举，纵向折缩，散生金黄色腺点；管状花多数，两性，位于中央，常为舌状花所隐藏，黄色，顶端 5 齿裂。④瘦果不发育，无冠毛。⑤体轻，质柔润，干时松脆。⑥气清香，味甘、微苦。（图 7-15）

2. 滁菊 ①呈不规则球形或扁球形，直径 1.5~2.5cm。②舌状花类白色，不规则扭曲，内卷，边缘皱缩，有时可见淡褐色腺点；管状花大多隐藏。

3. 贡菊 ①呈扁球形或不规则球形，直径 1.5~2.5cm。②舌状花白色或类白色，斜升，上部反折，边缘稍内卷而皱缩，通常无腺点；管状花少，多外露。

4. 杭菊 ①呈碟形或扁球形，直径 2.5~4cm，常数个相连成片。②舌状花类白色或黄色，平展或微折叠，彼此粘连，通常无腺点；管状花多数，外露。

5. 怀菊 ①呈不规则球形或扁球形，直径 1.5 ～ 2.5cm。②多数为舌状花，舌状花类白色或黄色，不规则扭曲，内卷，边缘皱缩，有时可见腺点；管状花大多隐藏。

均以花朵完整、颜色新鲜、气清香、少梗叶者为佳。

【化学成分】 含绿原酸、挥发油及黄酮类成分。挥发油中主为菊花酮、龙脑、龙脑乙酸酯等；黄酮类主为木犀草素 –7– 葡萄糖苷、大波斯菊苷等。

【理化鉴别】 含量测定 照高效液相色谱法测定，含绿原酸（$C_{16}H_{18}O_9$）不得少于 0.20%，含木犀草苷（$C_{21}H_{20}O_{11}$）不得少于 0.080%，含 3，5 – O – 二咖啡酰基奎宁酸（$C_{25}H_{24}O_{12}$）不得少于 0.70%。

【功效应用】 散风清热，平肝明目，清热解毒。用量 5 ～ 10g。

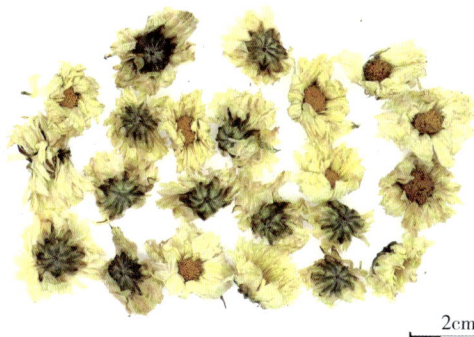

图 7 – 15 菊花

野菊花
Chryoanthomi Indici Flos

【来源】 本品为菊科植物野菊 *Chrysanthemum indicum* L. 的干燥头状花序。

【产地】 主产于江苏、四川、广西、山东等地，全国各地均有分布。

【采收加工】 秋、冬二季花初开放时采摘，晒干，或蒸后晒干。

【性状鉴别】 ①呈球形，直径 0.3 ～ 1cm，棕黄色。②总苞由 4 ～ 5 层苞片组成，外层苞片卵形或条形，外表面中部灰绿色或浅棕色，通常被白毛，边缘膜质；内层苞片长椭圆形，膜质，外表面无毛。总苞基部有的残留总花梗。③舌状花 1 轮，黄色至棕黄色，皱缩卷曲；管状花多数，深黄色。④体轻。⑤气芳香，味苦。（图 7 – 16）

以完整、色黄、气香者为佳。

【化学成分】 含挥发油、野菊花内酯、野菊花醇、野菊花三醇、野菊花酮等。

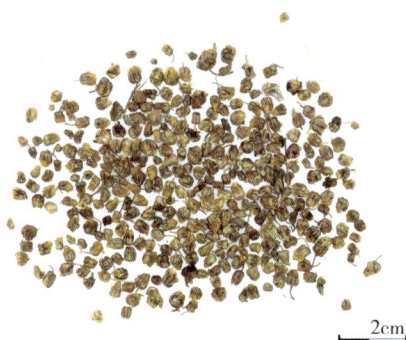

图 7 – 16 野菊花

【功效应用】 清热解毒，泻火平肝。用量 9 ～ 15g。外用适量，煎汤外洗或制膏外涂。

红 花
Carthami Flos

【来源】 本品为菊科植物红花 *Carthamus tinctorius* L. 的干燥花。

【产地】 主产于河南、四川、浙江、新疆、河北等地。

【采收加工】 夏季花由黄变红时采摘，阴干或晒干。

【性状鉴别】 ①为不带子房的管状花，长 1 ～ 2cm。②表面红黄色或红色。③花冠筒细长，先端 5 裂，裂片呈狭条形，长 5 ～ 8mm；雄蕊 5，花药聚合成筒状，黄白色；柱头长圆柱形，顶端微分叉。④质柔软。⑤气微香，味微苦。⑥花浸入水中，水染成金黄色。（图 7 – 17）

以花冠色红而鲜艳、质柔润、手握软如茸毛者为佳。

【显微鉴别】 粉末 橙黄色。①花冠、花丝、柱头碎片多见，有长管状分泌细胞常位于导管旁，直径约至 66μm，含黄棕色至红棕色分泌物。②花冠裂片顶端表皮细胞外壁突起呈短绒毛状。③柱头和花柱上部表皮细胞分化成圆锥形单细胞毛，先端尖或稍钝。④花粉粒类圆形、椭圆形或橄榄形，直径约至 60μm，具 3 个萌发孔，外壁有齿状突起。（图 7 – 18）

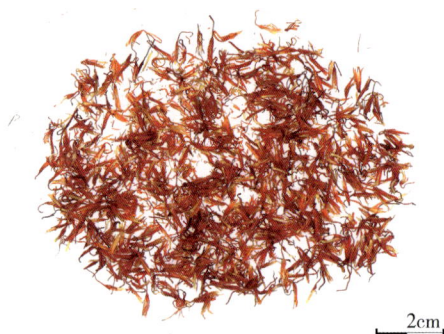

图 7 – 17　红花 📱微课 5

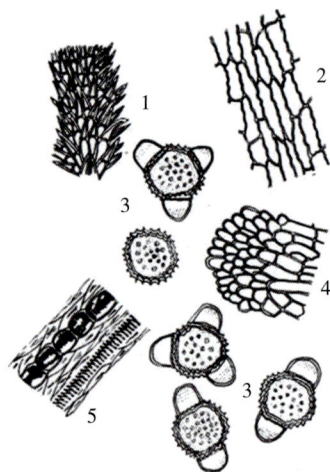

图 7 – 18　红花粉末 📱微课 6

1. 柱头细胞；2、4. 花瓣顶端细胞及花瓣细胞；
3. 花粉粒；5. 分泌管碎片

【化学成分】含红花苷、新红花苷、红花醌苷、山奈素、羟基红花黄色素 A 等。不同成熟期的红花所含成分有差异，花的颜色也不相同：淡黄色花主要含新红花苷、微量红花苷；黄色花主要含红花苷，橘红色花主要含红花苷及红花醌苷，水溶性黄色素成分中羟基红花黄色素 A 为主要成分。

【理化鉴别】

1. 浸出物　照水溶性浸出物测定法（冷浸法）测定，水溶性浸出物不得少于 30.0%。

2. 含量测定　照高效液相色谱法测定，本品含羟基红花黄色素 A（$C_{27}H_{32}O_{16}$）不得少于 1.0%；含山奈酚（$C_{15}H_{10}O_6$）不得少于 0.050%。

【功效应用】活血通经，散瘀止痛。用量 3 ~ 10g。孕妇慎用。

西红花
Croci Stigma

【来源】本品为鸢尾科植物番红花 *Crocus sativus* L. 的干燥柱头。

【产地】主产于伊朗、西班牙、法国、德国以及中亚西亚一带，我国浙江、江苏、上海、河南、北京、西藏等地引种栽培。

【采收加工】花期摘取柱头，摊放在竹匾内，上盖一张薄吸水纸后晒干，或 40 ~ 50℃烘干或在通风处晾干。

【性状鉴别】①干燥柱头呈弯曲线形，三分枝，长约 3cm。②暗红色，上部较宽而略扁平，顶端边缘显不整齐的齿状，内侧有一短裂隙，下端有时残留一小段黄色花柱。③体轻，质松软，无油润光泽，干燥后质脆易断。④气特异，微有刺激性，味微苦。（图 7 – 19）

以柱头色棕红、黄色花柱少者为佳。

【化学成分】含胡萝卜素类化合物。此外尚含挥发油等。

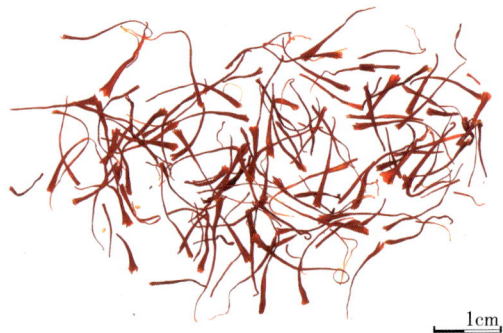

图 7 – 19　西红花

【理化鉴别】

1. 水试　取本品浸水中，可见橙黄色呈直线下降，并逐渐扩散，水被染成黄色，无沉淀。柱头呈喇叭状，有短缝；在短时间内，用针拨之不破碎。 ℮ 微课7

2. 西红花苷及苷元反应　取本品少量，置白瓷板上，加硫酸1滴，酸液显蓝色经紫色缓缓变为红褐色或棕色。

3. 含量测定　避光操作。照高效液相色谱法测定，含西红花苷-Ⅰ（$C_{44}H_{64}O_{24}$）和西红花苷-Ⅱ（$C_{38}H_{54}O_{19}$）的总量不得少于10.0%，含苦番红花素（$C_{16}H_{26}O_{7}$）不得少于5.0%。

西红花

【功效应用】　活血化瘀，凉血解毒，解郁安神。用量1~3g，煎服或沸水泡服。孕妇慎用。

蒲黄
Typhae Pollen

【来源】　本品为香蒲科植物水烛香蒲 *Typha angustifolia* L.、东方香蒲 *Typha orientalis* Presl 或同属植物的干燥花粉。

【产地】　主产于江苏、浙江、山东、安徽、湖北等地。

【采收加工】　夏季采收蒲棒上部的黄色雄花序，晒干后碾轧，筛取花粉。剪取雄花后，晒干，成为带有雄花的花粉，即为草蒲黄。

【性状鉴别】　①黄色粉末。②体轻，放水中则飘浮水面。③手捻有滑腻感，易附着手指上。④气微，味淡。（图7-20）

以粉细、质轻、色鲜黄、滑腻感强者为佳。

【化学成分】　含黄酮类化合物，异鼠李素-3-O-新橙皮糖苷、香蒲新苷、芦丁、槲皮素、异鼠李素等，还含有机酸、氨基酸等成分。

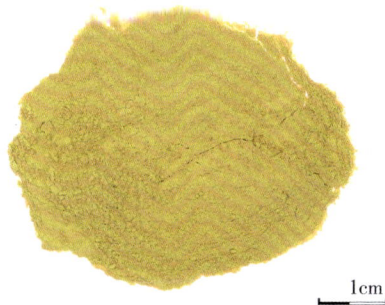
图7-20　蒲黄

【理化鉴别】

1. 浸出物　照醇溶性浸出物测定法（热浸法）测定，乙醇浸出物不得少于15.0%。

2. 含量测定　照高效液相色谱法测定，本品含异鼠李素-3-O-新橙皮苷（$C_{28}H_{32}O_{16}$）和香蒲新苷（$C_{34}H_{42}O_{20}$）的总量不得少于0.50%。

【功效应用】　止血，化瘀，通淋。用量5~10g，包煎。外用适量，敷患处。孕妇慎用。

谷精草
Eriocauli Flos

【来源】　本品为谷精草科植物谷精草 *Eriocaulon buergerianum* Koern. 的干燥带花茎的头状花序。

【产地】　主产于江苏、浙江等地。

【采收加工】　秋季采收，将花序连同花茎拔出，晒干。

【性状鉴别】　①头状花序呈半球形，直径4~5mm。②底部有苞片层层紧密排列，苞片淡黄绿色，有光泽，上部边缘密生白色短毛，花序顶部灰白色。揉碎花序，可见多数黑色花药和细小黄绿色未成熟的果实。③花茎纤细，长短不一，直径不及1mm，淡黄绿色，有数条扭曲的棱线。④质柔软。⑤气微，味淡。（图7-21）

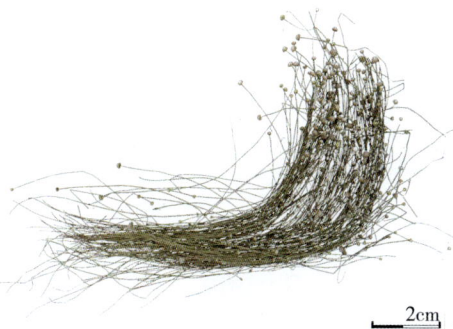
图7-21　谷精草

以花茎短、黄绿色、无梗叶及杂质者为佳。

【化学成分】含黄酮类化合物。

【功效应用】疏散风热，明目退翳。用量 5～10g。

密蒙花
Buddlejae Flos

【来源】本品为马钱科植物密蒙花 *Buddleja officinalis* Maxim. 的干燥花蕾和花序。

【产地】主产于湖北、四川、河南、陕西、云南等地。

【采收加工】春季花未开放时采收，除去杂质，干燥。

【性状鉴别】①花蕾密聚的花序小分枝，呈不规则圆锥状，长 1.5～3cm。表面灰黄色或棕黄色，密被茸毛。②花蕾呈短棒状，上端略大，长 0.3～1cm，直径 0.1～0.2cm；花萼钟状，先端 4 齿裂；花冠筒状，与萼等长或稍长，先端 4 裂，裂片卵形；雄蕊 4，着生在花冠管中部。③质柔软。④气微香，味微苦、辛。(图 7 - 22)

以花蕾密聚、干燥、色灰绿、茸毛多、无梗叶杂质者为佳。

【化学成分】含蒙花苷。

【功效应用】清热泻火，养肝明目，退翳。用量 3～9g。

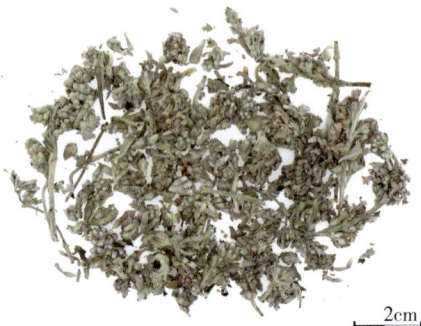

图 7 - 22　密蒙花

答案解析

目标检测

一、名词解释

1. 公丁香　　　　　　　2. 连三朵

二、简答题

1. 简述丁香和金银花的来源、性状。

2. 如何识别红花和西红花?

3. 简述菊花的主产地及采收加工方法。

4. 简述红花和金银花粉末的显微鉴别特征。

(聂奇华)

书网融合……

重点小结　　　微课1　　　微课2　　　微课3　　　微课4

微课5　　　微课6　　　微课7　　　习题

第八章 果实及种子类中药

学习目标

知识目标：通过本章学习，掌握果实及种子类中药的性状与显微鉴别要点，五味子、补骨脂、小茴香、山茱萸、砂仁、苦杏仁等中药的来源、性状鉴别、显微鉴别、理化鉴别等方面内容；熟悉火麻仁、覆盆子、木瓜、山楂、乌梅、金樱子、枳壳、枳实、陈皮、吴茱萸、巴豆、使君子、蛇床子、连翘、夏枯草、紫苏子、枸杞子、栀子、瓜蒌、鹤虱、豆蔻、肉豆蔻、桃仁、沙苑子、决明子、酸枣仁、胖大海、马钱子、菟丝子、葶苈子、槟榔、车前子等中药的来源、性状鉴别、理化鉴别等方面内容；了解其他果实及种子类中药来源、性状鉴别等方面内容；了解果实及种子类中药的化学成分、常见伪品或代用品。

能力目标：具备运用性状鉴定技术快速识别 91 种果实及种子类中药的能力；具备运用显微鉴定技术鉴定 7 种果实及种子类中药并绘制显微特征图的能力；具备运用理化鉴定技术鉴定 33 种果实及种子类中药真伪优劣的能力。

果实（fructus）及种子（semen）类中药是指以植物的果实或种子入药的一类药材。在商品药材中二者常一起入药，如乌梅、枸杞等；少数药材以果实的形式贮存、销售，临用时再剥去果皮，如砂仁等。这两类药材关系密切，故列入一章，但果实与种子属于植物的两种不同器官，具有不同的形态和组织构造，因此分别概述。

第一节　概　述

PPT1

一、果实类中药

果实类中药常采用成熟或将近成熟的果实入药。药用部位包括果穗、完整的果实和部分果实。如桑椹是以整个果穗入药；五味子、女贞子是以完整的果实入药；陈皮是以果皮入药；甜瓜蒂是以带有少部分果皮的果柄入药；柿蒂是以果实上的宿萼入药；橘络、丝瓜络则是以中果皮部分的维管束组织入药。

（一）性状鉴别

果实类中药是采用完全成熟或将近成熟的果实。通常观察其形状、大小、颜色、顶端、基部、表面、质地、断面及气味等特征。果实类药材形状各异，有的呈类圆形或类球形，如五味子、山楂等；有的呈半球形或半椭圆形，如枳壳、木瓜等；有的呈不规则多角形，如八角茴香；有的呈圆柱形，如小茴香。一般果实类中药表面多带有附属物，如顶端有花柱基，下部有果柄，或有果柄脱落的痕迹，如枳实、香橼；有的带有宿存的花被，如地肤子；有时可见凹下的油点，如陈皮、吴茱萸；有些伞形科植物的果实，表面具有隆起的肋线，如小茴香、蛇床子；有的果实具有纵直棱角，如使君子。对于完整的果实，还要观察种子的性状特征。此外，果实类中药常有浓烈的香气及特殊的味感，如陈皮有浓郁香气、枸杞子味甜、鸦胆子味极苦、乌梅味极酸等。果实类剧毒中药，如巴豆、马钱子等，口尝时应特别注意安全。

（二）显微鉴别

果实由果皮及种子组成，果皮的构造包括外果皮、中果皮及内果皮三部分。

1. 外果皮 果皮的最外层组织，相当于叶的下表皮。常为1列表皮细胞，外被角质层，偶有气孔。表皮细胞有时有毛茸等附属物存在，多数为非腺毛，少数有腺毛，如吴茱萸；也有的有腺鳞，如蔓荆子；有的表皮细胞中嵌有油细胞如五味子、陈皮等。

2. 中果皮 位于外果皮与内果皮之间，相当于叶肉组织，通常较厚，大多数由薄壁细胞组成。中部有散在的细小维管束，细胞中有的含淀粉粒，如五味子。有时可能有石细胞、油细胞、油室或油管等存在，如荜澄茄的内部有石细胞与油细胞存在，小茴香的中果皮内可见油管。

3. 内果皮 果皮的最内层组织，相当于叶的上表皮。大多由1列薄壁细胞组成；有的内果皮细胞全为石细胞，如胡椒；有些核果的内果皮，则由多层石细胞组成；有的以5~8个狭长的薄壁细胞互相并列为一群，各群以斜角联合呈镶嵌状，称为"镶嵌细胞"，如伞形科植物小茴香。

二、种子类中药

种子类中药是采用成熟种子入药，包括完整的种子或种子的一部分，如龙眼肉用假种皮，绿豆衣用种皮，肉豆蔻用除去种皮的种仁；莲子心用去掉子叶的胚；大豆黄卷则用发了芽的种子；淡豆豉则用发酵加工品。

（一）性状鉴别

种子的构成包括种皮和种仁两部分，种仁又包括胚乳和胚。在进行性状鉴别时应注意观察其形状、大小、颜色、表面纹理、种脐、合点和种脊的位置形态，以及质地、纵横剖面、气与味等。如王不留行具颗粒状突起；马钱子表面密被灰棕色或灰绿色绢状茸毛；有的种子进入水中显黏性，如车前子、葶苈子，少数种子还有种阜存在，如蓖麻子。

（二）显微鉴别

种子类中药的显微鉴别特征主要在种皮，因为种皮的构造因植物的种类而异，最富有变化，因而常常可找出其在鉴定上具有的重要意义的特征。

1. 种皮 种子通常只有一层种皮，但有的种子有两层种皮，即内、外种皮。有的表皮细胞充满黏液质，如白芥子；有的表皮细胞部分特化为非腺毛，如牵牛子；有的表皮细胞全部特化为非腺毛，如马钱子。

2. 胚乳 通常有贮藏大量脂肪油和糊粉粒的薄壁细胞组成，有时细胞中含淀粉粒，大多数种子具内胚乳。胚乳细胞的细胞壁大多为纤维素，也有为半纤维素的增厚壁，其上具有明细微细的纹孔，新鲜时可见胞间联丝，如番木鳖。

3. 胚 胚是种子中未发育的幼体，包括胚根、胚茎、胚芽及子叶四部分。通常子叶占胚的较大部分，子叶的构造与叶大致相似，其表皮下方常可看到明显的栅栏组织，胚的其他部分一般亦全由薄壁细胞组成。

此外，在植物器官中只有种子含有糊粉粒，糊粉粒是确定种子类粉末中药的主要标志。糊粉粒的形状、大小及构造常依植物种类而异，在中药鉴定中有着重要的意义。

第二节　果实及种子类中药鉴定

胡　椒
Piperis Fructus

【来源】本品为胡椒科植物胡椒 *Piper nigrum* L. 的干燥近成熟或成熟果实。

【产地】主产于海南、广东、广西及云南等地。

【采收加工】秋末至次春果实呈暗绿色时采收，晒干，为"黑胡椒"；果实变红时采收，用水浸渍数日，擦去果肉，晒干，为"白胡椒"。

【性状鉴别】

1. 黑胡椒　①呈球形，直径 3.5 ~ 5mm。②表面黑褐色，具隆起网状皱纹，顶端有细小花柱残迹，基部有自果轴脱落的瘢痕。③质硬，外果皮可剥离，内果皮灰白色或淡黄色。断面黄白色，粉性，中有小空隙。④气芳香，味辛辣。

2. 白胡椒　表面灰白色或淡黄白色，平滑，顶端与基部间有多数浅色线状条纹。（图8-1）

以粒大、饱满、色黑皮皱、气味强烈者为佳。

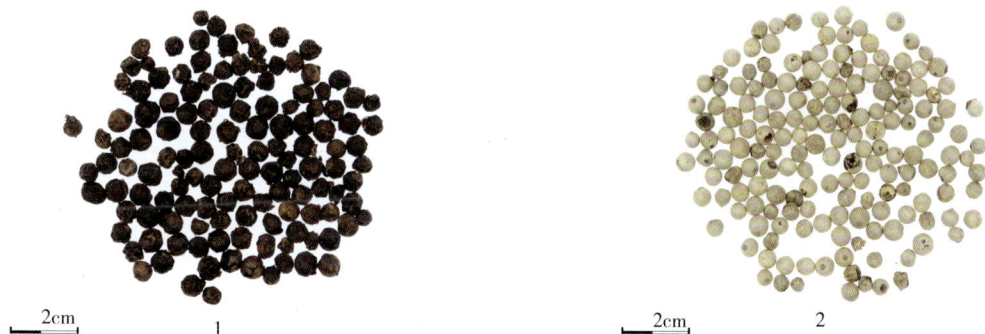

图 8-1　胡椒
1. 黑胡椒；2. 白胡椒

【化学成分】含胡椒碱及芳香油、粗蛋白、粗脂肪、可溶性氮等。

【功效应用】温中散寒，下气，消痰。用量 0.6 ~ 1.5g，研粉吞服。外用适量。

火麻仁
Cannabis Fructus

【来源】本品为桑科植物大麻 *Cannabis sativa* L. 的干燥成熟果实。

【产地】全国各地均有栽培。

【采收加工】秋季果实成熟时采收，除去杂质，晒干。

【性状鉴别】①呈卵圆形，长 4 ~ 5.5mm，直径 2.5 ~ 4mm。②表面灰绿色或灰黄色，有微细的白色或棕色网纹，两边有棱，顶端略尖，基部有 1 圆形果梗痕。③果皮薄而脆，易破碎。种皮绿色，子叶2，乳白色，富油性。④气微，味淡。（图8-2）

以颗粒饱满、种仁乳白色者为佳。

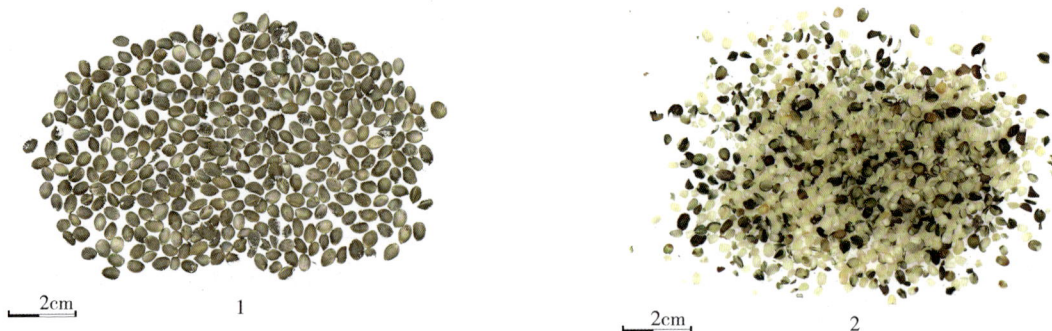

图 8－2　火麻仁

1. 药材；2. 饮片

【化学成分】含葫芦巴碱、甜菜碱、脂肪油及蛋白质等。

【功效应用】润肠通便。用量 10～15g。

地肤子
Kochiae Fructus

【来源】本品为藜科植物地肤 *Kochia scoparia*（L.）Schrad. 的干燥成熟果实。

【产地】主产于海南、广东、广西及云南等地。

【采收加工】秋季果实成熟时采收植株，晒干，打下果实，除去杂质。

【性状鉴别】①呈扁球状五角星形，直径 1～3mm。②外被宿存花被，表面灰绿色或浅棕色，周围具膜质小翅 5 枚，背面中心有微突起的点状果梗痕及放射状脉纹 5～10 条；剥离花被，可见膜质果皮，半透明。③种子扁卵形，长约 1mm，黑色。④气微，味微苦。（图 8－3）

以饱满、色灰绿者为佳。

【化学成分】含多种地肤子皂苷（为三萜皂苷类）、脂肪油、蛋白质及挥发油等。

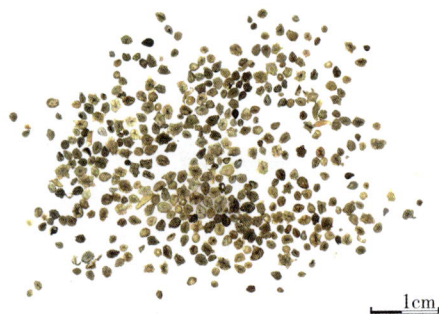

图 8－3　地肤子

【功效应用】清热利湿，祛风止痒。用量 9～15g。外用适量，煎汤熏洗。

五味子
Schisandrae Chinensis Fructus

▶▶ **情境导入** ◀◀

情境：五味子始载于《神农本草经》，列为上品。以"皮肉甘、酸，核中辛、苦；都有咸味"得名。李时珍谓"五味今有南北之分，南产者色红，北产者色黑，入滋补药必用……"。五味子有南北之分，同时也出现混淆品及掺伪品。

思考：1. 南、北五味子在性状上的主要鉴别点是什么？

2. 北五味子与南五味子通常哪个品质更好呢？

【来源】本品为木兰科植物五味子 *Schisandra chinensis*（Turcz.）Baill. 的干燥成熟果实，习称"北五味子"。

【产地】主产于黑龙江、吉林及辽宁等地。

【采收加工】秋季果实成熟时采摘，晒干或蒸后晒干，除去果梗和杂质。

【性状鉴别】

1. 药材　①呈不规则的球形或扁球形，直径 5～8mm。②表面红色、紫红色或暗红色，皱缩，显油润；有的表面呈黑红色或出现"白霜"果肉柔软。③种子 1～2 粒，肾形，表面棕黄色，有光泽，种皮薄而脆。④果肉气微，味酸。种子破碎后，有香气，味辛、微苦。（图 8-4）

以粒大、果皮紫红色、肉厚、柔润者为佳。

2. 醋五味子　本品形如五味子，表面乌黑色，油润，稍有光泽。有醋香气。

【显微鉴别】

1. 横切面　①外果皮为 1 列方形或长方形细胞，壁稍厚，散有油细胞，外被角质层。②中果皮薄壁细胞 10 余列，含淀粉粒，散有小型外韧型维管束。③内果皮为 1 列小方形薄壁细胞。④种皮最外层为 1 列径向延长的石细胞，壁厚，纹孔和孔沟细密，其下为数列类圆形、三角形或多角形石细胞，纹孔较大。⑤石细胞层下为数列薄壁细胞，种脊部位有维管束。⑥油细胞层为 1 列长方形细胞，含棕黄色油滴；再下为 3～5 列小形细胞。⑦种皮内表皮为 1 列小细胞，壁稍厚。⑧胚乳细胞含脂肪油滴及糊粉粒。（图 8-5）

2. 粉末　暗紫色。①种皮表皮石细胞表面观呈多角形或长多角形，直径 18～50μm，壁厚，孔沟极细密，胞腔内含深棕色物。②种皮内层石细胞呈多角形、类圆形或不规则形，直径约至 83μm，壁稍厚，纹孔较大。③果皮表皮细胞表面观类多角形，垂周壁略呈连珠状增厚，表面有角质线纹；表皮中散有油细胞。④中果皮细胞皱缩，含暗棕色物，并含淀粉粒。（图 8-6）

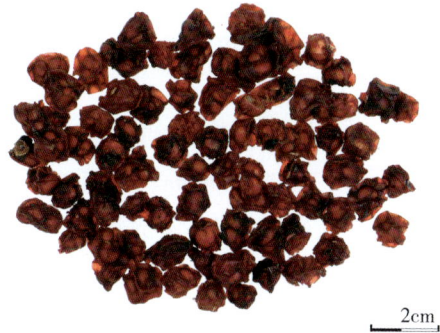

图 8-4　五味子

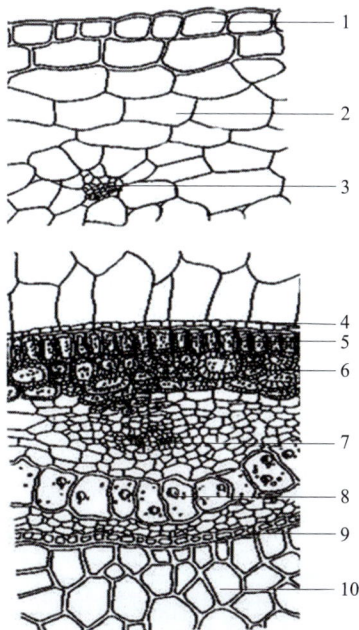

图 8-5　五味子横切面
1. 外果皮；2. 中果皮；3. 维管束；4. 内果皮；5. 种皮外层石细胞；6. 种皮内层石细胞；7. 种脊维管束；8. 油细胞；9. 种皮内表皮细胞；10. 胚乳细胞

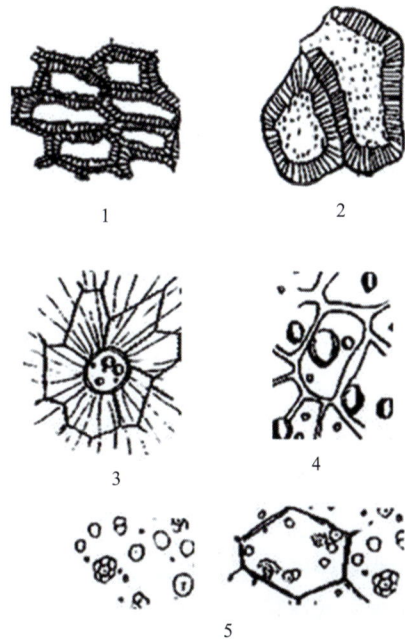

图 8-6　五味子粉末　微课1
1. 种皮外层石细胞；2. 种皮内层石细胞；3. 果皮表皮分泌细胞及角质层纹理；4. 胚乳细胞及脂肪油；5. 淀粉粒

【化学成分】含五味子醇甲、五味子素、去氧五味子素、新五味子素、五味子酯甲等木脂素成分；尚含挥发油、有机酸及脂肪油等。

【理化鉴别】**含量测定** 照高效液相色谱法测定，本品含五味子醇甲（$C_{24}H_{32}O_7$）不得少于 0.40%。

【功效应用】收敛固涩，益气生津，补肾宁心。用量 2 ~ 6g。

【附药】南五味子

本品为木兰科植物华中五味子 *Schisandrae sphenanthera* Rehd. et Wils. 的干燥成熟果实。药材呈球形或扁球形，直径 4 ~ 6mm。表面棕红色至暗棕色，干瘪，皱缩，果肉常紧贴于种子上。种子 1 ~ 2 枚，肾形，表面棕黄色，有光泽，种皮薄而脆。果肉气微，味微酸。主含五味子甲素和五味子酯甲、乙、丙、丁、戊等成分。

路路通
Liquidambaris Fructus

【来源】本品为金缕梅科植物枫香树 *Liquidambar formosana* Hance 的干燥成熟果序。

【产地】主产于江苏、浙江、江西、福建、广东等地。

【采收加工】冬季果实成熟后采收，除去杂质，干燥。

【性状鉴别】①为聚花果，由多数小蒴果集合而成，呈球形，直径 2 ~ 3cm。基部有总果梗。②表面灰棕色或棕褐色，有多数尖刺及喙状小钝刺，长 0.5 ~ 1mm，常折断，小蒴果顶部开裂，呈蜂窝状小孔。③体轻，质硬，不易破开。④气微，味淡。（图 8 - 7）

以个大、无泥土者为佳。

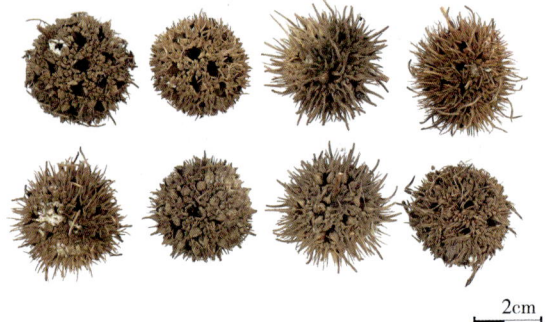

图 8 - 7 路路通

【化学成分】含路路通酸、苏合香素等成分。

【功效应用】祛风活络，利水，通经。用量 5 ~ 10g。

覆盆子
Rubi Fructus

【来源】本品为蔷薇科植物华东覆盆子 *Rubus chingii* Hu 的干燥果实。

【产地】主产于浙江、湖北、江西、福建等地。

【采收加工】夏初果实由绿变绿黄时采收，除去梗、叶，置沸水中略烫或略蒸，取出，干燥。

【性状鉴别】①为聚合果，由多数小核果聚合而成，呈圆锥形或扁圆锥形，高 0.6 ~ 1.3cm，直径 0.5 ~ 1.2cm。②表面黄绿色或淡棕色，顶端钝圆，基部中心凹入。宿萼棕褐色，下有果梗痕。小果易剥落，每个小果呈半月形，背面密被灰白色茸毛，两侧有明显的网纹，腹部有突起的棱线。③体轻，质硬。④气微，味微酸涩。（图 8 - 8）

以颗粒完整、质坚实、色黄绿、具酸味者为佳。

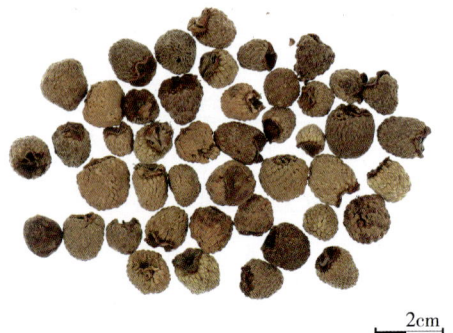

图 8 - 8 覆盆子

【化学成分】含枸橼酸、苹果酸等有机酸，糖类及少量维生素 C。

【理化鉴别】

1. 浸出物 按水溶性浸出物（冷浸法）测定，水溶性浸出物不得少于 9.0%。

2. 含量测定 照高效液相色谱法测定，本品含鞣花酸（$C_{14}H_6O_8$）不得少于 0.20%，含山奈酚 - 3 - O - 芸香糖苷（$C_{27}H_{30}O_{15}$）不得少于 0.03%。

【功效应用】益肾固精缩尿，养肝明目。用量 6～12g。

木 瓜
Chaenomelis Fructus

【来源】本品为蔷薇科植物贴梗海棠 *Chaenomeles speciosa*（Sweet）Nakai 的干燥近成熟果实。

【产地】主产于安徽、浙江、湖北、四川等地。

【采收加工】夏、秋二季果实绿黄时采收，置沸水中烫至外皮灰白色，对半纵剖，晒干。

【性状鉴别】①呈长圆形，多纵剖成两半，长 4～9cm，宽 2～5cm，厚 1～1.5cm。②外表面紫红色或红棕色，有不规则的深皱纹，习称"皱皮木瓜"；剖面边缘向内卷曲，果肉红棕色，中心部分凹陷，棕黄色；种子扁长三角形，多脱落。③质坚硬。④气微清香，味酸。（图 8-9）

以外皮皱缩、肉厚、内外紫红色、质坚实、味酸者为佳。

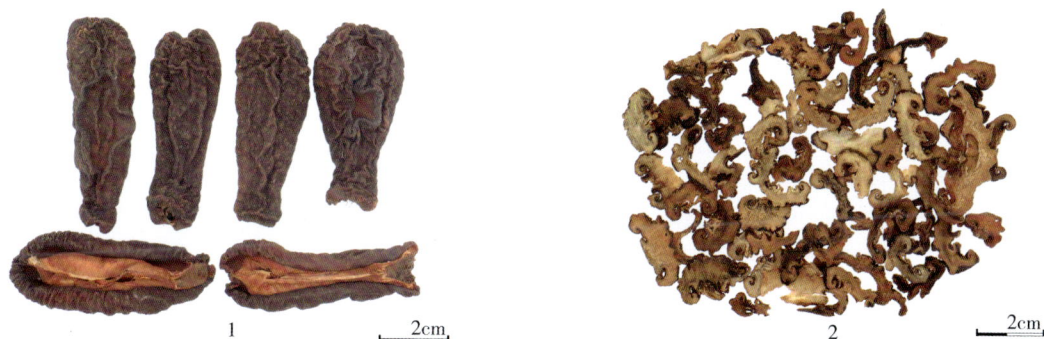

图 8-9 木瓜
1. 药材；2. 饮片

【化学成分】含苹果酸、酒石酸、枸橼酸、皂苷及黄酮类，鲜果含过氧化氢酶，种子含氢氰酸。

【理化鉴别】

1. 浸出物 照醇溶性浸出物测定法（热浸法）测定，乙醇浸出物不得少于 15.0%。

2. 含量测定 照高效液相色谱法测定，本品含齐墩果酸（$C_{30}H_{48}O_3$）和熊果酸（$C_{30}H_{48}O_3$）的总量不得少于 0.50%。

【功效应用】舒筋活络，和胃化湿。用量 6～9g。

山 楂
Crataegi Fructus

【来源】本品为蔷薇科植物山里红 *Crataegus pinnatifida* Bge. var. *major* N. E. Br. 或山楂 *Crataegus pinnatifida* Bge. 的干燥成熟果实。

【产地】主产于山东、河北、河南、辽宁等地，多为栽培品。

【采收加工】秋季果实成熟时采收，切片，干燥。

【性状鉴别】

1. 药材 ①呈圆形或类圆形片，皱缩不平，直径 1～2.5cm，厚 0.2～0.4cm。②外皮红色，具皱纹，有灰白色小斑点，果肉深黄色至浅棕色。③中部横切片具 5 粒浅黄色果核，但核多脱落而中空。有的片上可见短而细的果梗或花萼残迹。④气微清香，味酸、微甜。（图 8 - 10）

以个大、皮红、肉厚者为佳。

2. 饮片 焦山楂形如山楂片，表面焦褐色，内部黄褐色。有焦香气。

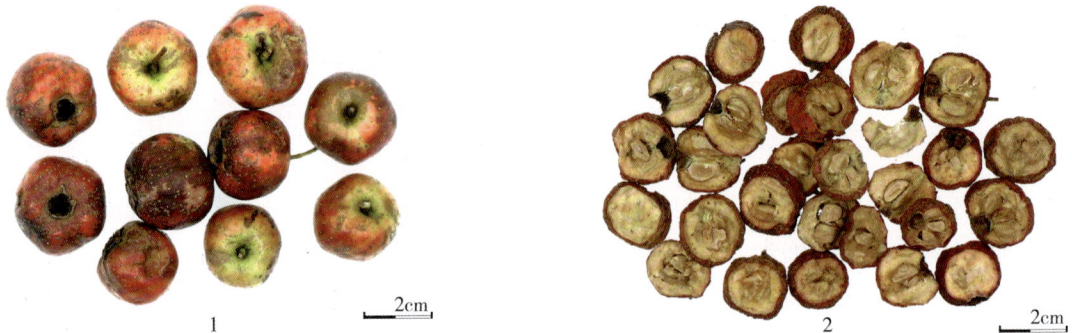

图 8 - 10 山楂

1. 鲜果；2. 药材

【化学成分】含山楂酸、枸橼酸、槲皮素、金丝桃苷、绿原酸、熊果酸等。

【理化鉴别】

1. 浸出物 照醇溶性浸出物测定法（热浸法）测定，乙醇浸出物不得少于 21.0%。

2. 含量测定 照高效液相色谱法测定，本品含有机酸以枸橼酸（$C_6H_8O_7$）计，不得少于 5.0%。

【功效应用】消食健胃，行气散瘀，化浊降脂。用量 9 ~ 12g。

乌 梅

Mume Fructus

【来源】本品为蔷薇科植物梅 *Prunus mume*（Sieb.）Sieb. et Zucc. 的干燥近成熟果实。

【产地】主产于四川、浙江等地。

【采收加工】夏季果实近成熟时采收，低温烘干后闷至色变黑。

【性状鉴别】①呈类球形或扁球形，直径 1.5 ~ 3cm。②表面乌黑色或棕黑色，皱缩不平，基部有圆形果梗痕。③果核坚硬，椭圆形，棕黄色，表面有凹点；种子扁卵形，淡黄色。④气微，味极酸。（图 8 - 11）

以个大、肉厚、核小、外皮乌黑色、不破裂露核、柔润、味极酸者为佳。

【化学成分】含苦杏仁苷及枸橼酸、苹果酸等多种有机酸。

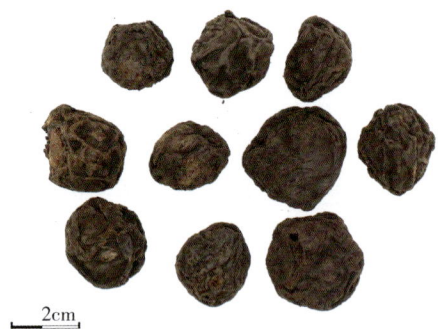

图 8 - 11 乌梅

【理化鉴别】

1. 浸出物 照水溶性浸出物测定法（热浸法）测定，水溶性浸出物不得少于 24.0%。

2. 含量测定 照高效液相色谱法测定，本品含枸橼酸（$C_6H_8O_7$）不得少于 12.0%。

【功效应用】敛肺，涩肠，生津，安蛔。用量 6 ~ 12g。

金樱子
Rosae Laevigatae Fructus

【来源】本品为蔷薇科植物金樱子 *Rosa laevigata* Michx. 的干燥成熟果实。

【产地】主产于广东、湖南、浙江、江西等地。

【采收加工】10~11 月果实成熟变红时采收，干燥，除去毛刺。

【性状鉴别】

1. 药材　①为花托发育而成的假果，呈倒卵形，长 2~3.5cm，直径 1~2cm。②表面红黄色或红棕色，有突起的棕色小点，系毛刺脱落后的残基。顶端有盘状花萼残基，中央有黄色柱基，下部渐尖。③质硬，切开后，花托壁厚 1~2mm。内有多数坚硬的小瘦果，内壁及瘦果均有淡黄色绒毛。④气微，味甘、微涩。（图 8-12）

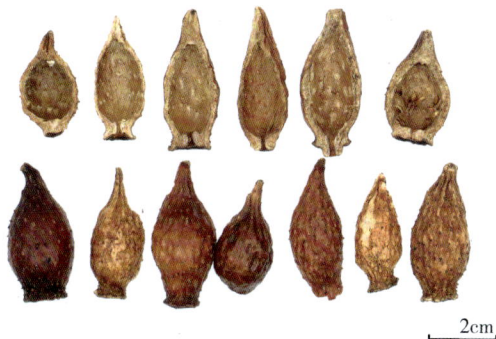

2cm

图 8-12　金樱子

以个大、肉厚、色红、有光泽、去净刺者为佳。

2. 饮片　①呈倒卵形纵剖瓣。表面红黄色或红棕色，有突起的棕色小点。顶端有花萼残基，下部渐尖。②花托壁厚 1~2mm，内面淡黄色，残存淡黄色绒毛。③气微，味甘，微涩。

【化学成分】含金樱子多糖、苹果酸、枸橼酸及鞣质等。

【功效应用】固精缩尿，固崩止带，涩肠止泻。6~12g。

补骨脂
Psoraleae Fructus

▶▶ **情境导入**

情境：补骨脂为脾肾阳虚泄泻之要药，又名"破故纸"，是其正名之谐音。补骨脂与曼陀罗子相似，而曼陀罗子含有剧毒，曾出现过患者误将曼陀罗子当补骨脂误服后出现头晕、恶心、抽搐、意识模糊等中毒现象。市场上也出现过曼陀罗子掺入补骨脂的情况，购买时应多加注意，严格筛选，避免混淆。

思考：1. 如何快速鉴别补骨脂与曼陀罗子？

　　　　2. 曼陀罗子来源？

【来源】本品为豆科植物补骨脂 *Psoralea corylifolia* L. 的干燥成熟果实。

【产地】主产于四川、河南、陕西、安徽等地。

【采收加工】秋季果实成熟时采收果序，晒干，搓出果实，除去杂质。

【性状鉴别】①呈肾形，略扁，长 3~5mm，宽 2~4mm，厚约 1.5mm。②果皮表面黑色、黑褐色或灰褐色，具细微网状皱纹。顶端圆钝，有一小突起，凹侧有果梗痕。③质硬。果皮薄，与种子不易分离；种子 1 枚，子叶 2，黄白色，有油性。④气香，味辛、微苦。（图 8-13）

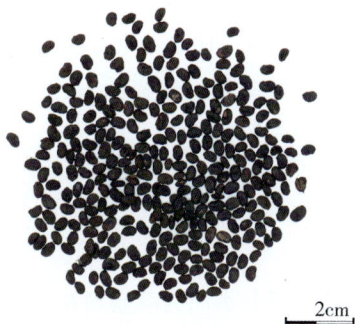

2cm

图 8-13　补骨脂

以粒大、饱满、色黑、气味浓者为佳。

【显微鉴别】

1. 果实（中部）横切面 ①果皮波状弯曲，表皮细胞1列，凹陷处表皮下有众多扁圆形壁内腺。②中果皮薄壁组织中有小型外韧维管束；薄壁细胞含有草酸钙小柱晶。③种皮外表皮为1列栅状细胞，其内为1列哑铃状支持细胞。④种皮薄壁组织中有小型维管束。⑤色素细胞1列，与种皮内表皮细胞相邻。⑥子叶细胞充满糊粉粒与油滴。（图8-14）

2. 果皮表面制片 ①壁内腺类圆形，直径60~400μm，表皮细胞多达数十个至百个，中心细胞较小，多角形，周围细胞径向延长，辐射状排列，腺体腔内有众多油滴。②非腺毛长150~480μm，直径15~22μm，顶端细胞特长，胞壁密布疣点。③腺毛多呈梨形，长30~50μm，直径20~30μm；腺柄短，多单细胞，腺头多细胞或单细胞。④气孔平轴式，表皮细胞具条状角质纹。⑤果皮细胞含草酸钙小柱晶及小方晶，两端及中央突出，长6~15μm，宽约1.6μm。（图8-15）

3. 粉末与解离组织 ①种皮栅状细胞众多，长33~56μm，宽6~15μm，细胞壁呈"V"形增厚。②支持细胞哑铃状，长20~45μm，中部细胞壁增厚。另有子叶细胞及非腺毛碎片。（图8-15）

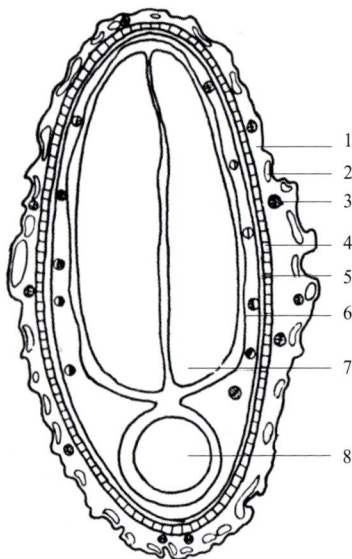

图8-14　补骨脂横切面

1. 果皮；2. 壁内腺；3. 维管束；4. 种皮外表皮；
5. 种皮下皮；6. 种皮内表皮；7. 子叶；8. 胚根

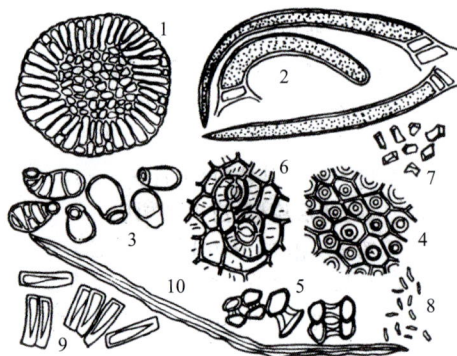

图8-15　补骨脂表面片及解离组织 📱微课2

1. 壁内腺；2. 非腺毛；3. 腺毛；4. 支持细胞顶面观；
5. 支持细胞侧面观；6. 表皮及气孔；7. 草酸钙方晶
8. 草酸钙小柱晶；9. 种皮栅状细胞；10. 萼片维管束纤维

【化学成分】 含补骨脂素、异补骨脂素、补骨脂酚等。

【理化鉴别】 含量测定 照高效液相色谱法测定，本品含补骨脂素（$C_{11}H_6O_3$）和异补骨脂素（$C_{11}H_6O_3$）的总量不得少于0.70%。

【功效应用】 温肾助阳，纳气平喘，温脾止泻。用量6~10g。外用20%~30%酊剂涂患处。

补骨脂

蒺 藜

Tribuli Fructus

【来源】 本品为蒺藜科植物蒺藜 *Tribulus terrestris* L. 的干燥成熟果实。

【产地】 主产于河南、河北、山东、安徽等地。

【采收加工】秋季果实成熟时采割植株，晒干，打下果实，除去杂质。

【性状鉴别】①由 5 个分果瓣组成，呈放射状排列，直径 7~12mm。②常裂为单一的分果瓣，分果瓣呈斧状，长 3~6mm；③背部黄绿色，隆起，有纵棱及多数小刺，并有对称的长刺和短刺各 1 对，两侧面粗糙，有网纹，灰白色。④质坚硬，气微，味苦、辛。(图 8-16)

以质坚实、背部色黑绿、饱满者为佳。

【化学成分】含皂苷、蒺藜苷、紫云英苷等。

【功效应用】平肝解郁，活血祛风，明目，止痒。用量 6~10g。

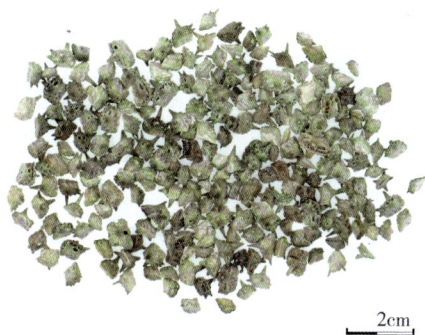

图 8-16　蒺藜

花　椒
Zanthoxyli Pericarpium

【来源】本品为芸香科植物青椒 *Zanthoxylum schinifolium* Sieb. et Zucc. 或花椒 *Zanthoxylum bungeanum* Maxim 的干燥成熟果皮。

【产地】青椒主产于河北、江苏等地；花椒主产于四川、陕西等地。

【采收加工】秋季采收成熟果实，晒干，除去种子和杂质。

【性状鉴别】

1. 青椒　①多为 2~3 个上部离生的小蓇葖果，集生于小果梗上，蓇葖果球形，沿腹缝线开裂，直径 3~4mm。②外表面灰绿色或暗绿色，散有多数油点和细密的网状隆起皱纹，内表面类白色，光滑。③内果皮常由基部与外果皮分离。④残存种子（习称"椒目"）呈卵形，长 3~4mm，直径 2~3mm，表面黑色，有光泽。⑤气香，味微甜而辛。

2. 花椒　①蓇葖果多单生，直径 4~5mm。②外表面紫红色或棕红色散有多数疣状突起的油点，直径 0.5~1mm，对光观察半透明，内表面淡黄色。③香气浓，味麻辣而持久。(图 8-17)

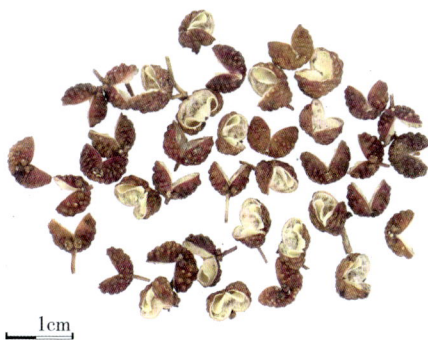

图 8-17　花椒

以身干、色红、无枝梗及椒目、香气浓、果皮厚者为佳。

【化学成分】含挥发油，尚含甾醇、不饱和有机酸等。

【功效应用】温中止痛，杀虫止痒。用量 3~6g，外用适量，煎汤熏洗。

枳　壳
Aurantii Fructus

【来源】本品为芸香科植物酸橙 *Citrus aurantium* L. 及其栽培变种的干燥未成熟果实。

【产地】主产于江西、四川、湖北、贵州等地。

【采收加工】7 月果皮尚绿未成熟时采收，自中部横切为两半，晒干或低温干燥。

【性状鉴别】

1. 药材　①呈半球形，直径 3~5cm。②外果皮棕褐色或褐色，有颗粒状突起，突起的顶端有凹点状油室，有明显的花柱残迹或果梗痕。切面中果皮黄白色，光滑而稍隆起厚 0.4~1.3cm，边缘散有 1 ~ 2 列油室。③瓤囊 7 ~ 12 瓣，少数至 15 瓣，汁囊干缩呈棕色至棕褐色，内藏种子。④质坚硬，不易折断。⑤气清香，味苦、微酸。（图 8 - 18）

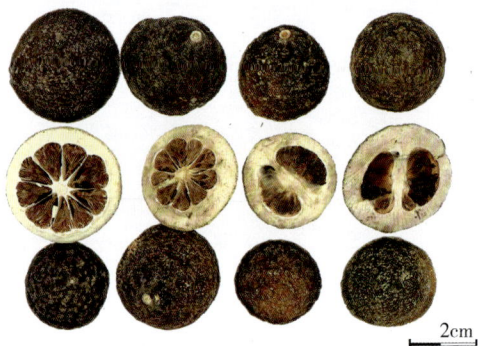

图 8 - 18　枳壳

以外果皮色棕褐、果肉厚、质坚硬、香气浓者为佳。

2. 饮片　呈不规则弧状条形薄片。切面外果皮棕褐色至褐色，中果皮黄白色至黄棕色，近外缘有 1 ~ 2 列点状油室，内侧有的有少量紫褐色瓤囊。

【化学成分】含挥发油和黄酮类成分。

【理化鉴别】含量测定　照高效液相色谱法测定，本品含柚皮苷（$C_{27}H_{32}O_{14}$）不得少于 4.0%，新橙皮苷（$C_{28}H_{34}O_{15}$）不得少于 3.0%。

枳壳

【功效应用】理气宽中，行滞消胀。用量 3 ~ 10g。孕妇慎用。

枳　实

Aurantii Fructus Immaturus

【来源】本品为芸香科植物酸橙 *Citrus aurantium* L. 及其栽培变种或甜橙 *Citrus sinensis* Osbeck 的干燥幼果。

【产地】主产于江苏、浙江、广东、贵州、四川、江西等地。

【采收加工】5 ~ 6 月收集自落的果实，除去杂质，自中部横切为两半，晒干或低温干燥，较小者直接晒干或低温干燥。

【性状鉴别】

1. 药材　①呈半球形，少数为球形，直径 0.5 ~ 2.5cm。②外果皮黑绿暗棕绿色，具颗粒状突起和皱纹有明显的花柱残迹或果梗痕。③切面中果皮略隆起，黄白色或黄褐色，厚 3 ~ 12mm，边缘有 1 ~ 2 列油室，囊棕褐色，质坚硬。④气清香，味苦、微酸。（图 8 - 19）

以外果皮黑绿色、果皮厚而肉呈凸起状、质坚实、香气浓郁者为佳。

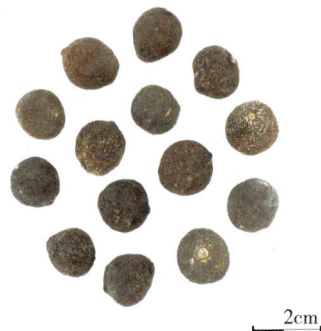

图 8 - 19　枳实

2. 饮片　①呈不规则弧状条形或圆形薄片。②切面外果皮黑绿色或棕褐色，中果皮部分黄白色至黄棕色，近外缘 1 ~ 2 列点状油室，条片内侧或圆片中央具棕褐色瓤囊。③气清香，味苦、微酸。

【化学成分】含挥发油和黄酮类成分。

【理化鉴别】

1. 浸出物　照醇溶性浸出物测定法（热浸法）测定，乙醇浸出物不得少于 12.0%。

2. 含量测定　照高效液相色谱法测定，本品含辛弗林（$C_9H_{13}NO_2$）不得少于 0.30%。

【功效应用】破气消积，化痰散痞。用量 3 ~ 10g。孕妇慎用。

陈　皮

Citri Reticulatae Pericarpium

【来源】本品为芸香科植物橘 *Citrus reticulata* Blanco 及其栽培变种的干燥成熟果皮。药材分为

"陈皮"和"广陈皮"。

【产地】主产于广东、福建、四川、江苏等地，均为栽培。

【采收加工】在霜降后至翌年春季，采摘成熟果实，剥取果皮，晒干或低温干燥。

【性状鉴别】

1. 药材

（1）陈皮　①常剥成数瓣，基部相连，有的呈不规则的片状，皮厚 1~4mm。②外表面橙红色或红棕色，有细皱纹及凹下的点状油室；内表面浅黄白色，粗糙，附黄白色或黄棕色筋络状维管束。③质稍硬而脆。④气香，味辛、苦。（图 8-20）

（2）广陈皮　①常 3 瓣相连，形状整齐，厚度均匀，约 1mm。②点状油室较大，对光照视，透明清晰。质较柔软。

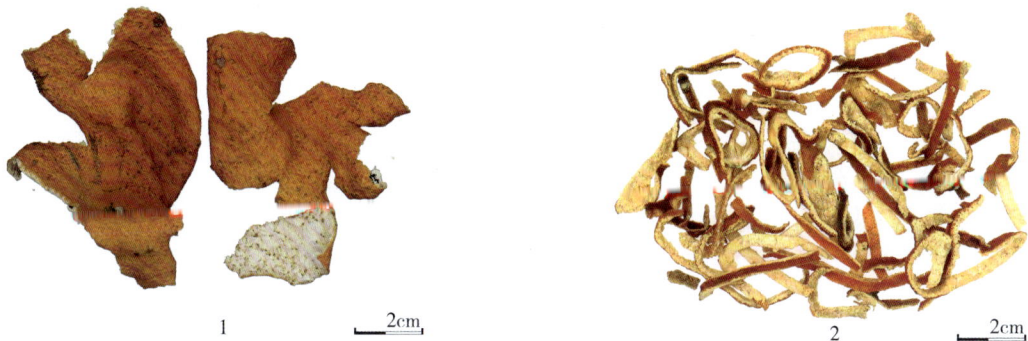

图 8-20　陈皮
1. 药材；2. 饮片

均以瓣大、完整、外皮色深红、油润大、质柔软、香气浓、味稍甜后感苦者为佳。

2. 饮片　①呈不规则弧状条形或圆形薄片。②切面外果皮黑绿色或棕褐色，中果皮部分黄白色至黄棕色，近外缘 1~2 列点状油室，条片内侧或圆片中央具棕褐色瓤囊。③气清香，味辛苦。（图 8-20）

【化学成分】含挥发油、橙皮苷、橘皮素等。挥发油的主要成分为 d-柠檬烯等。

【理化鉴别】含量测定　照高效液相色谱法测定，陈皮含橙皮苷（$C_{28}H_{34}O_{15}$）不得少于 3.5%。广陈皮含橙皮苷（$C_{28}H_{34}O_{15}$）不得少于 2.0%；含川陈皮素（$C_{21}H_{22}O_8$）和橘皮素（$C_{20}H_{20}O_7$）的总量，不得少于 0.42%。

【功效应用】理气健脾，燥湿化痰。用量 3~10g。

【附药】

1. 橘核　本品为芸香科植物橘 *Citrus reticulata* Blanco 及其栽培变种的干燥成熟种子。果实成熟后收集，洗净，晒干。略呈卵形，长 0.8~1.2cm，直径 0.4~0.6cm。表面淡黄白色或淡灰白色，光滑，一侧有种脊棱线，一端钝圆，另端渐尖成小柄状。外种皮薄而韧，内种皮菲薄，淡棕色，子叶 2，黄绿色，有油性。气微，味苦。具理气，散结，止痛功效，用量 3~9g。

2. 橘红　本品为芸香科植物橘 *Citrus reticulata* Blanco 及其栽培变种的干燥外层果皮。秋末冬初果实成熟后采收。呈长条形或不规则薄片状，边缘皱缩向内卷曲。外表面黄棕色或橙红色，存放后呈棕褐色，密布黄白色突起或凹下的油室。内表面黄白色，密布凹下透光小圆点。质脆易碎。气芳香，味微苦、麻。具理气宽中，燥湿化痰功效，用量 3~10g。

化橘红

Citri Grandis Exocarpium

【来源】本品为芸香科植物化州柚 *Citrus grandis* 'Tomentosa' 或柚 *Citrus grandis*（L.）Osbeck 的未成熟或近成熟的干燥外层果皮。前者习称"毛橘红"，后者习称"光七爪""光五爪"。

【产地】主产于广东、广西等地。

【采收加工】夏季果实未成熟时采收，置沸水中略烫后，将果皮割成 5 或 7 瓣，除去果瓤及部分中果皮，压制成形，干燥。

【性状鉴别】

1. 化州柚 ①呈对折的七角或展平的五角星状，习称"七爪"或"五爪"。单片呈柳叶形。完整者展平后直径 15~28cm，厚 0.2~0.5cm。②外表面黄绿色，密布茸毛，有皱纹及小油室；内表面黄白色或淡黄棕色，有脉络纹。③质脆，易折断，断面不整齐，外缘有 1 列不整齐的下凹的油室，内侧稍柔而有弹性。④气芳香，味苦、微辛。（图 8-21）

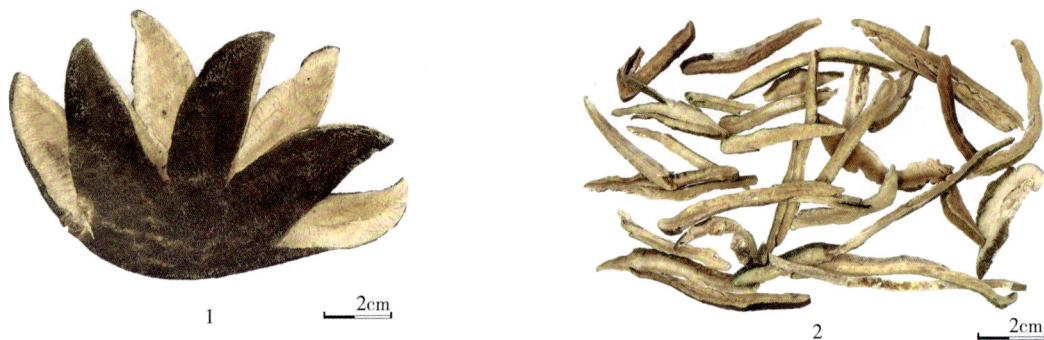

图 8-21 化橘红

1. 药材；2. 饮片

2. 柚 外表面黄绿、色黄棕色，无毛。

均以皮薄均匀，气味浓者为佳。

【化学成分】含挥发油、柚皮苷、新橙皮苷等。

【功效应用】理气宽中，燥湿化痰。用量 3~6g。

佛 手

Citri Sarcodactylis Fructus

【来源】本品为芸香科植物佛手 *Citrus medica* L. var. *sarcodactylis* Swingle 的干燥果实。

【产地】主产于广东、广西（称"广佛手"）、四川（称"川佛手"）、云南等地。

【采收加工】秋季果实尚未变黄或变黄时采收，纵切成薄片，晒干或低温干燥。

【性状鉴别】①为类椭圆形或卵圆形的薄片，常皱缩或卷曲。长 6~10cm，宽 3~7cm，厚 0.2~0.4cm。②顶端稍宽，常有 3~5 个手指状的裂瓣，基部略窄，有的可见果梗痕。③外皮黄绿色或橙黄色，有皱纹及油点。④果肉浅黄白色，散有凹凸不平的线状或点状维管束。⑤质硬而脆。受潮后柔韧。⑥气香，味微甜后苦。（图 8-22）

以片大、皮黄、肉白、香气浓者为佳。

【化学成分】含佛手内酯、柠檬内酯、橙皮苷、棕榈酸等。

【功效应用】疏肝理气，和胃止痛，燥湿化痰。用量 3~10g。

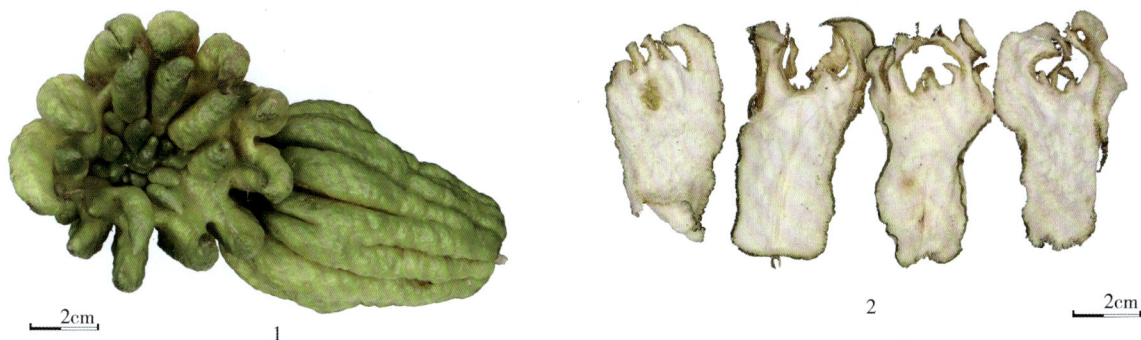

图 8 – 22 佛手

1. 鲜品；2. 药材

吴茱萸

Euodiae Fructus

【来源】 本品为芸香科植物吴茱萸 *Euodia rutaecarpa*（Juss.）Benth.、石虎 *Euodia rutaecarpa* （Juss.）Benth. var. *offcinalis*（Dode）Huang 或疏毛吴茱萸 *Euodia rutaecarpa*（Juss.）Benth. var. *bodinieri* （Dode）Huang 的干燥近成熟果实。

【产地】 主产于贵州、广西、湖南、云南等地。多为栽培。

【采收加工】 8～11 月果实呈茶绿色，尚未开裂时，剪下果枝，晒干或低温干燥，除去枝、叶、果梗等杂质。

【性状鉴别】 ①呈球形或略呈五角状扁球形，直径 2～5mm。②表面暗黄绿色至褐色，粗糙，有多数点状突起或凹下的油点。顶端有五角星状的裂隙，基部残留被有黄色茸毛的果梗。③质硬而脆，横切面可见子房 5 室，每室有淡黄色种子 1 粒。④气芳香浓郁，味辛辣而苦。⑤用水浸泡，有黏液渗出。（图 8 – 23）

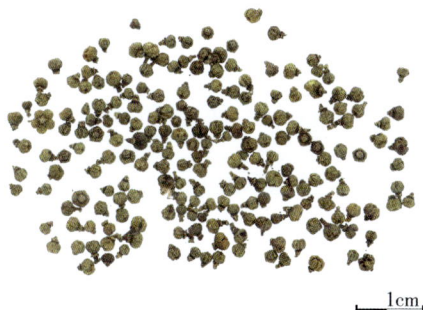

图 8 – 23 吴茱萸

以粒小、饱满坚实、色绿、香气浓烈者为佳。

【化学成分】 含挥发油，主要是吴萸烯，尚含生物碱，如吴茱萸碱、吴茱萸次碱、羟基吴茱萸碱、去氢吴茱萸碱等及甾体、花色苷等。

【理化鉴别】

1. 浸出物 按醇溶性浸出物（热浸法）测定法测定，乙醇浸出物不得少于 30.0%。

2. 含量测定 照高效液相色谱法测定，本品含吴茱萸碱（$C_{19}H_{17}N_3O$）和吴茱萸次碱（$C_{18}H_{13}N_3O$）的总量不得少于 0.15%，柠檬苦素（$C_{26}H_{30}O_8$）不得少于 0.20%。

【功效应用】 散寒止痛，降逆止呕，助阳止泻。用量 2～5g，外用适量。

鸦胆子

Bruceae Fructus

【来源】 本品为苦木科植物鸦胆子 *Brucea javanica*（L.）Merr. 的干燥成熟果实。

【产地】 主产于广西及广东等地。

【采收加工】 秋季果实成熟时采收，除去杂质，晒干。

【性状鉴别】 ①呈卵形，长 6～10mm，直径 4～7mm。②表面黑色或棕色，有隆起的网状皱纹，网眼呈不规则的多角形，两侧有明显的棱线，顶端渐尖，基部有凹陷的果梗痕。③果壳质硬而脆，种子卵形，长 5～6mm，直径 3～5mm，表面类白色或黄白色，具网纹；种皮薄，子叶乳白色，富油性。④味极苦。（图 8－24）

以质坚、仁白、油性足者为佳。

【化学成分】含鸦胆子苦味素、鸦胆子苦醇、鸦胆子苷、鸦胆子毒素等。

【功效应用】清热解毒，截疟，止痢；外用腐蚀赘疣。有小毒。用量 0.5～2g，用龙眼肉包裹或装入胶囊吞服。外用适量。

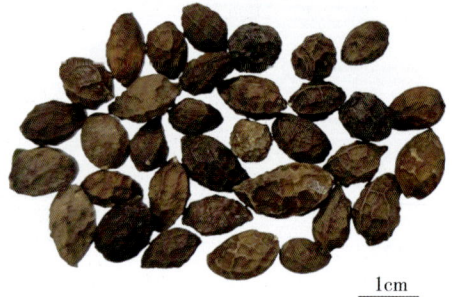

图 8－24　鸦胆子

川楝子
Toosendan Fructus

【来源】本品为楝科植物川楝 *Melia toosendan* Sied. et Zucc. 的干燥成熟果实。

【产地】主产于甘肃、四川等地。

【采收加工】冬季果实成熟时采收，除去杂质，干燥。

【性状鉴别】①呈类球形，直径 2～3.2cm。②表面金黄色至棕黄色，微有光泽，少数凹陷或皱缩，具深棕色小点。③顶端有花柱残痕，基部凹陷，有果梗痕。外果皮革质，与果肉间常成空隙，果肉松软，淡黄色，遇水润湿显黏性。④果核球形或卵圆形，质坚硬，两端平截，有 6～8 条纵棱，内分 6～8 室，每室含黑棕色长圆形的种子 1 粒。⑤气特异，味酸、苦。（图 8－25）

以个大、外皮金黄色、果肉淡黄色、饱满、有弹性者为佳。

【化学成分】含驱蛔有效成分川楝素、异川楝素等。

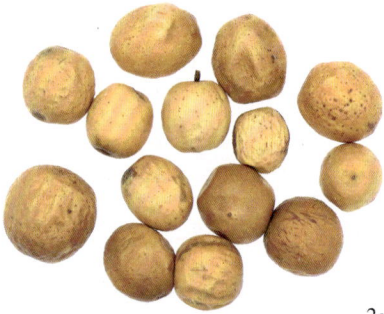

图 8－25　川楝子

【功效应用】疏肝泄热，行气止痛，杀虫。用量 5～10g，外用适量，研末调涂。

巴 豆
Crotonis Fructus

【来源】本品为大戟科植物巴豆 *Croton tiglium* L. 的干燥成熟果实。

【产地】主产于四川、贵州、云南、广西等地。

【采收加工】秋季果实成熟时采收，堆置 2～3 天，摊开，干燥。

【性状鉴别】①呈卵圆形，一般具三棱，长 1.8～2.2cm，直径 1.4～2cm。表面灰黄色或稍深，粗糙，有纵线 6 条，顶端平截，基部有果梗痕。②破开果壳，可见 3 室，每室含种子 1 粒。种子呈略扁的椭圆形，长 1.2～1.5cm，直径 0.7～0.9cm，表面棕色或灰棕色，一端有小点状的种脐和种阜的瘢痕，另端有微凹的合点，其间有隆起的种脊；外种皮薄而脆，内种皮呈白色薄膜；种仁黄白色，油质。③气微，味辛辣。（图 8－26）

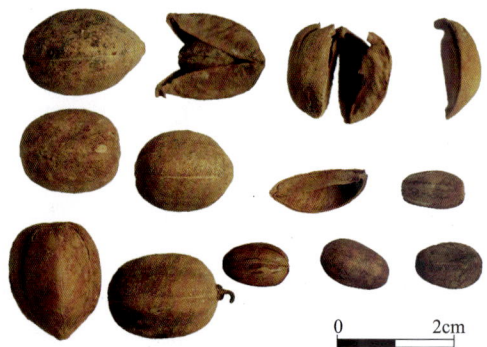

图 8－26　巴豆

以种子饱满、种仁色黄白者为佳。

【化学成分】含巴豆油，其中有油酸、亚油酸、巴豆油酸、顺芷酸等的甘油酯。另含蛋白质，其中含有一种类似蓖麻子毒蛋白的毒性球蛋白——巴豆素。尚含巴豆苷。

【理化鉴别】

1. 脂肪油 按重量法测定，本品含脂肪油不得少于22.0%。

2. 含量测定 照高效液相色谱法测定，本品含巴豆苷（$C_{10}H_{13}N_5O_5$）不得少于0.80%。

【功效应用】外用蚀疮。外用适量，研末涂患处，或捣烂以纱布包擦患处。孕妇禁用。不宜与牵牛子同用。

使君子
Quisqualis Fructus

【来源】本品为使君子科植物使君子 *Quisqualis indica* L. 的干燥成熟果实。

【产地】主产于四川、广东、广西等地。

【采收加工】秋季果皮变紫黑色时采收，除去杂质，干燥。

【性状鉴别】①呈椭圆形或卵圆形，具5条纵棱，偶有4~9棱，长2.5~4cm，直径约2cm。②表面黑褐色至紫黑色，平滑，微具光泽。顶端狭尖，基部钝圆，有明显圆形的果梗痕。③质坚硬，横切面多呈五角星形，棱角处壳较厚，中间呈类圆形空腔。④种子长椭圆形或纺锤形，长约2cm，直径约1cm；表面棕褐色或黑褐色，有多数纵皱纹；种皮薄，易剥离；子叶2，黄白色，有油性，断面有裂隙。⑤气微香，味微甜。（图8-27）

以个大、颗粒饱满、种仁色黄、味香甜而带油性者为佳。

【化学成分】含使君子氨酸（在种子中以钾盐存在，即使君子酸钾），为驱蛔有效成分。尚含胡芦巴碱、苹果酸等。

【理化鉴别】含量测定 照高效液相色谱法测定，本品含葫芦巴碱（$C_7H_7NO_2$）不得少于0.20%。

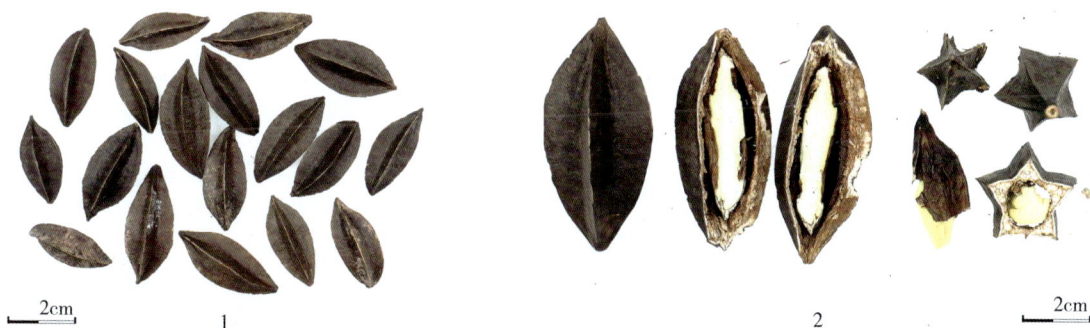

2cm   1   2   2cm

图8-27 使君子
1. 药材；2. 横切面和纵切面观

【功效应用】杀虫消积。使君子9~12g，捣碎入煎剂；使君子仁6~9g，多入丸散或单用，作1~2次分服。小儿每岁1~1.5粒，炒香嚼服，1日总量不超过20粒。服药时忌饮浓茶。

诃 子
Fructus Fructus

【来源】本品为使君子科植物诃子 *Terminalia chebula* Retz. 或绒毛诃子 *Terminalia chebula* Retz. var. *tomentella* Kurt. 的干燥成熟果实。

【产地】主产于云南、西藏、广东、广西等地。

【采收加工】秋、冬二季果实成熟时采收，除去杂质，晒干。

【性状鉴别】①呈长圆形或卵圆形，长 2 ~ 4cm，直径 2 ~ 2.5cm。②表面黄棕色或暗棕色，略具光泽，有 5 ~ 6 条纵棱线和不规则的皱纹，基部有圆形果梗痕。③质坚实，果肉厚 0.2 ~ 0.4cm，黄棕色或黄褐色。果核长 1.5 ~ 2.5cm，直径 1 ~ 1.5cm，浅黄色，粗糙，坚硬。④种子狭长纺锤形，长约 1cm，直径 0.2 ~ 0.4cm，种皮黄棕色，子叶 2，白色，相互重叠卷旋。⑤气微，味酸涩后甜。（图 8 - 28）

以个大、质坚实、表面黄棕色、有光泽、味酸涩者为佳。

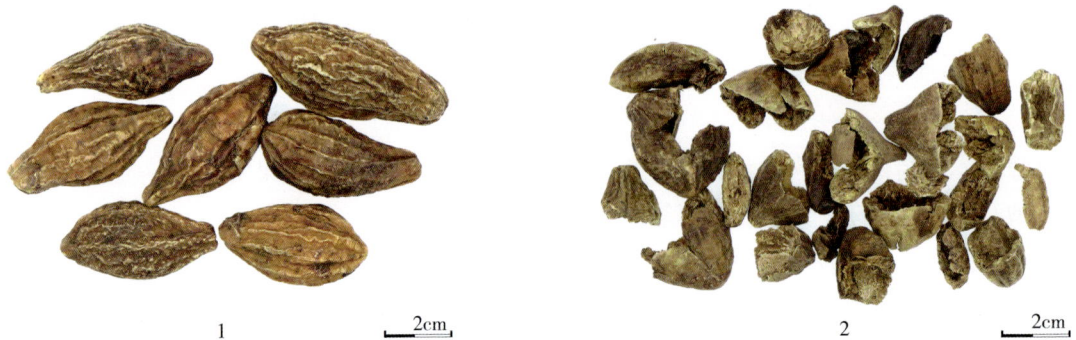

图 8 - 28　诃子

1. 药材；2. 饮片

【化学成分】含诃子酸、诃黎勒酸、原诃子酸、鞣花酸及没食子酸等。

【功效应用】涩肠止泻，敛肺止咳，降火利咽。用量 3 ~ 10g。

【附药】西青果

本品为使君子科植物诃子 *Terminalia chebula* Retz. 的干燥幼果。呈长卵形，略扁，长 1.5 ~ 3cm，直径 0.5 ~ 1.2cm。表面黑褐色，具有明显的纵皱纹，一端较大，另一端略小，钝尖，下部有果梗痕，质坚硬。断面褐色，有胶质样光泽，果核不明显，常有空心，小者黑褐色，无空心。气微，味苦涩，微甘。具清热生津，解毒。用于阴虚白喉。

青　果

Canarii Fructus

【来源】本品为橄榄科植物橄榄 *Canarium album* Raeusch. 的干燥成熟果实。

【产地】主产于福建、四川、广东等地。

【采收加工】秋季果实成熟时采收，干燥。

【性状鉴别】①呈纺锤形，两端钝尖，长 2.5 ~ 4cm，直径 1 ~ 1.5cm。②表面棕黄色或黑褐色，有不规则皱纹。③果肉灰棕色或棕褐色，质硬。果核梭形，暗红棕色，具纵棱；内分 3 室，各有种子 1 粒。④气微，果肉味涩，久嚼微甜。（图 8 - 29）

以个粒均匀、无破碎、果肉厚者为佳。

【化学成分】果实挥发油如香树脂醇，脂肪酸，蛋白质等。另含甲酚、麝香草酚、没食子酸等。

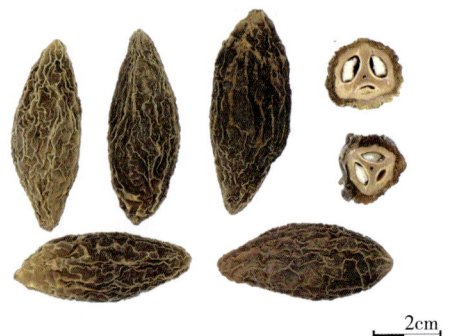

图 8 - 29　青果

【功效应用】清热解毒，利咽，生津。用量 5 ~ 10g。

小茴香
Foeniculi Fructus

【来源】本品为伞形科植物茴香 *Foeniculum vulgare* Mill. 的干燥成熟果实。

【产地】我国各地均有栽培，主产于西北、华北、东北等地。

【采收加工】秋季果实初熟时采割植株，晒干，打下果实，除去杂质。

【性状鉴别】①为双悬果，呈圆柱形，有的稍弯曲长 4 ~ 8mm，直径 1.5 ~ 2.5mm。②表面黄绿色或淡黄色，两端略尖，顶端留有黄棕色突起的柱基，基部有时有细小的果梗。③分果呈长椭圆形，背面有纵棱 5 条，接合面平坦而较宽。④横切面略呈五边形，背面的四边约等长。⑤有特异香气，味微甜、辛。（图 8 - 30）

以果实饱满、色黄绿、气味浓者为佳。

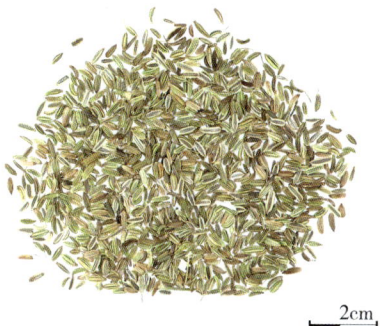

图 8 - 30　小茴香

【显微鉴别】

1. 分果横切面　①外果皮为 1 列扁平细胞，外被角质层。②中果皮纵棱处有维管束，其周围有多数木化网纹细胞。③背面纵棱间各有大的椭圆形棕色油管 1 个，接合面有油管 2 个，共 6 个。④内果皮为 1 列扁平薄壁细胞，习称"镶嵌细胞"，细胞长短不一。⑤种皮细胞扁长，含棕色物。⑥胚乳细胞多角形，含多数糊粉粒，每个糊粉粒中含有细小草酸钙簇晶。（图 8 - 31）

2. 粉末　绿黄色或黄棕色。①油管碎片黄棕色或深红棕色，分泌细胞多角形，含棕色分泌物。②镶嵌细胞内果皮细胞狭长，由 5 ~ 8 个细胞为 1 组，以其长轴相互作不规则方向镶嵌状排列。③网纹细胞类长方形或类圆形，壁稍厚，微木化，具大形、网状纹孔。④内胚乳细胞多角形，壁稍厚，内充满脂肪油和糊粉粒。每个糊粉粒中含小簇晶 1 个，直径约 7μm。（图 8 - 32）

【化学成分】含挥发油（茴香油）、槲皮素、7 - 羟基香豆素、齐墩果酸等。

【理化鉴别】

1. 挥发油　按挥发油测定法依法测定，本品含挥发油不得少于 1.5%（ml/g）。

2. 含量测定　照气相色谱法测定，本品含反式茴香脑（$C_{10}H_{12}O$）不得少于 1.4%。

【功效应用】散寒止痛，理气和胃。用量 3 ~ 6g。

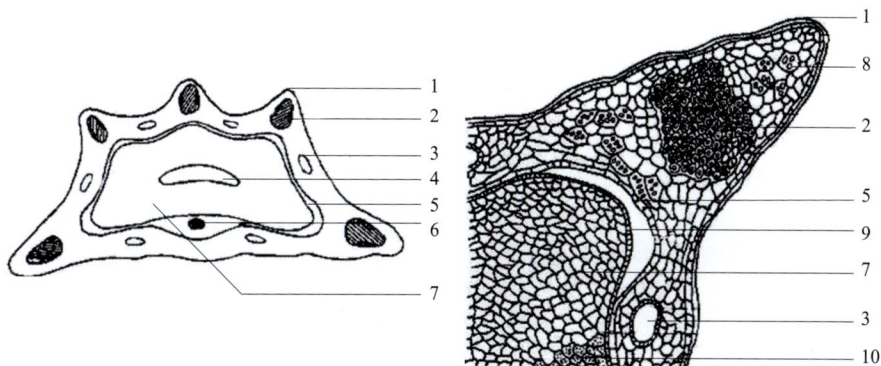

图 8 - 31　小茴香横切面

1. 外果皮；2. 维管束；3. 油管；4. 胚；5. 内果皮；6. 种脊维管束；7. 内胚乳；8. 网纹细胞；9. 种皮；10. 糊粉粒

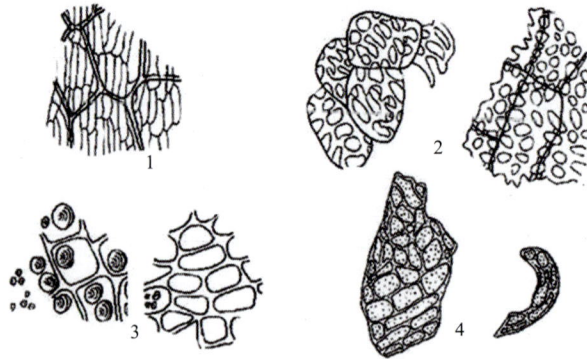

图 8 – 32　小茴香粉末 🅔 微课 3

1. 镶嵌细胞；2. 网纹细胞；3. 内胚乳细胞；4. 油管碎片

小茴香

蛇床子

Cnidii Fructus

【来源】 本品为伞形科植物蛇床 *Cnidium monnieri*（L.）Cuss. 的干燥成熟果实。

【产地】 主产于河北、山东、广西、浙江等地。

【采收加工】 夏、秋二季果实成熟时采收，除去杂质，晒干。

【性状鉴别】 ①为双悬果，呈椭圆形，长 2～4mm，直径约 2mm。②表面灰黄色或灰褐色，顶端有 2 枚向外弯曲的柱基，基部偶有细梗。③分果的背面有薄而突起的纵棱 5 条，接合面平坦，2 条棕色略突起的纵棱线，果皮松脆，揉搓易脱落。④种子细小，灰棕色，显油性。⑤气香，味辛凉，有麻舌感。（图 8 – 33）

以颗粒饱满、色灰黄、香气浓厚者为佳。

【化学成分】 含挥发油 1.3%，主要成分为蒎烯、左旋莰烯、异戊酸龙脑酯等。

【理化鉴别】 **含量测定** 照高效液相色谱法测定，本品含蛇床子素（$C_{15}H_{16}O_3$）不得少于 1.0%。

【功效应用】 燥湿祛风，杀虫止痒，温肾壮阳。用量 3～10g。外用适量，多煎汤熏洗，或研末调敷。

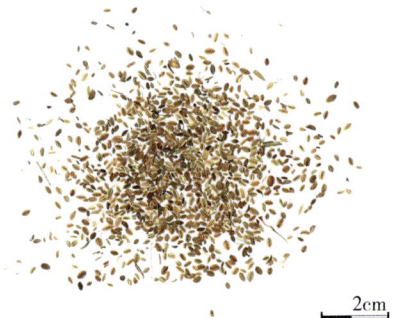

2cm

图 8 – 33　蛇床子

山茱萸

Corni Fructus

【来源】 本品为山茱萸科植物山茱萸 *Cornus officinalis* Sieb. et Zucc. 的干燥成熟果肉。

【产地】 主产于河北、山东、广西、浙江等地。

【采收加工】 秋末冬初果皮变红时采收果实，用文火烘或置沸水中略烫后，及时除去果核，干燥。

【性状鉴别】

1. 药材　①呈不规则的片状或囊状，长 1～1.5cm，宽 0.5～1cm。②表面紫红色至紫黑色，皱缩，有光泽。③顶端有的有圆形宿萼痕，基部有果梗痕，质柔软。④气微，味酸、涩、微苦。（图 8 – 34）

以肉厚、柔软、色紫红者为佳。

2. 饮片　酒萸肉，本品形如山茱萸，表面紫黑色或黑色，质滋润柔软。微有酒香气。

【显微鉴别】**粉末**　红褐色。①果皮表皮细胞橙黄色，表面观多角形或类长方形，直径 16～30μm，垂周壁连珠状增厚，外平周壁颗粒状角质增厚，胞腔含淡橙黄色物。②中果皮细胞橙棕色，多皱缩。③草酸钙簇晶少数，直径 12～32μm。④石细胞类方形、卵圆形或长方形，纹孔明显，胞腔大。📱微课 4

【化学成分】含马钱苷、山茱萸苷、熊果酸、莫诺苷、獐牙菜苦素、鞣质等。

【理化鉴别】**含量测定**　照高效液相色谱法测定，本品含莫诺苷（$C_{17}H_{26}O_{11}$）和马钱苷（$C_{17}H_{26}O_{10}$）的总量不得少于 1.2%。

【功效应用】补益肝肾，收涩固脱。用量 6～12g。

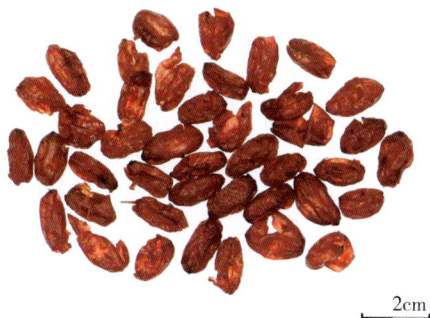

图 8 – 34　山茱萸

连 翘
Forsythiae Fructus

【来源】本品为木犀科植物连翘 *Forsythia suspensa*（Thunb.）Vahl 的干燥果实，多为栽培。

【产地】主产于山西、陕西等地。

【采收加工】秋季果实初熟尚带绿色时采收，除去杂质，蒸熟，晒干，习称"青翘"；果实熟透时采收，晒干，除去杂质，习称"老翘"。

【性状鉴别】①呈长卵形至卵形，稍扁，长 1.5～2.5cm，直径 0.5～1.3cm。表面有不规则的纵皱纹及多数凸起的小斑点。两面各有 1 条明显的纵沟。②顶端锐尖，基部有小果梗或已脱落。③青翘多不开裂，表面绿褐色，凸起的灰白色小斑点较少，质硬，种子多数黄绿色，细长，一侧有翅。④老翘自顶端开裂或裂成两瓣表面黄棕色或红棕色，表面多为浅黄棕色，平滑，具一纵隔，质脆，种子棕色，多已脱落。⑤气微香，味苦。（图 8 – 35）

青翘以色较绿，不开裂者为佳：老翘以色较黄，瓣大，壳厚者为佳。

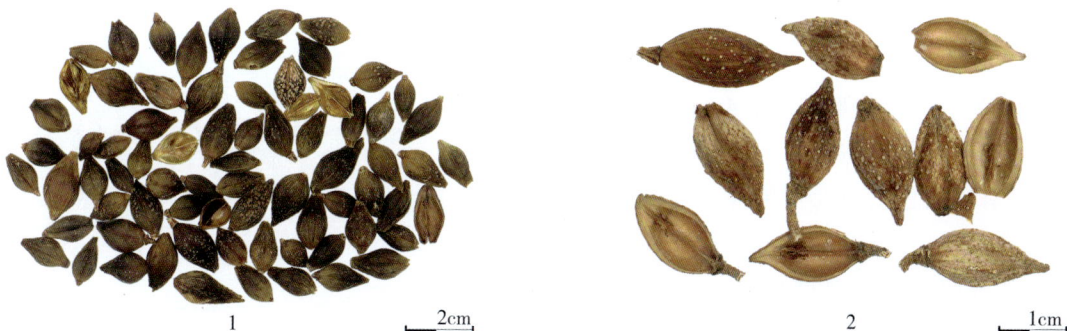

1　2cm　　2　1cm

图 8 – 35　连翘
1. 青翘；2. 老翘

【化学成分】含连翘酚、连翘苷、连翘酯苷 A 等。

【理化鉴别】

1. 挥发油　按挥发油测定法测定，青翘含挥发油不得少于 2.0%（ml/g）。

2. 浸出物 照醇溶性浸出物测定（冷浸法）测定，乙醇浸出物青翘不得少于30.0%；老翘不同的少于16.0%。

3. 含量测定 照高效液相色谱法测定，本品含连翘苷（$C_{27}H_{34}O_{11}$）不得少于0.15%。青翘含连翘酯苷A（$C_{29}H_{36}O_{15}$）不得少于3.5%；老翘含连翘酯苷A（$C_{29}H_{36}O_{15}$）不得少于0.25%。

【功效应用】 清热解毒，消肿散结，疏散风热。用量6~15g。

女贞子
Ligustri Lucidi Fructus

【来源】 本品为木犀科植物女贞 *Ligustrum lucidum* Ait. 的干燥成熟果实。

【产地】 主产于浙江、江苏、福建、湖南等地。

【采收加工】 冬季果实成熟时采收，除去枝叶，稍蒸或置沸水中略烫后，干燥或直接干燥。

【性状鉴别】 ①呈卵形、椭圆形或肾形，长6~8.5mm，直径3.5~5.5mm。②表面黑紫色或灰黑色，皱缩不平，基部有果梗痕或具宿萼及短梗。③体轻。④外果皮薄，中果皮较松软，易剥离，内果皮木质，黄棕色，具纵棱，破开后种子通常为1粒，肾形，紫黑色，油性。⑤气微，味甘、微苦涩。（图8-36）

以粒大、饱满、色灰黑、质坚实者为佳。

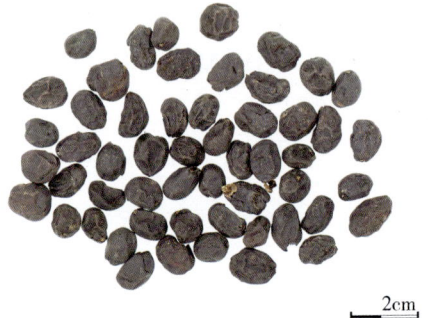

图8-36 女贞子

【化学成分】 含女贞子苷、洋橄榄苦苷、齐墩果酸、桦木醇等。

【功效应用】 滋补肝肾，明目乌发。用量6~12g。

蔓荆子
Viticis Fructus

【来源】 本品为马鞭草科植物单叶蔓荆 *Vitex trifolia* L. var. *simplicifolia* Cham. 或蔓荆 *Vitex trifolia* L. 的干燥成熟果实。

【产地】 单叶蔓荆主产于山东、江西、浙江等地。蔓荆主产于广东、广西等地。

【采收加工】 秋季果实成熟时采收，除去杂质，晒干。

【性状鉴别】 ①呈球形，直径4~6mm。②表面灰黑色或黑褐色，被灰白色粉霜状茸毛，有纵向浅沟4条，顶端微凹，基部有灰白色宿萼及短果梗；萼长为果实的1/3~2/3，先端5齿裂，其中2裂较深，密被茸毛。③体轻，质坚韧，不易破碎，横切面可见4室，每室有种子1枚。④气特异而芳香，味淡、微辛。（图8-37）

以粒大、饱满、气芳香、杂质少者为佳。

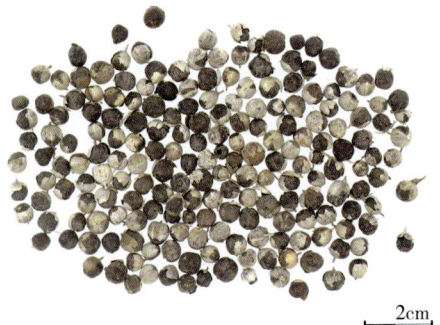

图8-37 蔓荆子

【化学成分】 含挥发油、蔓荆子黄素、蔓荆子碱和维生素A等。

【功效应用】 疏散风热，清利头目。用量5~10g。

夏枯草
Prunellae Spica

【来源】本品为唇形科植物夏枯草 *Prunella vulgaris* L. 的干燥果穗。

【产地】主产于江苏、安徽、河南等地。

【采收加工】夏季果穗呈棕红色时采收，除去杂质，晒干。

【性状鉴别】①呈圆柱形，略扁，长 1.5～8cm，直径 0.8～1.5cm；淡棕色至棕红色。②全穗由数轮至 10 数轮宿萼与苞片组成，每轮有对生苞片 2 片，呈扇形，先端尖尾状，脉纹明显，外表面有白毛。③每一苞片内有花 3 朵，花冠多已脱落，宿萼二唇形，内有小坚果 4 枚，卵圆形，棕色，尖端有白色突起。④体轻。⑤气微，味淡。（图 8-38）

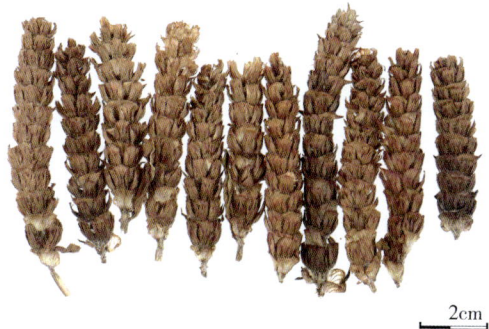

图 8-38 夏枯草

以穗大、色棕红、摇之作响者为佳。

【化学成分】含迷迭香酸、熊果酸、夏枯草苷等。

【理化鉴别】

1. 浸出物 照水溶性浸出物测定法（热浸法）测定，水溶性浸出物不得少于 10.0%。

2. 含量测定 照高效液相色谱法测定，本品含迷迭香酸（$C_{18}H_{16}O_8$）不得少于 0.20%。

【功效应用】清肝泻火，明目，散结消肿。用量 9～15g。

紫苏子
Perillae Fructus

【来源】本品为唇形科植物紫苏 *Perilla frutescens*(L.) Britt. 的干燥成熟果实。

【产地】主产于湖北、江苏、河南、山东、江西、浙江、四川等地。

【采收加工】秋季果实成熟时采收，除去杂质，晒干。

【性状鉴别】①呈卵圆形或类球形，直径约 1.5mm。②表面灰棕色或灰褐色，有微隆起的暗紫色网纹，基部稍尖，有灰白色点状果梗痕。③果皮薄而脆，易压碎。④种子黄白色，种皮膜质，子叶 2，类白色，有油性。⑤压碎有香气，味微辛。（图 8-39）

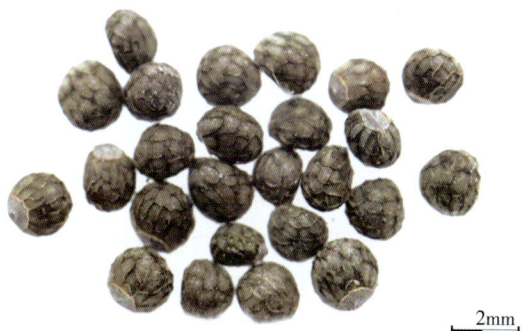

图 8-39 紫苏子

以颗粒饱满、均匀、色灰棕、无杂质者为佳。

【化学成分】含脂肪油、维生素 B_1 等。

【理化鉴别】含量测定 照高效液相色谱法测定，本品含迷迭香酸（$C_{18}H_{16}O_8$）不得少于 0.25%。

【功效应用】降气化痰，止咳平喘，润肠通便。3～10g。

【附药】

1. 紫苏叶 本品为唇形科植物紫苏 *Perilla frutescens* (L.) Britt. 的干燥叶（或带嫩枝）。夏季枝叶茂盛时采收，除去杂质，晒干。本品叶片多皱缩卷曲、破碎，完整者展平后呈卵圆形，长 4～11cm，宽 2.5～9cm。先端长尖或急尖，基部圆形或宽楔形，边缘具圆锯齿。两面紫色或上表面绿色，下表面紫色，疏生灰白色毛，下表面有多数凹点状的腺鳞。叶柄长 2～7cm，紫色或紫绿色。质脆。带嫩枝者，枝的直径2～5mm，紫绿色，断面中部有髓。气清香，味微辛。具有解表散寒，行气和胃的作用。

2. 紫苏梗 本品为唇形科植物紫苏 *Perilla frutescens*（L.）Britt. 的干燥茎。秋季果实成熟后采割，除去杂质，晒干，或趁鲜切片，晒干。呈方柱形，四棱钝圆，长短不一，直径0.5～1.5cm。表面紫棕色或暗紫色，四面有纵沟和细纵纹，节部稍膨大，有对生的枝痕和叶痕。体轻，质硬，断面裂片状。切片厚2～5mm，常呈斜长方形，木部黄白色，射线细密，呈放射状，髓部白色，疏松或脱落。气微香，味淡。具有理气宽中，止痛，安胎的作用。

枸杞子
Lycii Fructus

【来源】 本品为茄科植物宁夏枸杞 *Lycium barbarum* L. 的干燥成熟果实。

【产地】 主产于宁夏、甘肃、青海、新疆河北等地。

【采收加工】 夏、秋二季果实呈红色时采收，热风烘干，除去果梗，或晾至皮皱后，晒干，除去果梗。

【性状鉴别】①呈类纺锤形或椭圆形，长6～20mm，直径3～10mm。②表面红色或暗红色，顶端有小突起状的花柱痕，基部有白色的果梗痕。果皮柔韧，皱缩；果肉肉质，柔润。③种子20～50粒，类肾形，扁而翘，长1.5～1.9mm，宽1～1.7mm，表面浅黄色或棕黄色。④气微，味甜。（图8－40）

以粒大、肉厚、籽小、色红、质柔、味甜者为佳。

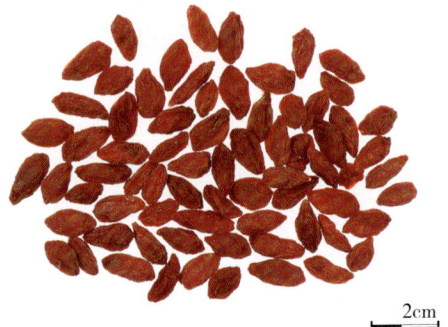

图8－40 枸杞子

【化学成分】 含枸杞多糖、胡萝卜素、抗坏血酸、硫胺素和核黄素，亦含烟酸、甜菜碱等成分及天冬氨酸、谷氨酸等多种氨基酸。

【理化鉴别】

1. 浸出物 照水溶性浸出物测定法（热浸法）测定，水溶性浸出物不得少于55.0%。

2. 含量测定 照紫外－可见分光光度法测定，本品含枸杞多糖以葡萄糖（$C_6H_{12}O_6$）不得少于1.8%；照高效液相色谱法测定，本品含甜菜碱（$C_5H_{11}NO_2$）不得少于0.50%。

【功效应用】 滋补肝肾，益精明目。用量6～12g。

栀 子
Gardeniae Fructus

【来源】 本品为茜草科植物栀子 *Gardenia jasminoides* Ellis 的干燥成熟果实。

【产地】 主产于湖南、江西、湖北、浙江等地。

【采收加工】 9～11月果实成熟呈红黄色时采收，除去果梗及杂质，蒸至上气或置沸水中略烫，取出，干燥。

【性状鉴别】① 呈长卵圆形或椭圆形，长1.5～3.5cm，直径1～1.5cm。②表面红黄色或棕红色，具6条翅状纵棱，棱间常有1条明显的纵脉纹，并有分枝。顶端残存萼片，基部稍尖，有残留果梗。③果皮薄而脆，略有光泽；内表面色较浅，有光泽，具2～3条隆起的假隔膜。④种子多数，扁卵圆形，集结成团，深红色或红黄色，表面密具细小疣状突起。⑤气微，味微酸而苦。（图8－41）

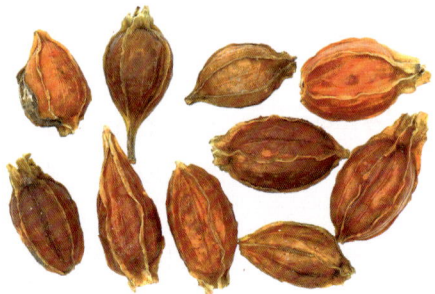

PPT3

图8－41 栀子

以皮薄、饱满、色红黄者为佳。

【化学成分】含多种环烯醚萜苷类，如栀子苷、羟异栀子苷、山栀苷、栀子新苷等。另含色素、三萜类、有机酸等物质。

【理化鉴别】**含量测定**　照高效液相色谱法测定，本品含栀子苷（$C_{17}H_{24}O_{10}$）不得少于1.8%。

【功效应用】泻火除烦，清热利湿，凉血解毒；外用消肿止痛。用量6～10g，外用生品适量，研末调敷。

栀子

罗汉果
Siraitiae Fructus

【来源】本品为葫芦科植物罗汉果 *Siraitia grosvenorii* (Swingle) C. Jeffrey ex A. M. Lu et Z. Y. Zhang 的干燥果实。

【产地】主产于广西、江西、广东等地。

【采收加工】秋季果实由嫩绿变深绿色时采收，晾数天后，低温干燥。

【性状鉴别】①呈卵形、椭圆形或球形，长4.5～8.5cm，直径3.5～6cm。②表面褐色、黄褐色或绿褐色，有深色斑块及黄色柔毛，有的有6～11条纵纹，顶端有花柱残痕，基部有果梗痕。③体轻，质脆，果皮薄，易破。④果瓤（中、内果皮）海绵状，浅棕色，种子扁圆形，多数长约1.5cm，宽约1.2cm；浅红色至棕红色，两面中间微凹陷，四周有放射状沟纹，边缘有槽。⑤气微，味甜。（图8-42）

以个大、形圆、色黄褐、手摇不响、果壳不破不焦、甜味浓者为佳。

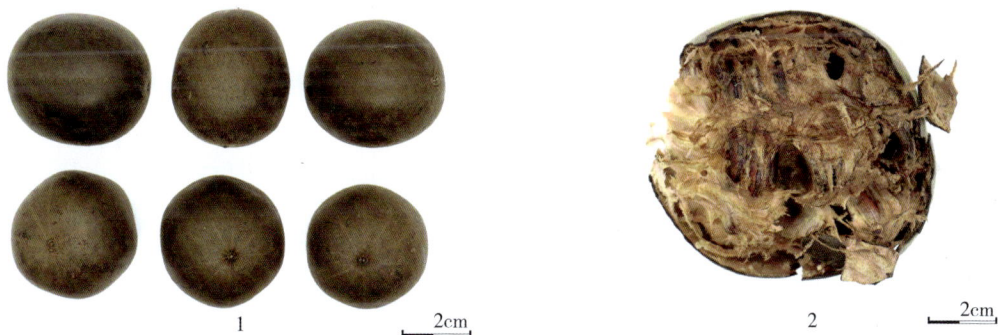

图8-42　罗汉果
1. 药材；2. 果瓤

【化学成分】含罗汉果苷、果糖、氨基酸、黄酮等成分。

【功效应用】清热润肺，利咽开音，滑肠通便。用量9～15g。

瓜　蒌
Trichosanthis Fructus

【来源】本品为葫芦科植物栝楼 *Trichosanthes kirilowii* Maxim. 或双边栝楼 *Trichosanthes rosthornii* Harms 的干燥成熟果实。

【产地】栝楼主产于山东长清、肥城等地，河北、山西等地亦产。双边栝楼主产于江西、湖北、湖南等地。

【采收加工】秋季果实成熟时，连果梗剪下，置通风处阴干。

【性状鉴别】

1. 药材 ①呈类球形或宽椭圆形，长 7～15cm，直径 6～10cm。②表面橙红色或橙黄色，皱缩或较光滑，顶端有圆形的花柱残基，基部略尖，具残存的果梗。③体轻重不一。质脆，易破开，内表面黄白色，有红黄色丝络，果瓤橙黄色，黏稠，与多数种子黏结成团。④具焦糖气，味微酸、甜。（图 8-43）

以完整、不破、果皮厚、色橙黄、皱缩有筋、糖分足者为佳。

2. 饮片 ①呈不规则的丝或块状。②外表面橙红色或橙黄色，皱缩或较光滑；内表面黄白色，有红黄色丝络，果瓤橙黄色，与多数种子黏结成团。③具焦糖气，味微酸、甜。

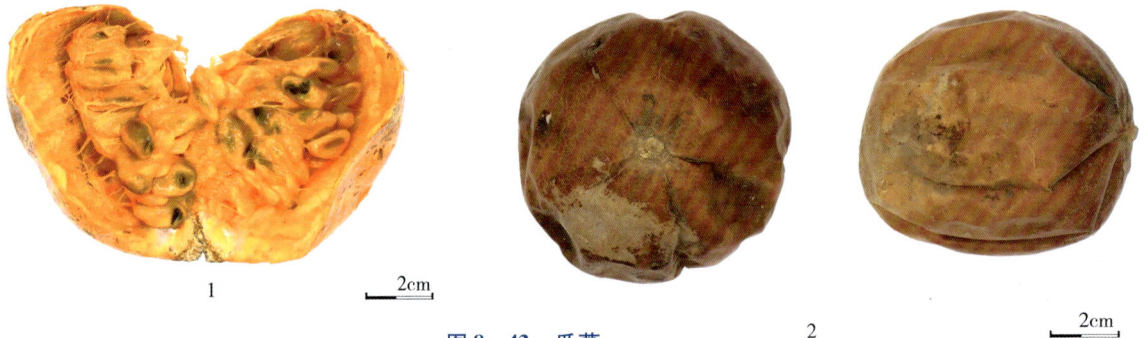

图 8-43 瓜蒌

1. 鲜品；2. 药材

【化学成分】 含栝楼酸、三萜皂苷、树脂、糖类及色素等。

【理化鉴别】 含量测定 照水溶性浸出物测定法（热浸法）测定，水溶性浸出物不得少于 31.0%。

【功效应用】 清热涤痰，宽胸散结，润燥滑肠。用量 9～15g，不宜与川乌、制川乌、草乌、制草乌、附子同用。

【附药】

1. 瓜蒌皮 本品为葫芦科植物栝楼 *Trichosanthes kirilowii* Maxim. 或双边栝楼 *Trichosanthes rosthornii* Harms 的干燥成熟果皮。秋季采摘成熟果实，剖开，除去果瓤及种子，阴干。常切成 2 至数瓣，边缘向内卷曲，长 6～12cm。外表面橙红色或橙黄色，皱缩，有的有残存果梗；内表面黄白色。质较脆，易折断。具焦糖气，味淡、微酸。具清化热痰，利气宽胸的功效。

2. 瓜蒌子 本品为葫芦科植物栝楼 *Trichosanthes kirilowii* Maxim. 或双边栝楼 *Trichosanthes rosthornii* Harms 的干燥成熟种子。秋季采摘成熟果实，剖开，取出种子，洗净，晒干。①栝楼：呈扁平椭圆形，长 12～15mm，宽 6～10mm，厚约 3.5mm。表面浅棕色至棕褐色，平滑，沿边缘有 1 圈沟纹。顶端较尖，有种脐，基部钝圆或较狭。种皮坚硬；内种皮膜质，灰绿色，子叶 2，黄白色，富油性。气微，味淡。②双边栝楼：较大而扁，长 15～19mm，宽 8～10mm，厚约 2.5mm。表面棕褐色，沟纹明显而环边较宽。顶端平截。具润肺化痰，滑肠通便的功效。

丝瓜络
Luffae Fructus Retinervus

【来源】 本品为葫芦科植物丝瓜 *Luffa cylindrica*（L.）Roem. 的干燥成熟果实的维管束。

【产地】 全国各地均产，以浙江、江苏所产者质量为好。

【采收加工】 夏、秋二季果实成熟、果皮变黄、内部干枯时采摘，除去外皮和果肉，洗净，晒干，除去种子。

【性状鉴别】①为丝状维管束交织而成，多呈长棱形或长圆筒形，略弯曲，长 30 ~ 70cm，直径 7 ~ 10cm。②表面黄白色。③体轻，质韧，有弹性，不能折断。④横切面可见子房3室，呈空洞状。⑤气微，味淡。（图8 – 44）

以质韧、有弹性、不能折断者为佳。

【化学成分】含木聚糖及纤维素等成分。

【功效应用】祛风，通络，活血，下乳。用量 5 ~ 12g。

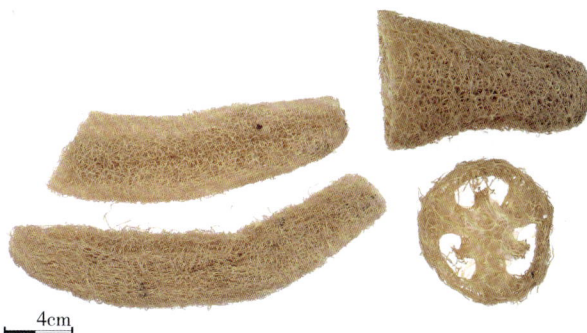

图 8 – 44 丝瓜络

鹤 虱
Carpesii Fructus

【来源】本品为菊科植物天名精 *Carpesium abrotanoides* L. 的干燥成熟果实。

【产地】主产于河南、山西、贵州等地，习称"北鹤虱"。

【采收加工】秋季果实成熟时采收，晒干，除去杂质。

【性状鉴别】①呈圆柱状，细小，长 3 ~ 4mm，直径不及 1mm。②表面黄褐色或暗褐色，具多数纵棱。③顶端收缩呈细喙状，先端扩展成灰白色圆环；基部稍尖，有着生痕迹。④果皮薄，纤维性，种皮菲薄透明，子叶 2，类白色，稍有油性。⑤气特异，味微苦。（图 8 – 45）

以颗粒饱满、均匀、气味浓者为佳。

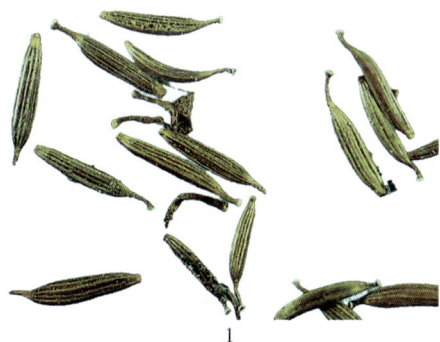

图 8 – 45 鹤虱
1. 鹤虱；2. 南鹤虱

【化学成分】含天名精内酯、天名精酮、缬草酸、油酸等。

【功效应用】杀虫消积。用量 3 ~ 9g。

【附药】南鹤虱

本品为伞形科植物野胡萝卜 *Daucus carota* L. 的干燥成熟果实。主产于江苏、河南、湖北、浙江等地。秋季果实成熟时割取果枝，晒干，打下果实，除去杂质。本品为双悬果，呈椭圆形，多裂为分果，分果长 3 ~ 4mm，宽 1.5 ~ 2.5mm。表面淡绿棕色或棕黄色，顶端有花柱残基，基部钝圆，背面隆起，具 4 条窄翅状次棱，翅上密生 1 列黄白色钩刺，刺长约 1.5mm，次棱间的凹下处有不明显的主棱，其上散生短柔毛。接合面平坦，有 3 条脉纹，上具柔毛。种仁类白色，有油性。体轻。搓碎时有特异香气，味微辛、苦。具杀虫消积的功效。（图 8 – 45）

苍耳子
Xanthii Fructus

【来源】 本品为菊科植物苍耳 *Xanthium sibiricum* Patr. 的干燥成熟带总苞的果实。

【产地】 全国各地均产。

【采收加工】 秋季果实成熟时采收，干燥，除去梗、叶等杂质。

【性状鉴别】 ①呈纺锤形或卵圆形，长 1~1.5cm，直径 0.4~0.7cm。②表面黄棕色或黄绿色，全体有钩刺，顶端有 2 枚较粗的刺，分离或相连，基部有果梗痕。③质硬而韧，横切面中央有纵隔膜，2 室，各有 1 枚瘦果；瘦果略呈纺锤形，一面较平坦，顶端具 1 突起的花柱基，果皮薄，灰黑色，具纵纹；种皮膜质，浅灰色，子叶 2，有油性。④气微，味微苦。（图 8-46）

以粒大、饱满、色黄绿者为佳。

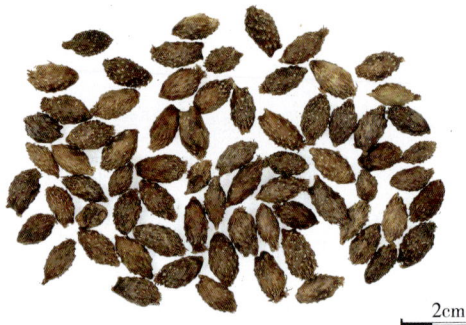

图 8-46 苍耳子

【化学成分】 含苍耳苷、苍耳醇、异苍耳醇及脂肪油等。

【功效应用】 散风寒，通鼻窍，祛风湿。用量 3~10g。

牛蒡子
Arctii Fructus

【来源】 本品为菊科植物牛蒡 *Arctium lappa* L. 的干燥成熟果实。

【产地】 主产于东北及浙江等地。

【采收加工】 秋季果实成熟时采收果序，晒干，打下果实，除去杂质，再晒干。

【性状鉴别】 ①呈长倒卵形，略扁，微弯曲，长 5~7mm，宽 2~3mm。②表面灰褐色，带紫黑色斑点，有数条纵棱，通常中间 1~2 条较明显。③顶端钝圆，稍宽，顶面有圆环，中间具点状花柱残迹；基部略窄，着生面色较淡；果皮较硬，子叶 2，淡黄白色，富油性。④气微，味苦后微辛而稍麻舌。（图 8-47）

以粒大、饱满、色灰褐者佳。

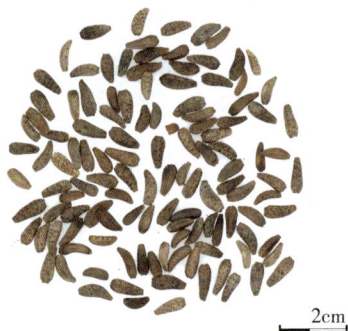

图 8-47 牛蒡子

【化学成分】 含牛蒡苷、牛蒡酚、脂肪油等。

【功效应用】 疏散风热，宣肺透疹，解毒利咽。用量 6~12g。

砂 仁
Amomi Fructus

【来源】 本品为姜科植物阳春砂 *Amomum villosum* Lour.、绿壳砂 *Amomum villosum* Lour. var. *xanthioides* T. L. Wu et Senjen 或海南砂 *Amomum longiligulare* T. L. Wu 的干燥成熟果实。

【产地】 阳春砂主产于广东阳春，故名"阳春砂仁"或"春砂仁"，云南、广西亦产；绿壳砂主产于越南、缅甸、泰国，我国云南亦产；海南砂主产于海南。

【采收加工】 夏、秋二季果实成熟时采收，晒干或低温干燥。

【性状鉴别】

1. 阳春砂、绿壳砂 ①果实呈椭圆形或卵圆形，有不明显的三棱，长 1.5~2cm，直径 1~

1.5cm。②表面棕褐色，密生刺状突起，顶端有花被残基，基部常有果梗。果皮薄而软。③种子集结

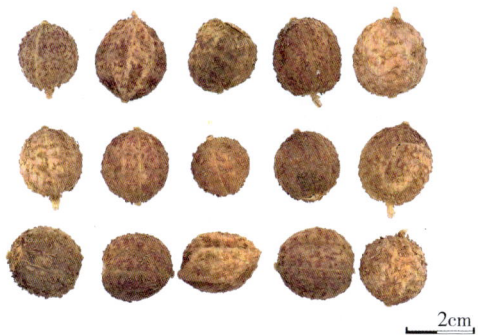

图 8 - 48　砂仁

成团，具三钝棱，中有白色隔膜，将种子团分成 3 瓣，每瓣有种子 5 ~ 26 粒。种子为不规则多面体，直径 2 ~ 3mm；表面棕红色或暗褐色，有细皱纹，外被淡棕色膜质假种皮；质硬，胚乳灰白色。④气芳香而浓烈，味辛凉、微苦。

2. 海南砂　①呈长椭圆形或卵圆形，有明显的三棱，长 1.5 ~ 2cm，直径 0.8 ~ 1.2cm。②表面被片状、分枝的软刺，基部具果梗痕。果皮厚而硬。种子团较小，每瓣有种子 3 ~ 24 粒；种子直径 1.5 ~ 2mm。③气味稍淡。（图 8 - 48）

以个大、饱满、坚实、种子棕红色、搓之果皮不易脱落、气味浓者为佳。

【显微鉴别】

1. 阳春砂种子横切面　①假种皮有时残存。②种皮表皮细胞 1 列，径向延长，壁稍厚；下皮细胞 1 列，含棕色或红棕色物；油细胞层为 1 列油细胞，长 76 ~ 106μm，宽 16 ~ 25μm，含黄色油滴。③色素层为数列棕色细胞，细胞多角形，排列不规则。④内种皮为 1 列栅状厚壁细胞，黄棕色，内壁及侧壁极厚，细胞小，内含硅质块。⑤外胚乳细胞含淀粉粒，并有少数细小草酸钙方晶。⑥内胚乳细胞含细小糊粉粒和脂肪油滴。

2. 粉末　灰棕色。①内种皮厚壁细胞红棕色或黄棕色，表面观多角形，壁厚，非木化，胞腔内含硅质块，断面观为 1 列栅状细胞，内壁及侧壁极厚，胞腔偏外侧，内含硅质块。②种皮表皮细胞淡黄色，表面观长条形，常与下皮细胞上下层垂直排列，下皮细胞含棕色或红棕色物。③色素层细胞皱缩，界限不清楚，含红棕色或深棕色物。④外胚乳细胞类长方形或不规则形，充满细

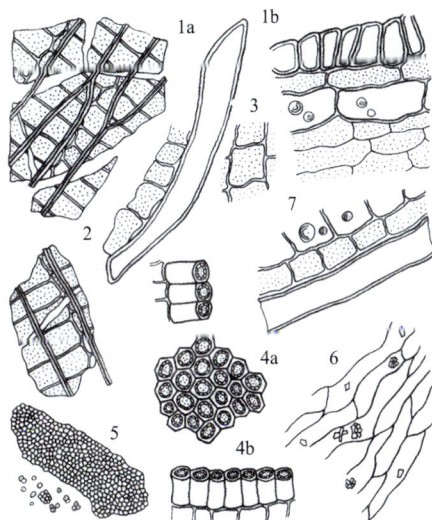

图 8 - 49　砂仁（阳春砂）粉末

1. 表皮细胞（a. 表面观，b. 断面观）；2. 下皮细胞；3. 油细胞层；4. 内种皮细胞（a. 表面观，b. 断面观）；5. 外胚乳细胞及淀粉团；6. 假种皮及草酸钙结晶；7. 色素细胞

小淀粉粒集结成的淀粉团，有的包埋有细小草酸钙方晶。⑤内胚乳细胞含细小糊粉粒和脂肪油滴，油细胞无色，壁薄，偶见油滴散在。（图 8 - 49）　微课 5

【化学成分】阳春砂仁种子含挥发油 3% 以上，油中含乙酸龙脑酯、樟脑、樟烯、柠檬烯、苦橙油醇、桉油精等。另含黄酮类成分。

【理化鉴别】含量测定　照气相色谱法测定，本品含乙酸龙脑酯（$C_{12}H_{20}O_2$）不得少于 0.90%。

砂仁

【功效应用】化湿开胃，温脾止泻，理气安胎。用量 3 ~ 6g，后下。

草　果
Tsaoko Fructus

【来源】本品为姜科植物草果 *Amomum tsao - ko* Crevost et Lemaire 的干燥成熟果实。

【产地】 主产于云南、广西、贵州等地。

【采收加工】 秋季果实成熟时采收，除去杂质，晒干或低温干燥。

【性状鉴别】 ①呈长椭圆形，具三钝棱，长 2～4cm，直径 1～2.5cm。②表面灰棕色至红棕，具纵沟及棱线，顶端有圆形突起的柱基，基部有果梗或果梗痕。③果皮质坚韧，易纵向撕裂。剥去外皮，中间有黄棕色隔膜，将种子团分成 3 瓣，每瓣有种子多为 8～11 粒。④种子呈圆锥状多面体，直径约 5mm；表面红棕色，外被灰白色膜质的假种皮，种脊为一条纵沟，尖端有凹状的种脐；质硬，胚乳灰白色。⑤有特异香气，味辛、微苦。（图 8－50）

均以个大、饱满，表面红棕色、气味浓者为佳。

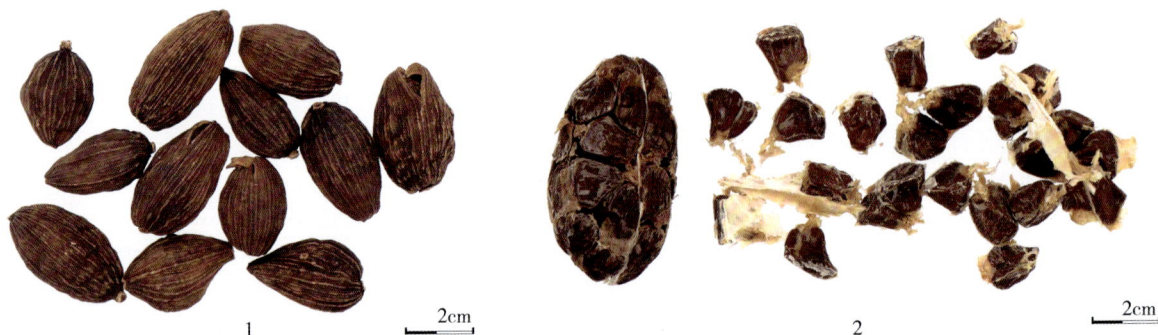

图 8－50　草果

1. 药材；2. 种子

【化学成分】 含挥发油等。

【功效应用】 燥湿温中，截疟除痰。用量 3～6g。

豆　蔻
Amomi Fructus Rotundus

【来源】 本品为姜科植物白豆蔻 *Amomum kravanh* Pierre ex Gagnep. 或爪哇白豆蔻 *Amomum compactum* Soland ex Maton 的干燥成熟果实。

【产地】 主产于柬埔寨、泰国、越南、缅甸等国。按产地不同分为"原豆蔻"和"印尼白蔻"。目前在我国海南省和云南南部有栽培。

【采收加工】 夏、秋间果实成熟时采收，晒干或低温干燥。

【性状鉴别】

1. 原豆蔻　①呈类球形，直径 1.2～1.8cm。②表面黄白色至淡黄棕色，有 3 条较深的纵向槽纹，顶端有突起的柱基，基部有凹下的果柄痕，两端均具浅棕色绒毛。③果皮薄体轻，质脆，易纵向裂开，内分 3 室，每室含种子约 10 粒；种子呈不规则多面体，背面略隆起，直径 3～4mm，表面暗棕色，有皱纹，并被有残留的假种皮。④气芳香，味辛凉略似樟脑。（图 8－51）

2. 印尼白蔻　①个略小。表面黄白色，有的微显紫棕色。②果皮较薄，种子瘦瘪。③气味较弱。

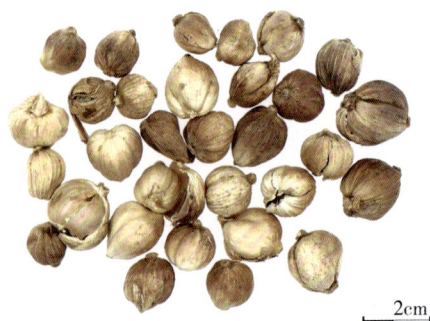

图 8－51　豆蔻

以个大、饱满、果皮薄而白、气味浓者为佳。

【化学成分】 含挥发油、桉油精等。

【理化鉴别】

1. 挥发油　按挥发油测定法测定，原豆蔻仁含挥发油不得少于5.0%（ml/g），印尼白蔻仁不得少于4.0%（ml/g）。

2. 含量测定　照桉油精照气相色谱法测定，豆蔻仁（$C_{10}H_{18}O$）含桉油精不得少于3.0%。

【功效应用】化湿行气，温中止呕，开胃消食。用量3~6g，后下。

红豆蔻
Galangae Fructus

【来源】本品为姜科植物大高良姜 *Alpinia galanga* Willd. 的干燥成熟果实。

【产地】主产于广东、广西、海南、云南等地。

【采收加工】秋季果实变红时采收，除去杂质，阴干。

【性状鉴别】①呈长球形，中部略细，长0.7~1.2cm，直径0.5~0.7cm。②表面红棕色或暗红色，略皱缩，顶端有黄白色管状宿萼，基部有果梗痕。③果皮薄，易破碎。种子6，扁圆形或三角状多面体形，黑棕色或红棕色，外被黄白色膜质假种皮，胚乳灰白色。④气香，味辛辣。（图8-52）

以果实色红棕、种子粒大饱满、不破碎、气香、味辛辣者为佳。

【化学成分】果实含挥发油。

【功效应用】散寒燥湿，醒脾消食。用量3~6g。

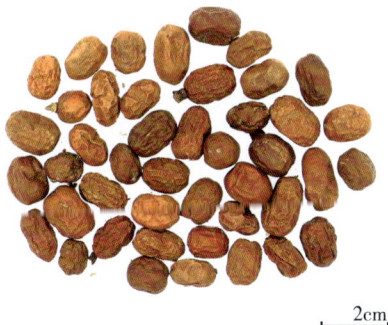

图8-52　红豆蔻

益　智
Alpiniae Oxyphyllae Fructus

【来源】本品为姜科植物益智 *Alpinia oxyphylla* Miq. 的干燥成熟果实。

【产地】主产于海南、广东、广西等地。

【采收加工】夏、秋间果实由绿变红时采收，晒干或低温干燥。

【性状鉴别】①呈椭圆形，两端略尖，长1.2~2cm，直径1~1.3cm。②表面棕色或灰棕色，有纵向凹凸不平的突起棱线13~20条，顶端有花被残基，基部常残存果梗，果皮薄而稍韧，与种子紧贴，种子集结成团，中有隔膜将种子团分为3瓣，每瓣有种子6~11粒。③种子呈不规则的扁圆形，略有钝棱，表面灰褐色或灰黄色，外被淡棕色膜质的假种皮；质硬，胚乳白色。④有特异香气，味辛，微苦。（图8-53）

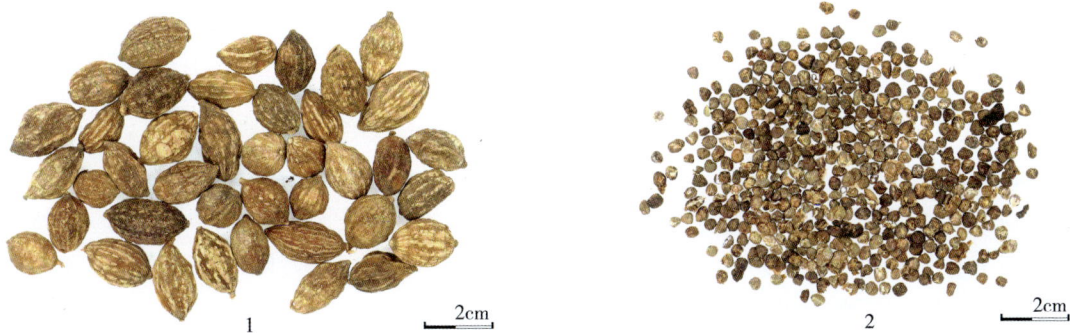

图8-53　益智
1. 果实；2. 种子

以粒大饱满、气味浓者为佳。

【化学成分】含挥发油，油中主成分为桉油精、姜烯、姜醇等。

【功效应用】暖肾固精缩尿，温脾止泻摄唾。用量 3～10g。

白 果
Ginkgo Semen

【来源】本品为银杏科植物银杏 *Ginkgo biloba* L. 的干燥成熟种子。

【产地】主产于江苏、广西、四川、河南、山东、湖北等地。

【采收加工】秋季种子成熟时采收，除去肉质外种皮，洗净，稍蒸或略煮后，烘干。

【性状鉴别】①略呈椭圆形，一端稍尖，另端钝，长 1.5～2.5cm，宽 1～2cm，厚约 1cm。②表面黄白色或淡棕黄色，平滑，具 2～3 条棱线，中种皮（壳）骨质，坚硬。③内种皮膜质，种仁宽卵球形或椭圆形，一端淡棕色，另一端金黄色，横断面外层黄色，胶质样，内层淡黄色或淡绿色，粉性，中间有空隙。④气微，味甘、微苦。（图 8－54）

以身干、粒大、壳色黄白、种仁饱满、断面色淡黄者为佳。

【化学成分】含银杏内酯、槲皮素、芦丁、白果素、银杏素等。

【功效应用】敛肺定喘，止带缩尿。用量 5～10g。生食有毒。

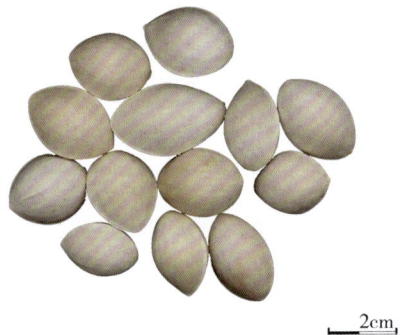
图 8－54 白果

【附药】银杏叶

本品为银杏科植物银杏 *Ginkgo biloba* L. 的干燥叶。秋季叶尚绿时采收，及时干燥。多皱折或破碎，完整者呈扇形，长 3～12cm，宽 5～15cm。黄绿色或浅棕黄色，上缘呈不规则的波状弯曲，有的中间凹入，深者可达叶长的 4/5。具二叉状平行叶脉，细而密，光滑无毛，易纵向撕裂。叶基楔形，叶柄长 2～8cm。体轻。气微，味微苦。具有活血化瘀，通络止痛，敛肺平喘，化浊降脂的功效。

柏子仁
Platycladi Semen

【来源】本品为柏科植物侧柏 *Platycladus orientalis*（L.）Franco 的干燥成熟种仁。

【产地】主产于山东、河南、河北等地。

【采收加工】秋、冬二季采收成熟种子，晒干，除去种皮，收集种仁。

【性状鉴别】①呈长卵形或长椭圆形，长 4～7mm，直径 1.5～3mm。②表面黄白色或淡黄棕色，外包膜质内种皮，顶端略尖，有深褐色的小点，基部钝圆。③质软，富油性。④气微香，味淡。（图 8－55）

以粒饱满、色黄白、油性大而不泛油、无杂质者为佳。

【化学成分】含脂肪油、挥发油、皂苷、蛋白质等。

【功效应用】养心安神，润肠通便，止汗。用量 3～10g。

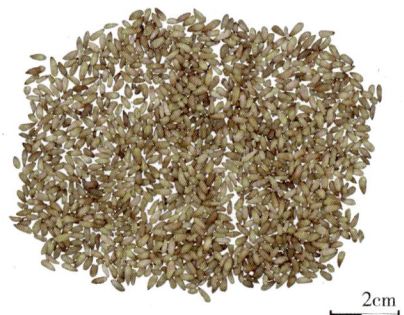
图 8－55 柏子仁

王不留行
Vaccariae Semen

【来源】本品为石竹科植物麦蓝菜 *Vaccaria segetalis*（Neck.）Garcke 的干燥成熟种子。

【产地】主产于江苏、河北、河南、陕西等地。

【采收加工】夏季果实成熟、果皮尚未开裂时采割植株，晒干，打下种子，除去杂质，再晒干。

【性状鉴别】

1. 药材 ①呈球形，直径约 2mm，表面黑色，少数红棕色，略有光泽，有细密颗粒状突起，一侧有一条凹陷的纵沟。②质硬。胚乳白色，胚弯曲成环，子叶 2。③气微，味微涩、苦。（图 8-56）

以饱满、身干、杂质少、色黑者为佳。

2. 炒王不留行 本品呈类球形爆花状，表面白色，质松脆。

【化学成分】含王不留行黄酮苷、王不留行皂苷、棉籽糖等。

【功效应用】活血通经，下乳消肿，利尿通淋。用量 5~10g。孕妇慎用。

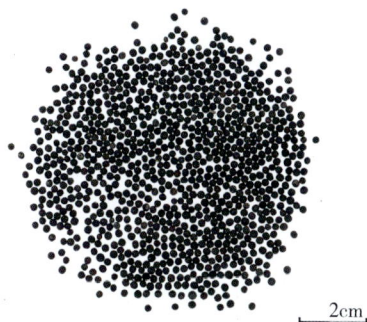
图 8-56 王不留行

莲 子
Nelumbinis Semen

【来源】本品为睡莲科植物莲 *Nelumbo nucifera* Gaertn. 的干燥成熟种子。

【产地】主产于浙江、湖南、江苏、安徽等地。

【采收加工】秋季果实成熟时采割莲房，取出果实，除去果皮，干燥。

【性状鉴别】①略呈椭圆形或类球形，长 1.2~1.8cm，直径 0.8~1.4cm。②表面浅黄棕色至红棕色，有细纵纹和较宽的脉纹。一端中心呈乳头状突起，深棕色，多有裂口，其周边略下陷。③质硬，种皮薄，不易剥离，子叶 2，黄白色，肥厚，中有空隙，具绿色莲子心。④气微，味甘、微涩；莲子心味苦。（图 8-57）

以个大、饱满者为佳。

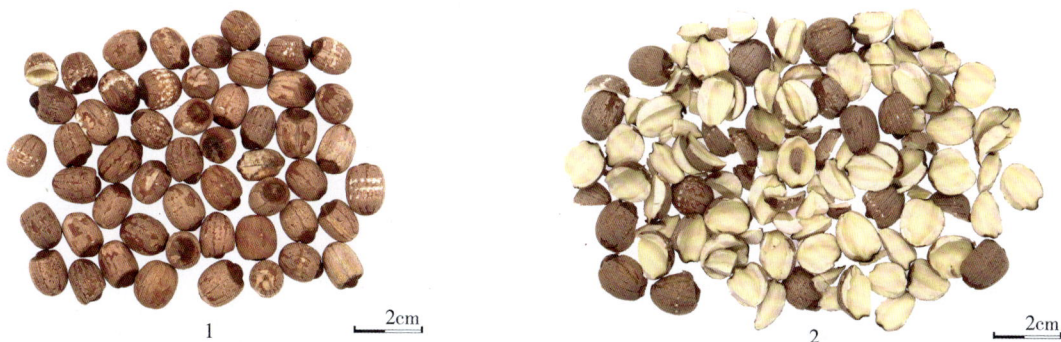
图 8-57 莲子
1. 药材；2. 饮片

【化学成分】含淀粉、生物碱、维生素等。

【功效应用】补脾止泻，止带，益肾涩精，养心安神。用量 6~15g。

【附药】

1. 莲子心 本品为睡莲科植物莲 *Nelumbo nucifera* Gaertn. 的成熟种子中的干燥幼叶及胚根。冬季采收莲子，取出幼叶及胚根，干燥。略呈细圆柱形，长 1~1.4cm，直径约 0.2cm。幼叶绿色，一长一短，卷成箭形，先端向下反折，两幼叶间可见细小胚芽。胚根圆柱形，长约 3mm，黄白色。质脆，易折断，断面有数个小孔。气微，味苦。具有清心安神，交通心肾，涩精止血的功效。

2. 藕节 本品为睡莲科植物莲 *Nelumbo nucifera* Gaertn. 的干燥根茎节部。秋、冬二季采挖根茎（藕），切取节部，洗净，晒干，除去须根。呈短圆柱形，中部稍膨大，长 2~4cm，直径约 2cm。表面灰黄色至灰棕色，有残存的须根和须根痕，偶见暗红棕色的鳞叶残基。两端有残留的藕，表面皱缩有纵纹。质硬，断面有多数类圆形的孔。气微，味微甘、涩。具有收敛止血，化瘀的功效。

芡 实
Euryales Semen

【来源】 本品为睡莲科植物芡实 *Euryale ferox* Salisb. 的干燥成熟种仁。

【产地】 从黑龙江至云南、广东等地均产。

【采收加工】 秋末冬初采收成熟果实，除去果皮，取出种子，洗净，再除去硬壳（外种皮），晒干。

【性状鉴别】 ①呈类球形，多为破粒，完整者直径 5~8mm。②表面有棕红色内种皮，一端黄白色，约占全体 1/3，有凹点状的种脐痕，除去内种皮显白色。③质较硬，断面白色，粉性。④气微，味淡。（图 8-58）

以个大、颗粒完整者为佳。

【化学成分】 含淀粉、黄酮类化合物等。

【功效应用】 益肾固精，补脾止泻，除湿止带。用量 9~15g。

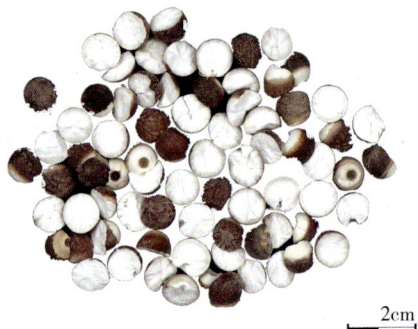

图 8-58 芡实

肉豆蔻
Myristcae Semen

【来源】 本品为肉豆蔻科植物肉豆蔻 *Myristica fragrans* Houtt. 的干燥种仁。

【产地】 主产于马来西亚、印度尼西亚、斯里兰卡等国。

【采收加工】 4~6 月及 11~12 月摘取成熟的果实，剖开皮，剥去假种皮，再敲开壳状的种皮，取出种仁用石灰乳浸一天后，低温烘干，或者不浸石灰乳直接烘干。

【性状鉴别】 ①呈卵圆形或椭圆形，长 2~3cm，直径 1.5~2.5cm。②表面灰棕色或灰黄色，有时外被白粉（石灰粉末）。全体有浅色纵行沟纹及不规则网状沟纹；种脐位于宽端，呈浅色圆形突起，合点呈暗凹陷，种脊呈纵沟状，连接两端。③质坚，断面显棕黄色相杂的大理石花纹，宽端可见干燥皱缩的胚，富油性。④气香浓烈，味辛。（图 8-59）

以个大、身干、体重、质坚实、香气浓烈者为佳。

【化学成分】 含挥发油、齐墩果酸及脂肪油等。

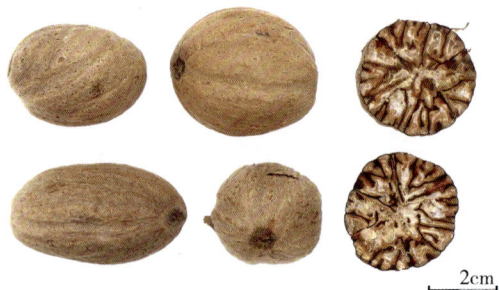

图 8-59 肉豆蔻

【理化鉴别】

1. 挥发油 按挥发油测定法测定，本品含挥发油不得少于6.0%（ml/g）。

2. 含量测定 照高效液相色谱法测定，本品含去氢二异丁香酚（$C_{20}H_{22}O_4$）不得少于0.10%。

【功效应用】温中行气，涩肠止泻。用量3～10g。

芥 子
Sinapis Semen

【来源】本品为十字花科植物白芥 *Sinapis alba* L. 或芥 *Brassica juncea*（L.）Czern. et Coss. 的干燥成熟种子。前者习称"白芥子"，后者习称"黄芥子"。

【产地】主产于安徽、河南、四川等地。

【采收加工】夏末秋初果实成熟时采割植株，晒干，打下种子，除去杂质。

【性状鉴别】

1. 白芥子 ①呈球形，直径1.5～2.5mm。②表面灰白色至淡黄色，具细微的网纹，有明显的点状种脐。③种皮薄而脆，破开后内有白色折叠的子叶，有油性。④气微，味辛辣。

2. 黄芥子 ①较小，直径1～2mm。②表面黄色至棕黄色，少数呈暗红棕色。③研碎后加水浸湿，则产生辛烈的特异臭气。（图8－60）

以颗粒均匀、饱满、身干、无杂质者为佳。

【化学成分】含芥子苷、芥子酶、芥子碱、芥子酸等。

【功效应用】温肺豁痰利气，散结通络止痛。用量3～9g，外用适量。

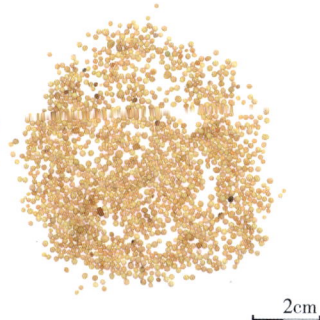

图8－60 芥子

苦杏仁
Armeniacae Semen Amarum

【来源】本品为蔷薇科植物山杏 *Prunus armeniaca* L. var. *ansu* Maxim.、西伯利亚杏 *Prunus sibirica* L.、东北杏 *Prunus mandshurica*（Maxim.）Koehne 或杏 *Prunus armeniaca* L. 的干燥成熟种子。

【产地】主产于北方，以内蒙东部、辽宁、河北、吉林产量最大。杏多为栽培品种，其余均为野生。

【采收加工】夏季采收成熟果实，除去果肉和核壳，取出种子，晒干。

【性状鉴别】①呈扁心形，长1～1.9cm，宽0.8～1.5cm，厚5～8mm。②表面黄棕色至深棕色，一端尖，另端钝圆，肥厚，左右不对称，尖端一侧有短线形种脐，圆端合点处向上具多数深棕色的脉纹。③种皮薄，子叶2，乳白色，富油性。④气微，味苦。（图8－61）

以颗粒饱满、完整、味苦者为佳。

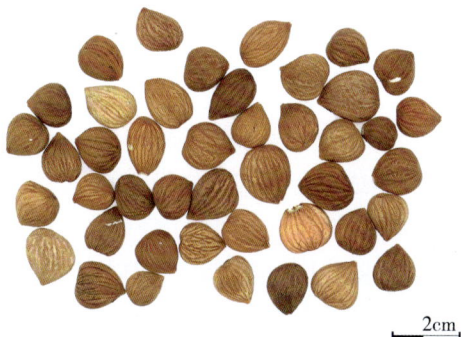

图8－61 苦杏仁

知识链接

"杏林"的由来

"杏林中人"泛指从事医学事业的人。据说"杏林"这个词与东汉末年东吴名医董奉有关。董奉与华佗、张仲景并称"建安三神医"。董奉晚年隐居庐山，替人治病从来不收取钱财，只要求治愈的重症患者栽杏树五株，轻的栽杏树一株。四乡闻讯赶来治疗的父老乡亲络绎不绝。时间长了，整个庐山南坡都栽满了杏树。等到杏子成熟的时候，董奉就把杏子分给贫穷人家或流离失所的饥民。据说有老虎主动前来镇守"杏林"，以防不法之徒偷吃、破坏，这便是"虎守杏林"的典故。董奉深受老百姓爱戴，他死后人们修建了杏坛、真人坛、报仙坛来纪念他。后来人们就常用"杏林"来代指医学界，用"杏林春暖"和"誉满杏林"来比喻那些像董奉一样具有高超医术和较高医德的人。

董奉的高超医学技术和高尚的品德是值得我们学习。作为中医药事业的传承人，同学们应当心怀仁德，身修仁术，不忘中药人的初心使命。

【显微鉴别】

1. 横切面 ①种皮表皮细胞1层，间有近圆形橙黄色石细胞，常单个散在或者3~5成群，部分突出表皮外，部分埋于表皮里，埋于表皮里的部分有大的纹孔。②表皮下为多层薄壁细胞，有小型维管束。③外胚乳细胞为1层颓废组织。④内胚乳细胞含糊粉粒及脂肪油。⑤子叶薄壁细胞含有脂肪油和糊粉粒。（图8-62）

2. 粉末 黄白色。①种皮石细胞单个散在或成群，黄棕色或淡黄色，侧面观多呈卵圆形或类圆形，底部宽，壁厚3~5μm，层纹少见或无，孔沟很密，上部壁厚5~10μm，层纹明显，孔沟少；表面观呈类圆形、多角形，纹孔大而密。②种皮外表皮薄壁细胞黄棕色或棕色，多皱缩，界限不清，常与石细胞相连。③子叶细胞含糊粉粒和油细胞，较大糊粉粒含细小草酸钙簇晶，直径2~6μm。此外还有螺纹导管及胚乳细胞等。（图8-63）

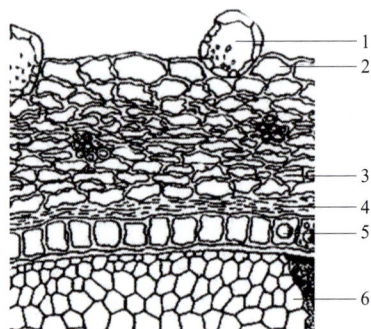

图8-62 苦杏仁横切面
1. 石细胞；2. 种皮外层表皮细胞；3. 薄壁细胞；
4. 外胚乳；5. 内胚乳；6. 子叶细胞

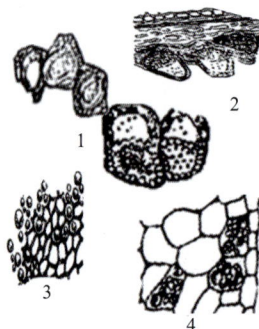

图8-63 苦杏仁粉末
1. 石细胞；2. 种皮表皮细胞；
3. 内胚乳；4. 子叶细胞

【化学成分】含苦杏仁苷、苦杏仁酶、脂肪油（杏仁油）等。苦杏仁苷经水解后产生氢氰酸、苯甲醛及葡萄糖。

【理化鉴别】含量测定 照高效液相色谱法测定，本品含苦杏仁苷（$C_{20}H_{27}NO_{11}$）不得少于3.0%。

【功效应用】降气止咳平喘，润肠通便。用量5~10g，生品入煎剂后下。有小毒。内服不宜过量，以免中毒。

桃 仁
Persicae Semen

【来源】本品为蔷薇科植物桃 *Prunus persica*（L.）Batsch 或山桃 *Prunus davidiana*（Carr.）Franch. 的干燥成熟种子。

【产地】主产于四川、陕西、河北、山东等地。

【采收加工】果实成熟时采收，除去果肉和核壳，取出种子，晒干。

【性状鉴别】

1. 桃仁　呈扁长卵形，长1.2~1.8cm，宽0.8~1.2cm，厚0.2~0.4cm。②表面黄棕色或红棕色，密布颗粒状突起，一端尖，中部膨大，另端钝圆稍偏斜，边缘较薄。尖端一侧有短线形种脐，圆端有颜色略深不甚明显的合点，自合点处散出多数纵向维管束。③种皮薄，子叶2，类白色，富油性。④气微，味微苦。（图8-64）

2. 山桃仁　呈类卵圆形，较小而肥厚，长约0.9cm，宽约0.7cm，厚约0.5cm。

以颗粒饱满、均匀、完整者为佳。

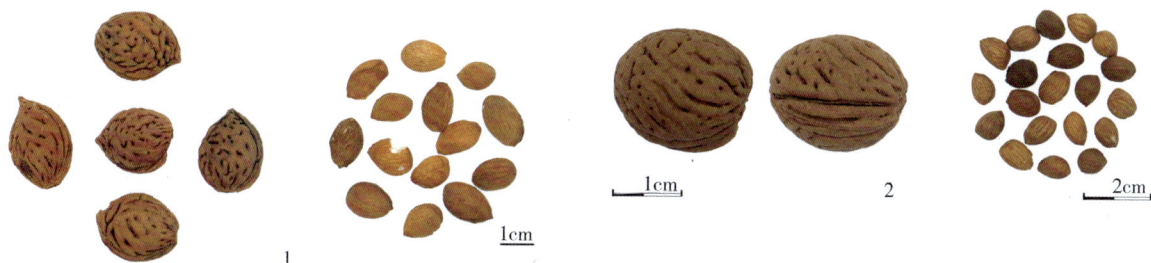

图8-64　桃仁
1. 桃；2. 山桃

【化学成分】含苦杏仁苷、苦杏仁酶、尿囊素酶等。

【理化鉴别】**含量测定**　照高效液相色谱法测定，本品含苦杏仁苷（$C_{20}H_{27}NO_{11}$）不得少于2.0%。

【功效应用】活血祛瘀，润肠通便，止咳平喘。用量5~10g。孕妇慎用。

【附药】**桃枝**

本品为蔷薇科植物桃 *Prunus persica*（L.）Batsch 的干燥枝条。夏季采收，切段，晒干。呈圆柱形，长短不一，直径0.2~1cm，表面红褐色，较光滑，有类白色点状皮孔。质脆，易折断，切面黄白色，木部占大部分，髓部白色。气微，味微苦、涩。具有活血通络，解毒杀虫的功效。

桃仁

郁李仁
Pruni Semen

【来源】本品为蔷薇科植物欧李 *Prunus humilis* Bge.、郁李 *Prunus japonica* Thunb. 或长柄扁桃 *Prunus pedunculata* Maxim. 的干燥成熟种子。

【产地】欧李主产于辽宁、黑龙江、河北、山东等地；郁李主产华东及河北、河南、山西等地；长柄扁桃主产内蒙古等地。前两种习称"小李仁"，后一种习称"大李仁"。

【采收加工】夏、秋二季采收成熟果实，除去果肉和核壳，取出种子，干燥。

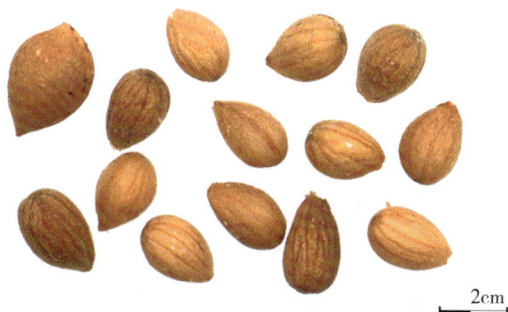

图8-65　郁李仁

【性状鉴别】

1. 小李仁　①呈卵形，长5~8mm，直径3~5mm。②表面黄白色或浅棕色，一端尖，另端钝圆。尖端一侧有线形种脐，圆端中央有深色合点，自合点处向上具多条纵向维管束脉纹。③种皮薄，子叶2，乳白色，富油性。④气微，味微苦。（图8-65）

2. 大李仁 长 6~10mm，直径 5~7mm。表面黄棕色。

以颗粒饱满、完整者为佳。

【化学成分】含苦杏仁苷、脂肪油等。

【功效应用】润肠通便，下气利水。用量 6~10g。孕妇慎用。

沙苑子
Astragali Complanati Semen

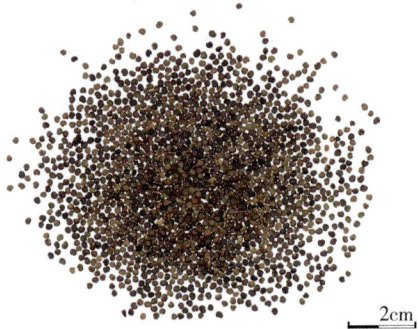

图 8-66 沙苑子

【来源】本品为豆科植物扁茎黄芪 *Astragalus complanatus* R. Br. 的干燥成熟种子。

【产地】主产于陕西、河北、辽宁、山西等地。

【采收加工】秋末冬初果实成熟尚未开裂时采割植株，晒干，打下种子，除去杂质。

【性状鉴别】①略呈肾形而稍扁，长 2~2.5mm，宽 1.5~2mm，厚约 1mm。②表面光滑，褐绿色或灰褐色，边缘一侧微凹处具圆形种脐。③质坚硬，不易破碎。子叶 2，淡黄色，胚根弯曲，长约 1mm。④气微，味淡，嚼之有豆腥味。（图 8-66）

以颗粒饱满、身干、无杂质、色绿褐者为佳。

【化学成分】含沙苑子苷、杨梅皮素、紫云英苷等。

【理化鉴别】含量测定 照高效液相色谱法测定，本品含沙苑子苷（$C_{28}H_{32}O_{16}$）不得少于 0.060%。

【功效应用】补肾助阳，固精缩尿，养肝明目。用量 9~15g。

沙苑子

决明子
Cassiae Semen

【来源】本品为豆科植物决明 *Cassia obtusifolia* L. 或小决明 *Cassia tora* L. 的干燥成熟种子。

【产地】主产于安徽、广东、江苏、四川等地。

【采收加工】秋季采收成熟果实，晒干，打下种子，除去杂质。

【性状鉴别】

1. 决明 ①略呈菱方形或短圆柱形，两端平行倾斜，长 3~7mm，宽 2~4mm。②表面绿棕色或暗棕色，平滑有光泽。一端较平坦，另端斜尖，背腹面各有 1 条突起的棱线，棱线两侧各有 1 条斜向对称而色较浅的线形凹纹。③质坚硬，不易破碎。种皮薄，子叶 2，黄色，呈 "S" 形折曲并重叠。④气微，味微苦。

2. 小决明 ①呈短圆柱形，较小，长 3~5mm，宽 2~3mm。②表面棱线两侧各有 1 片宽广的浅黄棕色带。（图 8-67）

以颗粒饱满、色泽光亮者为佳。

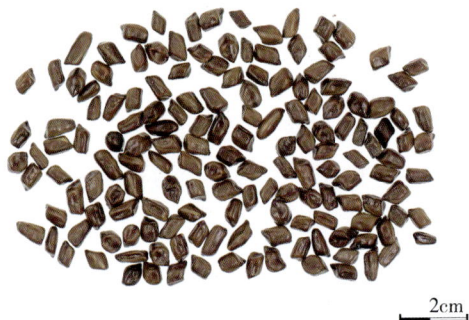

图 8-67 决明子

【化学成分】含大黄酚、大黄素、决明苷等。

【理化鉴别】含量测定 照高效液相色谱法测定，本品含大黄酚（$C_{15}H_{10}O_4$）不得少于 0.20%，含橙黄决明素（$C_{17}H_{14}O_7$）不得少于 0.080%。

【功效应用】清热明目，润肠通便。用量 9~15g。

胡芦巴
Trigonellae Semen

【来源】本品为豆科植物胡芦巴 *Trigonella foenum - graecum* L. 的干燥成熟种子。

【产地】主产于河南、安徽、四川等地。

【采收加工】夏季果实成熟时采割植株，晒干，打下种子，除去杂质。

【性状鉴别】①略呈斜方形或矩形，长 3~4mm，宽 2~3mm，厚约 2mm。②表面黄绿色或黄棕色，平滑，两侧各具一深斜沟，相交处有点状种脐。③质坚硬，不易破碎。种皮薄，胚乳呈半透明状，具黏性；子叶 2，淡黄色，胚根弯曲。④气香，味微苦。（图 8-68）

以粒大、饱满、干燥、无杂质者为佳。

【化学成分】含胡芦巴碱、龙胆宁碱、番木瓜碱、胆碱等生物碱及皂苷和黄酮类化合物。

【功效应用】温肾助阳，祛寒止痛。用量 5~10g。

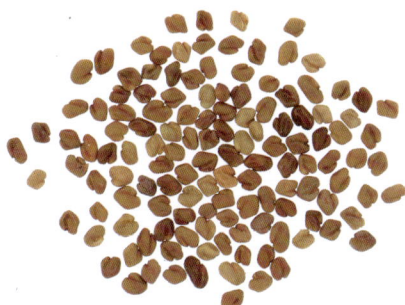
图 8-68　胡芦巴

白扁豆
Lablab Semen Album

【来源】本品为豆科植物扁豆 *Dolichos lablab* L. 的干燥成熟种子。

【产地】全国大部分地区有产。

【采收加工】秋、冬二季采收成熟果实，晒干，取出种子，再晒干。

【性状鉴别】①呈扁椭圆形或扁卵圆形，长 8~13mm，宽 6~9mm，厚约 7mm。②表面淡黄白色或淡黄色，平滑，略有光泽，一侧边缘有隆起的白色眉状种阜。③质坚硬。种皮薄而脆。④子叶 2，肥厚，黄白色。⑤气微，味淡，嚼之有豆腥气。（图 8-69）

以粒大、饱满、色白者为佳。

【化学成分】含棕榈酸、亚油酸、反油酸、硬脂酸等。

【功效应用】健脾化湿，和中消暑。用量 9~15g。

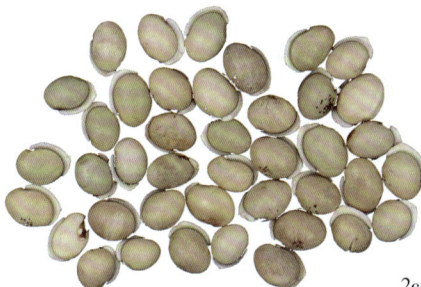
图 8-69　白扁豆

淡豆豉
Sojae Semen Praeparatum

【来源】本品为豆科植物大豆 *Glycine max*（L.）Merr. 的干燥成熟种子的发酵加工品。

【产地】全国各地均产。

【采收加工】取桑叶、青蒿各 70~100g，加水煎煮，滤过，煎液拌入净大豆 1000g 中，等吸尽后，蒸透，取出，稍晾，再置容器内，用煎过的桑叶、青蒿渣覆盖，闷使发酵至黄衣上遍时，取出，除去药渣，洗净，置容器内再闷 15~20 天，至充分发酵、香气溢出时，取出，略蒸，干燥，即得。

【性状鉴别】①呈椭圆形，略扁，长 0.6~1cm，直径 0.5~0.7cm。②表面黑色，皱缩不平，一

侧有长椭圆形种脐。③质稍柔软或脆，断面棕黑色。④气香，味微甘。（图8-70）

以颗粒完整者为佳。

【化学成分】含大豆异黄酮、大豆低聚糖、大豆皂苷、大豆多肽等。

【功效应用】解表，除烦，宣发郁热。用量6~12g。

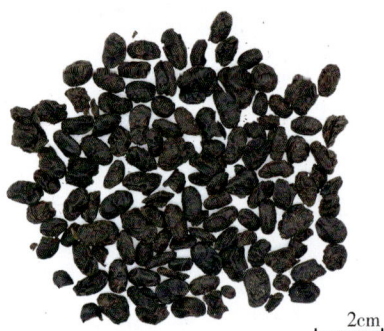

图8-70　淡豆豉

千金子
Euphorbiae Semen

【来源】本品为大戟科植物续随子 *Euphorbia lathyris* L. 的干燥成熟种子。

【产地】主产于河北、河南、浙江等地。

【采收加工】夏、秋二季果实成熟时采收，除去杂质，干燥。

【性状鉴别】①呈椭圆形或倒卵形，长约5mm，直径约4mm。②表面灰棕色或灰褐色，具不规则网状皱纹，网孔凹陷处灰黑色，形成细斑点。一侧有纵沟状种脊，顶端为突起的合点，下端为线形种脐，基部有类白色突起的种阜或具脱落后的瘢痕。③种皮薄脆，种仁白色或黄白色，富油质。④气微，味辛。（图8-71）

以粒饱满、油性足者为佳。

【化学成分】含脂肪油、千金子甾醇等。

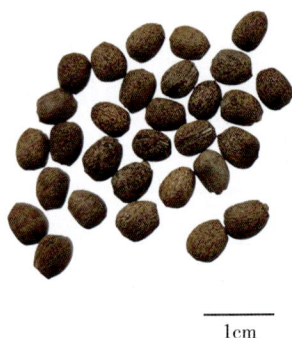

图8-71　千金子

【功效应用】泻下逐水，破血消癥；外用疗癣蚀疣。用量1~2g，去壳，去油用，多入丸散服。外用适量，捣烂敷患处。孕妇禁用。

【附药】千金子霜

本品为千金子的炮制加工品，为均匀、疏松的淡黄色粉末，微显油性。味辛辣。

酸枣仁
Ziziphi Spinosae Semen

▶▶ 情境导入 ◀◀

情境：2021年5月10日，某市药品监督管理局发布的行政执法案件信息公开表中，涉及该市某公司销售假药"炒酸枣仁"案。该批销售的"炒酸枣仁"经检验发现，其性状不符合规定，在【鉴别】项中，也未检出与酸枣仁皂苷A和酸枣仁皂苷B对照品相应的斑点。

思考：1. 炒酸枣仁性状形如酸枣仁，其主要性状特征是什么？
　　　2. 除了性状鉴别，还可以采用哪些方法鉴别酸枣仁的真伪，有哪些典型特征？

【来源】本品为鼠李科植物酸枣 *Ziziphus jujuba* Mill. var. *spinosa*（Bunge）Hu ex H. F. Chou 的干燥成熟种子。

【产地】主产于河南、河北、陕西、辽宁等地。

【采收加工】秋末冬初采收成熟果实，除去果肉和核壳，收集种子，晒干。

【性状鉴别】①呈扁圆形或扁椭圆形，长5~9mm，宽5~7mm，厚约3mm。②表面紫红色或紫褐色，平滑有光泽，有的有裂纹。有的两面均呈圆隆状突起；有的一面较平坦，中间或有1条隆起的纵线纹，另一面稍突起；一端凹陷，可见线形种脐；另端有细小突起的合点。③种皮较脆，胚乳白色，子叶2，浅黄色，富油性。④气微，味淡。（图8-72）

以粒大、饱满、完整、有光泽、外皮紫红色、无核者为佳。

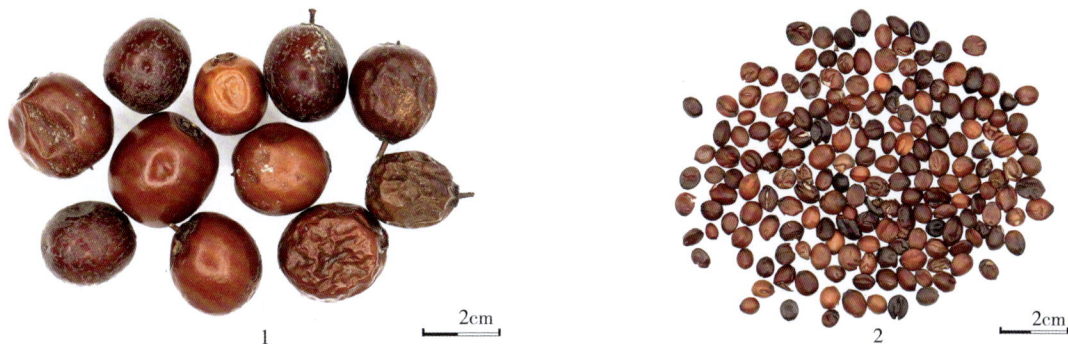

图8-72　酸枣仁

1. 果实；2. 药材

【显微鉴别】　粉末　棕红色。①种皮栅状细胞棕红色，表面观多角形，直径约15μm，壁厚，木化，胞腔小；侧面观呈长条形，外壁增厚，侧壁上中部甚厚，下部渐薄；底面观类多角形或圆多角形。②内种皮细胞棕黄色，表面观长方形或类方形，垂周壁连珠状增厚，木化。③子叶表皮细胞含细小草酸钙簇晶和方晶。

【化学成分】　含酸枣仁苷A、酸枣仁苷B、斯皮诺素、白桦脂酸、白桦脂醇等。

【理化鉴别】　含量测定　照高效液相色谱法测定，本品含酸枣仁皂苷A（$C_{58}H_{94}O_{26}$）不得少于0.030%，含斯皮诺素（$C_{28}H_{32}O_{15}$）不得少于0.080%。

【功效应用】　养心补肝，宁心安神，敛汗，生津。用量10~15g。

酸枣仁

胖大海

Sterculiae Lychnophorae Semen

【来源】　本品为梧桐科植物胖大海 *Sterculia lychnophora* Hance 的干燥成熟种子。

【产地】　主产于越南、泰国、印度尼西亚和马来西亚等国。

【采收加工】　4~6月摘取成熟的种子，晒干。

【性状鉴别】　①呈纺锤形或椭圆形，长2~3cm，直径1~1.5cm。②先端钝圆，基部略尖而歪，具浅色的圆形种脐。③表面棕色或暗棕色，微有光泽，具不规则的干缩皱纹。④外层种皮极薄，质脆，易脱落；中层种皮较厚，黑褐色，质松易碎，遇水膨胀成海绵状，断面可见散在的树脂状小点；内层种皮可与中层种皮剥离，稍革质，内有2片肥厚胚乳，广卵形；子叶2枚，菲薄，紧贴于胚乳内侧，与胚乳等大。⑤气微，味淡。嚼之有黏性。（图8-73）

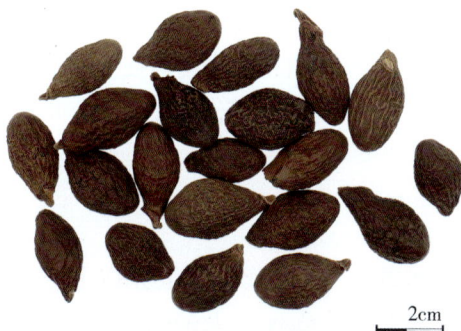

图8-73　胖大海

以个大、坚硬、外皮细、黄棕色、有细皱纹与光泽、不破皮者为佳。

【化学成分】　含聚戊糖、黏液质、胖大海素等。

【功效应用】　清热润肺，利咽开音，润肠通便。用量2~3枚，沸水泡服或煎服。

胖大海

马钱子
Strychni Semen

【来源】 本品为马钱科植物马钱 *Strychnos nux - vomica* L. 的干燥成熟种子。

【产地】 主产于印度、越南、缅甸、泰国等国。

【采收加工】 冬季采收成熟果实，取出种子，晒干。

【性状鉴别】 ①呈纽扣状圆板形，常一面隆起，一面稍凹下，直径1.5～3cm，厚3～6mm。②表面密被灰棕或灰绿色绢状茸毛，自中间向四周呈辐射状排列，有丝样光泽。边缘稍隆起，较厚，有突起的珠孔，底面中心有突起的圆点状种脐。③质坚硬，平行剖面可见淡黄白色胚乳，角质状，子叶心形，叶脉5～7条。④气微，味极苦。（图8-74）

以个大、肉厚饱满、表面灰棕色微带绿、茸毛细密、质坚、无破碎者为佳。

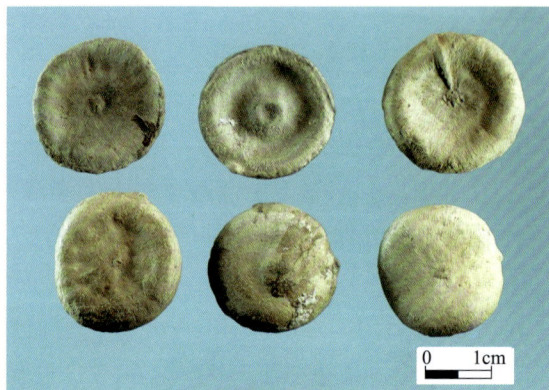

图 8-74 马钱子

【化学成分】 含番木鳖碱（士的宁）及马钱子碱，并含多种微量生物碱。

【理化鉴别】 **含量测定** 照高效液相色谱法测定，含士的宁（$C_{21}H_{22}N_2O_2$）应为1.20%～2.20%，马钱子碱（$C_{23}H_{26}N_2O_4$）不得少于0.80%。

【功效应用】 通络止痛，散结消肿。用量0.3～0.6g，炮制后入丸散用。孕妇禁用；不宜多服久服及生用；运动员慎用；有毒成分能经皮肤吸收，外用不宜大面积涂敷。

【附药】 **云南马钱子**

本品为马钱科植物云南马钱 *Strychnos pierriana* A. W. Hill 的干燥成熟种子。种子呈扁椭圆形或扁圆形，边缘较薄而微翘，子叶卵形，叶脉3条；种子表皮毛茸平直或多少扭曲，毛肋常分散。

菟丝子
Cuscutae Semen

【来源】 本品为旋花科植物南方菟丝子 *Cuscuta australis* R. Br. 或菟丝子 *Cuscuta chinensis* Lam. 的干燥成熟种子。

【产地】 主产于江苏、辽宁、吉林、河北等地。

【采收加工】 秋季果实成熟时采收植株，晒干，打下种子，除去杂质。

【性状鉴别】 ①呈类球形，直径1～2mm。②表面灰棕色至棕褐色，粗糙，种脐线形或扁圆形。③质坚实，不易以指甲压碎。④气微，味淡。（图8-75）

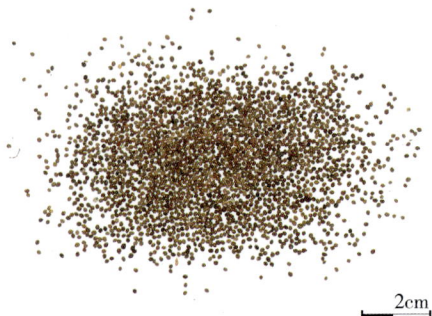

图 8-75 菟丝子

以色灰黄、颗粒饱满者为佳。

【化学成分】含甾醇类、黄酮类、香豆精类、糖及氨基酸等。

【理化鉴别】取本品少量，加沸水浸泡后，表面有黏性；加热煮至种皮破裂时，可露出黄白色卷旋状的胚，形如吐丝。

【功效应用】补益肝肾，固精缩尿，安胎，明目，止泻；外用消风祛斑。用量 6～12g。外用适量。

菟丝子

牵牛子
Pharbitidis Semen

【来源】本品为旋花科植物裂叶牵牛 *Pharbitis nil*（L.）Choisy 或圆叶牵牛 *Pharbitis purpurea*（L.）Voigt 的干燥成熟种子。

【产地】主产于辽宁等地。

【采收加工】秋末果实成熟、果壳未开裂时采割植株，晒干，打下种子，除去杂质。

【性状鉴别】①似橘瓣状，长 4～8mm，宽 3～5mm。②表面灰黑色（黑丑）或淡黄白色（白丑），背面有一条浅纵沟，腹面棱线的下端有一点状种脐，微凹。③质硬，横切面可见淡黄色或黄绿色皱缩折叠的子叶，微显油性。④气微，味辛、苦，有麻感。（图 8-76）

以颗粒饱满者为佳。

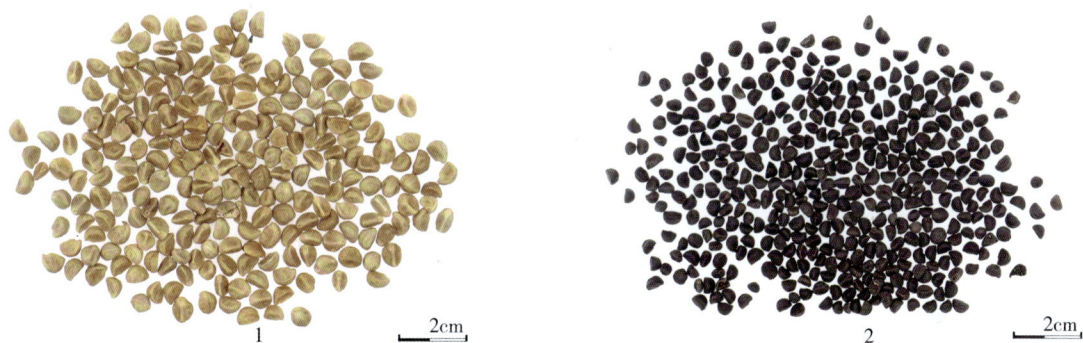

图 8-76　牵牛子
1. 白丑；2. 黑丑

【化学成分】含牵牛子苷、咖啡酸、脂肪油等。

【功效应用】泻水通便，消痰涤饮，杀虫攻积。用量 3～6g；入丸散服，每次 1.5～3g。孕妇禁用；不宜与巴豆、巴豆霜同用。

木蝴蝶
Oroxyli Semen

【来源】本品为紫葳科植物木蝴蝶 *Oroxylum indicum*（L.）Vent. 的干燥成熟种子。

【产地】主产于云南、广西、贵州等地。

【采收加工】秋、冬二季采收成熟果实，暴晒至果实开裂，取出种子，晒干。

【性状鉴别】①为蝶形薄片，除基部外三面延长成宽大菲薄的翅，长 5～8cm，宽 3.5～4.5cm。②表面浅黄白色，翅半透明，有绢丝样光泽，上有放射状纹理，边缘多破裂。③体轻，剥去种皮，可见一层薄膜状的胚乳紧裹于子叶之外。子叶 2，蝶形，黄绿色或黄色，长径 1～1.5cm。④气微，味微苦。（图 8-77）

以个大、完整者为佳。

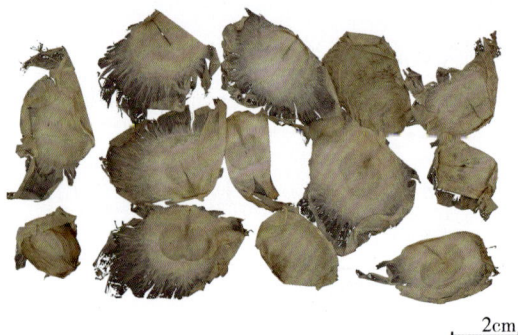

图 8 – 77　木蝴蝶

【化学成分】含油酸、苯甲酸、木蝴蝶苷等。

【功效应用】清肺利咽，疏肝和胃。用量 1～3g。

薏苡仁
Coicis Semen

【来源】本品为禾本科植物薏米 *Coix lacryma – jobi* L. var. *mayuen*（Roman.）Stapf 的干燥成熟种仁。

【产地】主产于河北、福建等地。

【采收加工】秋季果实成熟时采割植株，晒干，打下果实，再晒干，除去外壳、黄褐色种皮和杂质，收集种仁。

【性状鉴别】①呈宽卵形或长椭圆形，长 4～8mm，宽 3～6mm。②表面乳白色，光滑，偶有残存的黄褐色种皮。③一端钝圆，另端较宽而微凹，有 1 淡棕色点状种脐。背面圆凸，腹面有 1 条较宽而深的纵沟。④质坚实，断面白色，粉性。⑤气微，味微甜。（图 8 – 78）

以粒大、饱满、色白者为佳。

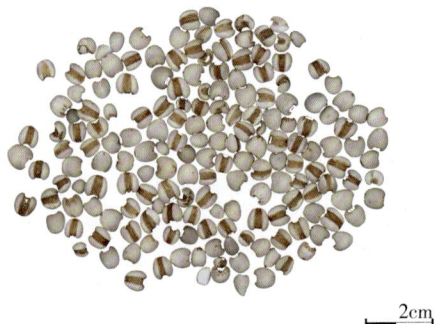

图 8 – 78　薏苡仁

【化学成分】含甘油三油酸酯、薏苡素、薏苡多糖等。

【功效应用】利水渗湿，健脾止泻，除痹，排脓，解毒散结。用量 9～30g。孕妇慎用。

葶苈子
Descurainiae Semen；Lepidii Semen

【来源】本品为十字花科植物播娘蒿 *Descurainia sophia*（L.）Webb. ex Prantl. 或独行菜 *Lepidium apetalum* Willd. 的干燥成熟种子。

【产地】播娘蒿主产于华东、中南等地；独行菜主产于华北、东北等地。前者习称"南葶苈子"，后者习称"北葶苈子"。

【采收加工】夏季果实成熟时采割植株，晒干，搓出种子，除去杂质。

【性状鉴别】

1. 南葶苈子　①呈长圆形略扁，长 0.8～1.2mm，宽约 0.5mm。②表面棕色或红棕色，微有光泽，具纵沟 2 条，其中 1 条较明显。③一端钝圆，另端微凹或较平截，种脐类白色，位于凹入端或平截处。④气微，味微辛、苦，略带黏性。（图 8 – 79）

2. 北葶苈子　①呈扁卵形，长 1～1.5mm，宽 0.5～1mm。②一端钝圆，另端尖而微凹，种脐位

于凹入端。③味微辛辣，黏性较强。（图 8 - 79）

均以籽粒饱满、身干、黏性强、杂质少者为佳。

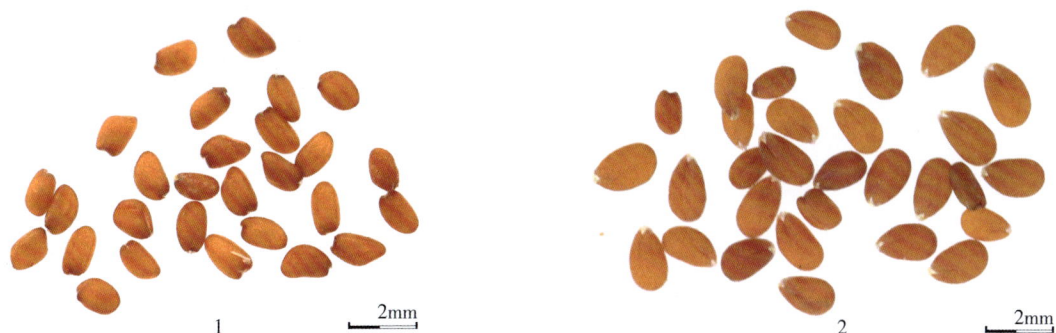

图 8 - 79　葶苈子

1. 南葶苈子；2. 北葶苈子

【显微鉴别】

1. 南葶苈子粉末　黄棕色。①种皮外表皮细胞为黏液细胞，断面观类方形，内壁增厚向外延伸成纤维素柱，纤维素柱长 8 ~ 18μm。②顶端钝圆、偏斜或平截，周围可见黏液质纹理。③种皮内表皮细胞为黄色，表面观呈长方多角形，直径 15 ~ 42μm，壁厚 5 ~ 8μm。

2. 北葶苈子粉末　①种皮外表皮细胞断面观略呈类长方形。②纤维素柱较长，长 24 ~ 34μm。③种皮内表皮细胞表面观长方多角形或类方形。

【化学成分】南葶苈子含挥发油，北葶苈子含芥子苷、脂肪油、生物碱、挥发油等。

【理化鉴别】

1. 水试　取本品少量，加水浸泡后，用放大镜观察，南葶苈子透明状黏液层薄，厚度约为种子宽度的 1/5 以下。北葶苈子透明状黏液层较厚，厚度可超过种子宽度的 1/2 以上。　📱 微课 6

2. 含量测定　照高效液相色谱法测定，本品含槲皮素 - 3 - O - β - D - 葡萄糖 - 7 - O - β - D - 龙胆双糖苷（$C_{33}H_{40}O_{22}$）不得少于 0.075%。

【功效应用】泻肺平喘，行水消肿。用量 3 ~ 10g，包煎。

槟　榔

Arecae Semen

【来源】本品为棕榈科植物槟榔 *Areca catechu* L. 的干燥成熟种子。

【产地】主产于云南、海南、广东等地。

【采收加工】春末至秋初采收成熟果实，用水煮后，干燥，除去果皮，取出种子，干燥。

【性状鉴别】①呈扁球形或圆锥形，高 1.5 ~ 3.5cm，底部直径 1.5 ~ 3cm。②表面淡黄棕色或淡红棕色，具稍凹下的网状沟纹，底部中心有圆形凹陷的珠孔，其旁有一明显瘢痕状种脐。③质坚硬，不易破碎，断面可见棕色种皮与白色胚乳相间的大理石样花纹。④气微，味涩、微苦。（图 8 - 80）

以个大、体重、坚实、断面颜色鲜艳、无破裂者为佳。

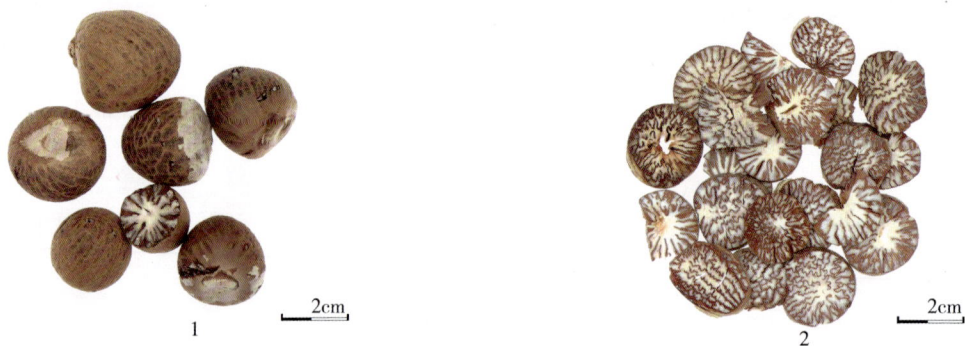

图 8 – 80　槟榔

1. 药材；2. 饮片

【显微鉴别】**粉末**　红棕色至淡棕色。①内胚乳碎片众多，近无色，完整细胞呈不规则多角形或类方形，胞间层不甚明显，壁厚 6 ~ 11μm，有类圆形大纹孔。②种皮石细胞纺锤形、长方形、多角形或长条形，直径 24 ~ 64μm，壁不甚厚，有的内含红棕色物。③外胚乳细胞长方形、类多角形，内含红棕色或深棕色物。④糊粉粒直径 5 ~ 40μm，含拟晶体 1 粒。 📱 微课7

【化学成分】　含生物碱，主要为槟榔碱、槟榔次碱、去甲基槟榔碱等。

【理化鉴别】**含量测定**　照高效液相色谱法测定，本品含槟榔碱（$C_8H_{13}NO_2$）不得少于 0.20%。

【功效应用】　杀虫，消积，行气，利水，截疟。用量 3 ~ 10g，驱绦虫、姜片虫 30 ~ 60g。

【附药】**大腹皮**

本品为棕榈科植物槟榔 *Areca catechu* L. 的干燥果皮。冬季至次春采收未成熟的果实，煮后干燥，纵剖两瓣，剥取果皮，习称"大腹皮"；春末至秋初采收成熟果实，煮后干燥，剥取果皮，打松，晒干，习称"大腹毛"。略呈椭圆形或长卵形瓢状，长 4 ~ 7cm，宽 2 ~ 3.5cm，厚 2 ~ 5mm。外果皮深棕色至近黑色，具不规则的纵皱纹及隆起的横纹，顶端有花柱残痕，基部有果梗及残存萼片。内果皮凹陷，褐色或深棕色，光滑呈硬壳状。体轻，质硬，纵向撕裂后可见中果皮纤维。气微，味微涩。具行气宽中，行水消肿的功效。

车前子
Plantaginis Semen

【来源】　本品为车前科植物车前 *Plantago asiatica* L. 或平车前 *Plantago depressa* Willd. 的干燥成熟种子。

【产地】　主产于江西、河南等地。此外，东北、华北、西南及华东等地亦产。

【采收加工】　夏、秋二季种子成熟时采收果穗，晒干，搓出种子，除去杂质。

【性状鉴别】①呈椭圆形、不规则长圆形或三角状长圆形，略扁，长约 2mm，宽约 1mm。②表面黄棕色至黑褐色，有细皱纹，一面有灰白色凹点状种脐。③质硬。④气微，味淡。（图 8 – 81）

以颗粒饱满、色黄棕、纯净者为佳。

【化学成分】　含车前黏多糖、京尼平苷酸、毛蕊花糖苷、车前子酸、琥珀酸等。

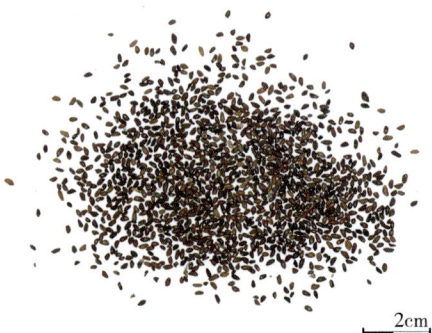

图 8 – 81　车前子

【理化鉴别】 **含量测定**　照高效液相色谱法测定，本品含京尼平苷酸（$C_{16}H_{22}O_{10}$）不得少于0.50%，毛蕊花糖苷（$C_{29}H_{36}O_{15}$）不得少于0.40%。

【功效应用】 清热利尿通淋，渗湿止泻，明目，祛痰。用量 9～15g。包煎。

车前子

韭菜子
Allii Tuberosi Semen

【来源】 本品为百合科植物韭菜 *Allium tuberosum* Rottl. ex Spreng. 的干燥成熟种子。

【产地】 全国各地有产。

【采收加工】 秋季果实成熟时采收果序，晒干，搓出种子，除去杂质。

【性状鉴别】 ①呈半圆形或半卵圆形，略扁，长 2～4mm，宽1.5～3mm。②表面黑色，一面突起，粗糙，有细密的网状皱纹，另一面微凹，皱纹不甚明显；顶端钝，基部稍尖，有点状突起的种脐。③质硬。④气特异，味微辛。（图 8－82）

以颗粒饱满者为佳。

【化学成分】 含硫化物、苷类、维生素等。

【功效应用】 温补肝肾，壮阳固精。用量 3～9g。

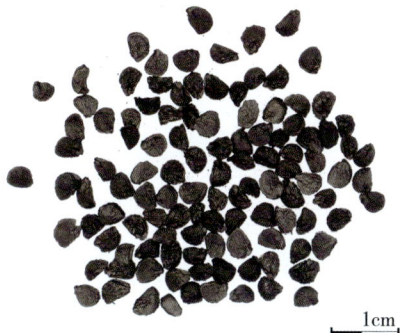

图 8－82　韭菜子

草豆蔻
Alpiniae Katsumadai Semen

【来源】 本品为姜科植物草豆蔻 *Alpinia katsumadai* Hayata 的干燥近成熟种子。

【产地】 主产于广东、广西等地。

【采收加工】 夏、秋二季采收，晒至九成干，或用水略烫，晒至半干，除去果皮，取出种子团，晒干。

【性状鉴别】 ①为类球形的种子团，直径 1.5～2.7cm。②表面灰褐色，中间有黄白色的隔膜，将种子团分成 3 瓣，每瓣有种子多数，粘连紧密，种子团略光滑。③种子为卵圆状多面体，长 3～5mm，直径约 3mm，外被淡棕色膜质假种皮，种脊为一条纵沟，一端有种脐；质硬，将种子沿种脊纵剖两瓣，纵断面观呈斜心形，种皮沿种脊向内伸入部分约占整个表面积的 1/2；胚乳灰白色。④气香，味辛，微苦。（图 8－83）

以种子团类球形、种子饱满、气味浓者为佳。

【化学成分】 含挥发油及黄酮类成分。

【功效应用】 燥湿行气，温中止呕。用量 3～6g。

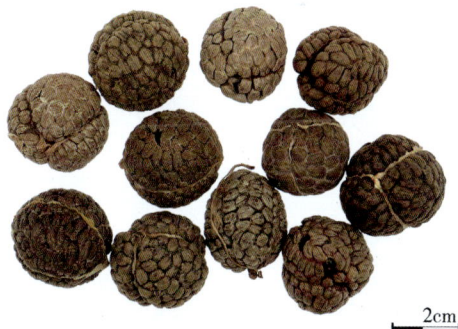

图 8－83　草豆蔻

青葙子
Celosiae Semen

【来源】 本品为苋科植物青葙 *Celosia argentea* L. 的干燥成熟种子。

【产地】 全国大部分地区均产。

【采收加工】 秋季果实成熟时采割植株或摘取果穗，晒干，收集种子，除去杂质。

【**性状鉴别**】①呈扁圆形，少数呈圆肾形，直径 1～1.5mm。②表面黑色或红黑色，光亮，中间微隆起，侧边微凹处有种脐。③种皮薄而脆。④气微，味淡。（图8 - 84）以粒饱满、色黑、光亮者为佳。

【**化学成分**】含脂肪油等。

【**功效应用**】清肝泻火，明目退翳。用量 9～15g，本品有扩散瞳孔作用，青光眼患者禁用。

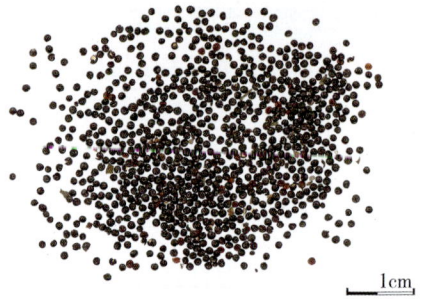

图 8 - 84 青葙子

答案解析

目标检测

一、名词解释

1. 镶嵌细胞
2. 错入组织
3. 黑丑和白丑
4. 槟榔纹

二、简答题

1. 简述火麻仁、木瓜、山楂、巴豆、连翘、紫苏子、罗汉果、酸枣仁及胖大海的来源、性状

2. 如何识别下列各组药材：五味子 - 南五味子；枳壳 - 枳实；广陈皮 - 四花青皮；苦杏仁 - 桃仁？

3. 简述乌梅、金樱子、吴茱萸、使君子、蛇床子、夏枯草、枸杞子、淡豆豉的主产地及采收加工方法。

4. 简述五味子、补骨脂、小茴香、山茱萸、砂仁、苦杏仁、槟榔粉末的显微鉴别特征。

（马　羚　陈亚运）

书网融合……

重点小结	微课1	微课2	微课3	微课4

微课5	微课6	微课7	习题

第九章 全草类中药

知识目标：通过本章学习，掌握全草类中药的性状与显微鉴别要点，麻黄、广藿香、薄荷、穿心莲等中药的来源、性状鉴别、显微鉴别、理化鉴别等方面内容；熟悉鱼腥草、紫花地丁、金钱草、广金钱草、半枝莲、荆芥、益母草、泽兰、香薷、肉苁蓉、茵陈、青蒿、石斛等中药的来源、性状鉴别、理化鉴别等方面内容；了解其他全草类中药来源、性状鉴别等方面内容，全草类中药的化学成分、常见伪品或代用品。

能力目标：具备运用性状鉴定技术快速识别常用 40 种全草类中药的能力；运用显微鉴定技术鉴定 5 种全草类中药并绘制显微特征图的能力；运用理化鉴定技术鉴定 15 种全草类中药真伪优劣的能力。

第一节　概　述

PPT1

全草（herba）类中药是指药用部位为植物全株或其地上部分的一类中药。该类中药大多数为草本植物的地上部分，如薄荷、益母草、荆芥等；少数是带根及根茎的全株，如蒲公英、紫花地丁、车前草等；亦有小灌木的草质茎，如麻黄；或带鳞叶的肉质茎，如肉苁蓉。

一、性状鉴别

全草类中药所涉及的植物体器官，包括根、茎、叶、花、果实与种子，该类中药又常常是植物全体或地上部分直接干燥而来，原植物的特征，一般反映了药材的性状特征（但要注意其颜色和形状的改变情况），因此，原植物的分类鉴定，对该类药材的鉴定尤为重要。这些器官的鉴别方法，已在前面各章中分别进行了论述，这里不再重复。但对草质茎的观察，尚需注意以下几方面。

1. 形状　茎通常为圆柱形或方柱形，如青蒿、薄荷等。

2. 颜色　茎通常为绿色，但也有带紫色或其他颜色的，如荆芥茎表面淡紫红色；石斛表面金黄色。

3. 表面　茎的表面特征因植物种类而异，有的表面被毛，如仙鹤草；有的表面有纵棱线和纵沟纹，如麻黄、石斛等。

4. 叶序和花序　草本植物茎上的叶序多为互生或对生；花序也因植物种类而不同，如荆芥顶生穗状轮伞花序；益母草腋生轮伞花序等。

5. 横断面　草本植物茎的木质部多不发达，髓通常疏松，有时形成空洞，如薄荷。

二、显微鉴别

草本植物茎的横切面，由外向内分别由表皮、皮层、维管束及髓组成。

1. 表皮　草质茎最外方为表皮，可见角质层、毛茸和气孔等。

2. 皮层　外层有时分化成厚角组织或厚壁组织，内层为薄壁组织。

3. 维管束 排列成整齐的一圈，大多数双子叶植物为外韧型维管束，韧皮部由筛管、伴胞、韧皮薄壁细胞及韧皮纤维组成；木质部由导管、管胞、木纤维及木薄壁细胞组成，射线明显可见，形成层成环或不成环。

4. 髓 位于茎的中央，多由薄壁细胞组成，所占部位较大，有时破碎成为空洞。有的髓周围具厚壁组织，散在或形成环髓纤维，如麻黄。

第二节　全草类中药鉴定

伸筋草
Lycopodii Herba

【来源】本品为石松科植物石松 *Lycopodium japonicum* Thunb. 的干燥全草。

【产地】主产于浙江、湖北、江苏等地。

【采收加工】夏、秋二季茎叶茂盛时采收，除去杂质，晒干。

【性状鉴别】①茎呈细圆柱形，略弯曲，长可达2m，直径1～3mm，其下有黄白色细根；直立茎作二叉状分枝。②叶密生茎上，螺旋状排列，皱缩弯曲，线形或针形，长3～5mm，黄绿色至淡黄棕色，无毛，先端芒状，全缘，易碎断。③质柔软，断面皮部浅黄色，木部类白色。④气微，味淡。（图9-1）

以茎长、黄绿色者为佳。

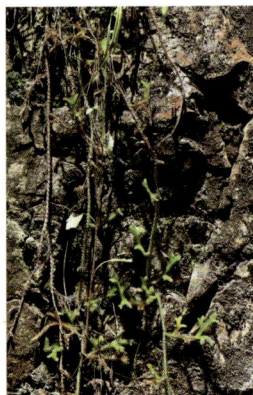
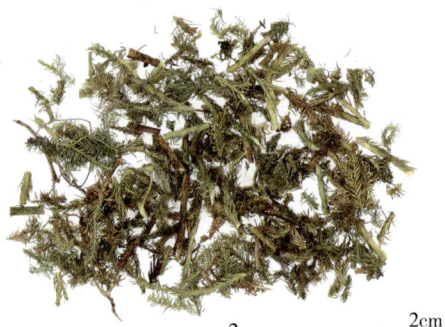

2cm

图9-1　伸筋草
1. 原植物；2. 饮片

【化学成分】含石松碱、棒石松碱、石松灵碱、香荚兰酸、阿魏酸、石松宁等。

【功效应用】祛风除湿，舒筋活络。用量3～12g。

木　贼
Equiseti Hiemalis Herba

【来源】本品为木贼科植物木贼 *Equisetum hyemale* L. 的干燥地上部分。

【产地】主产于东北、华北等地。

【采收加工】夏、秋二季采割，除去杂质，晒干或阴干。

【性状鉴别】①呈长管状，不分枝，长40～60cm，直径0.2～0.7cm。②表面灰绿色或黄绿色，有18～30条纵棱，棱上有多数细小光亮的疣状突起；节明显，节间长2.5～9cm，节上着生筒状鳞叶，叶鞘基部和鞘齿黑棕色，中部淡棕黄色。③体轻，质脆，易折断，断面中空，周边有多数圆形的小空

腔，排列成环。④气微，味甘淡、微涩，嚼之有沙粒感。（图9-2）

以色绿、不脱节者为佳。

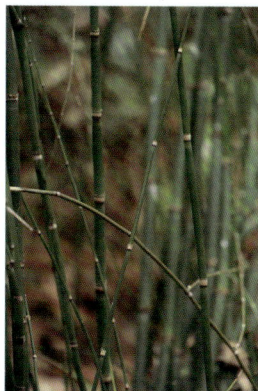
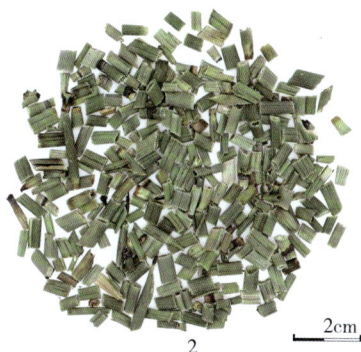

2cm

图9-2　木贼

1. 原植物；2. 饮片

【化学成分】含挥发油、山柰素、槲皮素、芹菜素、木犀草素、咖啡酸、阿魏酸等。

【功效应用】疏散风热，明目退翳。用量3~9g。

麻　黄

Ephedrae Herba

【来源】本品为麻黄科植物草麻黄 *Ephedra sinica* Stapf、中麻黄 *Ephedra intermedia* Schrenk et C. A. Mey. 或木贼麻黄 *Ephedra equisetina* Bge. 的干燥草质茎。

【产地】草麻黄主产于内蒙古、山西、河北及东北等地；中麻黄主产于甘肃、青海、新疆等地；木贼麻黄主产于新疆北部。草麻黄产量最大，中麻黄次之，木贼麻黄产量极小。

【采收加工】秋季采割绿色的草质茎，晒干。

【性状鉴别】

1. 草麻黄　①呈细长圆柱形，少分枝，直径1~2mm，有的带少量棕色木质茎。②表面淡绿色至黄绿色，有细纵脊线，触之微有粗糙感。③节明显，节间长2~6cm。④节上有膜质鳞叶，长3~4mm；裂片2（稀3），锐三角形，先端灰白色，反曲，基部联合成筒状，红棕色。⑤体轻，质脆，易折断，断面略呈纤维性，周边绿黄色，髓部红棕色，近圆形。⑥气微香，味涩、微苦。（图9-3）

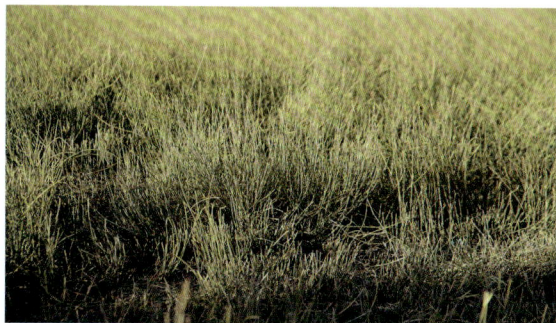
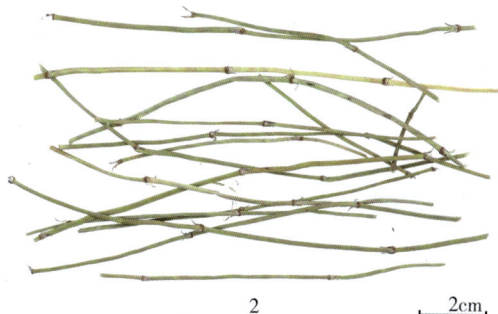

2cm

图9-3　麻黄

1. 原植物；2. 药材

2. 中麻黄　①多分枝，直径1.5~3mm，有粗糙感。②节间长2~6cm，节上膜质鳞叶长2~3mm，裂片3（稀2），先端锐尖。③断面髓部呈三角状圆形。

3. 木贼麻黄 ①较多分枝，直径 1 ~ 1.5mm，无粗糙感。②节间长 1.5 ~ 3cm；膜质鳞叶长 1 ~ 2mm；裂片 2（稀 3），上部为短三角形，灰白色，先端多不反曲，基部棕红色至棕黑色。

均以茎粗、杂质少、色淡绿或黄绿、髓部色红棕、味苦涩者为佳。

【显微鉴别】

1. 横切面

（1）草麻黄 ①表皮细胞外被较厚的角质层；脊线较密，有蜡质疣状突起，两脊线间有下陷气孔。②下皮纤维束位于脊线处，壁厚，非木化。③皮层较宽，纤维成束散在。④中柱鞘纤维束新月形。⑤维管束外韧型，8 ~ 10 个。⑥形成层环类圆形。⑦木质部呈三角形。⑧髓部薄壁细胞含棕色块；偶有环髓纤维。⑨表皮细胞外壁、皮层薄壁细胞及纤维均有多数微小草酸钙砂晶或方晶。（图9 - 4）

（2）中麻黄 ①维管束 12 ~ 15 个。②形成层环类三角形。③环髓纤维成束或单个散在。

（3）木贼麻黄 ①维管束 8 ~ 10 个。②形成层环类圆形。③无环髓纤维。

2. 草麻黄粉末 棕色或黄绿色。①表皮细胞类长方形，外壁布满草酸钙砂晶，角质层厚约至 18μm。②气孔特异，长圆形，侧面观保卫细胞似电话筒状或哑铃形。③皮层纤维细长，壁厚，有的木化，壁上布满砂晶，形成嵌晶纤维。④螺纹、具缘纹孔导管，直径 10 ~ 15μm，导管分子端壁斜面相接，接触面具有多数圆形穿孔，形成特殊的麻黄式穿孔板。⑤薄壁细胞中常见红棕色块状物。（图9 - 5）

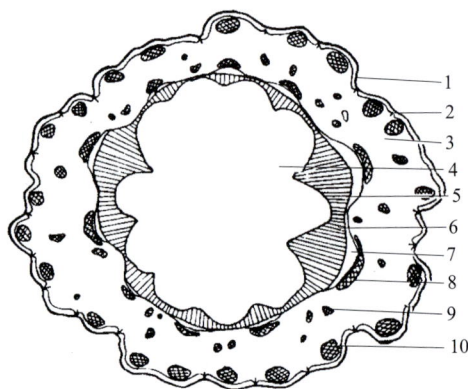

图9 - 4 麻黄（草麻黄）横切面

1. 表皮；2. 气孔；3. 皮层；4. 髓；5. 形成层；6. 木质部；
7. 韧皮部；8. 中柱鞘纤维；9. 皮层纤维；10. 下皮纤维

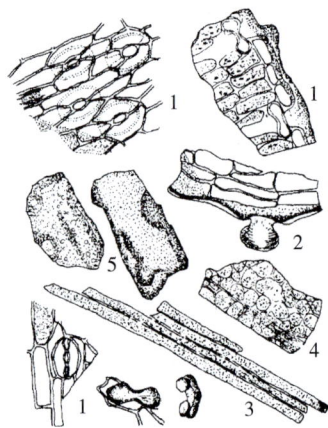

图9 - 5 麻黄（草麻黄）粉末 微课1

1. 表皮细胞及气孔；2. 角质层；3. 嵌晶纤维；
4. 皮层薄壁细胞；5. 棕色块

【化学成分】 含多种有机胺类生物碱，主要为 l - 麻黄碱、d - 伪麻黄碱以及微量的 l - N - 甲基麻黄碱、d - N - 甲基伪麻黄碱、l - 去甲麻黄碱、d - 去甲伪麻黄碱、麻黄次碱等；木贼麻黄的总生物碱含量最高；麻黄生物碱主要存在于草质茎的髓部。尚含挥发油等。

知识链接

麻黄——是良药也是"毒药"

麻黄，《神农本草经》有"龙沙"之称，"麻"指麻黄药材表面粗糙，像麻布，"黄"指麻黄药材在贮存一段时间后或晒干色会变黄。说明麻黄药材特征为表面粗糙，触之如麻，色偏黄。现代研究表明，草麻黄和木贼麻黄中含有的麻黄碱含量最高，伪麻黄碱较少，中麻黄中含有的伪麻黄碱含量较高，麻黄碱含量少。麻黄碱主要作用是兴奋中枢神经，可以升高血压，伪麻黄碱没有升高血压的作用。同时麻黄碱长期使用易产生耐受性，伪麻黄碱不易产生耐受性。两者药理作用明显不同。

　　麻黄碱、伪麻黄碱都是麻黄的主要活性成分，对感冒引发的鼻塞鼻痒、支气管哮喘等有很好的疗效，很多感冒药品都含有该类成分。但麻黄碱又是合成冰毒的主要原料，在我国属于第一类易制毒化学品。我国颁布《易制毒化学品管理条例》《关于进一步加强含麻黄碱类复方制剂管理的通知》《关于加强含麻黄碱类复方制剂管理有关事宜的通知》等系列法律法规，对麻黄碱及其复方制剂的生产、经营、运输、使用等方面进行了严格管控。作为当代大学生，我们具备专业知识，要增强法律意识，谨记毒品危害，珍爱生命，远离毒品。

　　【含量测定】 照高效液相色谱法测定，本品含盐酸麻黄碱（$C_{10}H_{15}NO \cdot HCl$）和盐酸伪麻黄碱（$C_{10}H_{15}NO \cdot HCl$）的总量不得少于 0.80%。

　　【功效应用】 发汗散寒，宣肺平喘，利水消肿。用量 2～10g。

　　【附药】 麻黄根

　　本品为麻黄科植物草麻黄 *Ephedra sinica* Stapf 或中麻黄 *Ephedra intermedia* Schrenk et C. A. Mey. 的干燥根和根茎。秋末采挖，除去残茎、须根和泥沙，干燥。呈圆柱形，略弯曲，长 8～25cm，直径 0.5～1.5cm。表面红棕色或灰棕色。有纵皱纹和支根痕。外皮粗糙，易成片状剥落。根茎具节，节间长 0.7～2cm，表面有横长突起的皮孔。体轻，质硬而脆，断面皮部黄白色，木部淡黄色或黄色，射线放射状，中心有髓。气微，味微苦。具固表止汗的功效。

麻黄

鱼腥草
Houttuyniae Herba

　　【来源】 本品为三白草科植物蕺菜 *Houttuynia cordata* Thunb. 的新鲜全草或干燥地上部分。

　　【产地】 主产于江苏、浙江、江西等地。

　　【采收加工】 鲜品全年均可采割；干品夏季茎叶茂盛花穗多时采割，除去杂质，晒干。

　　【性状鉴别】

　　1. 鲜鱼腥草 ①茎呈圆柱形，长 20～45cm，直径 2.5～4.5mm；上部绿色或紫红色，下部白色，节明显，下部节上生有须根，无毛或被疏毛。②叶互生，叶片心形，长 3～10cm，宽 3～11cm；先端渐尖，全缘；上表面绿色，密生腺点，下表面常紫红色；叶柄细长，基部与托叶合生成鞘状。③穗状花序顶生。④具鱼腥气，味涩。

　　2. 干鱼腥草 ①茎呈扁圆柱形，扭曲，表面黄棕色，具纵棱数条；②质脆，易折断。③叶片卷折皱缩，展平后呈心形，上表面暗黄绿色至暗棕色，下表面灰绿色或灰棕色。④穗状花序黄棕色。（图 9-6）

　　均以叶多、色绿、有花穗、鱼腥气浓者为佳。

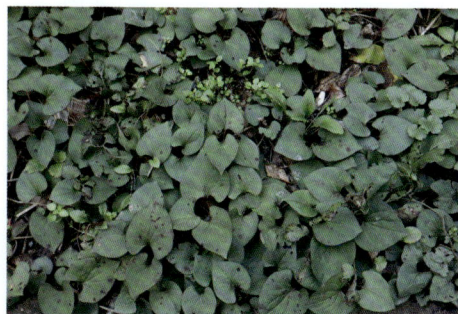
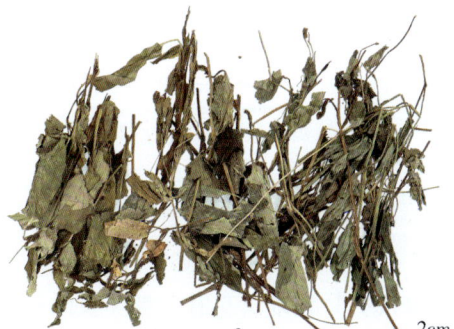

2cm

1

2

图 9-6　鱼腥草
1. 原植物；2. 药材

【化学成分】全草含挥发油，油中主要成分为癸酰乙醛、月桂醛、芳樟醇和甲基正壬酮，前两者有特异臭气。

【理化鉴别】照水溶性浸出物测定法（冷浸法）测定，水溶性浸出物不得少于10.0%。

【功效应用】清热解毒，消痈排脓，利尿通淋。用量15～25g，不宜久煎；鲜品用量加倍，水煎或捣汁服。外用适量，捣敷或煎汤熏洗患处。

瞿 麦
Dianthi Herba

【来源】本品为石竹科植物瞿麦 *Dianthus superbus* L. 或石竹 *Dianthus chinensis* L. 的干燥地上部分。

【产地】主产于河北、河南等地。

【采收加工】夏、秋二季花果期采割，除去杂质，干燥。

【性状鉴别】

1. 瞿麦 ①茎圆柱形，上部有分枝，长30～60cm；②表面淡绿色或黄绿色，光滑无毛，节明显，略膨大，断面中空。③叶对生，多皱缩，展平叶片呈条形至条状披针形。④枝端具花及果实，花萼筒状，长2.7～3.7cm；苞片4～6，宽卵形，长约为萼筒的1/4；花瓣棕紫色或棕黄色，卷曲，先端深裂成丝状。⑤蒴果长筒形，与宿萼等长。⑥种子细小，多数。⑦气微，味淡。（图9-7）

2. 石竹 ①萼筒长1.4～1.8cm，苞片长约为萼筒的1/2；②花瓣先端浅齿裂。（图9-7）

均以色绿、无杂质、无根及花未开放者为佳。

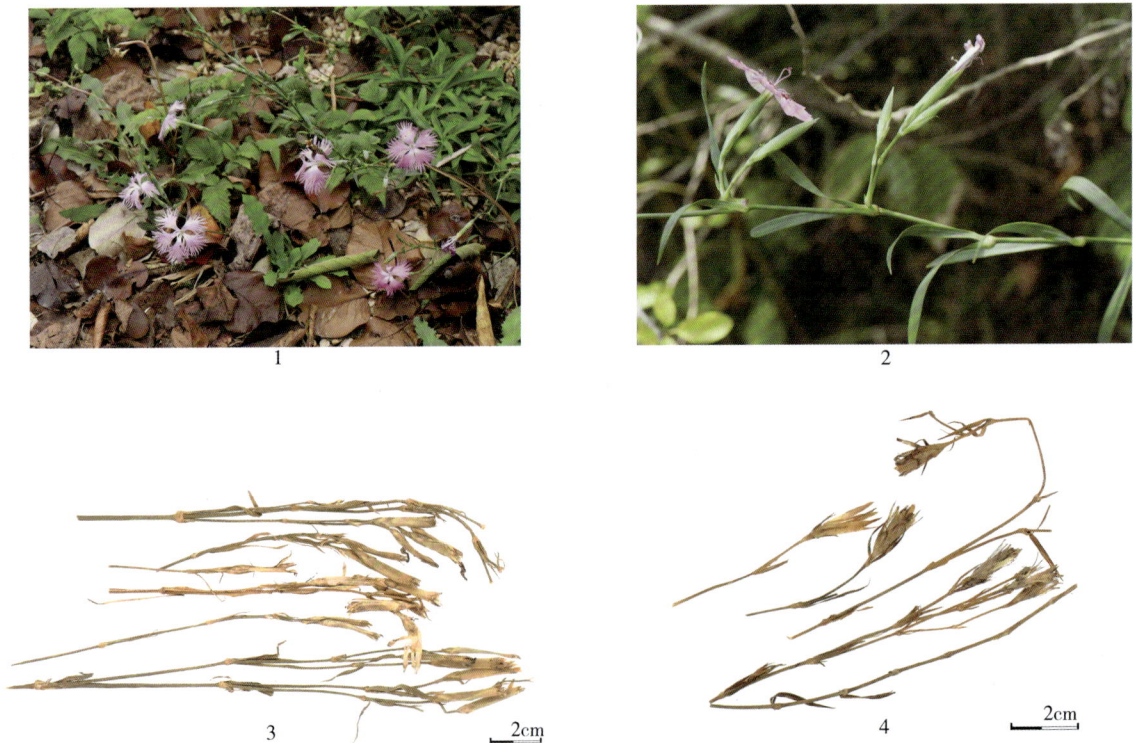

图9-7 瞿麦
1. 瞿麦原植物；2. 石竹原植物；3. 瞿麦药材；4. 石竹药材

【化学成分】瞿麦含皂苷、糖类及微量生物碱；石竹含皂苷、挥发油等。

【功效应用】利尿通淋，活血通经。用量9～15g。孕妇慎用。

萹 蓄
Polygoni Avicularis Herba

【来源】 本品为蓼科植物萹蓄 *Polygonum aviculare* L. 的干燥地上部分。

【产地】 全国各地均产，以河南、四川等地产量较大。

【采收加工】 夏季叶茂盛时采收，除去根和杂质，晒干。

【性状鉴别】 ①茎呈圆柱形而略扁，有分枝，长 15～40cm，直径 0.2～0.3cm。②表面灰绿色或棕红色，有细密微突起的纵纹；节部稍膨大，有浅棕色膜质的托叶鞘，节间长约 3cm；质硬，易折断，断面髓部白色。③叶互生，近无柄或具短柄，叶片多脱落或皱缩、破碎，完整者展平后呈披针形，全缘，两面均呈棕绿色或灰绿色。④气微，味微苦。（图 9－8）

以色绿、叶多、质嫩、无杂质者为佳。

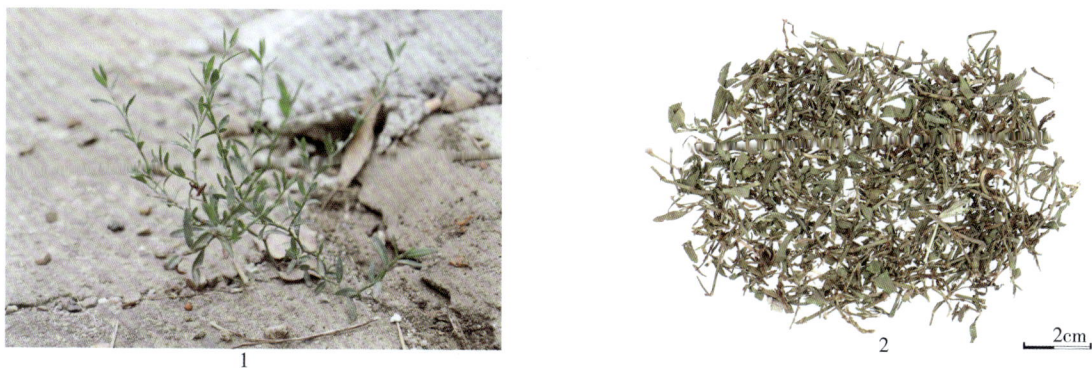

图 9－8 萹蓄
1. 原植物；2. 药材

【化学成分】 含杨梅苷、没食子酸、咖啡酸、绿原酸等。

【功效应用】 利尿通淋，杀虫，止痒。用量 9～15g。外用适量，煎洗患处。

仙鹤草
Agrimoniae Herba

【来源】 本品为蔷薇科植物龙芽草 *Agrimonia pilosa* Ledeb. 的干燥地上部分。

【产地】 我国大部分地区均有分布。主产于浙江、江苏、湖北等地。

【采收加工】 夏、秋二季茎叶茂盛时采割，除去杂质，干燥。

【性状鉴别】 ①长 50～100cm，全体被白色柔毛。②茎下部圆柱形，直径 4～6mm，红棕色，上部方柱形，四面略凹陷，绿褐色，有纵沟和棱线，有节；体轻，质硬，易折断，断面中空。③单数羽状复叶互生，暗绿色，皱缩卷曲；质脆，易碎；叶片有大小 2 种，相间生于叶轴上，顶端小叶较大，完整小叶片展平后呈卵形或长椭圆形，先端尖，基部楔形，边缘有锯齿；托叶 2，抱茎，斜卵形。④总状花序细长，花萼下部呈筒状，萼筒上部有钩刺，先端 5 裂，花瓣黄色。⑤气微，味微苦。（图9－9）

以质嫩、叶多而完整、色青绿者为佳。

【化学成分】 含仙鹤草素、仙鹤草内酯、鞣质、甾醇、有机酸及皂苷等。

【功效应用】 收敛止血，截疟，止痢，解毒，补虚。用量 6～12g。外用适量。

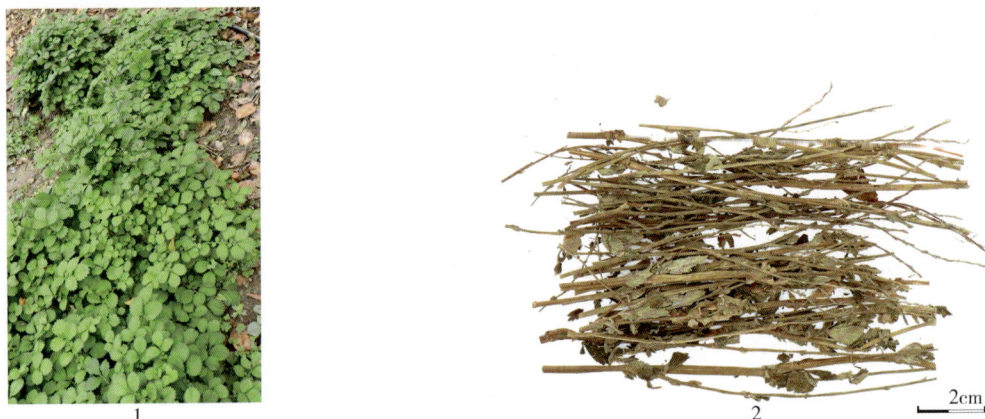

图 9 – 9　仙鹤草

1. 原植物；2. 药材

紫花地丁
Violae Herba

【来源】本品为堇菜科植物紫花地丁 *Viola yedoensis* Makino 的干燥全草。

【产地】主产于江苏、浙江等地。

【采收加工】春、秋二季采收，除去杂质，晒干。

【性状鉴别】①多皱缩成团。②主根长圆锥形，直径 1~3mm；淡黄棕色，有细纵皱纹。③叶基生，灰绿色，展开后叶片呈披针形或卵状披针形，长 1.5~6cm，宽 1~2cm；先端钝，基部截形或稍心形，边缘具钝锯齿，两面有毛；叶柄细，长 2 ~ 6cm，上部具有明显狭翅。④花茎纤细，花瓣 5，紫堇色或淡棕色；花距细管状。⑤蒴果椭圆形或 3 裂，种子多数，淡棕色。⑥气微，味微苦而稍黏。（图 9 – 10）

以叶色绿、完整、叶及蒴果皆生茸毛者为佳。

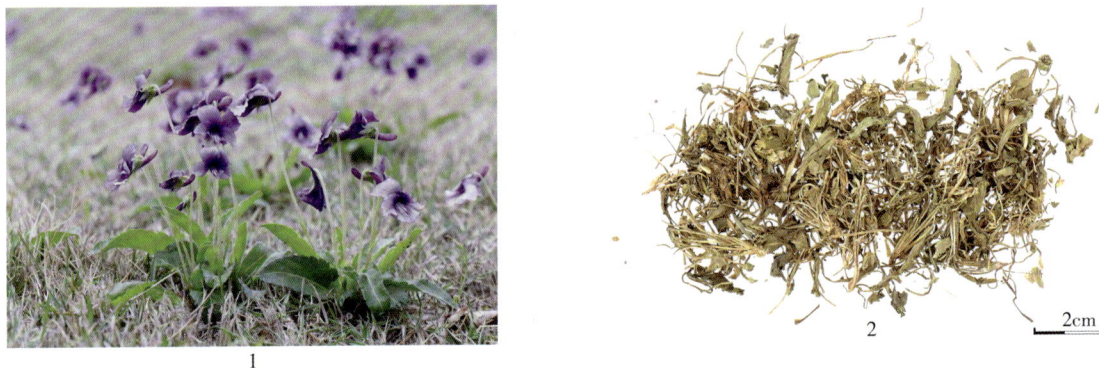

图 9 – 10　紫花地丁

1. 原植物；2. 药材

【化学成分】含苷类、黄酮类、黏液质、棕榈酸、对羟基苯甲酸、对羟基桂皮酸、丁二酸、地丁酰胺等。

【理化鉴别】**含量测定**　照高效液相色谱法测定。本品含秦皮乙素（$C_9H_6O_4$）不得少于 0.20%。

【功效应用】清热解毒，凉血消肿。用量 15~30g。

金钱草
Lysimachiae Herba

【来源】本品为报春花科植物过路黄 *Lysimachia christinae* Hance 的干燥全草。

【产地】主产于四川、河南、山西、江苏等地。

【采收加工】夏、秋二季采收，除去杂质，晒干。

【性状鉴别】①常缠结成团，无毛或被疏柔毛。②茎扭曲，表面棕色或暗棕红色，有纵纹，下部茎节上有时具须根，断面实心。③叶对生，多皱缩，展平后呈宽卵形或心形，长1~4cm，宽1~5cm，基部微凹，全缘；上表面灰绿色或棕褐色，下表面色较浅，主脉明显突起，用水浸后，对光透视可见黑色或褐色条纹；叶柄长1~4cm。④有的带花，花黄色，单生叶腋，具长梗。⑤蒴果球形。⑥气微，味淡。（图9-11）

以色绿、叶多、大而完整、须根少者为佳。

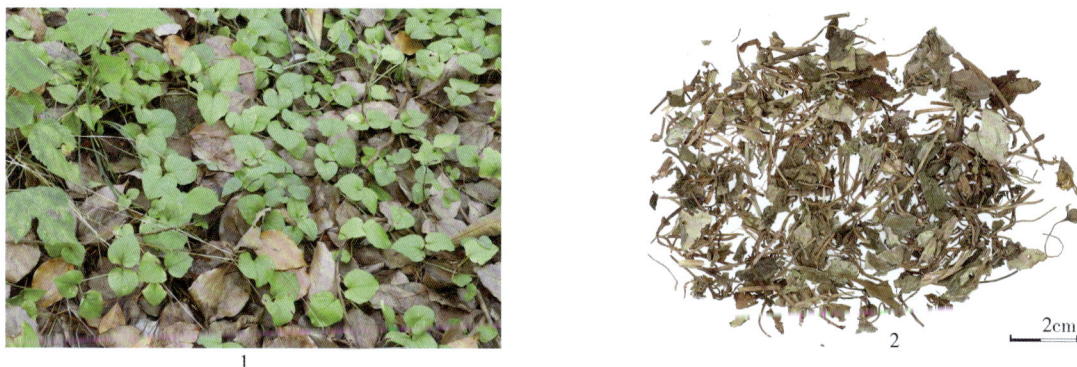

图9-11　金钱草
1. 原植物；2. 药材

【显微鉴别】

1. 茎横切面　①表皮细胞外被角质层，有时可见腺毛，头部单细胞，柄部1~2细胞。②皮层宽广，细胞中有的含红棕色分泌物；分泌道散在，周围分泌细胞5~10个，内含红棕色块状分泌物；内皮层明显。③中柱鞘纤维断续排列成环，壁微木化。④韧皮部狭窄。木质部连接成环。⑤髓常成空腔。薄壁细胞含淀粉粒。

2. 叶表面观　①腺毛红棕色，头部单细胞，类圆形，直径25μm，柄单细胞。②分泌道散在于叶肉组织内，直径45μm，含红棕色分泌物。③被疏毛者茎、叶表面可见非腺毛，1~17细胞，平直或弯曲，有的细胞呈缢缩状，长59~1070μm，基部直径13~53μm，表面可见细条纹，胞腔内含黄棕色物。

【化学成分】含黄酮类化合物，主要为槲皮素、山奈酚等。

【理化鉴别】含量测定　照高效液相色谱法测定，本品含槲皮素（$C_{15}H_{10}O_7$）和山奈酚（$C_{15}H_{10}O_6$）的总量不得少于0.10%。

【功效应用】利湿退黄，利尿通淋，解毒消肿。用量15~60g。

金钱草

广金钱草
Desmodii Styracifolii Herba

【来源】本品为豆科植物广金钱草 *Desmodium styracifolium*（Osb.）Merr. 的干燥地上部分。

【产地】主产于湖北、江苏、贵州、广西等地。

【采收加工】夏、秋二季采割，除去杂质，晒干。

【性状鉴别】①茎呈圆柱形，长可达1m；密被黄色伸展的短柔毛；质稍脆，断面中部有髓。②叶互生，小叶1或3，圆形或矩圆形，直径2~4cm；先端微凹，基部心形或钝圆，全缘；上表面黄绿色或灰绿色，无毛，下表面具灰白色紧贴的绒毛，侧脉羽状；叶柄长1~2cm，托叶1对，披针形，长

约0.8cm。③气微香，味微甘。（图9-12）

以绿色、叶完整、气清香者为佳。

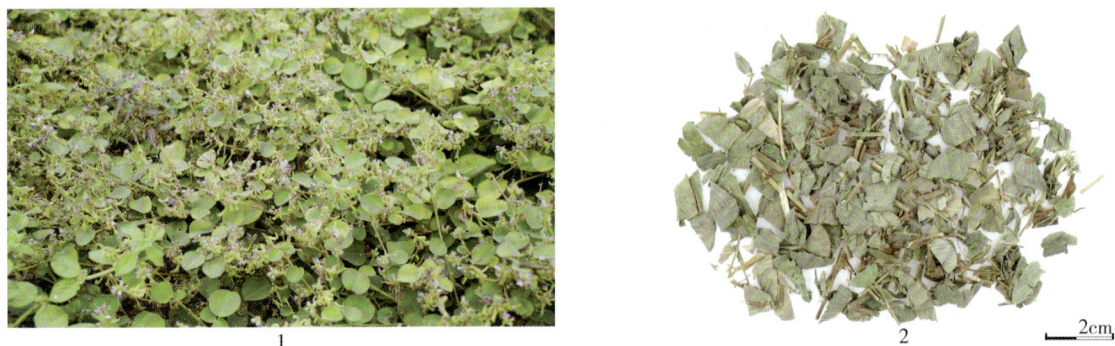

图9-12 广金钱草

1. 原植物；2. 饮片

【化学成分】含生物碱、黄酮苷、酚类、鞣质等。

【理化鉴别】**含量测定** 照高效液相色谱法测定，本品含夏佛塔苷（$C_{26}H_{28}O_{14}$）计，不得少于0.13%。

【功效应用】利湿退黄，利尿通淋。用量15~30g。

马鞭草
Verbenae Herba

【来源】本品为马鞭草科植物马鞭草 *Verbena officinalis* L. 的干燥地上部分。

【产地】全国大部分地区均产。

【采收加工】6~8月花开时采割，除去杂质，晒干。

【性状鉴别】①茎呈方柱形，多分枝，四面有纵沟，长0.5~1m；表面绿褐色，粗糙；质硬而脆，断面有髓或中空。②叶对生，皱缩，多破碎，绿褐色，完整者展平后叶片3深裂，边缘有锯齿。③穗状花序细长，有小花多数。④气微，味苦。（图9-13）

以色绿、带花穗、无根者为佳。

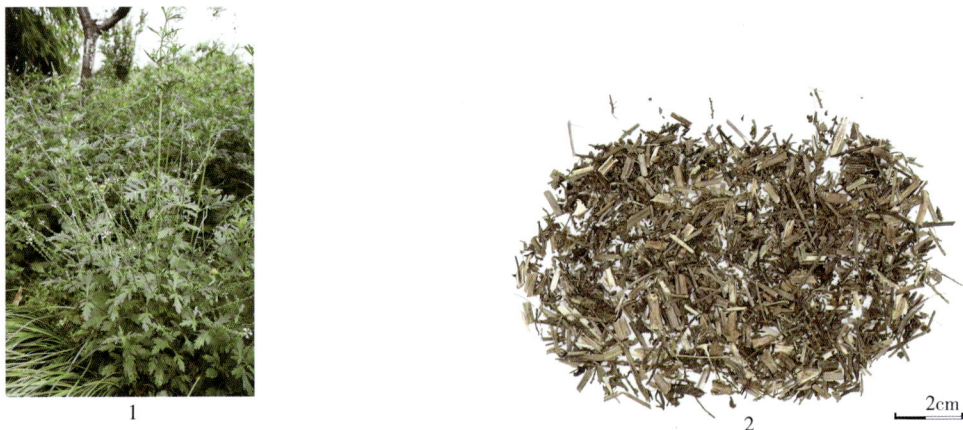

图9-13 马鞭草

1. 原植物；2. 饮片

【化学成分】全草含马鞭草苷；另含苦杏仁酶、鞣质；叶又含腺苷、β-胡萝卜素。

【功效应用】活血散瘀，解毒，利水，退黄，截疟。用量5~10g。

广藿香
Pogostemonis Herba

▶▶ 情境导入 ▟

情境：王某从集市摊购买了一袋标识为"广藿香"的药材，懂行的朋友告知此药不是正品，而是藿香。

思考：1. 广藿香主要的性状鉴别特征有哪些？

　　　2. 如何区分广藿香与藿香？

【来源】 本品为唇形科植物广藿香 *Pogostemon cablin* （Blanco） Benth. 的干燥地上部分。

【产地】 主产于广东、海南等地，分别习称"石牌广藿香"及"海南广藿香"。

【采收加工】 枝叶茂盛时采割，日晒夜闷，反复至干。

【性状鉴别】 ①茎略呈方柱形，多分枝，枝条稍曲折，长 30～60cm，直径 0.2～0.7cm；表面被柔毛；质脆，易折断，断面中部有髓；老茎类圆柱形，直径 1～1.2cm，被灰褐色栓皮。②叶对生，皱缩成团，展平后叶片呈卵形或椭圆形，长 4～9cm，宽 3～7cm；两面均被灰白色绒毛；先端短尖或钝圆，基部楔形或钝圆，边缘具大小不规则的钝齿；叶柄细，长 2～5cm，被柔毛。③气香特异，味微苦。（图 9－14）

以茎粗壮、不带须根、叶多、香气浓烈者为佳。

【显微鉴别】 叶片粉末 淡棕色。①叶表皮细胞呈不规则形，气孔直轴式。②非腺毛 1～6 细胞，平直或先端弯曲，长约至 590μm，壁具疣状突起，有的胞腔含黄棕色物。③腺鳞头部 8 细胞，直径 37～70μm；柄单细胞，极短。④间隙腺毛存在于叶肉组织的细胞间隙中，头部单细胞，呈不规则囊状，直径 13～50μm，长约至 113μm；柄短，单细胞。⑤小腺毛头部 2 细胞；柄 1～3 细胞，甚短。⑥草酸钙针晶细小，散在于叶肉细胞中，长约 27μm。（图 9－15）

【化学成分】 含挥发油，油中主要成分为百秋李醇（广藿香醇）；并有广藿香酮、丁香酚、桂皮醛等。尚含多种黄酮类化合物，主要为芹黄素、芹黄苷等。

【理化鉴别】 含量测定 照气相色谱法测定，本品含百秋李醇（$C_{15}H_{26}O$）不得少于 0.10%。

【功效应用】 芳香化浊，和中止呕，发表解暑。用量 3～10g。

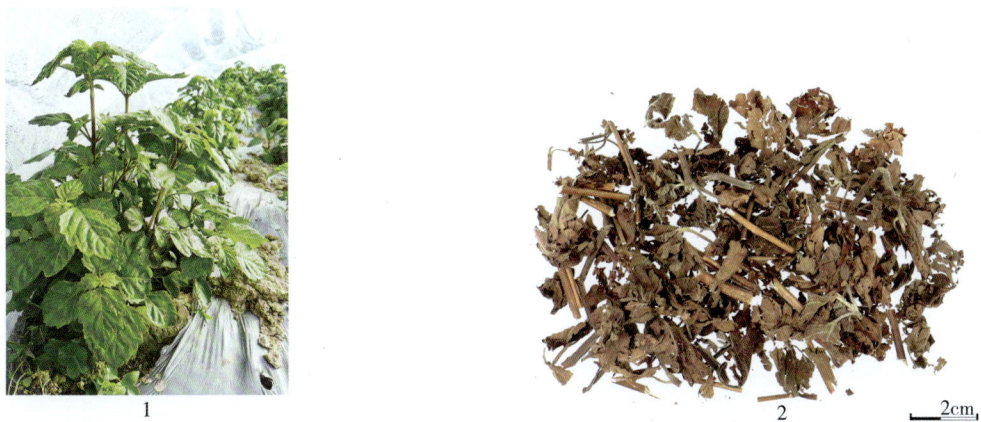

图 9－14　广藿香

1. 原植物；2. 饮片

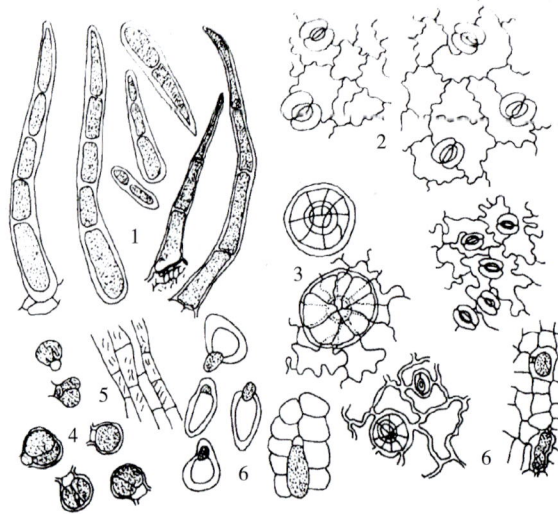

图 9 – 15　广藿香（叶）粉末

1. 非腺毛；2. 表皮细胞及气孔；3. 腺鳞；4. 小腺毛；5. 针晶；6. 间隙腺毛

广藿香

半枝莲
Scutellariae Barbatae Herba

【来源】　本品为唇形科植物半枝莲 *Scutellaria barbata* D. Don 的干燥全草。

【产地】　主产于河北、河南、山西、陕西等地。

【采收加工】　夏、秋二季茎叶茂盛时采挖，洗净，晒干。

【性状鉴别】　①长 15 ~ 35cm，无毛或花轴上疏被毛。②根纤细。③茎丛生，较细，方柱形；表面暗紫色或棕绿色。④叶对生，有短柄；叶片多皱缩，展平后呈三角状卵形或披针形，长 1.5 ~ 3cm，宽 0.5 ~ 1cm；先端钝，基部宽楔形，全缘或有少数不明显的钝齿；上表面暗绿色，下表面灰绿色。⑤花单生于茎枝上部叶腋，花萼裂片钝或较圆；花冠二唇形，棕黄色或浅蓝紫色，长约 1.2cm，被毛。⑥果实扁球形，浅棕色。⑦气微，味微苦。（图 9 – 16）

以色绿、味苦者为佳。

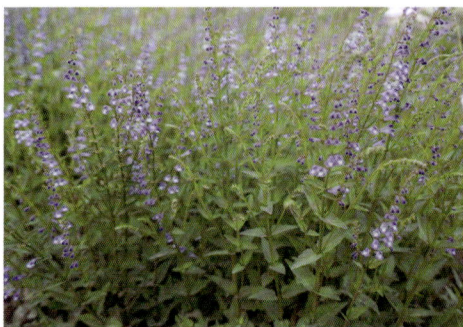
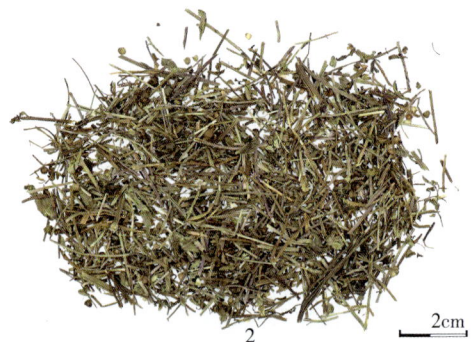

图 9 – 16　半枝莲

1. 原植物；2. 药材

【化学成分】　含黄酮类化合物，主要为黄芩素、野黄芩苷、红花素及异红花素等。

【理化鉴别】　**含量测定**　照紫外 – 可见分光光度法测定，本品含总黄酮以野黄芩苷（$C_{21}H_{18}O_{12}$）计，不得少于 1.50%；照高效液相色谱法测定，本品含野黄芩苷（$C_{21}H_{18}O_{12}$）不得少于 0.20%。

【功效应用】　清热解毒，化瘀利尿。用量 15 ~ 30g。

荆　芥

Schizonepetae Herba

【来源】本品为唇形科植物荆芥 *Schizonepeta tenuifolia* Briq. 的干燥地上部分。

【产地】主产于河北、江苏等地。

【采收加工】夏、秋二季花开到顶、穗绿时采割，除去杂质，晒干。

【性状鉴别】①茎呈方柱形，上部有分枝，长 50~80cm，直径 0.2~0.4cm；表面淡黄绿色或淡紫红色，被短柔毛；体轻，质脆，断面类白色。②叶对生，多已脱落，叶片 3~5 羽状分裂，裂片细长。③穗状轮伞花序顶生，长 2~9cm，直径约 7mm。花冠多脱落，宿萼钟状，先端 5 齿裂，淡棕色或黄绿色，被短柔毛；④小坚果棕黑色。⑤气芳香，味微涩而辛凉。(图 9-17)

以色淡黄绿、穗长而密、香气浓者为佳。

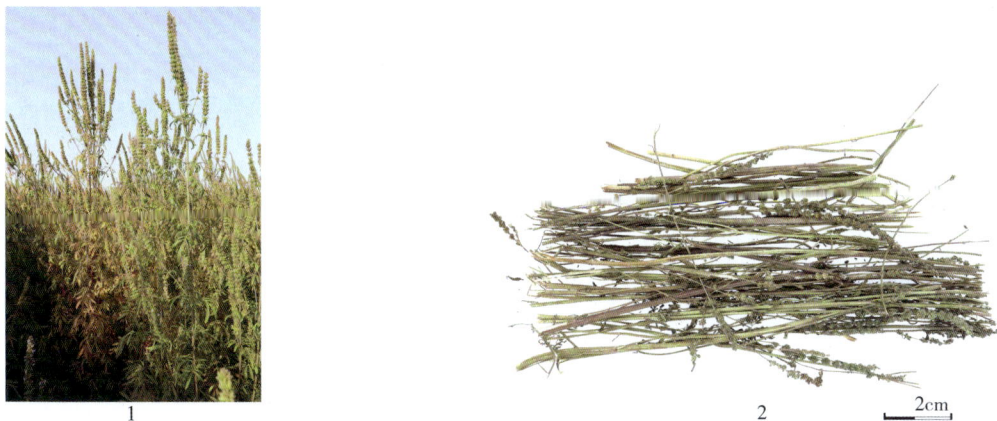

图 9-17　荆芥

1. 原植物；2. 药材

【化学成分】含挥发油，油中主要成分为胡薄荷酮、薄荷酮等。

【理化鉴别】**含量测定**　按挥发油测定法测定，本品含挥发油不得少于 0.60% (ml/g)；照高效液相色谱法测定，本品含胡薄荷酮 ($C_{10}H_{16}O$) 不得少于 0.020%。

【功效应用】解表散风，透疹，消疮。用量 5~10g。

【附药】**荆芥穗**

本品为唇形科植物荆芥 *Schizonepeta tenuifolia* Briq. 的干燥花穗。夏、秋两季花开到顶、穗绿时采摘，除去杂质，晒干。穗状轮伞花序呈圆柱形，长 3~15cm，直径约 7mm。花冠多脱落，宿萼黄绿色，钟形，质脆易碎，内有棕黑色小坚果。气芳香，味微涩而辛凉。具有解表散风，透疹，消疮的功效。

益母草

Leonuri Herba

【来源】本品为唇形科植物益母草 *Leonurus japonicus* Houtt. 的新鲜或干燥地上部分。

【产地】全国各地均产。

【采收加工】鲜品春季幼苗期至初夏花前期采割；干品夏季茎叶茂盛、花未开或初开时采割，晒干，或切段晒干。

【性状鉴别】

1. 鲜益母草　①幼苗期无茎，基生叶圆心形，边缘 5~9 浅裂，每裂片有 2~3 钝齿。②花前期茎呈方柱形，上部多分枝，四面凹下成纵沟，长 30~60cm，直径 2~5mm；表面青绿色；质鲜嫩，断面中部有髓。③叶交互对生，有柄；叶片青绿色，质鲜嫩，揉之有汁；下部茎生叶掌状 3 裂，上部叶羽状深裂或浅裂成 3 片，裂片全缘或具少数锯齿。④气微，味微苦。

2. 干益母草 ①茎表面灰绿色或黄绿色；体轻，质韧，断面中部有髓。②叶片灰绿色，多皱缩、破碎，易脱落。③轮伞花序腋生，小花淡紫色，花萼筒状，花冠二唇形。④切段者长约 2cm。（图9-18）

以质嫩、叶多、色灰绿者为佳。

【化学成分】 全草含生物碱，主要为益母草碱、水苏碱等。

【理化鉴别】 **含量测定** 照高效液相色谱法测定，干益母草含盐酸水苏碱（$C_7H_{13}NO_2 \cdot HCl$）不得少于 0.50%，含盐酸益母草碱（$C_{14}H_{21}O_5N_3 \cdot HCl$）不得少于 0.050%。

【功效应用】 活血调经，利尿消肿，清热解毒。用量 9~30g；鲜品 12~40g。孕妇慎用。

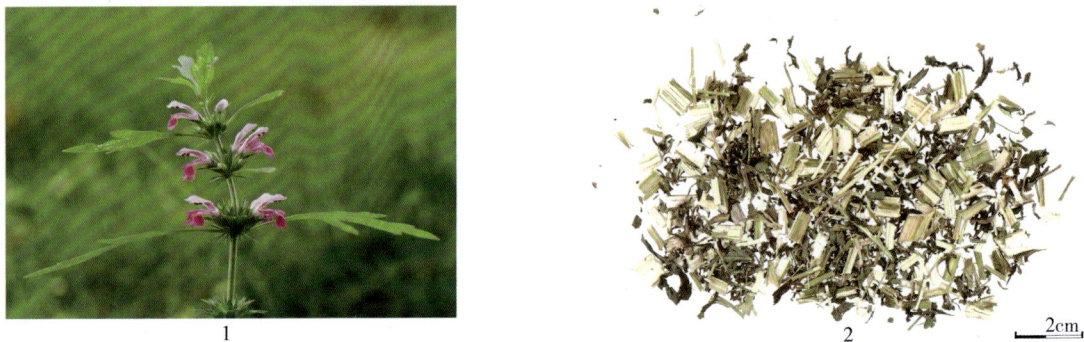

图 9-18　益母草
1. 原植物；2. 饮片

【附药】 **茺蔚子**

本品为唇形科植物益母草 *Leonurus japonicus* Houtt. 的干燥成熟果实。秋季果实成熟时采割地上部分，晒干，打下果实，除去杂质。呈三棱形，长 2~3mm，宽约 1.5mm。表面灰棕色至灰褐色，有深色斑点，一端稍宽，平截状，另一端渐窄而钝尖。果皮薄，子叶类白色，富油性。气微，味苦。具有活血调经，清肝明目的功效。

薄 荷

Menthae Haplocalycis Herba

【来源】 本品为唇形科植物薄荷 *Mentha haplocalyx* Briq. 的干燥地上部分。

【产地】 主产于江苏、浙江、湖南、安徽等地。

【采收加工】 夏、秋二季茎叶茂盛或花开至三轮时，选晴天，分次采割，晒干或阴干。

【性状鉴别】 ①茎呈方柱形，有对生分枝，长 15~40cm，直径 0.2~0.4cm；表面紫棕色或淡绿色，棱角处具茸毛，节间长 2~5cm；质脆，断面白色，髓部中空。②叶对生，有短柄；叶片皱缩卷曲，完整者展平后呈宽披针形、长椭圆形或卵形，长 2~7cm，宽 1~3cm；上表面深绿色，下表面灰绿色，稀被茸毛，有凹点状腺鳞。③轮伞花序腋生，花萼钟状，先端 5 齿裂，花冠淡紫色。④揉搓后有特殊清凉香气，味辛凉。（图9-19）

以叶多、色深绿、气味浓者为佳。

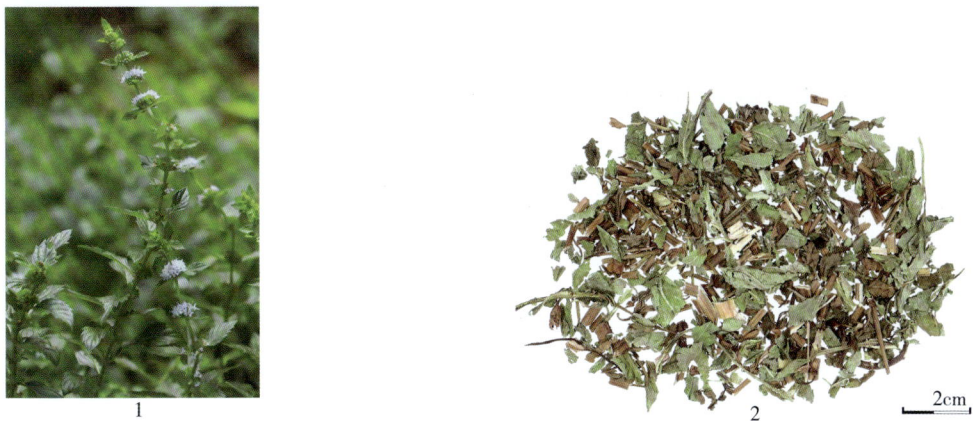

图 9 – 19　薄荷
1. 原植物；2. 饮片

【显微鉴别】

1. 茎横切面　①表皮细胞 1 列，外被角质层齿疣，有时具毛。②四角有明显的棱脊，向内有十数列厚角细胞，内缘为数列薄壁细胞，细胞间隙大。③内皮层细胞 1 列，凯氏点清晰可见。维管束于四角处较发达，于相邻两角间具数个小维管束。④韧皮部狭窄。⑤形成层成环。木质部于四角处较发达，由导管、木薄壁细胞及木纤维等组成。⑥髓部由薄壁细胞组成，中内常有空洞。⑦茎的各部细胞内有时含有针簇状或扇形橙皮苷结晶。（图 9 – 20）

2. 叶表面制片或粉末　①腺鳞头部 8 细胞，直径约至 90μm，柄单细胞。②小腺毛头部及柄部均为单细胞。③非腺毛 1～8 细胞，常弯曲，壁厚，微具疣突。④下表皮气孔多见，直轴式。（图 9 – 21）

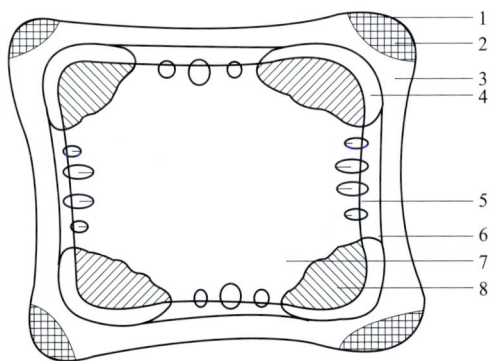

图 9 – 20　薄荷（茎）横切面
1. 表皮；2. 厚角组织；3. 皮层；4. 韧皮部；
5. 形成层；6. 内皮层；7. 髓部；8. 木质部

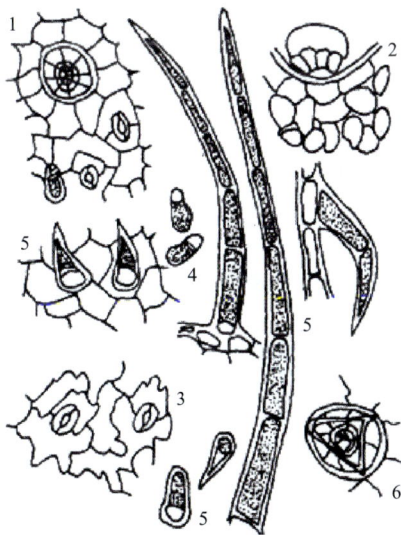

图 9 – 21　薄荷（叶）粉末　微课 2
1. 腺鳞顶面观；2. 腺鳞侧面观；3. 气孔；
4. 小腺毛；5. 非腺毛；6. 腺鳞

【化学成分】　含挥发油，又称薄荷油。油中主要成分为 l－薄荷醇、l－薄荷酮及乙酰薄荷酯。尚含黄酮类化合物及鞣质等。

【理化鉴别】

1. 微量升华　取本品叶的粉末少量，经微量升华得油状物，加硫酸 2 滴及香草醛结晶少量，初显黄色至橙黄色，再加水 1 滴，即变紫红色。

2. 含量测定 按挥发油测定法测定，本品含挥发油不得少于 0.80%（ml/g）；照气相色谱法测定，本品含薄荷脑（$C_{10}H_{20}O$）不得少于 0.20%。

【功效应用】 疏散风热，清利头目，利咽，透疹，疏肝行气。用量 3~6g，后下。

泽 兰
Lycopi Herba

【来源】 本品为唇形科植物毛叶地瓜儿苗 *Lycopus lucidus* Turcz. var. *hirtus* Regel 的干燥地上部分。

【产地】 全国大部分地区均产。

【采收加工】 夏、秋二季茎叶茂盛时采割，晒干。

【性状鉴别】①茎呈方柱形，少分枝，四面均有浅纵沟，长 50~100cm，直径 0.2~0.6cm；表面黄绿色或带紫色，节处紫色明显，有白色茸毛；质脆，断面黄白色，髓部中空。②叶对生，有短柄或近无柄；叶片多皱缩，展平后呈披针形或长圆形，长 5~10cm；上表面黑绿色或暗绿色，下表面灰绿色，密具腺点，两面均有短毛；先端尖，基部渐狭，边缘有锯齿。③轮伞花序腋生，花冠多脱落，苞片和花萼宿存，小苞片披针形，有缘毛，花萼钟形，5 齿。④气微，味淡。（图 9-22）

以叶多、色绿、质嫩者为佳。

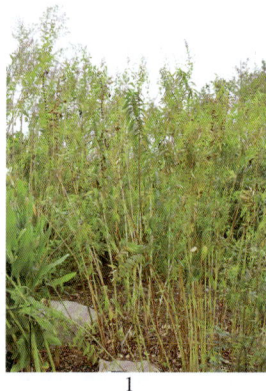
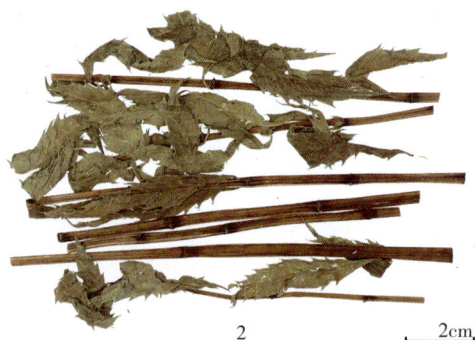

图 9-22 泽兰
1. 原植物；2. 药材

【化学成分】 含挥发油、葡萄糖苷、鞣质和树脂，还含黄酮苷、酚类、氨基酸、有机酸及糖类。

【功效应用】 活血调经，祛瘀消痈，利水消肿。用量 6~12g。

泽兰

香 薷
Moslae Herba

PPT2

【来源】 本品为唇形科植物石香薷 *Mosla chinensis* Maxim. 或江香薷 *Mosla chinensis* 'Jiangxiangru' 的干燥地上部分。前者习称"青香薷"，后者习称"江香薷"。

【产地】 青香薷主产于广东、广西、福建、湖南等地；江香薷主产于江西、浙江等地。

【采收加工】 夏季茎叶茂盛、花盛时择晴天采割，除去杂质，阴干。

【性状鉴别】

1. 青香薷 ①长 30~50cm，基部紫红色，上部黄绿色或淡黄色，全体密被白色茸毛。②茎方柱形，基部类圆形，直径 1~2mm，节明显，节间长 4~7cm；质脆，易折断。③叶对生，多皱缩或脱落，叶片展平后呈长卵形或披针形，暗绿色或黄绿色，边缘有 3~5 疏浅锯齿。④穗状花序顶生及腋生，苞片圆卵形或圆倒卵形，脱落或残存；花萼宿存，钟状，淡紫红色或灰绿色，先端 5 裂，密被茸毛。⑤小坚果 4，直径 0.7 ~ 1.1mm，近圆球形，具网纹。⑥气清香而浓，味微辛而凉。

　　2. 江香薷　①长 55 ~ 66cm。②表面黄绿色，质较柔软。③叶边缘有 5 ~ 9 疏浅锯齿。④果实直径 0.9 ~ 1.4mm，表面具疏网纹。（图 9 - 23）

　　均以质嫩、茎淡紫色、叶绿色、花穗多、香气浓烈者为佳。

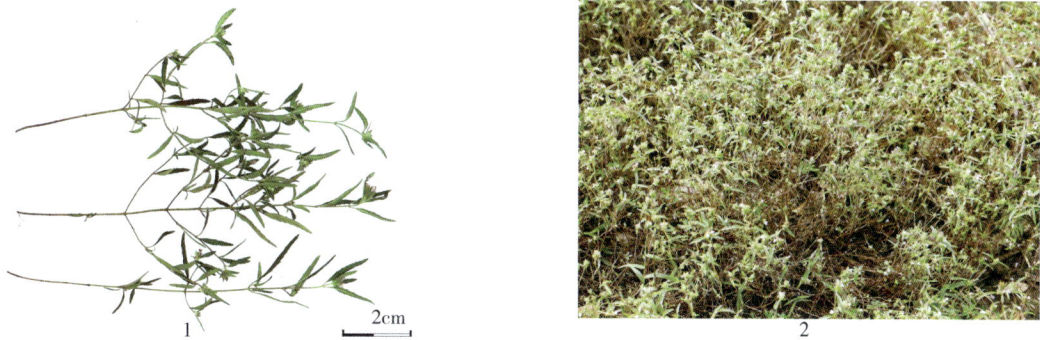

图 9 - 23　香薷

1. 药材；2. 原植物

　　【化学成分】含挥发油，油中主含香荆芥酚、百里香酚等，香荆芥酚、百里香酚是抗菌抗病毒的主要成分。

　　【理化鉴别】含量测定　照气相色谱法测定，本品含麝香草酚（$C_{10}H_{14}O$）与香荆芥酚（$C_{10}H_{14}O$）的总量不得少于 0.16%。

　　【功效应用】发汗解表，化湿和中。用量 3 ~ 10g。

<h2 style="text-align:center">白花蛇舌草</h2>

Hedyotidis Diffusae Herba

　　【来源】本品为茜草科植物白花蛇舌草 *Hedyotis diffusa* Willd. 的干燥全草。

　　【产地】主产于云南、广东、广西、福建、浙江、江苏、安徽等地。

　　【采收加工】夏、秋采集，洗净，鲜用或晒干。

　　【性状鉴别】①全体扭缠成团状，灰绿色至灰棕色。②主根细长，须根纤细，淡灰棕色。③茎细而卷曲，质脆易折断，中央有白色髓部。④叶多皱缩，破碎，易脱落；托叶长 1 ~ 2mm。⑤花、果单生或成对生于叶腋，花常具短而略粗的花梗。⑥蒴果扁球形，室背开裂，宿萼顶端 4 裂，边缘具短刺毛。⑦气微，味淡。（图 9 - 24）

　　以茎叶完整、色灰绿、带果实、无杂质者为佳。

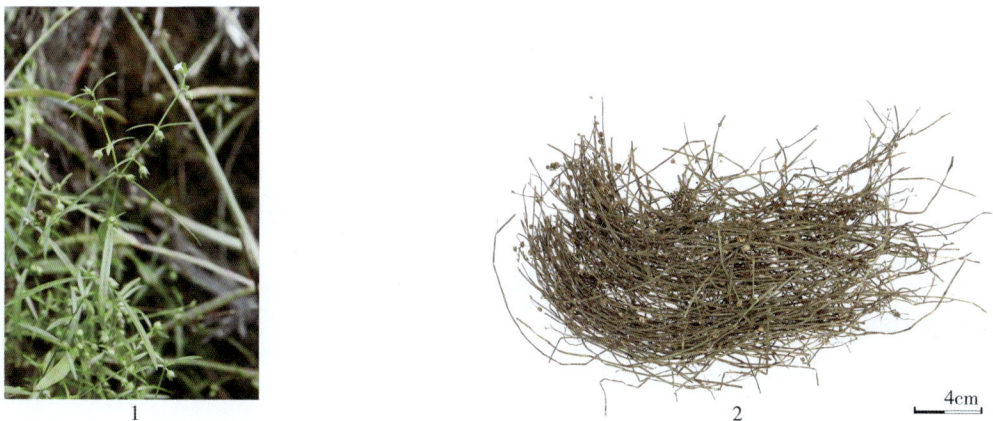

图 9 - 24　白花蛇舌草

1. 原植物；2. 药材

【化学成分】 含豆甾醇、熊果酸、齐墩果酸、β-谷甾醇、β-谷甾醇-D-葡萄糖苷、对香豆酸等。

【功效应用】 清热解毒，利尿消肿，活血止痛。用量6~30g。外用鲜品适量，捣敷。孕妇慎用。

肉苁蓉
Cistanches Herba

【来源】 本品为列当科植物肉苁蓉 *Cistanche deserticola* Y. C. Ma 或管花肉苁蓉 *Cistanche tubulosa*（Schenk）Wight 干燥带鳞叶的肉质茎。

【产地】 主产于内蒙古、新疆等地。

【采收加工】 春季苗刚出土时或秋季冻土之前采挖，除去茎尖。切段，晒干。

【性鉴别状】

1. 药材

（1）肉苁蓉 ①呈扁圆柱形，稍弯曲，长3~15cm，直径2~8cm。②表面棕褐色或灰棕色，密被覆瓦状排列的肉质鳞叶，通常鳞叶先端已断。③体重，质硬，微有柔性，不易折断，断面棕褐色，有淡棕色点状维管束，排列成波状环纹。④气微，味甜、微苦。（图9-25）

（2）管花肉苁蓉 ①呈类纺锤形、扁纺锤形或扁柱形，稍弯曲，长5~25cm，直径2.5~9cm。②表面棕褐色至黑褐色。③断面颗粒状，灰棕色至灰褐色，散生点状维管束。（图9-25）

以条粗壮、密被鳞片、色暗棕、质柔润者为佳。

2. 饮片

（1）肉苁蓉片 ①呈不规则形的厚片。②表面棕褐色或灰棕色。有的可见肉质鳞叶。③切面有淡棕色或棕黄色点状维管束，排列成波状环纹。④气微，味甜、微苦。

（2）管花肉苁蓉片 切面散生点状维管束。

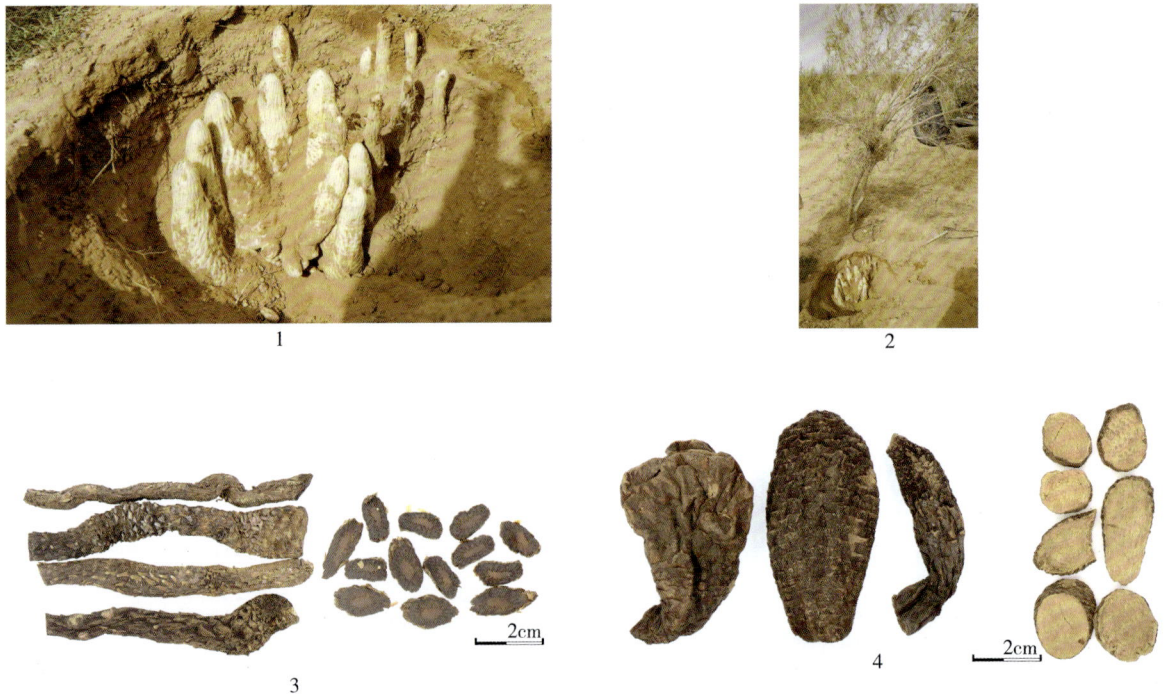

图9-25 肉苁蓉
1,2. 肉苁蓉原植物；3. 肉苁蓉药材；4. 管花肉苁蓉药材

【化学成分】含毛蕊花糖苷、松果菊苷、类叶升麻苷及新疆肉苁蓉苷等，尚含甜菜碱、β - 谷甾醇、甘露醇、氨基酸及多糖等。

【理化鉴别】含量测定 照高效液相色谱法测定，肉苁蓉含松果菊苷（$C_{35}H_{46}O_{20}$）和毛蕊花糖苷（$C_{29}H_{36}O_{15}$）的总量不得少于0.30%；管花肉苁蓉含松果菊苷（$C_{35}H_{46}O_{20}$）和毛蕊花糖苷（$C_{29}H_{36}O_{15}$）的总量不得少于1.5%。

【功效应用】补肾阳，益精血，润肠通便。用量6～10g。

锁 阳
Cynomorii Herba

【来源】本品为锁阳科植物锁阳 *Cynomorium songaricum* Rupr. 的干燥肉质茎。

【产地】主产于甘肃、新疆、内蒙古、宁夏、青海等地。

【采收加工】春季采挖，除去花序，切段，晒干。

【性状鉴别】①呈扁圆柱形，微弯曲，长5～15cm，直径1.5～5cm。②表面棕色或棕褐色，粗糙，具明显纵沟及不规则凹陷，有的残存三角形的黑棕色鳞片。③体重，质硬，难折断，断面浅棕色或棕褐色，有黄色三角状维管束。④气微，味甘而涩。（图9－26）

以体肥大、色红、坚实、断面粉性、不显筋脉者为佳。

【化学成分】含三萜类成分、花色苷、氨基酸、鞣质及糖类。

【功效应用】补肾阳，益精血，润肠通便。用量5～10g。

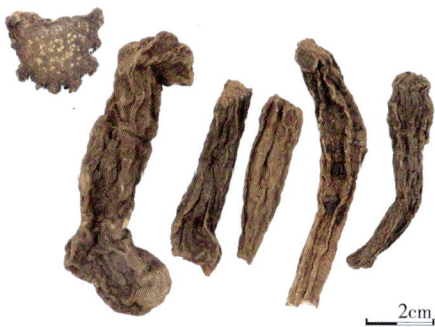

图9－26 锁阳

穿心莲
Andrographis Herba

【来源】本品为爵床科植物穿心莲 *Andrographis paniculata*（Burm. f.）Nees 的干燥地上部分。

【产地】主产于广东、广西、福建等地。

【采收加工】秋初茎叶茂盛时采割，晒干。

【性状鉴别】①茎呈方柱形，多分枝，长50～70cm，节稍膨大；质脆，易折断。②单叶对生，叶柄短或近无柄；叶片皱缩、易碎，完整者展开后呈披针形或卵状披针形，长3～12cm，宽2～5cm，先端渐尖，基部楔形下延，全缘或波状；上表面绿色，下表面灰绿色，两面光滑。③气微，味极苦。（图9－27）

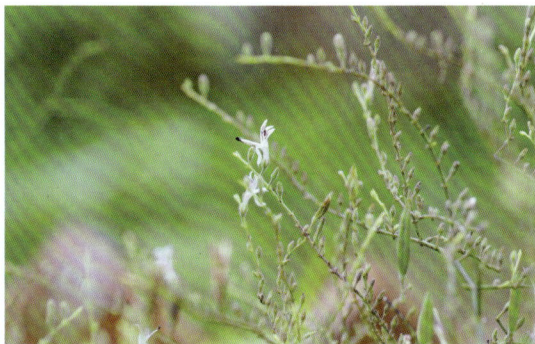

1

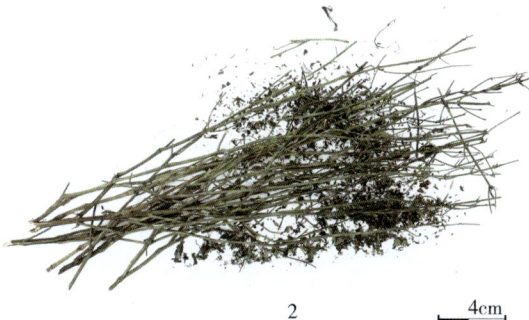

2

图9－27 穿心莲

1. 原植物；2. 药材

以叶多、色绿、味极苦者为佳。

【显微鉴别】

1. 叶横切面 ①上表皮细胞类方形或长方形，下表皮细胞较小，上、下表皮均有含圆形、长椭圆形或棒状钟乳体的晶细胞；并有腺鳞，有的可见非腺毛。②栅栏组织为 1~2 列细胞，贯穿于主脉上方；海绵组织排列疏松。③主脉维管束外韧型，呈凹槽状，木质部上方薄壁组织内亦有晶细胞。

2. 叶粉末 鲜绿色。①上下表皮均有增大的晶细胞，内含大型螺状钟乳体，直径约至 36μm，长约至 180μm，较大端有脐样点痕，层纹波状。②下表皮气孔密布，直轴式，副卫细胞大小悬殊，也有不定式。③腺鳞头部扁球形，4、6（8）细胞，直径至 40μm，柄极短。④非腺毛 1~4 细胞，长约至 160μm，基部直径约至 40μm，表面有角质纹理。（图 9-28）

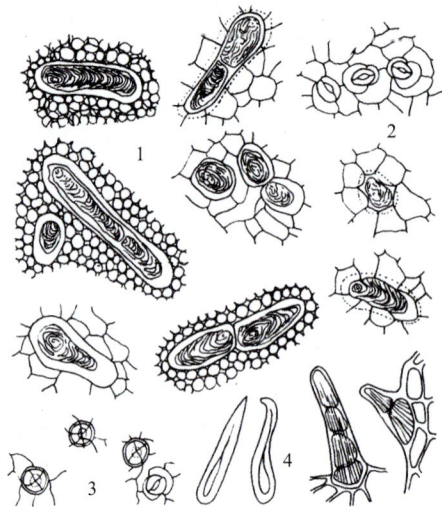

图 9-28　穿心莲（叶）表面 [e] 微课3
1. 含螺状钟乳体的晶细胞；2. 气孔；
3. 腺鳞；4. 非腺毛

【化学成分】含苦味素，主要为穿心莲内酯、新穿心内酯、脱水穿心莲内酯和去氧穿心莲内酯等。

【理化鉴别】

1. 浸出物 照醇溶性浸出物测定法（热浸法）测定，乙醇浸出物不得少于 8.0%。

2. 含量测定 照高效液相色谱法测定，本品含穿心莲内酯（$C_{20}H_{30}O_5$）、新穿心莲内酯（$C_{26}H_{40}O_8$）、14-去氧穿心莲内酯（$C_{20}H_{30}O_4$）和脱水穿心莲内酯（$C_{20}H_{28}O_4$）的总量不得少于 1.5%。

【功效应用】清热解毒，凉血，消肿。用量 6~9g。外用适量。

车前草

Plantaginis Herba

【来源】本品为车前科植物车前 *Plantago asiatica* L. 或平车前 *Plantago depressa* Willd. 的干燥全草。

【产地】分布于全国各地。

【采收加工】夏季采挖，除去泥沙，晒干。

【性状鉴别】

1. 车前 ①根丛生，须状。②叶基生，具长柄；叶片皱缩，展平后呈卵状椭圆形或宽卵形，长 6~13cm，宽 2.5~8cm；表面灰绿色或污绿色，具明显弧形脉 5~7 条；先端钝或短尖，基部宽楔形，全缘或有不规则波状浅齿。③穗状花序数条，花茎长。④蒴果盖裂，萼宿存。⑤气微香，味微苦。（图 9-29）

2. 平车前 ①主根直而长。②叶片较狭，长椭圆形或椭圆状披针形，长 5~14cm，宽 2~3cm。
均以叶片完整、色灰绿者为佳。

【化学成分】含大车前苷、木犀草苷等。

【功效应用】清热利尿通淋，祛痰，凉血，解毒。用量 9~30g。

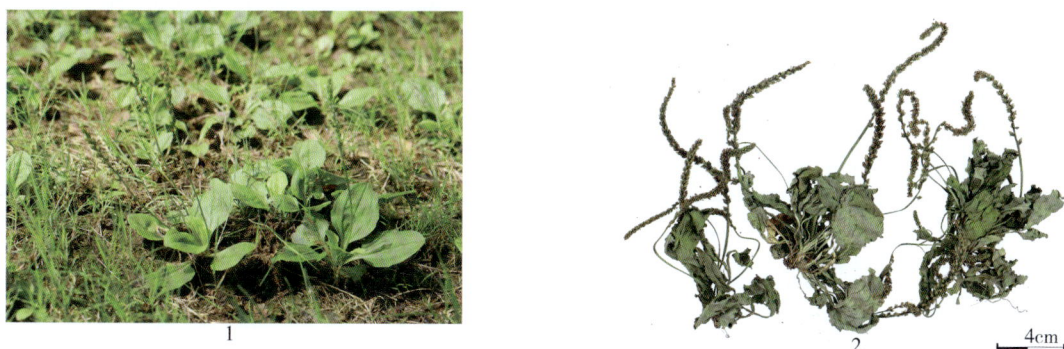

图 9 - 29 车前草

1. 原植物；2. 药材

半边莲

Lobeliae Chinensis Herba

【来源】本品为桔梗科植物半边莲 *Lobelia chinensis* Lour. 的干燥全草。

【产地】主产于湖南、湖北等地。

【采收加工】夏季采收，除去泥沙，洗净，晒干。

【性状鉴别】①常缠结成团。②根茎极短，直径 1～2mm；表面淡棕黄色，平滑或有细纵纹。③根细小，黄色，侧生纤细须根。④茎细长，有分枝，灰绿色，节明显，有的可见附生的细根。⑤叶互生，无柄，叶片多皱缩，绿褐色，展平后叶片呈狭披针形，长 1～2.5cm，宽 0.2～0.5cm，边缘具疏而浅的齿或全缘。⑥花梗细长，花小，单生于叶腋，花冠基部筒状，上部 5 裂，偏向一边，浅紫红色，花冠筒内有白色茸毛。⑦气微特异，味微甘而辛。(图 9 - 30)

以身干、叶绿、根黄、杂质少者为佳。

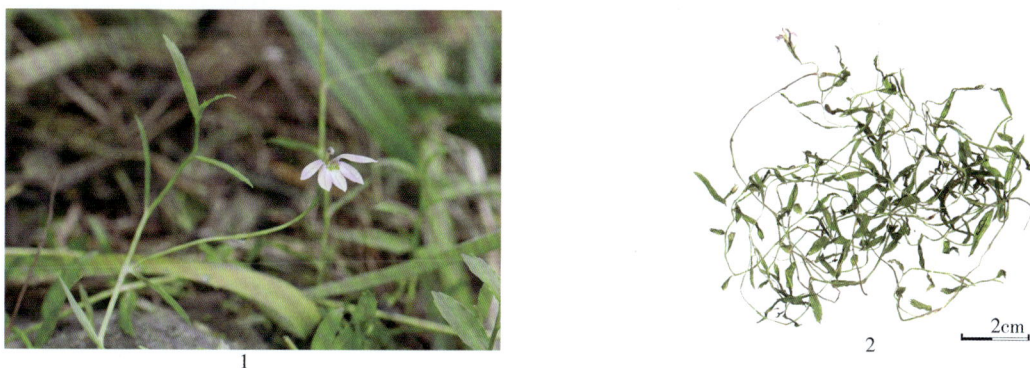

图 9 - 30 半边莲

1. 原植物；2. 饮片

【化学成分】含生物碱、黄酮苷、皂苷、氨基酸。生物碱中主要为山梗菜碱、山梗菜酮碱、山梗菜醇碱、异山梗菜酮碱等。

【功效应用】清热解毒，利尿消肿。用量 9～15g。

佩 兰

Eupatorii Herba

【来源】本品为菊科植物佩兰 *Eupatorium fortunei* Turcz. 的干燥地上部分。

【产地】主产于江苏、浙江、河北、山东等地。

【采收加工】夏、秋二季分两次采割，除去杂质，晒干。

【性状鉴别】①茎呈圆柱形，长30~100cm，直径0.2~0.5cm；表面黄棕色或黄绿色，有的带紫色，有明显的节和纵棱线；质脆，断面髓部白色或中空。②叶对生，有柄，叶片多皱缩、破碎，绿褐色；完整叶片3裂或不分裂，分裂者中间裂片较大，展平后呈披针形或长圆状披针形，基部狭窄，边缘有锯齿；不分裂者展平后呈卵圆形、卵状披针形或椭圆形。③气芳香，味微苦。（图9-31）

以质嫩、身干、杂质少、叶多、色绿、香气浓者为佳。

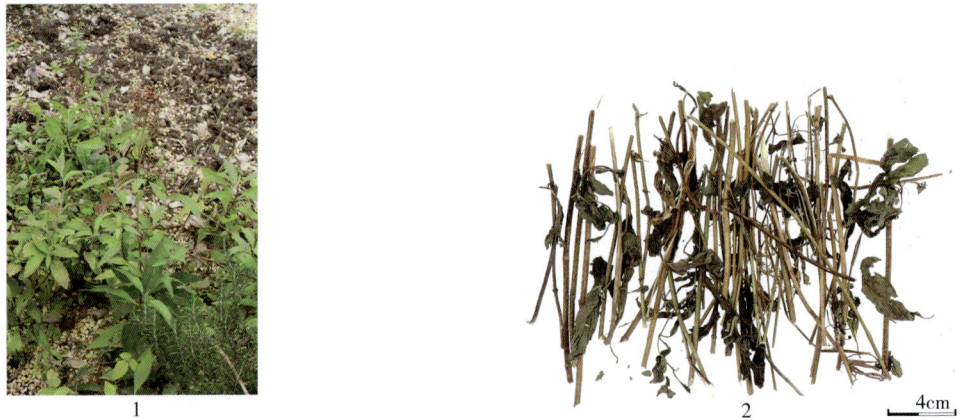

图9-31　佩兰
1. 原植物；2. 药材

【化学成分】全草含挥发油1.5%~2%，叶含香豆精，邻-香豆酸及麝香草氢醌。

【功效应用】芳香化湿，醒脾开胃，发表解暑。用量3~10g。

豨莶草
Siegesbeckiae Herba

【来源】本品为菊科植物豨莶 *Siegesbeckia orientalis* L.、腺梗豨莶 *Siegesbeckia pubescens* Makino 或毛梗豨莶 *Siegesbeckia glabrescens* Makino 的干燥地上部分。

【产地】主产于湖南、福建、湖北、江苏等地。

【采收加工】夏、秋二季花开前和花期均可采割，除去杂质，晒干。

【性状鉴别】①茎略呈方柱形，多分枝，长30~110cm，直径0.3~1cm；表面灰绿色、黄棕色或紫棕色，有纵沟和细纵纹，被灰色柔毛；节明显，略膨大；质脆，易折断，断面黄白色或带绿色，髓部宽广，类白色，中空。②叶对生，叶片多皱缩、卷曲，展平后呈卵圆形，灰绿色，边缘有钝锯齿，两面皆有白色柔毛，主脉3出。③有的可见黄色头状花序，总苞片匙形。④气微，味微苦。（图9-32）

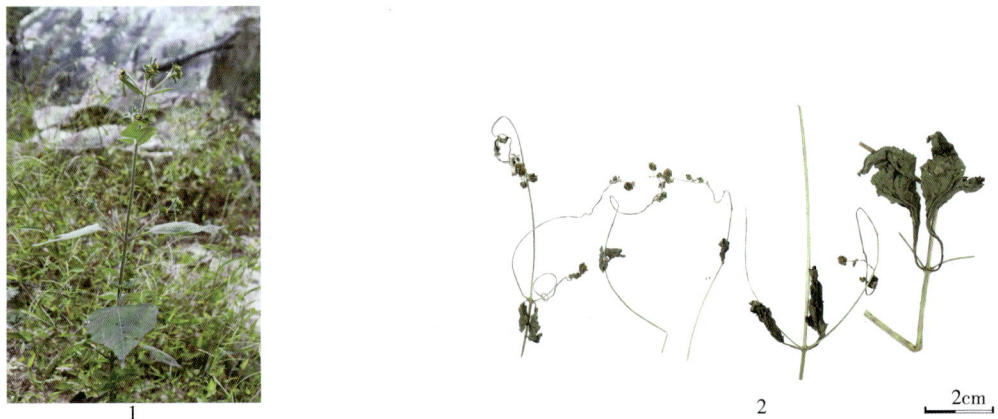

图9-32　豨莶草
1. 原植物；2. 药材

以身干、杂质少、叶多、枝嫩、色深绿者为佳。

【化学成分】含豨莶苦味苷。

【功效应用】祛风湿，利关节，解毒。用量9~12g。

茵　陈
Artemisiae Scopariae Herba

【来源】本品为菊科植物滨蒿 *Artemisia scoparia* Waldst. et Kit. 或茵陈蒿 *Artemisia capillaris* Thunb. 的干燥地上部分。

【产地】滨蒿主产东北地区及河北、山东等地；茵陈蒿主产陕西、山西等地。

【采收加工】春季幼苗高6~10cm时采收或秋季花蕾长成至花初开时采割，除去杂质和老茎，晒干。春季采收的称"绵茵陈"，秋季采割的称"花茵陈"。

【性状鉴别】

1. 绵茵陈　①多卷曲成团状，灰白色或灰绿色，全体密被白色茸毛，绵软如绒。②茎细小，长1.5~2.5cm，直径0.1~0.2cm，除去表面白色茸毛后可见明显纵纹；质脆，易折断。③叶具柄；展平后叶片呈一至三回羽状分裂，叶片长1~3cm，宽约1cm；小裂片卵形或稍呈倒披针形、条形，先端锐尖。④气清香，味微苦。（图9-33）

2. 花茵陈　①茎呈圆柱形，多分枝，长30~100cm，直径2~8mm；表面淡紫色或紫色，有纵条纹，被短柔毛；体轻，质脆，断面类白色。②叶密集，或多脱落；下部叶二至三回羽状深裂，裂片条形或细条形，两面密被白色柔毛；茎生叶一至二回羽状全裂，基部抱茎，裂片细丝状。③头状花序卵形，多数集成圆锥状，长1.2~1.5mm，直径1~1.2mm，有短梗；总苞片3~4层，卵形，苞片3裂；外层雌花6~10个，可多达15个，内层两性花2~10个。④瘦果长圆形，黄棕色。⑤气芳香，味微苦。

以质嫩、绵软、色灰白、香气浓者为佳。

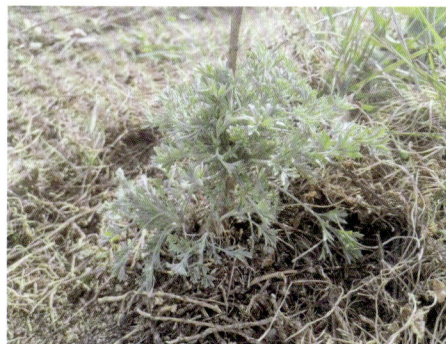
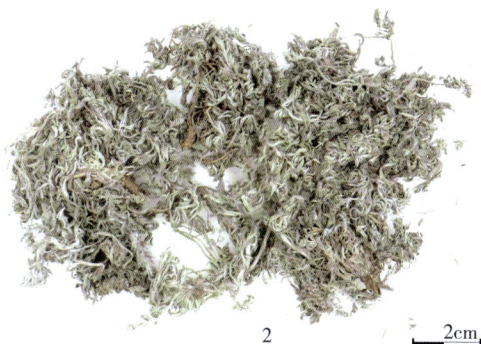

图9-33　茵陈
1. 原植物；2. 药材

【化学成分】含利胆有效成分蒿属香豆素（即6,7-二甲氧基香豆素）、茵陈色酮、4′-甲基茵陈色酮、7-甲基茵陈色酮等。另含挥发油、绿原酸等，油中主成分为侧柏醇，正丁醛等。

【理化鉴别】**含量测定**　照高效液相色谱法测定，绵茵陈含绿原酸($C_{16}H_{18}O_9$)不得少于0.50%，花茵陈含滨蒿内酯($C_{11}H_{10}O_4$)不得少于0.20%。

【功效应用】清利湿热，利胆退黄。用量6~15g。外用适量，煎汤熏洗。

青 蒿
Artemisiae Annuae Herba

【来源】 本品为菊科植物黄化蒿 *Artemisia annua* L. 的干燥地上部分。

【产地】 全国各地均产。

【采收加工】 秋季花盛开时采割，除去老茎，阴干。

【性状鉴别】 ①茎呈圆柱形，上部多分枝，长30～80cm，直径0.2～0.6cm；表面黄绿色或棕黄色，具纵棱线；质略硬，易折断，断面中部有髓。②叶互生，暗绿色或棕绿色，卷缩易碎，完整者展平后呈三回羽状深裂，裂片及小裂片矩圆形或长椭圆形，两面被短毛。③气香特异，味微苦。（图9-34）

以色绿、叶多、香气浓者为佳。

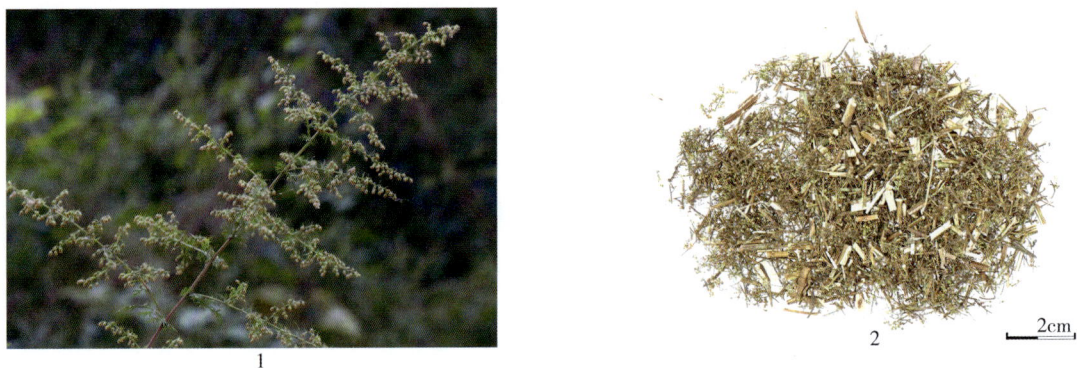

图9-34 青蒿
1. 原植物；2. 饮片

知识链接

青蒿素与诺贝尔奖

疟疾是经按蚊叮咬而感染疟原虫所引起的虫媒传染病，致死率高，每年大约有50万人死于疟疾。1967年，为寻找对抗疟原虫的特效药，国家启动了疟疾防治药物研究项目。1969年，屠呦呦及她的团队正式加入该项目，自此踏上从中医药中探索发掘抗疟新药的艰辛征程。

在研究过程中，屠呦呦受到了东晋时期葛洪所著《肘后备急方》治疟方："青蒿一握。以水二升渍，绞取汁。尽服之。"的启发，在历经数百次实验后，最终从一种名为黄花蒿 *Artemisia annua* L. 的菊科植物中提取分离得到了一种对疟原虫100%抑制率的单体，即青蒿素。青蒿素的发现，挽救了全球数百万人的生命。2015年10月05日，中国科学家屠呦呦因为在新型抗疟药——青蒿素的发现中发挥了关键作用而获诺贝尔生理学或医学奖，这是中国科学家因为在中国本土进行的科学研究而首次获诺贝尔科学奖。

【化学成分】 含多种倍半萜内酯，如青蒿素、青蒿酸、青蒿酸甲酯等。并含挥发油，油中主要成分为1-樟脑、β-丁香烯、青蒿酮、异青蒿酮、1,8-桉油精等。此外，青蒿尚含多种黄酮类及香豆素类化合物。

【理化鉴别】 浸出物 照醇溶性浸出物测定法（冷浸法）测定，无水乙醇浸出物不得少于1.9%。

【功效应用】 清虚热，除骨蒸，解暑热，截疟，退黄。用量6～12g，后下。

小 蓟
Cirsii Herba

【来源】 本品为菊科植物刺儿菜 *Cirsium setosum*（Willd.）MB. 的干燥地上部分。

【产地】全国大部分地区均产。

【采收加工】夏、秋二季花开时采割，除去杂质，晒干。

【性状鉴别】①茎呈圆柱形，有的上部分枝，长5~30cm，直径0.2~0.5cm；表面灰绿色或带紫色，具纵棱及白色柔毛；质脆，易折断，断面中空。②叶互生，无柄或有短柄；叶片皱缩或破碎，完整者展平后呈长椭圆形或长圆状披针形，长3~12cm，宽0.5~3cm；全缘或微齿裂至羽状深裂，齿尖具针刺；上表面绿褐色，下表面灰绿色，两面均具白色柔毛。③头状花序单个或数个顶生；总苞钟状，苞片5~8层，黄绿色；花紫红色。④气微，味微苦。（图9-35）

以色绿、叶多着为佳。

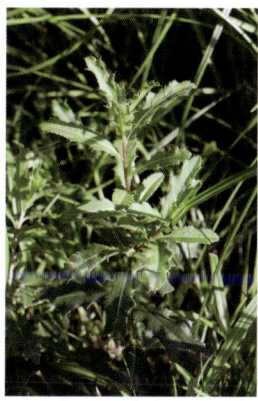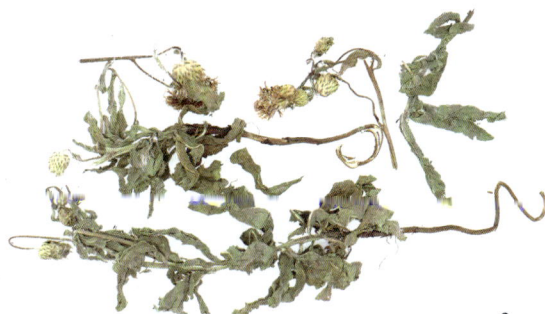

图9-35　小蓟

1. 原植物；2. 药材

【化学成分】含蒙花苷、芦丁、刺槐素、原儿茶酸、咖啡酸及绿原酸等。

【功效应用】凉血止血，散瘀解毒消痈。用量5~12g。

墨旱莲

Ecliptae Herba

【来源】本品为菊科植物鳢肠 *Eclipta prostrata* L. 的干燥地上部分。

【产地】主产于江苏、江西、浙江、广东等地。

【采收加工】花开时采割，晒干。

【性状鉴别】①全体被白色茸毛。②茎呈圆柱形，有纵棱，直径2~5mm；表面绿褐色或墨绿色。③叶对生，近无柄，叶片皱缩卷曲或破碎，完整者展平后呈长披针形，全缘或具浅齿，墨绿色。④头状花序直径2~6mm。⑤瘦果椭圆形而扁，长2~3mm，棕色或浅褐色。⑥气微，味微咸。（图9-36）

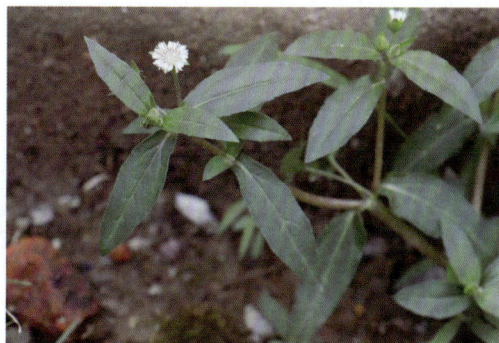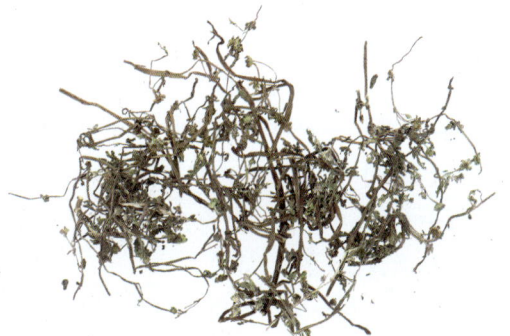

图9-36　墨旱莲

1. 原植物；2. 药材

以质嫩、整齐、叶多、墨绿色、无杂质者为佳。

【化学成分】含烟碱、三噻嗯甲醇、三噻嗯甲醛、皂苷、鞣质、苦味质、蟛蜞菊内脂等。

【功效应用】滋补肝肾，凉血止血。用量6～12g。

马齿苋
Portulacae Herba

【来源】本品为马齿苋科植物马齿苋 *Portulaca oleracea* L. 的干燥地上部分。

【产地】全国各地均产。

【采收加工】夏、秋二季采收，除去残根和杂质，洗净，略蒸或烫后晒干。

【性状鉴别】①多皱缩卷曲，常结成团。②茎圆柱形，长可达30cm，直径0.1～0.2cm，表面黄褐色，有明显纵沟纹。③叶对生或互生，易破碎，完整叶片倒卵形，长1～2.5cm，宽0.5～1.5cm；绿褐色，先端钝平或微缺，全缘。④花小，3～5朵生于枝端，花瓣5，黄色。⑤蒴果圆锥形，长约5mm，内含多数细小种子。⑦气微，味微酸。（图9-37）

以株小、质嫩、整齐少碎、叶多、青绿色、无杂质者为佳。

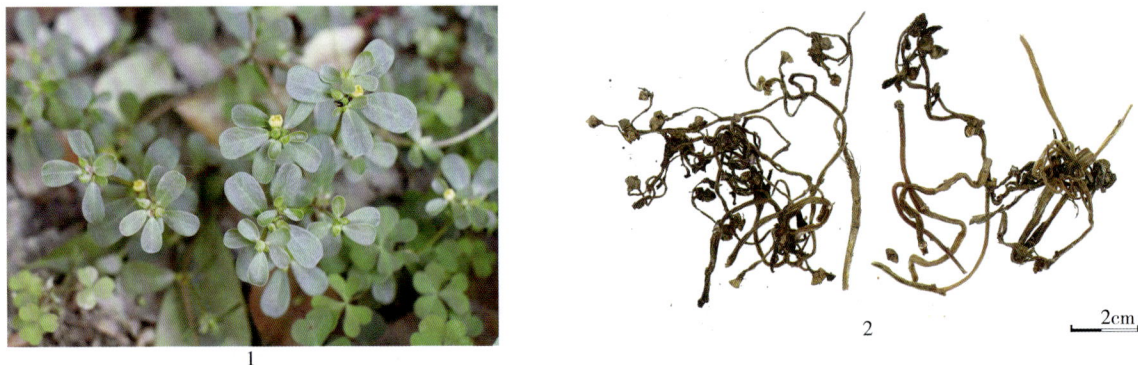

图9-37 马齿苋
1. 原植物；2. 药材

【化学成分】含有大量维生素、矿物质、不饱和脂肪酸、微量元素和丰富的柠檬酸、苹果酸、氨基酸等。

【功效应用】清热解毒，凉血止血，止痢。用量9～15g。外用适量捣敷患处。

垂盆草
Sedi Herba

【来源】本品为景天科植物垂盆草 *Sedum sarmentosum* Bunge 的干燥全草。

【产地】全国多数地区均产。

【采收加工】夏、秋二季采收，除去杂质，干燥。

【性状鉴别】①茎纤细，长可达20cm以上，部分节上可见纤细的不定根。②3叶轮生，叶片倒披针形至矩圆形，绿色，肉质，长1.5～2.8cm，宽0.3～0.7cm，先端近急尖，基部急狭，有距。③气微，味微苦。（图9-38）

以茎、叶、花齐全，叶倒披针形至矩圆形、色棕绿者为佳。

【化学成分】含有氰苷类化合物垂盆草苷，尚含 *N*-甲基异石榴皮碱，二氢-*N*-甲基异石榴皮碱及多种糖类物质。

【功效应用】利湿退黄，清热解毒。用量15～30g。

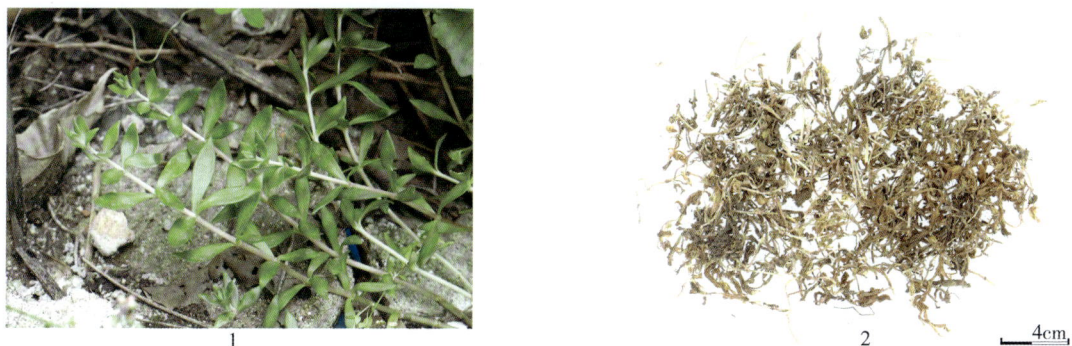

图 9 - 38　垂盆草

1. 原植物；2. 药材

蒲公英
Taraxaci Herba

【来源】 本品为菊科植物蒲公英 *Taraxacum mongolicum* Hand. – Mazz. 、碱地蒲公英 *Taraxacum borealisinense* Kitam. 或同属数种植物的干燥全草。

【产地】 主产于山西、河北、山东及东北等地。

【采收加工】 春至秋季花初开时采挖，除去杂质，洗净，晒干。

【性状鉴别】 ①呈皱缩卷曲的团块。②根呈圆锥状，多弯曲，长 3～7cm；表面棕褐色，抽皱；根头部有棕褐色或黄白色的茸毛，有的已脱落。③叶基生，多皱缩破碎，完整叶片呈倒披针形，绿褐色或暗灰绿色，先端尖或钝，边缘浅裂或羽状分裂，基部渐狭，下延呈柄状，下表面主脉明显。④花茎1 至数条，每条顶生头状花序，总苞片多层，内面一层较长，花冠黄褐色或淡黄白色。⑤有的可见多数具白色冠毛的长椭圆形瘦果。⑥气微，味微苦。（图 9 - 39）

以叶多、色灰绿、根完整者为佳。

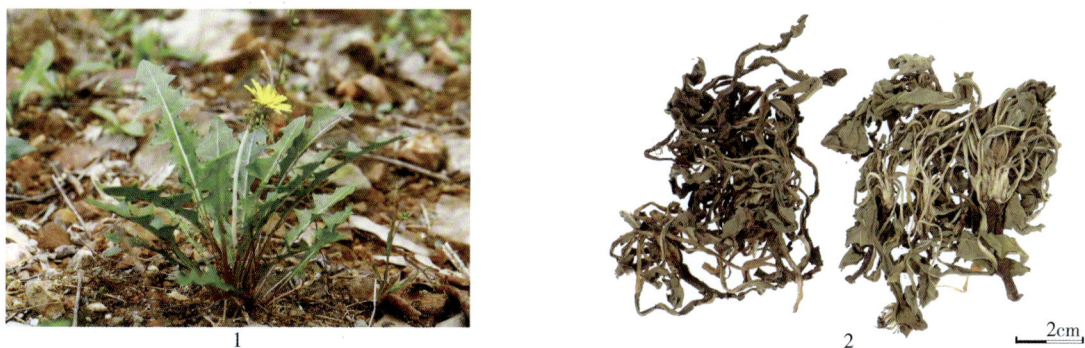

图 9 - 39　蒲公英

1. 原植物；2. 药材

【化学成分】 含蒲公英甾醇、胆碱、菊糖和果胶等。

【功效应用】 清热解毒，消肿散结，利尿通淋。用量 10～15g。

淡竹叶
Lophatheri Herba

【来源】 本品为禾本科植物淡竹叶 *Lophatherum gracile* Brongn. 的干燥茎叶。

【产地】 主产于浙江、江苏、湖南、湖北等地。

【采收加工】 夏季未抽花穗前采割，晒干。

【性状鉴别】①长 25～75cm。②茎呈圆柱形，有节，表面淡黄绿色，断面中空。③叶鞘开裂。叶片披针形，有的皱缩卷曲，长 5～20cm，宽 1～3.5cm；表面浅绿色或黄绿色。叶脉平行，具横行小脉，形成长方形的网格状，下表面尤为明显。④体轻，质柔韧。⑤气微，味淡。（图 9-40）

以叶多、质软、色青绿、不带根及花穗者为佳。

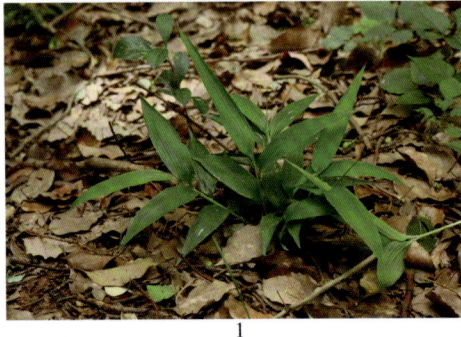 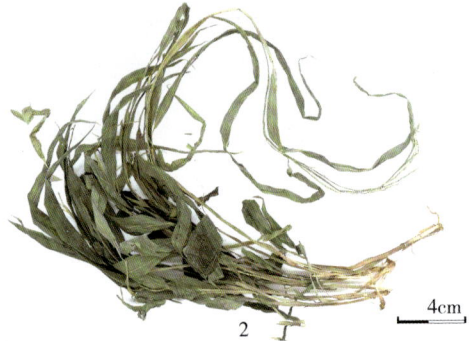

4cm

图 9-40 淡竹叶

1. 原植物；2. 药材

【化学成分】茎、叶含三萜化合物：芦竹素、印白茅素，蒲公英萜醇和无羁萜。地上部分含酚性成分、氨基酸、有机酸、糖类。

【功效应用】清热泻火，除烦止渴，利尿通淋。用量 6～10g。

石 斛

Dendrobii Caulis

【来源】本品为兰科植物金钗石斛 *Dendrobium nobile* Lindl.、霍山石斛 *Dendrobium huoshanense* C. Z. Tang et S. J. Cheng、鼓槌石斛 *Dendrobium chrysotoxum* Lindl. 或流苏石斛 *Dendrobium fimbriatum* Hook. 的栽培品及其同属植物近似种的新鲜或干燥茎。

【产地】主产于广西、贵州、广东、云南等地。

【采收加工】全年均可采收，鲜用者除去根和泥沙；干用者采收后，除去杂质，用开水略烫或烘软，再边搓边烘晒，至叶鞘搓净，干燥。霍山石斛 11 月至翌年 3 月采收，除去叶、根须及泥沙等杂质，洗净，鲜用，或加热除去叶鞘制成干条；或边加热边扭成螺旋状或弹簧状，干燥，称霍山石斛枫斗。

【性状鉴别】

1. 药材

（1）鲜石斛 ①呈圆柱形或扁圆柱形，长约 30cm，直径 0.4～1.2cm。②表面黄绿色，光滑或有纵纹，节明显，色较深，节上有膜质叶鞘。③肉质多汁，易折断。④气微，味微苦而回甜，嚼之有黏性。

（2）金钗石斛 ①呈扁圆柱形，长 20～40cm，直径 4～6mm，节间长 2.5～3cm。②表面金黄色或黄中带绿色，有深纵沟。③质硬而脆，断面较平坦而疏松。④气微，味苦。

（3）霍山石斛 ①干条呈直条状或不规则弯曲形，长 2～8cm，直径 1～4mm。表面淡黄绿色至黄绿色，偶有黄褐色斑块，有细纵纹，节明显，节上有的可见残留的灰白色膜质叶鞘；一端可见茎基部残留的短须根或须根痕，另一端为茎尖，较细。②质硬而脆，易折断，断面平坦，灰黄色至灰绿色，略角质状。③气微，味淡，嚼之有黏性。鲜品稍肥大。肉质，易折断，断面淡黄绿色至深绿色。气微，味淡，嚼之有黏性且少有渣。④枫斗呈螺旋形或弹簧状，通常为 2～5 个旋纹，茎拉直后性状

同干条。（图 9 - 41）

（4）鼓槌石斛　①呈粗纺锤形，中部直径 1 ~ 3cm，具 3 ~ 7 节。②表面光滑，金黄色，有明显凸起的棱。③质轻而松脆，断面海绵状。④气微，味淡，嚼之有黏性。

（5）流苏石斛等　①呈长圆柱形，长 20 ~ 150cm，直径 0.4 ~ 1.2cm，节明显，节间长 2 ~ 6cm。②表面黄色至暗黄色，有深纵槽。③质疏松，断面平坦或呈纤维性。④味淡或微苦，嚼之有黏性。

干品以色金黄、有光泽、质柔韧者为佳；鲜品以色黄绿、肥满多汁、嚼之发黏者为佳。

2. 饮片　①呈扁圆柱形或圆柱形的段。②表面金黄色、绿黄色或棕黄色，有光泽，有深纵沟或纵棱，有的可见棕褐色的节。③切面黄白色至黄褐色，有多数散在的筋脉点。④气微，味淡或微苦，嚼之有黏性。（图 9 - 41）

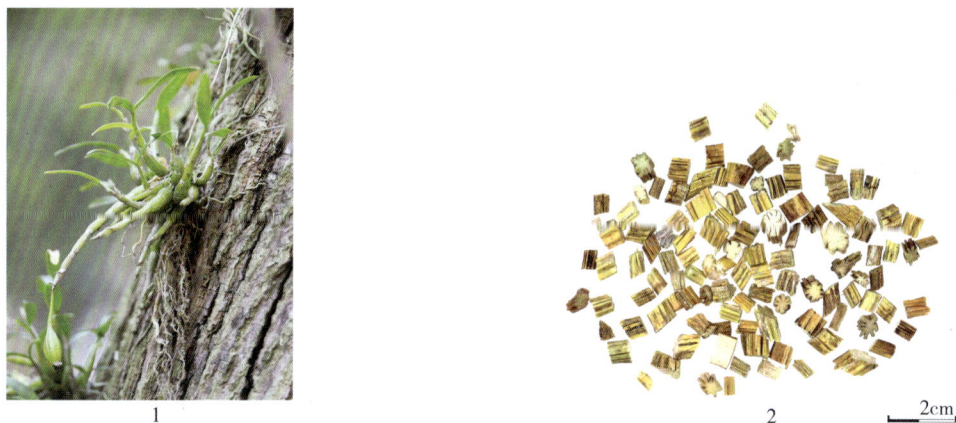

2cm

图 9 - 41　石斛
1. 霍山石斛原植物；2. 饮片

【化学成分】含生物碱类成分。

【功效应用】益胃生津，滋阴清热。用量 6 ~ 12g；鲜品 15 ~ 30g。

【附药】**铁皮石斛**

本品为兰科植物铁皮石斛 *Dendrobium Officinale* Kimura et Migo 的干燥茎。11 月至翌年 3 月采收，除去杂质，剪去部分须根，边加热边扭成螺旋形或弹簧状，烘干；或切成段，干燥或低温烘干，前者习称"铁皮枫斗"（耳环石斛）；后者习称"铁皮石斛"。铁皮枫斗呈螺旋形或弹簧状，通常为 2 ~ 6 个旋纹，茎拉直后长 3.5 ~ 8cm，直径 2 ~ 4mm。表面黄绿色或略带金黄色，有细纵皱纹，节明显，节上有时可见残留的灰白色叶鞘；一端可见茎基部留下的短须根。质坚实，易折断，断面平坦，灰白色至灰绿色，略角质状。气微，味淡，嚼之有黏性。铁皮石斛呈圆柱形的段，长短不等。

石斛

地锦草
Euphorbiae Humifusae Herba

【来源】本品为大戟科植物地锦 *Euphorbia humifusa* Willd. 或斑地锦 *Euphorbia maculata* L. 的干燥全草。

【产地】全国多数地区均产。

【采收加工】夏、秋二季采收，除去杂质，晒干。

【性状鉴别】

1. 地锦　①常皱缩卷曲，根细小。②茎细，呈叉状分枝，表面带紫红色，光滑无毛或疏生白色细柔毛；质脆，易折断，断面黄白色，中空。③单叶对生，具淡红色短柄或几无柄；叶片多皱缩或已脱落，展平后呈长椭圆形，长 5~10mm，宽 4~6mm；绿色或带紫红色，通常无毛或疏生细柔毛；先端钝圆，基部偏斜，边缘具小锯齿或呈微波状。④杯状聚伞花序腋生，细小。⑤蒴果三棱状球形，表面光滑。⑥种子细小，卵形，褐色。⑦气微，味微涩。(图 9-42)

2. 斑地锦 ①叶上表面具红斑。②蒴果被稀疏白色短柔毛。

以叶色绿、茎色绿褐或带紫红色、具花果者为佳。

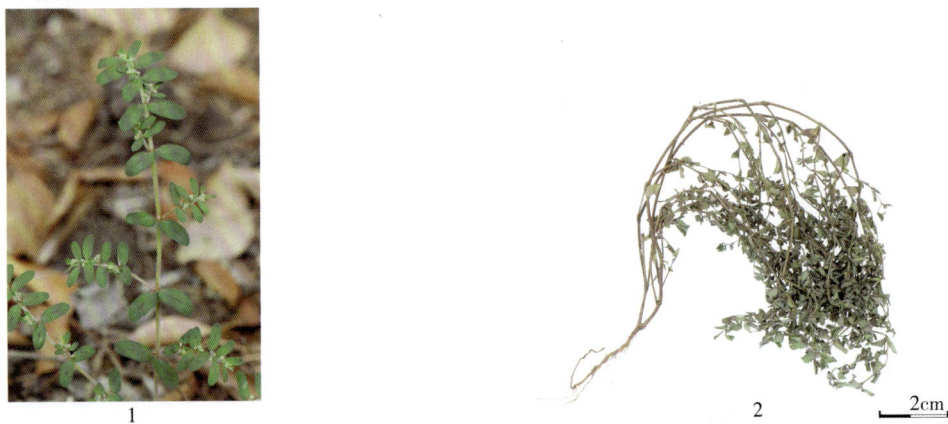

图 9-42 地锦草

1. 原植物；2. 药材

【**化学成分**】含黄酮及其苷类、酚酸和鞣质类、萜类、生物碱类等。

【**功效应用**】清热解毒，凉血止血，利湿退黄。用量 9~20g。外用适量。

答案解析

···· 目标检测

一、名词解释

全草类中药

二、简答题

1. 简述麻黄、广藿香、薄荷、穿心莲的来源、性状。

2. 如何识别下列各组药材：薄荷 - 荆芥；泽兰 - 佩兰。

3. 简述广藿香、茵陈的主产地及采收加工方法。

4. 简述麻黄、薄荷、穿心莲粉末的显微鉴别特征。

（郑　佳）

书网融合……

重点小结

微课1

微课2

微课3

习题

第十章 藻、菌、地衣类中药

学习目标

知识目标：通过本章学习，掌握藻、菌、地衣类中药的性状与显微鉴别要点，冬虫夏草、茯苓、猪苓等中药的来源、性状鉴别、显微鉴别、理化鉴别等方面内容；熟悉海藻、灵芝、雷丸等中药的来源、性状鉴别、理化鉴别等方面内容；了解其他藻菌类中药来源、性状鉴别等方面内容；了解藻菌类中药的化学成分、常见伪品或代用品。

能力目标：具备运用性状鉴定技术快速识别 10 种藻、菌、地衣类中药的能力；具备运用显微鉴定技术鉴定 4 种藻、菌、地衣类中药并绘制显微特征图的能力；具备运用理化鉴定技术鉴定 6 种藻、菌、地衣类中药真伪优劣的能力。

第一节 概 述

藻（algae）类、菌（fungi）类、地衣（lichenes）类均属于低等植物，在形态上无明显分化，即无根、茎、叶的具体分化，是单细胞体，或多细胞的叶状体或菌丝体；在组织构造上一般不分化，无维管柱、无中柱和胚胎。

一、藻类中药

藻类植物种类繁多，资源丰富。我国利用藻类供药用，历史悠久。藻类植物多水生；常含各种色素，能进行光合作用，营养方式为自养型。常含有多聚糖、糖醇、糖醛酸、氨基酸、胆碱、蛋白质、甾醇、叶绿素、胡萝卜素、碘、钾、钙等成分。具有广泛的药理作用，如螺旋藻有抗衰老、抗缺氧、抗疲劳、抗辐射、降血脂、降血压、养肝护胃等作用；盐藻素有抗氧化、清除自由基、提高免疫力等作用；鼠尾藻多糖有抗溃疡作用；海带氨酸有降压、平喘镇咳等作用；碘可防治甲状腺肿瘤、颈淋巴结肿大等。我国药用藻类有 115 种，主要来自绿藻门、红藻门和褐藻门。

1. 绿藻 多生活在淡水中。藻体蓝绿色；贮存养分主要为多糖类；细胞壁内层为纤维素，外层为果胶质，少数具有膜质鞘。药用绿藻有石莼（海白菜）、孔石莼等。

2. 红藻 多生活在海水中。藻体红色至紫色；贮存养分为红藻淀粉或红藻糖。红藻淀粉是一种肝糖类多糖，常呈小颗粒状存于细胞质中，遇碘液呈葡萄红色至紫色。细胞壁内层坚韧，由纤维素构成；外层为藻胶层，由特有的果胶化合物藻胶构成。植物体多为假薄壁组织体，少数为丝状体。药用红藻有紫菜、石花菜、鹧鸪菜、海人草等。

3. 褐藻 多生活在海水中。藻体常呈褐色；为较高级的藻类；主要含褐藻淀粉和甘露醇，细胞中常含有碘，如干海带含碘量 $0.3\% \sim 0.5\%$，有的高达 1%，比海水中的碘浓度提高约 10 万倍。细胞壁内层为纤维素，外层为胶质，由特有的果胶化合物褐藻胶构成。供药用的有昆布、海藻等。

二、菌类中药

菌类一般不含光合作用色素，不能进行光合作用，营养方式是异养型；常含多糖、氨基酸、生物碱、蛋白质、蛋白酶、甾醇和抗生素等成分。其中，多糖类成分具有增强免疫力及抗肿瘤作用，如灵芝多糖、茯苓多糖、猪苓多糖、银耳多糖、云芝多糖等。与药用关系密切的有细菌门和真菌门，目前供药用的真菌已达百余种。

1. 细菌 为单细胞植物，有细胞壁，无细胞核。细胞壁主要由蛋白质、类脂质和多糖复合物组成，一般不具纤维素壁。放线菌是抗生素的主要产生菌，迄今已知的抗生素中，约 2/3 是由放线菌产生的，如氯霉素、四环素等。

2. 真菌 为有细胞核、细胞壁的异养植物。细胞壁的成分大多为壳多糖（又称几丁质），少数为纤维素。除少数单细胞种类外，真菌的营养体一般是菌丝交织形成的菌丝体，菌丝通常为圆管状，直径常在 10μm 以下。贮存的养分主要为肝糖、油脂和菌蛋白，不含淀粉。真菌的菌丝组织有两种形式：一种是近平行排列的长条形菌丝组织，称为"疏丝组织"；另一种是椭圆形、类圆形或类多角形的菌丝组织，称为"拟薄壁组织"。当环境不良或繁殖时，菌丝相互密结，菌丝体变态成菌丝组织体，常见的有菌核、子座、子实体等。菌核是菌丝紧密缠结在一起组成的坚硬团块状休眠体，如猪苓、茯苓、雷丸、马勃等；子实体是某些高等真菌在生殖时期形成的，具有一定形态和结构，能产生孢子的菌丝体，如灵芝、冬虫夏草等；子座是容纳子实体的菌丝褥座，是从营养阶段到繁殖阶段的一种过渡的菌丝组织体。子座形成后，常在其内或其上产生子实体。真菌类中药多分布于子囊菌纲和担子菌纲。前者的有性生殖产生子囊，子囊中形成子囊孢子，如冬虫夏草、蝉花等；后者由担子形成担孢子繁殖，如灵芝。

三、地衣类中药

地衣是藻类和真菌高度共生的复合体，具独特的生物学特性。组成地衣的真菌多为子囊菌，少数为担子菌；藻类多为蓝藻及绿藻。我国药用地衣有 9 科、17 属、71 种。常分布于梅衣科、松萝科和石蕊科。常用药用地衣有松萝、长松萝、石蕊等。

按形态不同，可将地衣分为壳状、叶状和枝状地衣 3 种类型。壳状地衣常呈壳状，菌丝与基质紧密相连；叶状地衣呈叶片状，叶片下有假根或"脐"附着于基质上，易与基质分离；枝状地衣呈分枝状，其基部附着于基质上，如松萝科地衣。

地衣类植物含有地衣酸、地衣色素、地衣多糖、蒽醌类和地衣淀粉。其中，地衣酸为地衣类植物的特有成分，多具抗菌活性，如抗菌消炎的松萝酸，对革兰阳性菌和结核杆菌有高度抗菌活性的小红石蕊酸等。

第二节　藻、菌、地衣类中药鉴定

昆布

Laminariae Thallus；Eckloniae Thallus

【来源】本品为海带科植物海带 *Laminaria japonica* Aresch. 或翅藻科植物昆布 *Ecklonia kurome* Okam. 的干燥叶状体。

【产地】前者主产于山东、辽宁沿海；后者主产于福建、浙江沿海。

【采收加工】夏、秋二季采捞，晒干。

【性状鉴别】

1. 海带　①卷曲折叠成团状，或缠结成把。全体呈黑褐色或绿褐色，表面附有白霜。②用水浸软则膨胀成扁平长带状，长 50 ~ 150cm，宽 10 ~ 40cm，中部较厚，边缘较薄而呈波状。③类革质，残存柄部扁圆柱状。④气腥，味咸。⑤以水浸泡即膨胀，表面黏滑，附着透明黏液质，手捻不分层。（图 10 - 1）

2. 昆布　①卷曲皱缩成不规则团状。全体呈黑色，较薄。②用水浸软则膨胀呈扁平的叶状，长宽为 16 ~ 26cm，厚约 1.6mm；③两侧呈羽状深裂，裂片呈长舌状，边缘有小齿或全缘。④质柔滑。

均以色黑褐、质厚、无砂石者为佳。

【化学成分】海带含藻胶酸、昆布多糖、甘露醇、碘等。

【功效应用】消痰软坚散结，利水消肿。用量 6 ~ 12g。

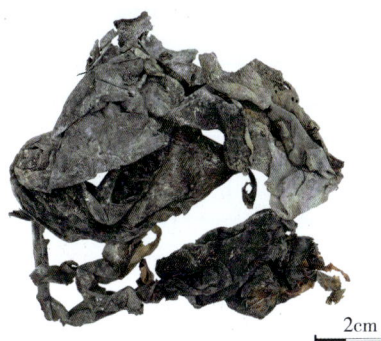

图 10 - 1　海带

海 藻
Sargassum

【来源】本品为马尾藻科植物海蒿子 *Sargassum pallidum*（Turn.）C. Ag. 或羊栖菜 *Sargassum fusiforme*（Harv.）Setch. 的干燥藻体。

【产地】海蒿子习称"大叶海藻"，主产于山东、辽宁沿海；羊栖菜习称"小叶海藻"，主产于浙江、福建沿海。

【采收加工】夏、秋二季采捞，除去杂质，洗净，晒干。

【性状鉴别】

1. 大叶海藻　①较大，皱缩卷曲，黑褐色，有的被白霜，长 30 ~ 60cm。②主干呈圆柱状，具圆锥形突起，主枝自主干两侧生出，侧枝自主枝叶腋生出，具短小的刺状突起。③初生叶披针形或倒卵形，长 5 ~ 7cm，宽约 1cm，全缘或具粗锯齿；次生叶条形或披针形，叶腋间有着生条状叶的小枝。④气囊黑褐色，球形或卵圆形，有的有柄，顶端钝圆，有的具细短尖。⑤质脆，潮润时柔软，水浸后膨胀，肉质，黏滑。⑥气腥，味微咸。（图 10 - 2）

2. 小叶海藻　①较小，长 15 ~ 40cm。②分枝互生，无刺状突起。③叶条形或细匙形，先端稍膨大，中空。④气囊腋生，纺锤形或球形，囊柄较长。⑤质较硬。（图 10 - 2）

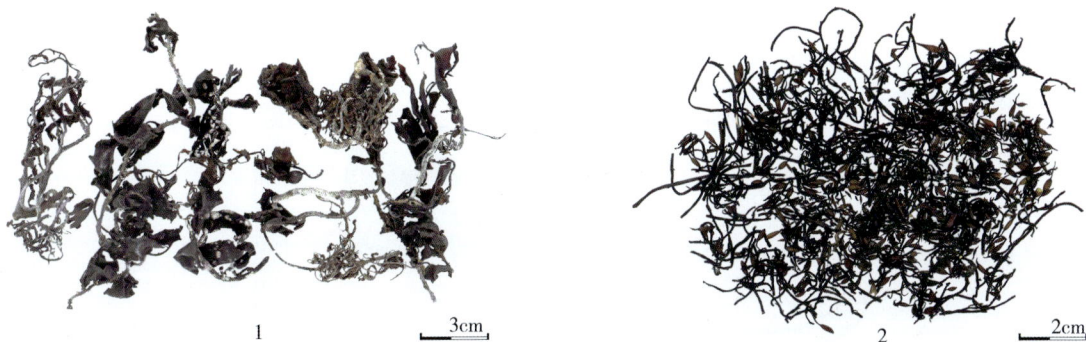

图 10 - 2　海藻
1. 海蒿子；2. 羊栖菜

【化学成分】含藻胶酸、粗蛋白、甘露醇、钾、碘、海藻多糖等。

【理化鉴别】

1. 化学定性 取本品 1g，剪碎，加水 20ml，冷浸数小时，滤过，滤液浓缩至 3～5ml，加三氯化铁试液 3 滴，生成棕色沉淀。

2. 含量测定 按紫外 - 可见分光光度法测定，本品含海藻多糖以岩藻糖（$C_6H_{12}O_5$）计，不得少于 1.70%。

【功效应用】 消痰软坚散结，利水消肿。用量 6～12g，不宜与甘草同用。

冬虫夏草
Cordyceps

【来源】 本品为麦角菌科真菌冬虫夏草 *Cordyceps sinensis*（BerK.）Sacc. 寄生在蝙蝠蛾科昆虫幼虫上的子座和幼虫尸体的干燥复合体。

【产地】 主产于四川省阿坝藏族自治州，青海玉树、西藏那曲及云南等地。

【采收加工】 夏初子座出土、孢子未发散时挖取，晒至六七成干，除去似纤维状的附着物及杂质，晒干或低温干燥。

【性状鉴别】 ①由虫体与从虫头部长出的真菌子座相连而成。②虫体似蚕，长 3～5cm，直径 0.3～0.8cm；表面深黄色至黄棕色，有环纹 20～30 个，近头部的环纹较细；头部红棕色；足 8 对，中部 4 对较明显；质脆，易折断，断面略平坦，淡黄白色。③子座细长圆柱形，长 4～7cm，直径约 0.3cm；表面深棕色至棕褐色，有细纵皱纹，上部稍膨大，放大镜下可见有多数疣状突起（子囊）密布，先端有一段光滑的不育柄；质柔韧，断面黄白色。④质柔韧，断面类白色。⑤气微腥，味微苦。（图 10 - 3）

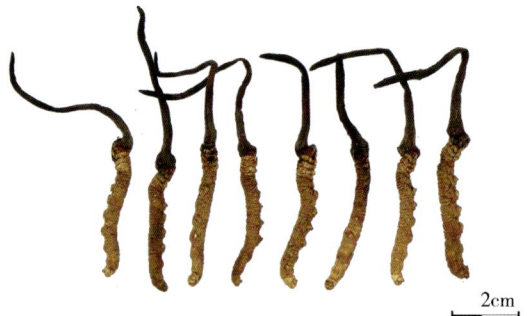

图 10 - 3 冬虫夏草

以完整、虫体丰满肥大、外色黄亮、内部色白、子座短者为佳。

【显微鉴别】

1. 子座头部横切面 ①子座周围 1 列子囊壳，子囊壳卵形至椭圆形，下半部埋生于凹陷的子座内。②子囊壳内有多数线形子囊，每个子囊内又有 2～8 个线形的子囊孢子。③子座中央充满菌丝，其间有裂隙。④子座先端无子囊壳。（图 10 - 4）

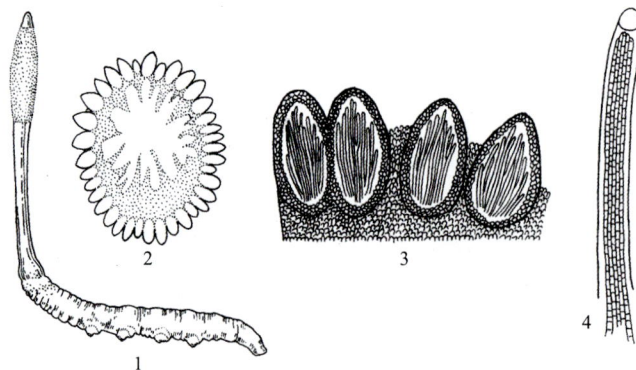

图 10 - 4 冬虫夏草横切面

1. 全形（上部为子座，下部为已死的幼虫）；2. 子座横切面（示子囊壳）；
3. 子囊壳放大（示子囊）；4. 子囊放大（示子囊孢子）

2. 虫体横切面　①不规则形，四周为虫体的躯壳，其上着生长短不一的锐利毛和长绒毛，有的似分枝状。②躯壳内为大量菌丝，其间有裂隙。

【化学成分】含虫草素、腺苷、腺膘呤、腺嘌呤核苷、D-甘露醇、粗蛋白、氨基酸类、虫草多糖、麦角甾醇、生物碱、维生素B_{12}、多种微量元素等。

【理化鉴别】**含量测定**　照高效液相色谱法测定，本品含腺苷（$C_{10}H_{13}N_5O_4$）不得少于0.010%。

冬虫夏草

【功效应用】补肾益肺，止血化痰。用量3~9g，久服宜慎。

茯　苓
Poria

情境导入

情境：2011年，某市食品药品监管局在日常监督检查中，发现某药品经营企业销售的两批次的茯苓质量可疑。随后，该局稽查大队将茯苓进行抽样送检，经市药品检验所检验鉴定后，得出的结论为："性状"不符合规定，掺入部分外来物质。

思考：1. 茯苓的常见伪品有哪些？
　　　2. 茯苓性状鉴别、显微鉴别、理化鉴别的典型特征有哪些？

【来源】本品为多孔菌科真菌茯苓 *Poria cocos*（Schw.）Wolf 的干燥菌核。

【产地】主产于湖北、安徽、云南和贵州等地。云南丽江产品质较佳，称为"云苓"；安徽、湖北产量较大，称"安苓"。

【采收加工】多于7~9月采挖，挖出后除去泥沙，堆置"发汗"后，摊开晾至表面干燥，再"发汗"，反复数次至现皱纹、内部水分大部散失后，阴干，称为"茯苓个"；或将鲜茯苓按不同部位切制，阴干，分别称为"茯苓块"和"茯苓片"。

【性状鉴别】

1. 茯苓个　①呈类球形、椭圆形、扁圆形或不规则团块，大小不一。②外皮薄而粗糙，棕褐色至黑褐色，有明显的皱缩纹理。③体重，质坚实，断面颗粒性，有的具裂隙，外层淡棕色，内部白色，少数淡红色，有的中间抱有松根，习称"茯神"。④气微，味淡，嚼之粘牙。

以体重质坚、皮纹细、无裂隙、断面白色细腻、粘牙力强者为佳。

2. 茯苓块　①为去皮后切制的茯苓，呈立方块状或方块状厚片，大小不一。②白色、淡红色或淡棕色。（图10-5）

3. 茯苓片　①为去皮后切制的茯苓，呈不规则厚片，厚薄不一。②白色、淡红色或淡棕色。

【显微鉴别】**粉末**　灰白色。①菌丝团块用水或稀甘油装片，可见无色不规则颗粒状团块或末端钝圆的分枝状团块，遇水合氯醛试液逐渐溶化。②菌丝用5%氢氧化钾溶液装片，团块溶化露出菌丝，菌丝细长，稍弯曲，有分枝，无色或淡棕色，直径3~8μm，稀至16μm。 微课1

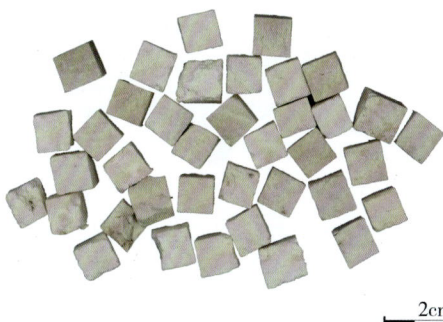

2cm

图10-5　茯苓

【化学成分】含茯苓聚糖、茯苓次聚糖、茯苓酸、麦角甾醇、β-谷甾醇、胆碱、腺嘌呤、卵磷脂、组氨酸、β - 茯苓聚糖分解酶、蛋白酶等。

【理化鉴别】

1. 化学定性 取茯苓粉末少许，加碘化钾 - 碘试液 1 滴，显深红色。

2. 浸出物 照醇溶性浸出物测定法（热浸法）测定，稀乙醇浸出物不得少于 2.5%。

【功效应用】利水渗湿，健脾，宁心。用量 10 ~ 15g。

【附药】茯苓皮

本品为加工"茯苓块"或"茯苓片"时，削下的茯苓外皮，多于 7 ~ 9 月采集，阴干。呈长条形或不规则块片；外表棕褐色至黑褐色，有疣状突起，内面淡棕色，常带有白色或淡红色的皮下部分；质较松软，略具弹性；气微、味淡，嚼之粘牙。本品粉末棕褐色；菌丝淡棕色，细长，直径 3 ~ 8μm，密集成团。具有利水消肿的功效。用量 15 ~ 30g。

猪 苓
Polyporus

【来源】本品为多孔菌科真菌猪苓 *Polyporus umbellatus*（Pers.）Fries 的干燥菌核。

【产地】主产于陕西、云南、河南、山西等地。

【采收加工】春、秋二季采挖，除去泥沙，干燥。

【性状鉴别】①呈不规则条形、类圆形或扁块状，有的有分枝，长 5 ~ 25cm，直径 2 ~ 6cm。②表面黑色、灰黑色或棕黑色，皱缩或有瘤状突起。③体轻，质硬，能浮于水面。断面类白色或黄白色，略呈颗粒状。④气微，味淡。（图 10 - 6）

以个大、皮黑、肉白、体重者为佳。

【显微鉴别】**粉末** 灰黄白色。①菌丝团大多无色（内部菌丝），少数棕色（外层菌丝）。②菌丝直径 2 ~ 10μm，细长弯曲，有分枝或呈结节状膨大，有的可见横隔。③草酸钙结晶大多呈正八面体形、规则的双锥八面体形或不规则多面体，直径 3 ~ 60μm，长至 68μm，有时可见数个结晶聚集在一起。 微课2

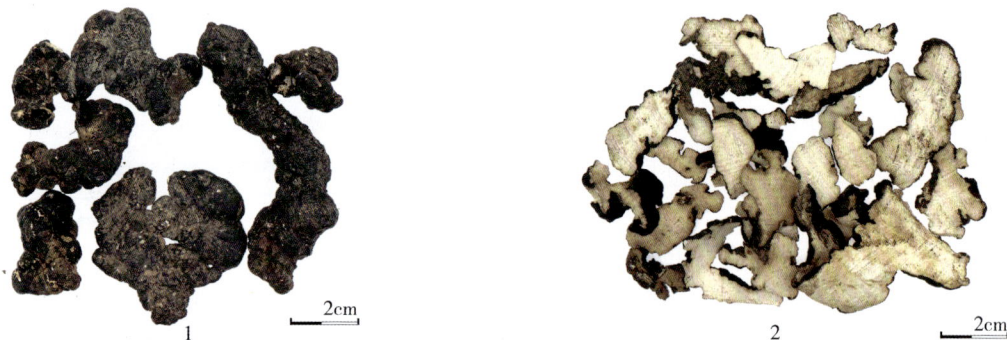

图 10 - 6 猪苓
1. 药材；2. 饮片

【化学成分】含猪苓多糖、猪苓酮、麦角甾 - 7,22 - 二烯 - 3 - 酮、麦角甾醇、α - 羟基二十四碳酸、维生素 H 等。

【理化鉴别】**含量测定** 照高效液相色谱法，本品含麦角甾醇（$C_{28}H_{44}O$）不得少于 0.070%。

【功效应用】利水渗湿。用量 6 ~ 12g。

灵 芝
Ganoderma

【来源】本品为多孔菌科真菌赤芝 *Ganoderma lucidum*（Leyss. ex Fr.）Karst. 或紫芝 *Ganoderma sinense* Zhao，Xu et Zhang 的干燥子实体。

【产地】赤芝主产于华东、西南、及河北、山西、江西、广西等地。紫芝主产于浙江、江西、湖南、广西等地。

【采收加工】全年可采，除去杂质，剪除附有朽木、泥沙或培养基质的下端菌柄，阴干或在 40 ~ 50℃烘干。

【性状鉴别】

1. 赤芝 ①外形呈伞状，菌盖肾形、半圆形或近圆形，直径 10 ~ 18cm，厚 1 ~ 2cm。②皮壳坚硬，黄褐色至红褐色，有光泽，具环状棱纹和辐射状皱纹，边缘薄而平截，常稍内卷。③菌肉白色至淡棕色。④菌柄圆柱形，侧生，少偏生，长 7 ~ 15cm，直径 1 ~ 3.5cm，红褐色至紫褐色，光亮。⑤孢子细小，黄褐色。⑥气微香，味苦涩。（图 10 - 7）

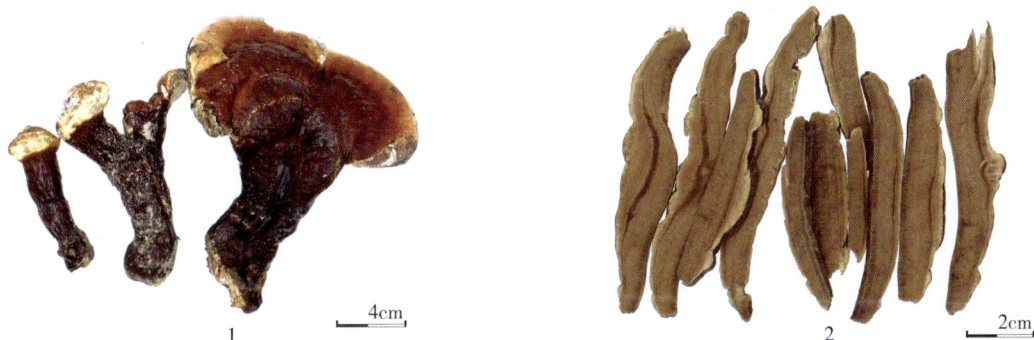

图 10 - 7 灵芝
1. 药材；2. 饮片

2. 紫芝 ①皮壳紫黑色，有漆样光泽。②菌肉锈褐色。③菌柄长 17 ~ 23cm。

3. 栽培品 ①子实体较粗壮、肥厚，直径 12 ~ 22cm，厚 1.5 ~ 4cm。②皮壳外常被有大量粉尘样的黄褐色孢子。

以个大、菌盖厚、色艳、有漆样光泽者为佳。

【显微鉴别】**粉末** 浅棕色、棕褐色至紫褐色。①菌丝散在或黏结成团，无色或淡棕色，细长，稍弯曲，有分枝，直径 2.5 ~ 6.5μm。②孢子褐色，卵形，顶端平截，外壁光滑，内壁有疣状突起，长 8 ~ 12μm，宽 5 ~ 8μm。

【化学成分】含灵芝多糖、灵芝酸、腺苷、赤芝孢子内脂、赤芝孢子酸 A、灵芝碱、腺嘌呤核苷、腺嘌呤、灵芝总碱、麦角甾醇、灵芝多肽、氨基酸类、甘露醇、海藻糖、甜菜碱等。

【理化鉴别】**含量测定** 按紫外 - 可见分光光度法测定，本品含灵芝多糖以无水葡萄糖（$C_6H_{12}O_6$）计，不得少于 0.90%，含三萜及甾醇以齐墩果酸（$C_{30}H_{48}O_3$）计，不得少于 0.50%。

【功效应用】补气安神，止咳平喘。用量 6 ~ 12g。

雷 丸
Omphalia

【来源】本品为白蘑科真菌雷丸 *Omphalia lapidescens* Schroet. 的干燥菌核。

【产地】主产于四川、贵州、云南、湖北、广西、陕西等地。

【采收加工】秋季采挖，洗净，晒干。

【性状鉴别】①呈类球形或不规则团块，直径 1～3cm。②表面黑褐色或棕褐色，有略隆起的不规则网状细纹。③质坚实，不易破裂，断面不平坦，白色或浅灰黄色，常有黄白色大理石样纹理。④气微，味微苦，⑤嚼之有颗粒感，微带黏性，久嚼无渣。（图 10－8）

以个大饱满、质坚、断面色白者为佳。断面色褐呈角质样者，不可供药用。

【化学成分】含驱绦虫有效成分雷丸素，为蛋白酶类成分，遇热易破坏失效。

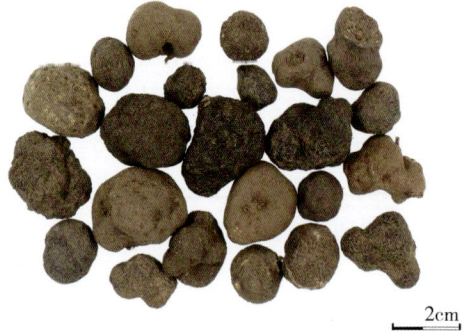

图 10－8　雷丸

【理化鉴别】**含量测定**　按紫外－可见分光光度法测定，本品含雷丸素以牛血清白蛋白计，不得少于 0.60%。

【功效应用】杀虫消积。用量 15～21g，不宜入煎剂，一般研粉服，一次 5～7g，饭后用温开水调服，一日 3 次，连服 3 天。

马　勃
Lasiosphaera/Calvatia

【来源】本品为灰包科真菌脱皮马勃 *Lasiosphaera fenzlii* Reich.、大马勃 *Calvatia gigantea*（Batsch ex Pers.）Lloyd 或紫色马勃 *Calvatia lilacina*（Mont. et Berk.）Lloyd 的干燥子实体。

【产地】主产于河北、内蒙古、陕西、甘肃、新疆、安徽等地。

【采收加工】夏、秋二季子实体成熟时及时采收，除去泥沙，干燥。

【性状鉴别】

1. 脱皮马勃　①呈扁球形或类球形，直径 15～20cm；无不孕基部。②包被灰棕色至黄褐色，纸质，常破碎成块片状，或已全部脱落。③孢体呈灰褐色或浅褐色，紧密，有弹性，用手撕之，内有灰褐色棉絮状的丝状物，触之则孢子呈尘土样飞扬，手捻有细腻感。④气似尘土，味淡。⑤取本品置火焰上，轻轻抖动，即可见微细的火星飞扬，熄灭后，产生大量白色浓烟。（图 10－9）

2. 大马勃　①呈扁球形或已压扁呈不规则块状物，直径 15cm 以上；不孕基部小或无。②残留的包被由黄棕色的膜状外包被和较厚的灰黄色内包被所组成，光滑，质硬而脆，易成块脱落。③孢体浅青褐色，手捻有润滑感。

3. 紫色马勃　①呈陀螺形，或已压扁呈扁圆形，直径 5～12cm；不孕基部发达。②包被薄，两层，紫褐色，有粗皱，有圆形凹陷，外翻，上部常裂成小块或已部分脱落。③孢体紫色。

均以个大而饱满、质轻、按之如棉絮、弹之有粉尘飞出、气浓呛鼻者为佳。

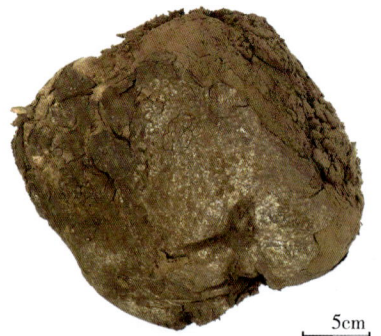

图 10－9　马勃

【化学成分】脱皮马勃含亮氨酸、酪氨酸、麦角甾醇、马勃素等；大马勃含大秃马勃素、过氧化酶、氨基酸等；紫色马勃含马勃酸、甾族化合物二聚体等。

【功效应用】清肺利咽，止血。用量 2～6g。外用适量，敷患处。

答案解析

•••• 目标检测

一、名词解释

1. 菌核

2. 子座

3. 子实体

二、简答题

1. 简述冬虫夏草的来源、性状。

2. 如何识别赤芝和紫芝药材？

3. 简述冬虫夏草、茯苓、猪苓的主产地及采收加工方法。

4. 简述茯苓、猪苓粉末的显微鉴别特征。

（欧阳辉）

书网融合……

重点小结

微课1

微课2

习题

第十一章 树脂类中药

PPT

第一节 概 述

树脂（resina）类中药系指从植物体内得到的正常代谢产物或割伤后的分泌产物，因为它们具有芳香开窍、活血祛瘀、抗菌消炎、防腐、消肿止痛、生肌、消积杀虫、祛痰等功效，常用于冠心病、心绞痛、中风、癫痫、跌打伤痛等，并有显著疗效。中成药中应用树脂类中药较多，如苏合香丸等。有的树脂类中药还可作为填齿料及硬膏制剂的原料。

一、树脂的形成、分布和采取

一般认为，树脂是由植物体内的挥发油成分如萜类，经过复杂的化学变化如氧化、聚合、缩合等作用形成的，因此，树脂和挥发油常并存于植物的树脂道或分泌细胞中。

树脂广泛存在于植物界，特别是种子植物。如松科（松油脂、松香、加拿大油树脂）、豆科（秘鲁香、吐鲁香）、金缕梅科（苏合香、枫香脂）、橄榄科（乳香、没药）、漆树科［洋乳香（mastix）］、伞形科（阿魏）、安息香科（安息香）、藤黄科（藤黄）、棕榈科（血竭）等。树脂在植物中被认为是植物组织的正常代谢产物或分泌产物，亦可因植物受机械损伤如割伤后分泌物逐渐增加，如松树中的松油脂；但有些植物原来组织中并无分泌组织，只有损伤后才产生新的木质部或新的韧皮部，并形成分泌组织或树脂道而渗出树脂，如吐鲁香树、安息香树、苏合香树等。

树脂的采取，通常是将植物的某些部分经过简单的切割或加工而得到的。如刀切割树皮，树脂便从伤口流出。有的植物经一次切割后，可持续流出树脂的时间长达数日乃至数月之久，有的则需经常切割才能继续流出。切割的方法随着植株的大小而定，最常用的方法是自下而上作等距离的切口，在切口处的下端放接受树脂的容器，必要时插竹片或引流物使树脂流出。

有的树脂存在于植物体的叶、种子或根及根茎中，而与其他成分结合形成树脂苷类或木脂类，如大麻科的大麻树脂、木兰科的五味子脂、小檗科的鬼臼脂、旋花科的牵牛子脂等。它们都具有生理活性，但因它们的形成机理和理化性质与树脂类不相同，故不列入本章讨论。

二、树脂的化学组成和通性

1. 树脂的化学组成　树脂是由树脂烃、树脂酸、树脂醇、树脂酯等成分组成的混合物。根据化学组成的不同，可将树脂分为四类。

（1）树脂酸类　通常为二萜酸、三萜酸及其衍生物，常具酚羟基或羧基，能溶于碱性水溶液形成肥皂样乳液。多游离存在于植物体中，如松香中含有90%以上的二萜树脂酸（松香酸）；乳香中含有大量的三萜树脂酸（α-乳香酸）。

（2）树脂醇类　可分为树脂醇和树脂鞣醇两类。前者为无色物质，遇三氯化铁试液不变色；后者含有酚羟基，遇三氯化铁试液变蓝黑色。多与苯甲酸、水杨酸、肉桂酸、阿魏酸等芳香酸结合成酯而存在于植物体中，仅少数呈游离状态。

（3）树脂酯类　为树脂醇或树脂鞣醇与树脂酸或芳香酸结合而成的酯类物质。在树脂中以游离形式存在的芳香酸，称为"香脂酸"，为香树脂的主要活性成分，具有与氢氧化钾的醇溶液共沸而皂化的性质，如枫香脂。

（4）树脂烃类　为含氧中性倍半萜烯及多萜烯的衍生物或氧化物。其化学性质稳定，不与大多数化学试剂反应，不溶于碱或不被碱分解，不形成盐或酯，无导电性，常可作为丸剂或硬膏剂的原料；利用其能形成坚固薄膜的性质，可作为油漆或涂料。

2. 树脂的性质　多为无定形固体，少数为半固体或流体。固体树脂表面微有光泽，质硬而脆；不溶于水或吸水膨胀，易溶于醇、乙醚、三氯甲烷等有机溶剂，能部分或完全溶解于碱性溶液，而不溶于酸性溶液；加热至一定的温度则软化熔融，并具黏性，冷却后变硬；燃烧时有浓烟及明亮的火焰，并产生特异香气或臭气；将树脂的乙醇溶液蒸干则形成薄膜状物质。我国常将树脂与树胶名称混淆，如将"加拿大树脂"称为"加拿大树胶"，实际上树胶与树脂截然不同。树胶为多糖类，能溶于水、吸水膨胀或在水中成为混悬液，而不溶于有机溶剂；加热至一定的温度，易焦化而分解，产生焦糖样臭气，无一定的熔点。

三、树脂类中药的分类和鉴定

1. 药用树脂的分类　树脂常与挥发油、树胶及游离芳香酸等成分共存。依其组成不同，常将树脂分为：①单树脂类，为不含或很少含挥发油及树胶的树脂，如松香、枫香脂、血竭。②胶树脂类，含树脂和树胶，如藤黄。③油树脂类，含树脂和挥发油，如松香脂、加拿大油树脂。④油胶树脂类，含树脂、树胶和挥发油，如乳香、没药、阿魏。⑤香树脂类，含树脂、挥发油和游离芳香酸，如苏合香、安息香。

2. 树脂类中药的鉴定　树脂类中药的鉴定，主要采用性状和理化鉴定法。首先应注意观察其形状、大小、颜色、表面特征、质地、破碎面、光泽、透明度、气味等特征；其次可采用化学分析或仪器分析的方法对其主成分或特征性成分进行定性或定量分析。由于商品树脂中常混有树皮、木片、泥沙等杂质，应特别注意其纯度检查，如溶解度、水分、灰分、浸出物、酸值、皂化值、碘值、醇不溶物、黏稠度、比旋度、折光率等。确定树脂的类别，一般可对其进行提取分离，将分离所得的各组分干燥后称量，计算其百分含量，并可进一步确定树脂的化学组成。对树脂类中药的质量控制，通常测定浸出物、醇不溶物和总香脂酸等成分的含量。

第二节　树脂类中药鉴定

乳　香
Olibanum

▷▷ 情境导入 ◁◁

情境：2008 年某医院购进一批乳香中药材，在进行临方炮制时，发现有 45% 左右的"未知颗粒"。经鉴定发现该未知颗粒为洋乳香。

思考：1. 试述洋乳香的来源？

2. 如何快速鉴别乳香？

【来源】本品为橄榄科植物乳香树 *Boswellia carterii* Birdw. 及同属植物 *Boswellia bhaw – dajiana* Birdw. 树皮渗出的树脂。

【产地】主产于北埃塞俄比亚、索马里以及南阿拉伯半岛苏丹、土耳其等地。乳香分为索马里乳香和埃塞俄比亚乳香，每种乳香又分为乳香珠和原乳香。

【采收加工】春、夏二季，将树干皮部自下而上顺序切伤，开一条狭沟，使树脂从伤口处渗出，流入沟中，数天后凝成硬块，即可采取；落于地上者常黏附泥沙杂质，品质较次。

【性状鉴别】①为长卵形滴乳状、类圆形颗粒或大小不等的块状物。大者长达 2cm（乳香珠）或 5cm（原乳香）。②表面黄白色，半透明，被有黄白色粉末，久贮颜色加深。③质脆，遇热软化；破碎面有玻璃样或蜡样光泽。④香气特异，味微苦。⑤燃烧时显油性，冒黑烟，有香气（但无松香气）。⑥加水研磨成白色或黄白色乳状液。（图 11 – 1）🅔微课 1

以色淡黄、颗粒状、半透明、气芳香、无杂质者为佳。

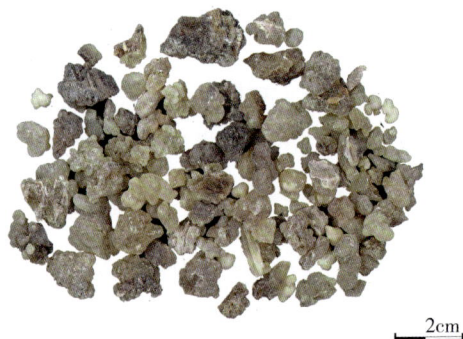

图 11 – 1　乳香

【化学成分】含树脂、树胶及挥发油。树脂含量为 60% ~70%，主要为 α – 乳香酸、β – 乳香酸、α – 香树脂素、β – 香树脂素、乙酸辛酯（主要存在于埃塞俄比亚乳香中）等；树胶含量为 27% ~35%，主要为多聚糖类、西黄芪胶黏素等。

【理化鉴别】挥发油　按挥发油测定法测定，索马里乳香含挥发油不得少于 6.0%（ml/g），埃塞俄比亚乳香含挥发油不得少于 2.0%（ml/g）。

【功效应用】活血定痛，消肿生肌。用量 3 ~5g。煎汤或入丸、散；外用适量，研末调敷。

乳香

没　药
Myrrha

【来源】本品为橄榄科植物地丁树 *Commiphora myrrha* Engl. 或哈地丁树 *Commiphora molmol* Engl. 的干燥树脂。分为天然没药和胶质没药。

【产地】主产于非洲索马里、埃塞俄比亚以及印度等地。

【采收加工】11月至次年2月采收，树脂可由树皮裂缝自然渗出，或自切口处流出，流出液初为淡黄白色黏稠液体，在空气中渐变成红棕色硬块。

【性状鉴别】

1. 天然没药　①呈不规则颗粒性团块，大小不等，大者直径长达6cm以上。②表面黄棕色或红棕色，近半透明部分呈棕黑色，被有黄色粉尘。③质坚脆，破碎面不整齐，无光泽。④有特异香气，味苦而微辛。⑤与水共研，形成黄棕色乳状液。（图11-2）微课2

2. 胶质没药　①呈不规则块状和颗粒，多黏结成大小不等的团块，大者直径长达6cm以上。②表面棕黄色至棕褐色，不透明。③质坚实或疏松。④有特异香气，味苦而有黏性。

以块大、色红棕、半透明、微黏手、香气浓而持久、杂质少者为佳。

图11-2　没药

【化学成分】含挥发油、树脂和树胶等。

【理化鉴别】**含量测定**　按挥发油测定法测定，本品含挥发油，天然没药不得少于4.0%（ml/g），胶质没药不得少于2.0%（ml/g）。

【功效应用】散瘀定痛，消肿生肌。用量3~5g，炮制去油，多入丸散用。

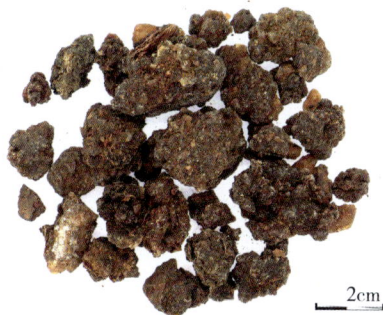

血　竭
Draconis Sanguis

【来源】本品为棕榈科植物麒麟竭 *Daemonorops draco* Bl. 果实渗出的树脂经加工制成。

【产地】主产于印度尼西亚、印度、马来西亚等国。

【采收加工】麒麟竭的成熟果实，密被硬质小鳞片，由鳞片间分泌的红色树脂，几乎将鳞片全部遮蔽，采收成熟果实，充分晒干，加贝壳同入笼中振摇，松脆的树脂块即脱落，筛去杂质即得。

【性状鉴别】①呈类圆四方形或方砖形。②表面暗红色，有光泽，附有因摩擦而成的红粉。③质硬而脆，破碎面红色，研粉为砖红色。④气微，味淡。⑤取粉末少许，置白纸上，用火隔纸烘烤即熔化，但无扩散的油迹，对光照视，呈鲜艳的红色；以火燃烧则产生呛鼻的烟气。⑥在水中不溶，在热水中软化。（图11-3）

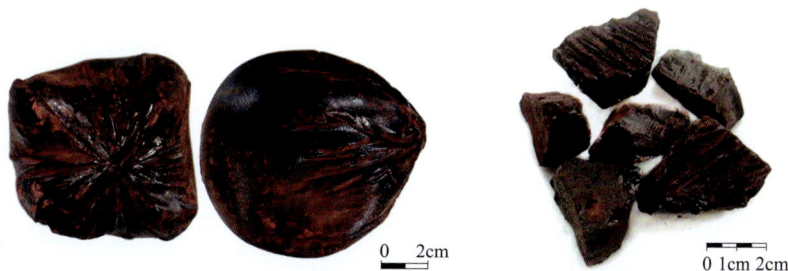

图11-3　血竭

以外色黑似铁、研粉红似血、火烧呛鼻、有苯甲酸样香气者为佳。

【化学成分】含血竭红素、血竭素等。

【理化鉴别】**含量测定**　照高效液相色谱法测定，本品含血竭素（$C_{17}H_{14}O_3$）不得少于1.0%。

【功效应用】活血定痛，化瘀止血，生肌敛疮。研末，用量1~2g，或入丸剂。外用研末撒或入膏药用。

安息香
Renzoinum

【来源】本品为安息香科植物白花树 *Styrax tonkinensis* (Pierre) Craib ex Hart. 的干燥树脂。

【产地】主产于云南、广西等地。

【采收加工】树干经自然损伤或于夏、秋二季割裂树干，收集流出的树脂，阴干。

【性状鉴别】①呈不规则的扁平块状，常黏结成团块，表面橙黄色，具蜡样光泽（自然出脂）；或为不规则的圆柱状、扁平块状，表面灰白色至淡黄白色（人工割脂）。②质脆，易碎，断面平坦，白色，放置后渐变为淡黄棕色至红棕色。③加热则软化熔融。④气芳香，味微辛，嚼之有沙粒感。（图 11 - 4）

以油性大、外色红棕、香气浓、无杂质者为佳。

【化学成分】含树脂（70% ~80%）、总香脂酸（28%）、游离香脂酸（15.8%）。主成分为泰国树脂酸、苯甲酸松柏醇脂、苯甲酸、苯甲酸桂皮醇脂、香荚兰醛等。本品不含肉桂酸。

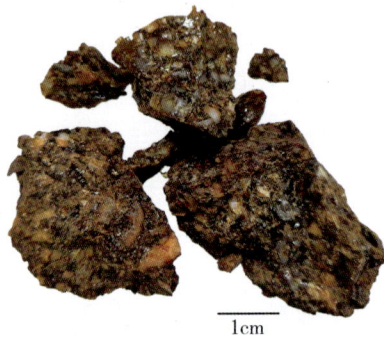
图 11 - 4 安息香

【理化鉴别】含量测定 照高效液相色谱法测定，本品含总香脂酸以苯甲酸（$C_7H_6O_2$）计，不得少于 27.0%。

【功效应用】开窍醒神，行气活血，止痛。用量 0.6 ~ 1.5g，多入丸散用。

苏合香
Styrax

【来源】本品为金缕梅科植物苏合香树 *Liquidambar orientalis* Mill. 的树干渗出的香树脂经加工精制而成。

【产地】主产于土耳其南部及叙利亚、埃及、索马里等国。现我国广西、云南有引种。

【采收加工】初夏将树皮割破至木部，使产生香树脂，渗入树皮内，秋季割下树皮和边材外层，加水煮后，布袋压榨过滤，除去水分即得。

【性状鉴别】①为半流动性的浓稠液体。②棕黄色或暗棕色，半透明。③质黏稠。④气芳香。⑤本品在90%乙醇、二硫化碳、三氯甲烷或冰醋酸中溶解，在乙醚中微溶。（图 11 - 5）

以色棕黄、质黏稠、气芳香者为佳。

【化学成分】含苏合香树脂醇、齐墩果酮酸、肉桂酸等。

【理化鉴别】含量测定 照高效液相色谱法测定，本品含肉桂酸（$C_9H_8O_2$）不得少于 5.0%。

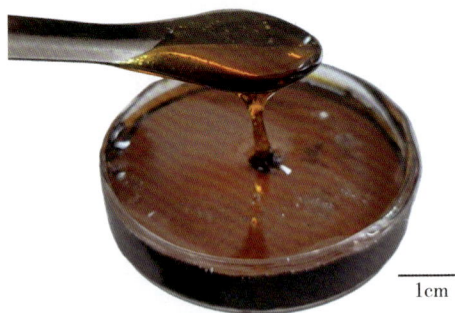
图 11 - 5 苏合香

【功效应用】开窍，辟秽，止痛。用量 0.3 ~ 1g，宜入丸散服。

阿 魏
Ferulae Resina

【来源】本品为伞形科植物新疆阿魏 *Ferula sinkiangensis* K. M. Shen 或阜康阿魏 *Ferula fukanensis* K. M. Shen 的树脂。

【产地】主产于新疆等地。

【采收加工】春末夏初盛花期至初果期，分次由茎上部往下斜割，收集渗出的乳状树脂，阴干。

【性状鉴别】①本品呈不规则的块状和脂膏状。②颜色深浅不一，表面蜡黄色至棕黄色。③块状者体轻，质地似蜡，断面稍有孔隙；新鲜切面颜色较浅，放置后色渐深。④脂膏状者黏稠，灰白色。⑤具强烈而持久的蒜样特异臭气，味辛辣，嚼之有灼烧感。（图 11 - 6）

以块状、蒜气强烈、断面乳白或稍带为红色、气味浓厚、无杂质者为佳。

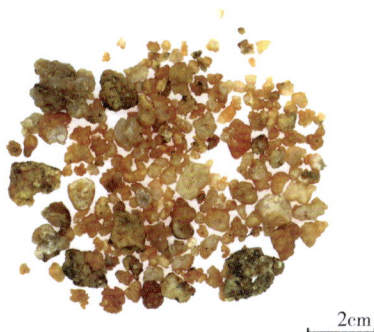

图 11 - 6 阿魏

知识链接

新疆阿魏资源概况

阿魏是传统中药，早在唐代《新修本草》中就有药用记载，但商品一度全部依赖进口。1958 年，在中药资源调查中发现新疆野生阿魏属植物有 25 种，其中，新疆阿魏和阜康阿魏 2 种植物被收入《中国药典》供作药用。从此结束了我国药用阿魏全部依赖进口的历史。

阿魏为多年生一次性开花植物，在我国仅见于新疆伊宁县。由于阿魏树生长缓慢，显花周期长，而采集期宜在开花期，因而影响了其后代繁衍。其野生资源被严重破坏，濒临灭绝，被列为国家三级重点保护濒危植物以及二级保护重要野生药材物种。目前，有关部门已投资建设原生境保护点，原有的生态环境有望逐步得到恢复。

【化学成分】含树脂、挥发油、树胶等。

【功效应用】消积，化癥，散痞，杀虫。用量 1 ~ 1.5g，多入丸散和外用膏药。

目标检测

答案解析

简答题

1. 简述血竭的来源、性状。
2. 如何识别乳香和没药？
3. 简述苏合香、安息香的主产地及采收加工方法。

（欧阳辉）

书网融合……

重点小结　　　　微课1　　　　微课2　　　　习题

第十二章 其他类中药

PPT

⊁ 学习目标 ⁄⁄

知识目标：通过本章学习，掌握其他类中药的性状鉴别要点；熟悉海金沙、青黛、冰片、五倍子等中药的来源、性状鉴别、理化鉴别等方面内容；了解其他其他类中药的来源、性状鉴别等方面内容，以及其他类中药的化学成分、常见伪品或代用品。

能力目标：具备运用性状鉴定技术快速识别11种其他类中药的能力；运用理化鉴定技术鉴定5种其他类中药真伪优劣的能力。

第一节　概　述

其他类中药是指本教材上述各章节中未能收载的中药。包括：①以植物的某一部分或间接使用植物的某些制品为原料，经过加工处理得到的中药产品，如芦荟、冰片等。②蕨类植物的成熟孢子，如海金沙。③植物器官因寄生昆虫而形成的虫瘿，如五倍子。④植物体分泌渗出的非树脂类混合物，如天竺黄。

本类中药的鉴定方法依品种而异。不具有生物组织结构的，可使用性状及理化鉴定法；具有生物组织结构的，可加用显微鉴定法。在进行性状鉴定时，应注意观察药材的形状、大小、颜色、质地、气味等，必要时配合水试与火试法，如海金沙；对孢子类中药进行显微鉴别时，应从正面、侧面、顶面、底面等不同方向观察；对于提取物及分泌物类中药，可采用化学或仪器分析的方法进行鉴定。

第二节　其他类中药鉴定

海金沙
Lygodii Spora

【来源】本品为海金沙科植物海金沙 *Lygodium japonicum*（Thunb.）Sw. 的干燥成熟孢子。

【产地】主产于广东、浙江、江苏、湖南等地。

【采收加工】秋季孢子未脱落时采割藤叶，晒干，搓揉或打下孢子，除去藤叶。

【性状鉴别】①呈粉末状，棕黄色或浅棕黄色。②体轻，手捻有光滑感，置手中易由指缝滑落。③气微，味淡。④撒在水中则浮于水面，加热逐渐下沉。⑤取本品少量，撒于火上，即发出轻微爆鸣及明亮的火焰。（图12－1）

以质轻、色黄棕、手捻光滑、杂质少者为佳。 🔲微课1 🔲微课2

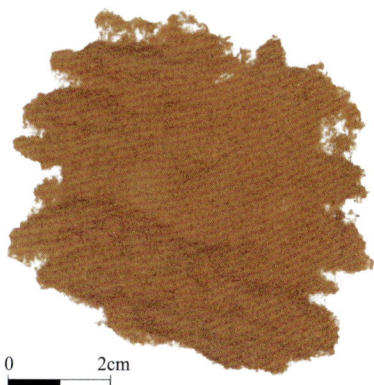

图 12-1 海金沙

【显微鉴别】 粉末 棕黄色或浅棕黄色。孢子为四面体、三角状圆锥形，顶面观三面锥形，可见三叉状裂隙，侧面观类三角形，底面观类圆形，直径 60～85μm，外壁有颗粒状雕纹。

【化学成分】 含咖啡酸、香豆素类、海金沙素、脂肪油、棕榈酸等。

【理化鉴别】 薄层色谱 以海金沙对照药材为对照，进行 TLC 鉴别，供试品色谱中，在与对照药材色谱相应的位置上，显相同颜色的荧光斑点。

海金沙

【功效应用】 清利湿热，通淋止痛。用量 6～15g；包煎。

青 黛
Indigo Naturalis

【来源】 本品为爵床科植物马蓝 *Baphicacanthus cusia*（Nees）Bremck.、蓼科植物蓼蓝 *Polygonum tinctorium* Ait. 或十字花科植物菘蓝 *Isatis indigotica* Fort. 的叶或茎叶经加工制得的干燥粉末、团块或颗粒。

【产地】 主产于福建、江苏、安徽、云南、四川等地。

【采收加工】 夏、秋季节采收茎叶，置缸中，加清水浸泡 2～3 日，至叶腐烂、茎脱皮时，将茎枝捞出，加入石灰，充分搅拌，直到浸液由乌绿色转为紫红色时，捞出液面蓝色泡沫，烈日下晒干，即得。

【性状鉴别】 ①为深蓝色的粉末，体轻，易飞扬；或呈不规则多孔性的团块、颗粒，用手搓捻即成细末。②微有草腥气，味淡。③取本品少量，用微火灼烧，有紫红色的烟雾产生。（图 12-2）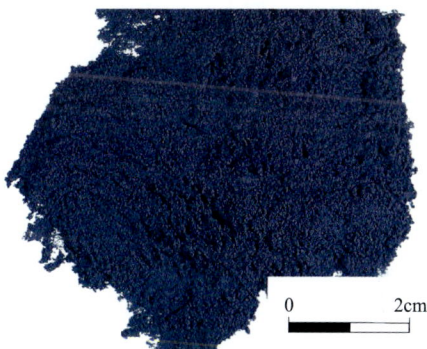 微课 3

以蓝色均匀、体轻、粉细、能浮于水面、燃烧时产生紫红色火焰者为佳。

图 12-2 青黛

知识链接

青出于蓝而胜于蓝

荀子《劝学》有"青，取之于蓝，而青于蓝；冰，水为之，而寒于水。"这里的青，是靛青；而蓝，是蓼蓝之类可作染料的草。也就是说，靛青是从蓼蓝里提炼出来的，但是颜色比蓼蓝更深。

蓼蓝的花是紫红色，叶子是绿色，即使把叶片撕开揉碎，也只有透明的汁液，那又是怎么提炼出深蓝色的呢？这是因为蓼蓝叶子中有一种物质在碱性溶液中可以分解后氧化成蓝色的沉淀——蓝淀，就是靛蓝染料。因此，古代常使用酒糟和石灰来发酵水解蓼蓝，制造蓝靛。除了蓼蓝，用来提炼靛青色的植物还有菘蓝、木蓝、马蓝等。作为当代大学生要有"青出于蓝而胜于蓝"的信心和勇气，广泛涉猎，博览群书，在实践中学，在磨砺中积累知识，提高思想素质，完善知识结构，获取先进理念，增强创新能力。

【化学成分】 含靛蓝、靛玉红、靛黄、靛棕等。

【理化鉴别】**含量测定**　照高效液相色谱法测定，本品含靛蓝（$C_{16}H_{10}N_2O_2$）不得少于 2.0%，含靛玉红（$C_{16}H_{10}N_2O_2$）不得少于 0.13%。

【功效应用】　清热解毒，凉血消斑，泻火定惊。用量 1~3g，宜入丸、散用；外用适量。

儿　茶
Catechu

【来源】　本品为豆科植物儿茶 *Acacia catechu*（L. f.）Willd. 的去皮枝、干的干燥煎膏。

【产地】　主产于云南南部地区，海南有栽培。

【采收加工】　冬季采收枝、干，除去外皮，砍成大块，加水煎煮，浓缩，干燥，习称"儿茶膏"或"黑儿茶"。

【性状鉴别】①呈方形或不规则块状，大小不一。②表面棕褐色或黑褐色，光滑而稍有光泽。③质硬，易碎，断面不整齐，具光泽，有细孔，遇潮有黏性。④气微，味涩、苦，略回甜。（图 12-3）

以黑色略带棕色、不糊不碎、尝之收涩性强者为佳。

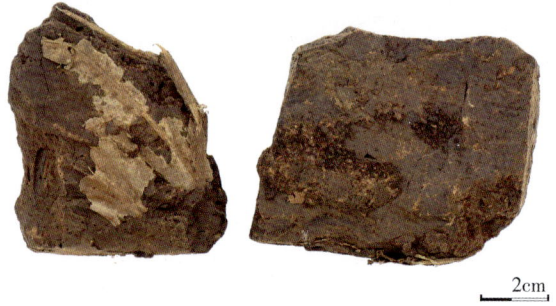

图 12-3　儿茶

【显微鉴别】**粉末**　棕褐色。水装片可见针状结晶及黄棕色块状物。

【化学成分】　含儿茶鞣质、儿茶素、表儿茶素、儿茶酸等。

【功效应用】　活血止痛，止血生肌，收湿敛疮，清肺化痰。用量 1~3g，包煎；多入丸、散服。外用适量。

冰片（合成龙脑）
Borneolum Syntheticum

【来源】　为经化学合成制得的消旋龙脑结晶，习称"机制冰片"或"合成龙脑"。

【性状鉴别】①为无色透明或白色半透明的片状松脆结晶。②气清香，味辛、凉。③具挥发性，点燃发生浓烟，并有带光的火焰。④本品在乙醇、三氯甲烷或乙醚中易溶，在水中几乎不溶。⑤熔点应为 205~210℃。（图 12-4）

以片大而薄、色洁白、质松脆、清香、气味浓者为佳。

【化学成分】　含消旋龙脑、樟脑、异龙脑等。

【理化鉴别】**含量测定**　照气相色谱法测定，本品含龙脑（$C_{10}H_{18}O$）不得少于 55.0%。

【功效应用】　开窍醒神，清热止痛。用量 0.15~0.3g，多入丸、散用。外用研粉点敷患处。

【附药】　冰片产品除上述机制冰片外，尚有天然冰片、艾片、梅片三种，性味功能同冰片。

1. 天然冰片　本品为樟科植物樟 *Cinnamomum camphora*（L.）Presl 的新鲜枝、叶经提取加工制成的右旋龙脑结晶。为白色结晶性粉末或片状结晶；气清香，味辛凉；具挥发性，点燃时冒黑烟，火焰呈黄色；本品在乙醇、三氯甲烷或乙醚中易溶，在水

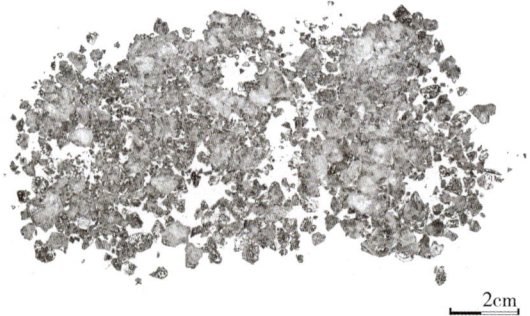

图 12-4　冰片

中几乎不溶。熔点应为 204~209℃。比旋度取本品适量，精密称定，加乙醇制成每 1ml 含 0.1g 的溶液，依法测定，比旋度应为 +34°~+38°；含樟脑不得过 3.0%；含右旋龙脑不得少于 96.0%。

2. 艾片 本品为菊科植物艾纳香 *Blumea balsamifera* DC. 的叶中提取的左旋龙脑结晶。为白色半透明状结晶，直径 2~8mm，厚 2~3mm；气清香，味辛凉浓烈；烧之有浓黑烟；主要含左旋龙脑及少量桉油精、左旋樟脑、倍半萜醇等成分。

3. 梅片 本品为龙脑香科植物龙脑香 *Dryobalanops aromatica* Gaertn. f. 的树干提取的右旋龙脑结晶，习称"龙脑冰片"。主产于印度尼西亚。为半透明块状、片状或颗粒状结晶；直径 1~7mm，厚 1~2mm；类白色至淡灰棕色；气清香，味辛凉；烧之微冒黑烟；主含右旋龙脑、桉油精及龙脑香二醇酮等成分。

天竺黄
Bambusae Concretio Silicea

【来源】 本品为禾本科植物青皮竹 *Bambusa textilis* McClure 或华思劳竹 *Schizostachyum chinense* Rendle 等秆内的分泌液干燥后的块状物。

【产地】 主产于云南、广东、广西等地。

【采收加工】 秋、冬二季采收，砍取有蜂洞的老病竹，剖取竺黄，晒干。

【性状鉴别】 ①为不规则的片块或颗粒，大小不一。②表面灰蓝色、灰黄色或灰白色，有的洁白色，半透明，略带光泽。③体轻，质硬而脆，易破碎，吸湿性强。④气微，味淡。(图 12-5)

以块大、色洁白、半透明、有光泽、吸湿性强者为佳。

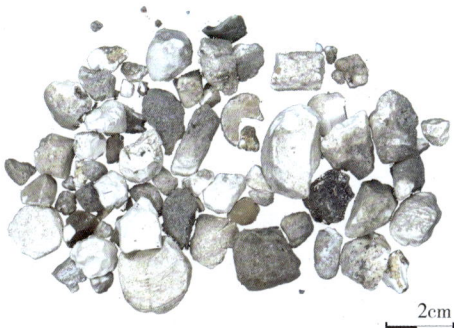
图 12-5 天竺黄

【化学成分】 含甘露醇、硬脂酸、竹红菌甲素、竹红菌乙素等。

【理化鉴别】 取本品适量，炽灼灰化后，残渣加醋酸 2 滴使湿润，滴加钼酸铵试液 1 滴与硫酸亚铁试液 1 滴，残渣即显蓝色。

【功效应用】 清热豁痰，凉心定惊。用量 3~9g。

【附药】 竹黄

竹黄为肉座菌科真菌竹黄 *Shiraia bambusicola* P. Henn. 的干燥子座。呈椭圆形或纺锤形，背部隆起，有不规则的横沟，基部凹陷；表面粉红色，有细密纹理及针状灰色斑点；质疏松，易折断，横断面略呈扇形，外层粉红色，内层及基部色浅；气特异，味淡。具有化痰止咳，祛风除湿，活血止痛功效。与天竺黄不同，不应混淆。

五倍子
Galla Chinensis

【来源】 本品为为五倍子蚜 *Melaphis chinensis* (Bell) Baker 寄生在漆树科植物盐肤木 *Rhus chinensis* Mill.、青麸杨 *Rhus potaninii* Maxim. 或红麸杨 *Rhus punjabensis* Stew. var. sinica (Diels) Rehd. et Wils. 叶上的虫瘿。

【产地】 主产于四川、贵州、云南、陕西、广西等地。

【采收加工】 秋季虫瘿由绿色转为黄褐色时采摘，置沸水中略煮或蒸至表面呈灰色，杀死蚜虫，干燥。按外形不同，分为"肚倍"和"角倍"。

【性状鉴别】

1. 肚倍 ①呈长圆形或纺锤形囊状，长 2.5~9cm，直径 1.5~4cm。②表面灰褐色或灰棕色，微有柔毛。③质硬而脆，易破碎，断面角质样，有光泽，壁厚 0.2~0.3cm，内壁平滑，有黑褐色死蚜虫及灰色粉状排泄物。④气特异，味涩。（图 12-6）

2. 角倍 ①呈菱形，具不规则的钝角状分枝，柔毛较明显，壁较薄。（图 12-6）

以个大、完整、壁厚、色灰褐者为佳。

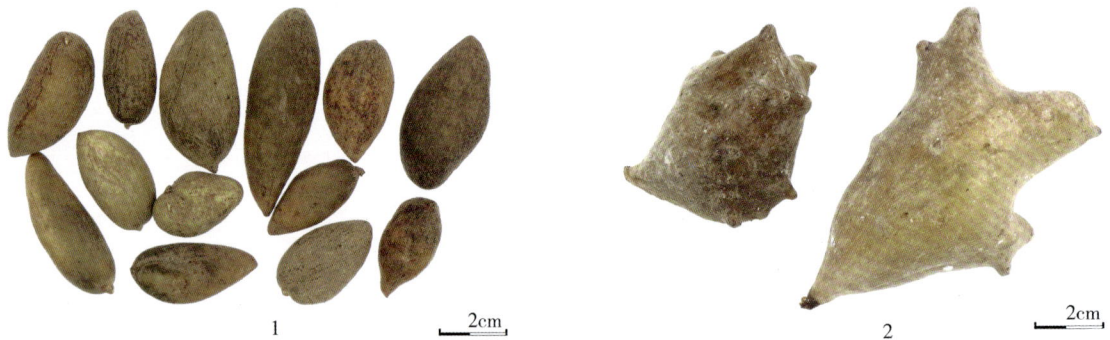

图 12-6 五倍子

1. 肚倍；2. 角倍

【化学成分】 含五倍子鞣质 50%~78%，肚倍高于角倍；另含没食子酸、脂肪、树脂等。

【理化鉴别】薄层色谱 以五倍子对照药材、没食子酸对照品为对照，进行 TLC 鉴别，供试品色谱中，在与对照药材色谱和对照品色谱相应的位置上，显相同颜色的斑点。

【功效应用】 敛肺降火，涩肠止泻，敛汗，止血，收湿敛疮。用量 3~6g。外用适量。

芦 荟

Aloe

【来源】 本品为百合科植物库拉索芦荟 *Aloe barbadensis* Miller、好望角芦荟 *Aloe ferox* Miller 或其他同属近缘植物叶的汁液浓缩干燥物。前者习称"老芦荟"，后者习称"新芦荟"。

【产地】 主产于南美、非洲的库拉索、博内尔等小岛，我国南方部分省区有引种。

【采收加工】 全年可采，割取叶片，收集叶的汁液，加热浓缩至适当稠度，冷却凝固，即得。

【性状鉴别】

1. 库拉索芦荟 ①呈不规则块状，常破裂为多角形，大小不一。②表面呈暗红褐色或深褐色，无光泽。③体轻，质硬，不易破碎，断面粗糙或显麻纹，富吸湿性。④有特殊臭气，味极苦。（图12-7）

2. 好望角芦荟 ①表面呈暗褐色，略显绿色，有光泽。②体轻，质松，易碎，断面玻璃样而有层纹。

以色棕黑或墨绿、质脆、有光泽、气味浓者为佳。

【化学成分】 含芦荟苷、异芦荟苷、芦荟大黄素等。

【功效应用】 泻下通便，清肝泻火，杀虫疗疳。用量 2~5g，宜入丸、散。外用适量，研末敷患处。孕妇慎用。

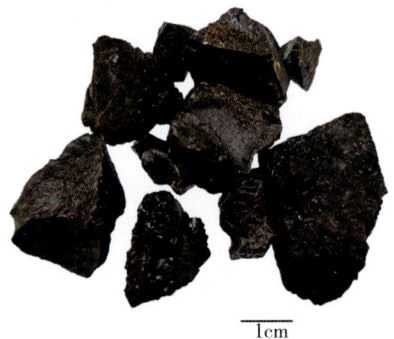

图 12-7 芦荟

答案解析

..... 目标检测

一、名词解释

其他类中药

二、简答题

1. 简述冰片、五倍子、儿茶的来源、性状。

2. 如何识别儿茶和芦荟？

3. 简述海金沙、五倍子的主产地及采收加工方法。

4. 简述海金沙粉末的显微鉴别特征。

（欧阳辉）

书网融合……

重点小结

微课 1

微课 2

微课 3

习题

第十三章 动物类中药

PPT

学习目标

知识目标：通过本章学习，掌握动物类中药的性状与显微鉴别要点，珍珠、全蝎、麝香等中药的来源、性状鉴别、显微鉴别、理化鉴别等方面内容；熟悉地龙、水蛭、石决明、牡蛎、斑蝥、僵蚕、蜂蜜、海马、海龙、蟾酥、龟甲、鳖甲、蛤蚧、金钱白花蛇、蕲蛇、乌梢蛇、鹿茸、牛黄、羚羊角等中药的来源、性状鉴别、理化鉴别等方面内容；了解其他动物类中药来源、性状鉴别等方面内容，以及动物类中药的化学成分、常见伪品或代用品。

能力目标：具备运用性状鉴定技术快速识别 42 种动物类中药的能力；运用显微鉴定技术鉴定 8 种动物类中药并绘制显微特征图的能力；运用理化鉴定技术鉴定 20 种动物类中药真伪优劣的能力。

第一节 概 述

动物类中药是指用动物的整体或动物体的某一部分、动物体的生理或病理产物、动物体的加工品等供药用的一类中药。常用动物类中药按药用部位入药的情况分为以下几种。

1. 动物的干燥整体 如水蛭、全蝎、蜈蚣、斑蝥、土鳖虫等。

2. 除去内脏的动物体 如蚯蚓、蛤蚧、乌梢蛇、蕲蛇、金钱白花蛇等。

3. 动物体的某一部分 ①角类：如鹿茸、鹿角、羚羊角等。②鳞、甲类：如龟甲、鳖甲等。③贝壳类：如石决明、牡蛎、珍珠母、海螵蛸、蛤壳。④脏器类：如鸡内金等。

4. 动物的生理产物 ①分泌物：如蟾酥、蜂蜡等。②排泄物：如五灵脂、蚕砂、夜明砂等。③其他生理产物：如蝉蜕、蛇蜕、蜂蜜、蜂房等。

5. 动物的病理产物 如珍珠、僵蚕、牛黄、马宝等。

6. 动物体某一部分的加工品 如阿胶、鹿角胶、鹿角霜等。

一、动物类中药应用概况

动物药在我国的应用历史悠久。早在 2000 多年前，我国就开始了蜂蜜、鹿茸、麝香、阿胶、蕲蛇等的药用和珍珠、牡蛎等的养殖，动物药以其独特的生理活性在疾病防治中发挥着重要作用。《神农本草经》载有动物药 65 种，《新修本草》载有 128 种，《本草纲目》和《本草纲目拾遗》载有 600 余种。现代的《中药大辞典》载有动物药 740 种，《中华本草》载有 1050 种，《中国动物药》收载动物药 564 种。

二、动物类中药分类

动物界和植物界一样，也划分为若干个等级，如门、纲、目、科、属、种，并以种为分类的基本单位。动物分类主要是根据动物细胞的分化、胚层的形成、体腔的有无、体节的分化、对称形式、骨骼的性质、附肢的特点及器官系统的发生等而划分为若干动物类群。在动物分类中与药用动物关系密切的有 7 门，由低等到高等依次排列如下。

1. **海绵动物门** 又称多孔动物门，如脆针海绵等。
2. **腔肠动物门** 如海蜇、珊瑚等。
3. **环节动物门** 如地龙、水蛭等。
4. **软体动物门** 如珍珠贝、牡蛎、乌贼等。
5. **节肢动物门** 如蜈蚣、土鳖虫、南方大斑蝥等。
6. **棘皮动物门** 如海参、海胆等。
7. **脊索动物门** 如海马、乌梢蛇、梅花鹿、林麝、赛加羚羊等。

药用种类较多的有脊索动物门、节肢动物门和软体动物门，其次是环节动物门和棘皮动物门。

第二节 动物类中药鉴定

一、性状鉴别

性状鉴别是动物药最常用的鉴定方法。对于完整的动物体，可通过观察其形状、大小、表面特征、颜色及气味等确定其品种。对于动物体的某一部分，动物的生理、病理产物及加工品鉴别可用其传统经验鉴别方法，如天然牛黄能"挂甲"，麝香用针探有"冒槽"现象等。

二、显微鉴别

不同的动物类中药，其基本结构存在着差异，可根据不同鉴别对象，制作显微观察片，包括粉末片、动物组织切片和磨片（如贝壳类、角类、骨类）等。近年来，扫描电子显微镜也用于动物类中药的鉴定，其样品制备简单、分辨率高、立体感强、对样品损伤与污染程度小、可直接观察样品在自然状态下的表面特征，如用扫描电镜观察药用蛇背鳞的特征，对蛇类药材的鉴别提供了可靠的依据。

三、理化鉴别

动物类中药的理化鉴定手段越来越新，内容越来越广泛，特别是现代色谱和光谱技术的应用，使动物药鉴定更具科学性。常用的方法有：①荧光鉴别法，指利用动物类中药的某些成分在吸收自然光或紫外光后能发光的性质，对其进行鉴别，如珍珠的鉴别。②薄层色谱法，是动物药真伪鉴别常用方法之一，如鹿茸、牛黄、蟾酥等动物药的鉴别。③高效液相色谱法，如熊胆的鉴别等。④紫外光谱法，如土鳖虫的鉴别。⑤电泳分析法，主要用于含有蛋白质和氨基酸的中药鉴定，如水蛭、蛤蚧、海马、鹿茸等动物药的鉴别。另迅猛发展的分子生物技术也已运用到动物类中药的鉴定中，如DNA分子遗传标记技术已被用于龟甲、鳖甲、蛇类中药的鉴定。

地 龙
Pheretima

【来源】本品为钜蚓科动物参环毛蚓 *Pheretima aspergillum* (E. Perrier)、通俗环毛蚓 *Pheretima vulgaris* Chen、威廉环毛蚓 *Pheretima guillelmi* (Michaelsen) 或栉盲环毛蚓 *Pheretima pectinifera* Michaelsen 的干燥体。前一种习称"广地龙"，后三种习称"沪地龙"。

【产地】广地龙主产于广东、广西等地；沪地龙主产于上海、浙江、江苏等地。

【采收加工】广地龙春季至秋季捕捉，沪地龙夏季捕捉，及时剖开腹部，除去内脏和泥沙，洗净，晒干或低温干燥。

【性状鉴别】

1. 广地龙 ①呈长条状薄片，弯曲，边缘略卷，长 15～20cm，宽 1～2cm。全体具环节，背部棕褐色全紫灰色，腹部浅黄棕色；第 14～16 环节为生殖带，习称"白颈"，较光亮。②体前端稍尖，尾端钝圆，刚毛圈粗糙而硬，色稍浅。雄生殖孔在第 18 环节腹侧刚毛圈一小孔突上，外缘有数环绕的浅皮褶，内侧刚毛圈隆起，前面两边有横排（一排或二排）小乳突，每边 10～20 个不等。③受精囊孔 2 对，位于 7/8 至 8/9 环节间一椭圆形突起上，约占节周 5/11。④体轻，略呈革质，不易折断。⑤气腥，味微咸。（图 13－1）

2. 沪地龙 ①长 8～15cm，宽 0.5～1.5cm。全体具环节，背部棕褐色至黄褐色，腹部浅黄棕色；第 14～16 环节为生殖带，较光亮。第 18 环节有一对雄生殖孔。②通俗环毛蚓的雄交配腔能全部翻出，呈花菜状或阴茎状；威廉环毛蚓的雄交配腔孔呈纵向裂缝状；栉盲环毛蚓的雄生殖孔内侧有 1 或多个小乳突。③受精囊孔 3 对，在 6/7 至 8/9 环节间。

以条大、肥厚、不碎、无泥土者为佳。

【显微鉴别】粉末 淡灰色或灰黄色。①斜纹肌纤维无色或淡棕色，肌纤维散在或相互绞结成片状，多稍弯曲，直径 4～26μm，边缘常不平整。②表皮细胞呈棕黄色，细胞界限不明显，布有暗棕色的色素颗粒。③刚毛少见，常碎断散在，淡棕色或黄棕色，直径 24～32μm，先端多钝圆，有的表面可见纵裂纹。

【化学成分】 含次黄嘌呤、琥珀酸、蚯蚓解热碱、蚯蚓素、地龙毒素、多种微量元素和酶类成分。

【理化鉴别】浸出物 照水溶性浸出物测定法（热浸法）测定，水溶性浸出物不得少于 16.0%。

【功效应用】 清热定惊，通络，平喘，利尿。用量 5～10g。

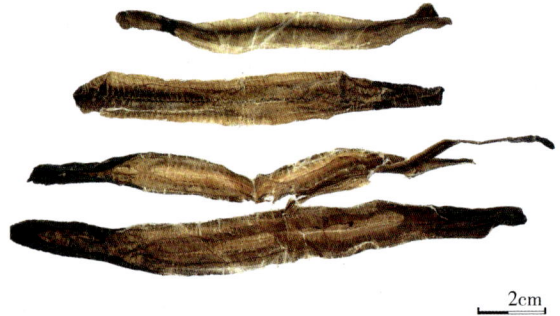

图 13－1 地龙

水 蛭

Hirudo

【来源】 本品为水蛭科动物蚂蟥 *Whitmania pigra* Whitman、水蛭 *Hirudo nipponica* Whitman 或柳叶蚂蟥 *Whitmania acranulata* Whitman 的干燥全体。

【产地】 蚂蟥及水蛭产自全国各地；柳叶蚂蟥主产于河北、安徽等地。

【采收加工】 夏、秋二季捕捉，用沸水烫死或用石灰、草木灰闷死，晒干或低温干燥。

【性状鉴别】

1. 蚂蟥 ①呈扁平纺锤形，有多数环节，长 4～10cm，宽 0.5～2cm。②背部黑褐色或黑棕色，稍隆起，用水浸后，可见黑色斑点排成 5 条纵纹；腹面平坦，棕黄色。③两侧棕黄色，前端略尖，后端钝圆，两端各具 1 吸盘。前吸盘不显著，后吸盘较大。④质脆，易折断，断面胶质状。⑤气微腥。（图 13－2）

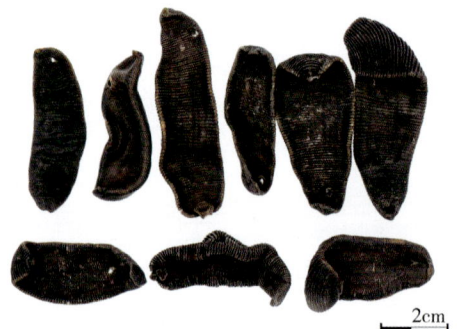

图 13－2 水蛭

2. 水蛭　扁长圆柱形，体多弯曲扭转，长2～5cm，宽0.2～0.3cm。

3. 柳叶蚂蟥　狭长而扁，长5～12cm，宽0.1～0.5cm。

以体小、条整齐、色黑褐、断面有光泽、无杂质者为佳。

【化学成分】含水蛭素、氨基酸、蛋白质、肝素、抗凝血酶和微量元素等。

【理化鉴别】**酶活力测定**　水蛭每1g含抗凝血酶活性水蛭应不低于16.0U；蚂蟥、柳叶蚂蟥应不低于3.0U（U为每1g含凝血酶活性单位）。

【功效应用】破血通经，逐瘀消癥。用量1～3g。有小毒。孕妇禁用。

石决明
Haliotidis Concha

【来源】本品为鲍科动物杂色鲍 *Haliotis diversicolor* Reeve、皱纹盘鲍 *Haliotis discus hannaz* Ino、羊鲍 *Haliotis ovina* Gmelin、澳洲鲍 *Haliotis ruber*（Leach）、耳鲍 *Haliotis asinina* Linnaeus 或白鲍 *Haliotis laevigata*（Donovan）的贝壳。

【产地】杂色鲍主产于福建以南沿海，越南、印尼、菲律宾有分布；皱纹盘鲍主产于辽宁、山东、江苏等沿海，朝鲜、日本有分布；羊鲍和耳鲍主产于我国台湾、海南等地，澳大利亚、印尼、菲律宾也有分布；澳洲鲍主产澳洲、新西兰；白鲍多产自于澳洲。

【采收加工】夏、秋二季捕捞，去肉，洗净，干燥。

【性状鉴别】

1. 杂色鲍　①呈长卵圆形，内面观略呈耳形，长7～9cm，宽5～6cm，高约2cm。表面暗红色，有多数不规则的螺肋和细密生长线，螺旋部小，体螺部大，从螺旋部顶处开始向右排列有20余个疣状突起，末端6～9个开孔，孔口与壳面平。②内面光滑，具珍珠样彩色光泽。③壳较厚，质坚硬，不易破碎。④气微，味微咸。（图13-3）

2. 皱纹盘鲍　①呈长椭圆形，长8～12cm，宽6～8cm，高2～3cm。②表面灰棕色，有多数粗糙而不规则的皱纹，生长线明显，常有苔藓类或石灰虫等附着物，末端4～5个开孔，孔口突出壳面。③壳较薄。

3. 羊鲍　①近圆形，长4～8cm，宽2.5～6cm，高0.8～2cm。②壳顶位于近中部而高于壳面，螺旋部与体螺部各占1/2，从螺旋部边缘有2行整齐的突起，尤以上部较为明显，末端4～5个开孔，呈管状。

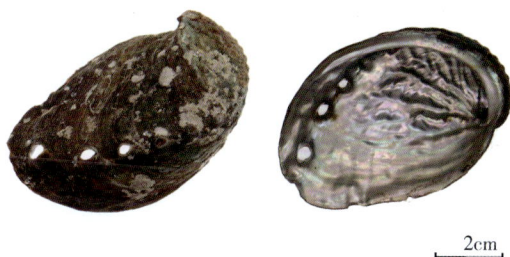

图13-3　石决明

4. 澳洲鲍　①呈扁平卵圆形，长13～17cm，宽11～14cm，高3.5～6cm。②表面砖红色，螺旋部约为壳面的1/2，螺肋和生长线呈波状隆起，疣状突起30余个，末端7～9个开孔，孔口突出壳面。

5. 耳鲍　①狭长，略扭曲，呈耳状，长5～8cm，宽2.5～3.5cm，高约1cm。②表面光滑，具翠绿色、紫色及褐色等多种颜色形成的斑纹，螺旋部小，体螺部大，末端5～7个开口，孔口与壳平，多为椭圆形，壳薄，质较脆。

6. 白鲍　①呈卵圆形，长11～14cm，宽8.5～11cm，高3～6.5cm。②表面砖红色，光滑，壳顶高于壳面，生长线颇为明显，螺旋部约为壳面的1/3，疣状突起30余个，末端9个开孔，孔口与壳平。

以壳厚、内面光滑、光彩鲜艳者为佳。

【化学成分】含碳酸钙、氨基酸、壳角质、胆素及微量元素等。

【理化鉴别】**含量测定** 按滴定法测定，本品含碳酸钙（CaCO₃）不得少于93.0%。

【功效应用】 平肝潜阳，清肝明目。用量6～20g，先煎。

石决明

珍 珠
Margarita

> **情境导入**

情境： 2017年，来自某地的郑先生在网上花780元买了一款珍珠手链。当时页面上宣传的是天然珍珠，他觉得物超所值。过了几天，收到实物，发现其与网上宣传的有明显差异，他怀疑商家售卖的是假冒的珍珠制品。经鉴定，结果表明，这串珍珠手链只是人工合成的工艺品。

思考： 1. 淡水养殖珍珠主产地是哪里？

2. 天然珍珠如何鉴别？有哪些鉴别要点？

【来源】 本品为珍珠贝科动物马氏珍珠贝 *Pteria martensii*（Dunker）、蚌科动物三角帆蚌 *Hyriopsis cumingii*（Lea）或褶纹冠蚌 *Cristaria plicata*（Leach）等双壳类动物受刺激形成的珍珠。

【产地】 海水珍珠主产于广东、广西等地；淡水养殖珍珠主产于江苏、江西、安徽、浙江等地。

【采收加工】 自动物体内取出，洗净，干燥。

【性状鉴别】①呈类球形、长圆形、卵圆形或棒形，直径1.5～8mm。②表面类白色、浅粉红色、浅黄绿色或浅蓝色，半透明，光滑或微有凹凸，具特有的彩色光泽。③质坚硬，破碎面显层纹。④气微，味淡。⑤取本品火烧，表面变黑色，有爆裂声，并可见层层剥落的银灰色小片。（图13-4）

以纯净、质坚、有彩色光泽者为佳。

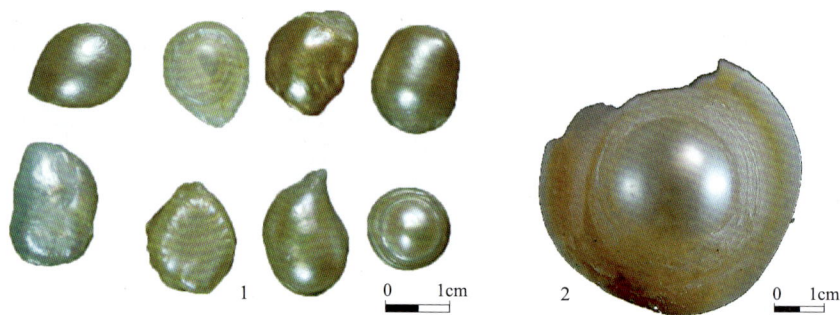

图13-4 珍珠
1. 完整珍珠；2. 珍珠断面层纹

【显微鉴别】

1. 粉末 类白色。①不规则碎块，半透明，具彩虹样光泽。②表面显颗粒性，由数至十数薄层重叠，片层结构排列紧密，可见致密的成层线条或极细密的微波状纹理。（图13-5）

2. 磨片 本品磨片具同心层纹。（图13-6）

【化学成分】 含碳酸钙、多种氨基酸、微量元素和牛磺酸等。

【理化鉴别】

1. 取本品粉末，加稀盐酸，即产生大量气泡，滤过，滤液显钙盐的鉴别反应。

2. 取本品，置紫外光灯（365nm）下观察，显浅蓝紫色或亮黄绿色荧光，通常环周部分较明亮。

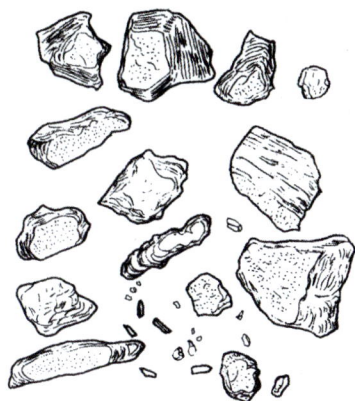

图13-5　珍珠粉末

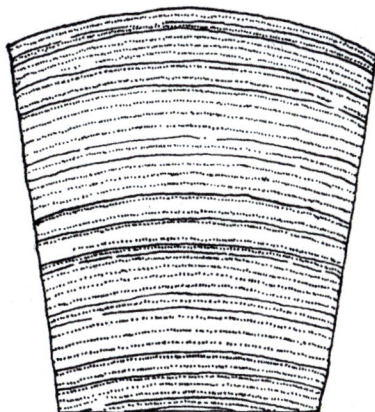

图13-6　珍珠磨片

【功效应用】安神定惊，明目消翳，解毒生肌，润肤祛斑。用量0.1~0.3g，多入丸散用。外用适量。

【附药】珍珠母

本品为蚌科动物三角帆蚌 *Hyriopsis cumingii*（Lea）、褶纹冠蚌 *Cristaria plicata*（leach）或珍珠贝科动物马氏珍珠贝 *Pteria martensii*（Dunker）的贝壳。前两种在全国的江河湖沼中均产；后一种主产于海南岛、广东、广西沿海。去肉，洗净，干燥。三角帆蚌略呈不等边四角形，具光泽。质坚硬。气微腥，味淡。褶纹冠蚌呈不等边三角形，左、右壳均具一枚短而略粗后侧齿和一枚细弱的前侧齿，均无拟主齿。马氏珍珠贝呈斜四方形，后耳大，前耳小，背缘平直，腹缘圆，生长线极细密，成片状。闭壳肌痕大，长圆形。具一凸起的长形主齿。珍珠母以质地坚实、完整、内表面光滑、杂质少者为佳。具有平肝潜阳，安神定惊，明目退翳的功效。

牡　蛎
Ostreae Concha

【来源】本品为牡蛎科动物长牡蛎 *Ostrea gigas* Thunberg、大连湾牡蛎 *Ostrea talienwhanensis* Crosse 或近江牡蛎 *Ostrea rivularis* Gould 的贝壳。

【产地】长牡蛎主产于山东以北至辽宁沿海；大连湾牡蛎产自辽宁、河北、山东等沿海；近江牡蛎产自我国沿海大部分地区。

【采收加工】全年均可捕捞，去肉，洗净，晒干。

【性状鉴别】

1. 长牡蛎　①呈长片状，背腹缘几平行，长10~50cm，高4~15cm。②右壳较小，鳞片坚厚，层状或层纹状排列；壳外面平坦或具数个凹陷，淡紫色、灰白色或黄褐色；内面瓷白色，壳顶二侧无小齿。左壳凹陷深，鳞片较右壳粗大，壳顶附着面小。③质硬，断面层状，洁白。④气微，味微咸。（图13-7）

2. 大连湾牡蛎　①呈类三角形，背腹缘呈八字形。②右壳外面淡黄色，具疏松的同心鳞片，鳞片起

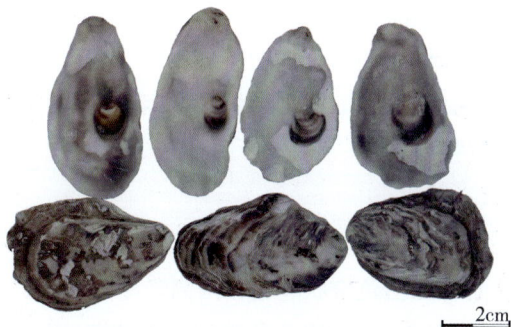

图13-7　牡蛎

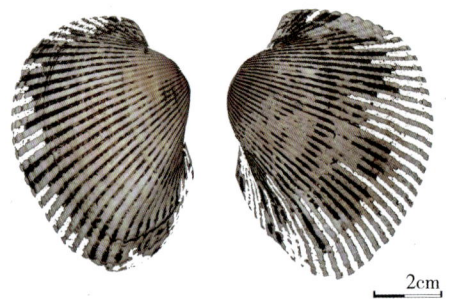

伏成波浪状，内面白色；左壳同心鳞片坚厚，自壳顶部放射肋数个，明显，内面凹下呈盒状，铰合面小。

3. 近江牡蛎 ①呈圆形、卵圆形或三角形等。②右壳外面稍不平，有灰、紫、棕、黄等色，环生同心鳞片，幼体者鳞片薄而脆，多年生长后鳞片层层相叠；内面白色，边缘有的淡紫色。

以质坚、内面光洁、色白者为佳。

【化学成分】含碳酸钙、磷酸钙、微量元素及多种氨基酸。

【功效应用】重镇安神，潜阳补阴，软坚散结。用量9~30g，先煎。

瓦楞子
Arcae Concha

【来源】本品为蚶科动物毛蚶 Arca subcrenata Lischke、泥蚶 Arca granosa Linnaeus 或魁蚶 Arca inflata Reeve 的贝壳。

【产地】主产于江苏、山东等沿海地区。

【采收加工】秋、冬至次年春捕捞，洗净，置沸水中略煮，去肉，干燥。

【性状鉴别】

1. 毛蚶 ①略呈三角形或扇形，长4~5cm，高3~4cm。②壳外面隆起，有棕褐色茸毛或已脱落；壳顶突出，向内卷曲；自壳顶至腹面有延伸的放射肋30~34条；壳内面平滑，白色，壳缘有与壳外面直楞相对应的凹陷，铰合部具小齿1列。③质坚，气微，味淡。（图13-8）

图 13-8 瓦楞子

2. 泥蚶 ①长2.5~4cm，高2~3cm。②壳外面无棕褐色茸毛，放射肋18~21条，肋上有颗粒状突起。

3. 魁蚶 ①长7~9cm，高6~8cm。②壳外面放射肋42~48条。

以整齐、洁净、无沙土者为佳。

【化学成分】含碳酸钙、磷酸钙等。

【功效应用】消痰化瘀，软坚散结，制酸止痛。用量9~15g，先煎。

海螵蛸
Sepiae Endoconcha

【来源】本品为乌贼科动物无针乌贼 Sepiella maindroni de Rochebrune 或金乌贼 Sepia esculenta Hoyle 的干燥内壳。

【产地】无针乌贼主产于浙江、江苏、广东沿海；金乌贼主产于辽宁、山东沿海。

【采收加工】收集乌贼鱼的骨状内壳，洗净，干燥。

【性状鉴别】

1. 药材

（1）无针乌贼 ①呈扁长椭圆形，中间厚，边缘薄，长9~14cm，宽2.5~3.5cm，厚约1.3cm。②背面有磁白色脊状隆起，两侧略显微红色，有不甚明显的细小疣点；腹面白色，自尾端到中部有细密波状横层纹；角质缘半透明，尾部较宽平，无骨针。③体轻，质松，易折断，断面粉质，显疏松层纹。④气微腥，味微咸。（图13-9）

（2）金乌贼 ①长13~23cm，宽约6.5cm。②背面疣点明显，略呈层状排列；腹面的细密波状横层纹占全体大部分，中间有纵向浅槽；尾部角质缘渐宽，向腹面翘起，末端有1骨针，多已断落。

以身长、洁净、无沙土者为佳。

2. 饮片 本品为不规则形或类方形小块，类白色或微黄色，气微腥，味微咸。（图13-9）

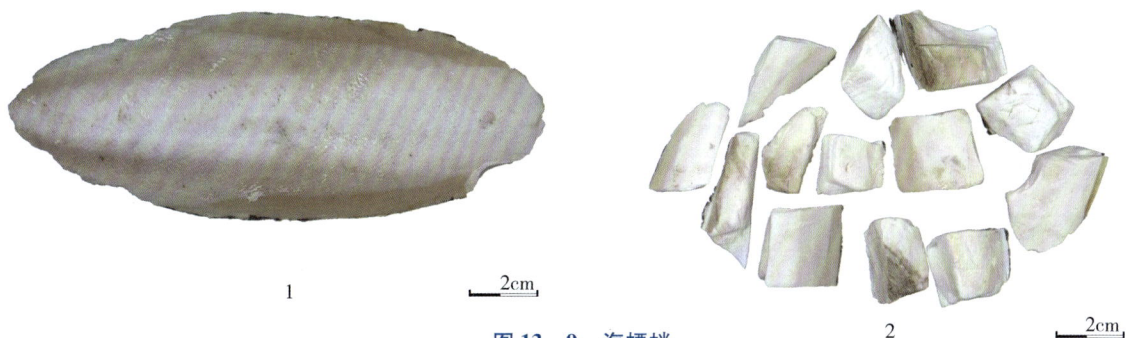

图13-9 海螵蛸

1. 药材；2. 饮片

【显微鉴别】 粉末 类白色。多数为不规则透明薄片，有的具细条纹；另有不规则碎块，表面显网状或点状纹理。

【化学成分】 含碳酸钙、甲壳质、磷酸钙、氯化钠、镁盐等。

【功效应用】 收敛止血，涩精止带，制酸止痛，收湿敛疮。用量5~10g。外用适量，研末敷患处。

全 蝎
Scorpio

【来源】 本品为钳蝎科动物东亚钳蝎 *Buthus martensii* Karsch 的干燥体。

【产地】 主产于河南、山东等地，野生或养殖。

【采收加工】 春末至秋初捕捉，除去泥沙，置沸水或沸盐水中，煮至全身僵硬，捞出，置通风处，阴干。

【性状鉴别】 ①头胸部与前腹部呈扁平长椭圆形，后腹部呈尾状，皱缩弯曲，完整者体长约6cm。②头胸部呈绿褐色，前面有1对短小的螯肢和1对较长大的钳状脚须，形似蟹螯，背面覆有梯形背甲，腹面有足4对，均为7节，末端各具2爪钩；前腹部由7节组成，第7节色深，背甲上有5条隆脊线。③背面绿褐色，后腹部棕黄色，6节，节上均有纵沟，末节有锐钩状毒刺，毒刺下方无距。④气微腥，味咸。（图13-10）

以身干、完整、色绿褐、腹中少杂质者为佳。

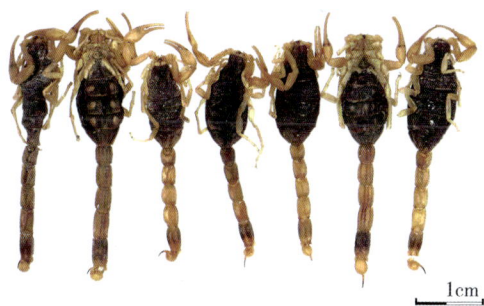

图13-10 全蝎

【显微鉴别】 粉末 黄棕色或淡棕色。①体壁碎片外表皮表面观呈多角形网格样纹理，表面密布细小颗粒，可见毛窝、细小圆孔和淡棕色或近无色的瘤状突起；内表皮无色，有横向条纹，内、外表皮纵贯较多长短不一的微细孔道。②刚毛红棕色，多碎断，先端锐尖或钝圆，具纵直纹理，髓腔细窄。③横纹肌纤维多碎断，明带较暗带宽，明带中有一暗线，暗带有致密的短纵纹理。（图13-11）

【化学成分】 含蝎毒素、牛磺酸、三甲胺、甜菜碱、卵磷脂、胆甾醇、氨基酸等。

【功效应用】 息风镇痉，通络止痛，攻毒散结。用量3~6g。孕妇禁用。

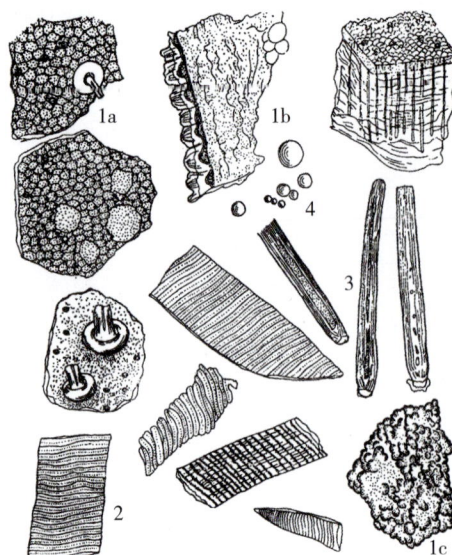

图 13 - 11　全蝎粉末 ⓔ 微课 1

1. 体壁碎片（a. 外表皮表面观；b. 断面；c. 未骨化外表皮）；
2. 横纹肌纤维；3. 刚毛；4. 脂肪油滴

蜈　蚣

Scolopendra

【来源】本品为蜈蚣科动物少棘巨蜈蚣 *Scolopendra subspinipes mutilans* L. Koch 的干燥体。

【产地】主产于湖北、浙江等地。

【采收加工】春、夏二季捕捉，用竹片插入头尾，绷直，干燥。

【性状鉴别】①呈扁平长条形，长 9 ~ 15cm，宽 0.5 ~ 1cm。由头部和躯干部组成，全体共 22 个环节。②头部暗红色或红褐色，略有光泽，有头板覆盖，头板近圆形，前端稍突出，两侧贴有颚肢一对，前端两侧有触角一对。③躯干部第一背板与头板同色，其余 20 个背板为棕绿色或墨绿色，具光泽，自第四背板至第二十背板上常有两条纵沟线；腹部淡黄色或棕黄色，皱缩；自第二节起，每节两侧有步足一对；步足黄色或红褐色，偶有黄白色，呈弯钩形，最末一对步足尾状，故又称尾足，易脱落。④质脆，断面有裂隙。⑤气微腥，有特殊刺鼻的臭气，味辛、微咸。（图 13 - 12）

以条长、身干、头红色、足黄色、身墨绿色、头足完整者为佳。

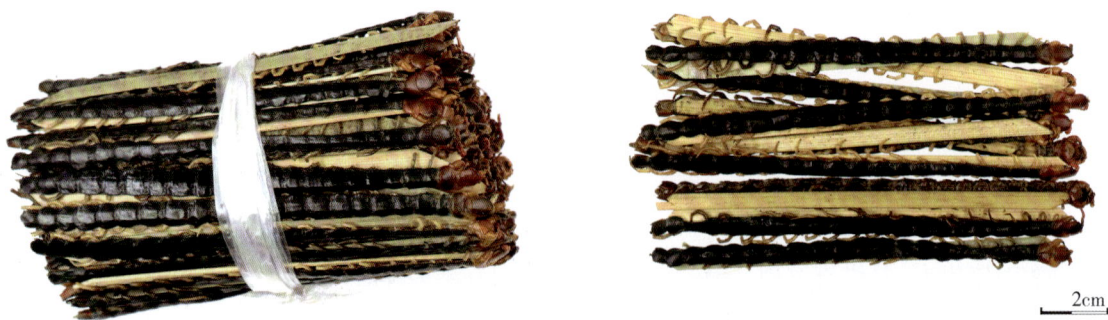

图 13 - 12　蜈蚣

【化学成分】含组胺样物质、溶血性蛋白质、酪氨酸、亮氨酸、蚁酸、胆甾醇等。

【功效应用】息风镇痉，通络止痛，攻毒散结。用量 3 ~ 5g。孕妇禁用。

土鳖虫（䗪虫）
Eupolyphaga Steleophaga

【来源】 本品为鳖蠊科昆虫地鳖 *Eupolyphaga sinesis* Walker 或冀地鳖 *Steleophaga plancyi*（Boleny）的雌虫干燥体。

【产地】 地鳖主产于安徽、江苏等地；冀地鳖主产于河北、山东等地。

【采收加工】 捕捉后，置沸水中烫死，晒干或烘干。

【性状鉴别】

1. 地鳖 ①呈扁平卵形，长 1.3～3cm，宽 1.2～2.4cm。②前端较窄，后端较宽，背部紫褐色，具光泽，无翅。③前胸背板较发达，盖住头部；腹背板 9 节，呈覆瓦状排列。腹面红棕色，头部较小，有丝状触角 1 对，常脱落，胸部有足 3 对，具细毛和刺。④腹部有横环节。⑤质松脆，易碎。⑥气腥臭，味微咸。（图 13－13）

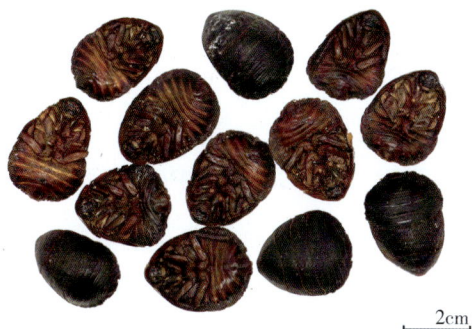

图13－13 土鳖虫

2. 冀地鳖 ①长 2.2～3.7cm，宽 1.4～2.5cm。②背部黑棕色，通常在边缘带有淡黄褐色斑块及黑色小点。

以完整、均匀、体肥、色紫褐者为佳。

【显微鉴别】 **粉末** 灰棕色。①体壁碎片深棕色或黄色，表面有不规则纹理，其上着生短粗或细长刚毛，常可见刚毛脱落后的圆形毛窝，直径 5～32μm。②刚毛棕黄色或黄色，先端锐尖或钝圆，长 12～270μm，直径 10～32μm，有的具纵直纹理。③横纹肌纤维无色或淡黄色，常碎断，有细密横纹，平直或呈微波状，明带较暗带为宽。

【化学成分】 含有挥发油、β－谷甾醇、尿嘧啶和尿囊素等。

【理化鉴别】 **浸出物** 照水溶性浸出物测定法（热浸法）测定，水溶性浸出物不得少于 22.0%。

【功效应用】 破血逐瘀，续筋接骨。用量 3～10g。孕妇禁用。

桑螵蛸
Mantidis Oötheca

【来源】 本品为螳螂科昆虫大刀螂 *Tenodera sinensis* Saussure、小刀螂 *Statilia maculata*（Thunberg）或巨斧螳螂 *Hierodula patellifera*（Serville）的干燥卵鞘。以上三种分别习称"团螵蛸""长螵蛸"及"黑螵蛸"。

【产地】 团螵蛸主产于广西、云南、湖北、湖南、辽宁等地；长螵蛸主产于浙江、江苏、安徽、山东等地；黑螵蛸主产于河北、山东、河南、山西等地。

【采收加工】 深秋至次春收集，除去杂质，蒸至虫卵死后，干燥。

【性状鉴别】

1. 团螵蛸 ①略呈圆柱形或半圆形，由多层膜状薄片叠成，长 2.5～4cm，宽 2～3cm。②表面浅黄褐色，上面带状隆起不明显，底面平坦或有凹沟。③体轻，质松而韧，横断面可见外层为海绵状，内层为许多放射状排列的小室，室内各有一细小椭圆形卵，深棕色，有光泽。④气微腥，味淡或微咸。（图 13－14）

2. 长螵蛸 ①略呈长条形，一端较细，长 2.5～5cm，宽 1～1.5cm。②表面灰黄色，上面带状隆起明显，带的两侧各有一条暗棕色浅沟和斜向纹理。③质硬而脆。

3. 黑螵蛸　①略呈平行四边形，长 2 ~ 4cm，宽 1.5 ~ 2cm。②表面灰褐色，上面带状隆起明显，两侧有斜向纹理，近尾端微向上翘。③质硬而韧。

以身干、完整者为佳。

【化学成分】含磷脂酰胆碱、磷脂酰乙醇胺、蛋白质、氨基酸、钙、铁等。

【功效应用】固精缩尿，补肾助阳。用量 5 ~ 10g。

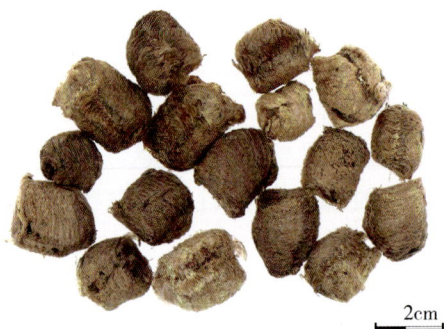

图 13 - 14　桑螵蛸

蝉　蜕
Cicadae Periostracum

【来源】本品为蝉科昆虫黑蚱 *Cryptotympana pustulata* Fabricius 的若虫羽化时脱落的皮壳，商品习称"土蝉衣"。

【产地】主产于山东、河北等地。

【采收加工】夏、秋二季收集，除去泥沙，晒干。

【性状鉴别】①略呈椭圆形而弯曲，长约 3.5cm，宽约 2cm。②表面黄棕色，半透明，有光泽。③头部有丝状触角 1 对，多已断落，复眼突出。④额部先端突出，口吻发达，上唇宽短，下唇伸长成管状。⑤胸部背面呈十字形裂开，裂口向内卷曲，脊背两旁具小翅 2 对；腹面有足 3 对，被黄棕色细毛。⑥腹部钝圆，共 9 节。⑦体轻，中空，易碎。⑧气微，味淡。（图 13 - 15）

以体轻、完整、色黄亮者为佳。

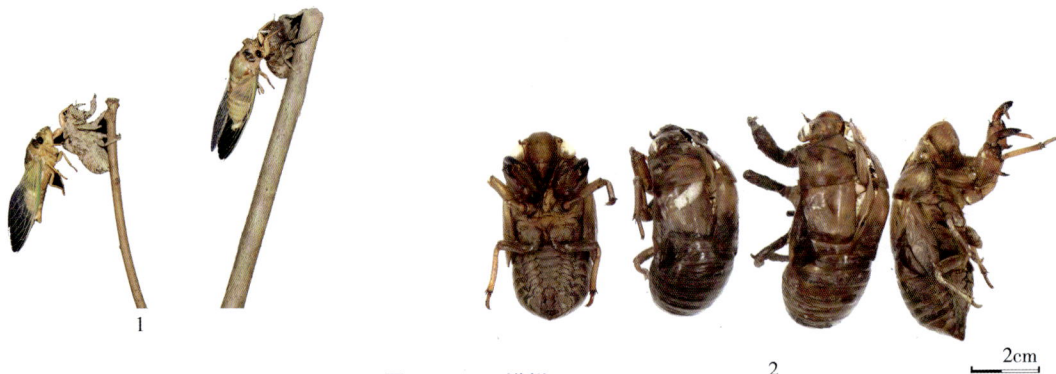

图 13 - 15　蝉蜕
1. 原动物；2. 药材

【化学成分】含甲壳质、多种氨基酸等。

【功效应用】疏散风热，利咽，透疹，明目退翳，解痉。用量 3 ~ 6g。

斑　蝥
Mylabris

【来源】本品为芫青科昆虫南方大斑蝥 *Mylabris phalerata* Pallas 或黄黑小斑蝥 *Mylabris cichorii* Linnaeus 的干燥体。

【产地】主产于安徽、河南等地。

【采收加工】夏、秋二季捕捉，闷死或烫死，晒干。

【性状鉴别】

1. 南方大斑蝥　①呈长圆形，长 1.5 ~ 2.5cm，宽 0.5 ~ 1cm。头及口器向下垂，有较大的复眼及触角各 1 对，触角多已脱落。②背部具革质鞘翅 1 对，黑色，有 3 条黄色或棕黄色的横纹；鞘翅下面有棕褐色薄膜状透明的内翅 2 片。③胸腹部乌黑色，胸部有足 3 对。④有特殊的臭气。（图 13 - 16）

2. 黄黑小斑蝥　体型较小，长 1 ~ 1.5cm。

以个大、完整、颜色鲜明、无败油气者为佳。

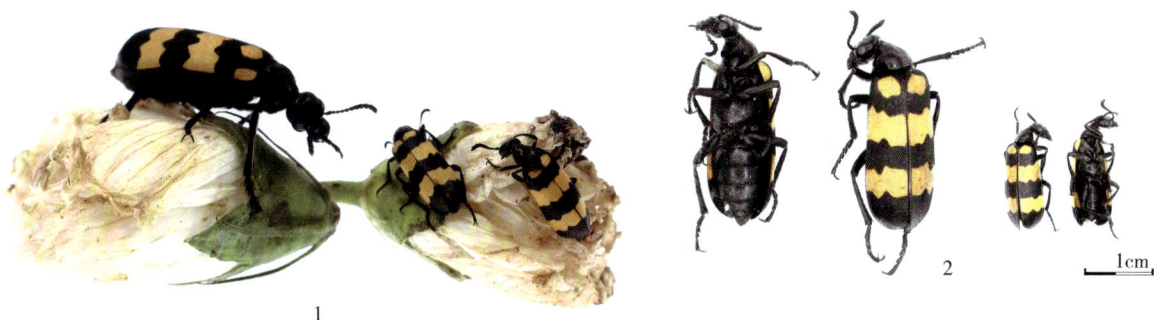

图 13 - 16　斑蝥

1. 原动物（左为南方大斑蝥，右为黄黑小斑蝥）；2. 药材（左为南方大斑蝥，右为黄黑小斑蝥）

【化学成分】含斑蝥素、蚁酸及多种氨基酸。

【理化鉴别】**含量测定**　照高效液相色谱法测定，本品含斑蝥素（$C_{10}H_{12}O_4$）不得少于 0.35%。

【功效应用】破血逐瘀，散结消癥，攻毒蚀疮。用量 0.03 ~ 0.06g，炮制后多入丸散用。外用适量，研末或浸酒醋，或制油膏涂敷患处，不宜大面积用。本品有大毒，内服慎用；孕妇禁用。

僵　蚕
Bombyx Batryticatus

【来源】本品为蚕蛾科昆虫家蚕 *Bombyx mori* Linnaeus 4 ~ 5 龄的幼虫感染（或人工接种）白僵菌 *Beauveria bassiana*（Bals.）Vuillant 而致死的干燥体。

【产地】主产于江苏、浙江等地。

【采收加工】多于春、秋季生产，将感染白僵菌病死的蚕晒干。

【性状鉴别】①略呈圆柱形，多弯曲皱缩。②长 2 ~ 5cm，直径 0.5 ~ 0.7cm。③表面灰黄色，被有白色粉霜状的气生菌丝和分生孢子。④头部较圆，足 8 对，体节明显，尾部略呈二分歧状。⑤质硬而脆，易折断，断面平坦，外层白色，中间有亮棕色或亮黑色的丝腺环 4 个，有光泽，习称"胶口镜面"。⑥气微腥，味微咸。（图 13 - 17）

以条粗、色白、断面光亮者为佳；表面无白色粉霜、中空者不可入药。

【显微鉴别】**粉末**　灰棕色或灰褐色。①菌丝体近无色，细长卷曲缠结在体壁中。②气管壁碎片略弯曲或呈弧状，具棕色或深棕色的螺旋丝。③表皮组织表面具网格样皱缩纹理以及纹理突起形成的小尖突，有圆形毛窝，边缘黄色。④刚毛黄色或黄棕色，表面光滑，壁稍厚。⑤未消化的桑叶组织中大多含草酸钙簇晶或方晶。

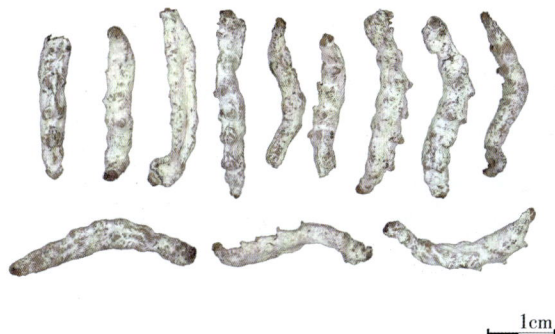

图 13 - 17　僵蚕

【化学成分】含蛋白质、脂肪、甾体、氨基酸、羟基促蜕皮甾酮、棕榈酸、油酸、壳质酶等。体表白粉中含大量草酸铵。

【理化鉴别】**浸出物** 照醇溶性浸出物测定法（热浸法）测定，稀乙醇浸出物不得少于20.0%。

【功效应用】息风止痉，祛风止痛，化痰散结。用量5～10g。

蜂 蜜
Mel

情境导入

情境：2023年2月7日，某市市场监管局在区公安部门配合下，于辖区某宾馆房间内查获一家假蜂蜜生产窝点，现场查获假"土蜂蜜"100余公斤，以及大量用来制作假蜂蜜的原材料和工具。而造假方法十分简单：白糖、玉米粉、食用香精等加水熬制，一瓶以假乱真的"土蜂蜜"在宾馆内就能制作完成。

思考：1. 蜂蜜的鉴别方法有哪些？

2. 蜂蜜如何进行理化鉴别？

【来源】本品为蜜蜂科昆虫中华蜜蜂 *Apis cerana* Fabricius 或意大利蜂 *Apis mellifera* Linnaeus 所酿的蜜。

【产地】全国多数地区均产。

【采收加工】春至秋季采收，滤过。

【性状鉴别】①为半透明、带光泽、浓稠的液体。②白色至淡黄色或橘黄色至黄褐色，放久或遇冷渐有白色颗粒状结晶析出。③气芳香，味极甜。（图13-18）

以稠如凝脂、气芳香、味甜而纯正、无异臭者为佳。

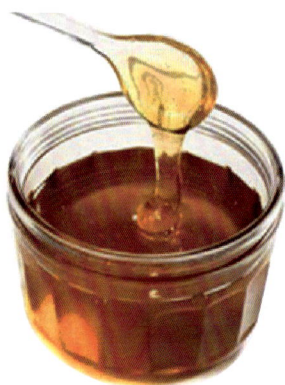

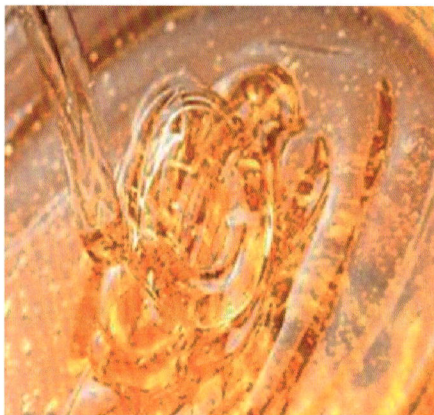

图 13-18 蜂蜜

【化学成分】含葡萄糖、果糖、蔗糖、有机酸、挥发油、蜡、维生素、酶类、氨基酸、乙酰胆碱、烟酸、胡萝卜素、微量元素等。

【理化鉴别】

1. 含量测定 照高效液相色谱法测定，本品含果糖（$C_6H_{12}O_6$）和葡萄糖（$C_6H_{12}O_6$）的总量不得少于60.0%，果糖与葡萄糖含量比值不得小于1.0。

2. 相对密度 本品如有结晶析出，可置于不超过60℃的水浴中，待结晶全部融化后，搅匀，冷至25℃，照相对密度测定法测定，相对密度应在1.349以上。

【功效应用】补中，润燥，止痛，解毒；外用生肌敛疮。用量15～30g。

【附药】

1. 蜂王浆　又称"蜂乳"，是工蜂咽腺分泌的乳白色胶状物。为滋补剂，作为神经官能症、心血管功能不全、关节炎等慢性疾病的辅助治疗剂。

2. 蜂蜡　本品为蜜蜂科昆虫中华蜜蜂 *Apis cerana* Fabricius 或意大利蜂 *Apis mellifera* Linnaeus 分泌的蜡。将蜂巢置水中加热，滤过，冷凝取蜡或再精制而成。本品为不规则团块，大小不一。呈黄色、淡黄棕色或黄白色，不透明或微透明，表面光滑。体较轻，蜡质，断面砂粒状，用手搓捏能软化。有蜂蜜样香气，味微甘。具有解毒，敛疮，生肌，止痛的功效。

3. 蜂房　本品为胡蜂科昆虫果马蜂 *Polistes olivaceous*（DeGeer）、日本长脚胡蜂 *Polistes japonicas* Saussure 或异腹胡蜂 *Parapolybia varia* Fabricius 的巢。秋、冬二季采收，晒干，或略蒸，除去死蜂死蛹，晒干。呈圆盘状或不规则的扁块状，有的似莲房状，大小不一。表面灰白色或灰褐色。腹面有多数整齐的六角形房孔，孔径 3～4mm 或 6～8mm；背面有 1 个或数个黑色短柄。体轻，质韧，略有弹性。气微，味辛淡。具有攻毒杀虫，祛风止痛的功效。

海　马

Hippocampus

【来源】　本品为海龙科动物线纹海马 *Hippocampus kelloggi* Jordan et Snyder、刺海马 *Hippocampus histrix* Kaup、大海马 *Hippocampus kuda* Bleeker、三斑海马 *Hippocampus trimaculatus* Leach 或小海马（海蛆）*Hippocampus japonicus* Kaup 的干燥体。

【产地】　主产于广东、福建、台湾沿海等地。

【采收加工】　夏、秋二季捕捞，洗净，晒干；或除去皮膜和内脏，晒干。

【性状鉴别】

1. 线纹海马　①呈扁长形而弯曲，体长约 30cm。②表面黄白色。③头略似马头，有冠状突起，具管状长吻，口小，无牙，两眼深陷。④躯干部七棱形，尾部四棱形，渐细卷曲，体上有瓦楞形的节纹并具短棘，习称"马头蛇尾瓦楞身"。⑤体轻，骨质，坚硬。⑥气微腥，味微咸。（图 13－19）

2. 刺海马　①体长 15～20cm。②头部及体上环节间的棘细而尖。

3. 大海马　①体长 20～30cm。②黑褐色。

4. 三斑海马　体侧背部第 1、4、7 节的短棘基部各有 1 黑斑。

5. 小海马（海蛆）　①体形小，长 7～10cm。②黑褐色。③节纹和短棘均较细小。

以体大、色白、坚实、头尾齐全者为佳。

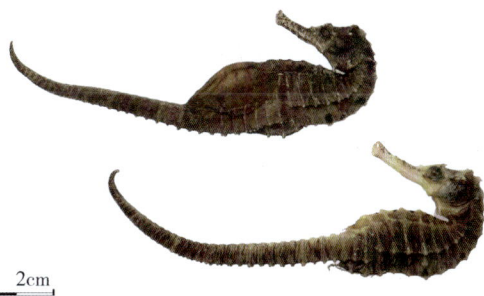

2cm

图 13－19　海马

【显微鉴别】　**粉末**　白色或黄白色。①横纹肌纤维多碎断，有明暗相间的细密横纹；横断面观类长方形或长卵圆形，表面平滑，可见细点或裂缝状空隙。②胶原纤维相互缠绕成团。皮肤碎片表面观细胞界限不清，可见棕色颗粒状色素物。③骨碎片不规则形，骨陷窝呈长条形或裂缝状。

【化学成分】　含乙酰胆碱酯酶、胆碱酯酶、蛋白酶、蛋白质、氨基酸等。

【功效应用】　温肾壮阳，散结消肿。用量 3～9g。外用适量，研末敷患处。

海　龙

Syngnathus

【来源】　本品为海龙科动物刁海龙 *Solenognathus hardwickii*（Gray）、拟海龙 *Syngnathoides biaculea-*

tus（Bloch）或尖海龙 *Syngnathus acus* Linnaeus 的干燥体。

【产地】 刁海龙、拟海龙主产于广东、福建等地沿海；尖海龙主产于我国沿海地区均产。

【采收加工】 夏、秋二季捕捞，刁海龙、拟海龙除去皮膜，洗净，晒干；尖海龙直接洗净，晒干。

【性状鉴别】

1. 刁海龙 ①体狭长侧扁，全长 30～50cm。②表面黄白色或灰褐色。③头部具管状长吻，口小，无牙，两眼圆而深陷，头部与体轴略呈钝角。④躯干部宽 3cm，五棱形，尾部前方六棱形，后方渐细，四棱形，尾端卷曲。⑤背棱两侧各有 1 列灰黑色斑点状色带。⑥全体被以具花纹的骨环和细横纹，各骨环内有突起粒状棘。⑦胸鳍短宽，背鳍较长，有的不明显，无尾鳍。⑧骨质，坚硬。⑨气微腥，味微咸。（图 13 - 20）

2. 拟海龙 ①体长平扁，躯干部略呈四棱形，全长 20～22cm。②表面灰黄色。③头部常与体轴成一直线。（图 13 - 20）

3. 尖海龙 ①体细长，呈鞭状，全长 10～30cm，未去皮膜。②表面黄褐色。③有的腹面可见育儿囊，有尾鳍。④质较脆弱，易撕裂。（图 13 - 20）

以体长、饱满、头尾齐全者为佳。

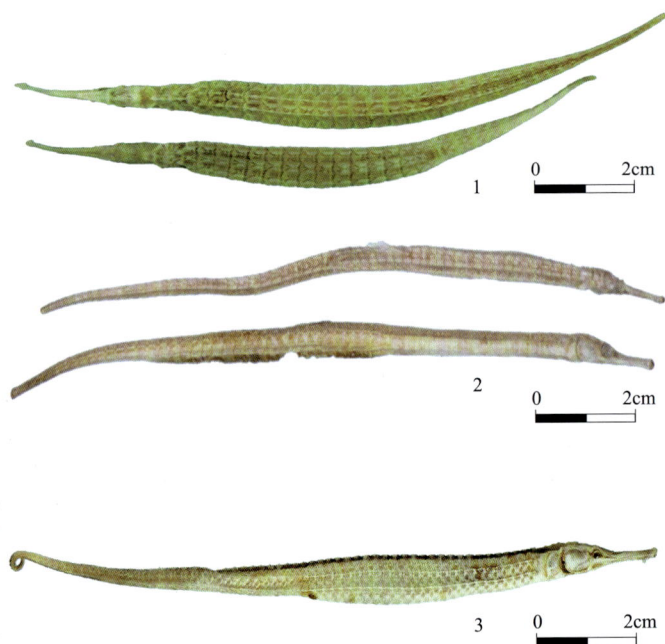

图 13 - 20　海龙

1. 拟海龙；2. 尖海龙；3. 刁海龙

【化学成分】 含蛋白质、氨基酸、脂肪、甾体类化合物及微量元素。

【功效应用】 温肾壮阳，散结消肿。用量 3～9g。外用适量，研末敷患处。

蟾　酥

Bufonis venenum

【来源】 本品为蟾蜍科动物中华大蟾蜍 *Bufo bufo gargarizans* Cantor 或黑眶蟾蜍 *Bufo melanostictus* Schneider 的干燥分泌物。

【产地】 主产于河北、山东、江苏、安徽、浙江等地。

【采收加工】夏、秋二季捕捉，洗净，用铜或铝制盒式夹钳（或指甲套）挤取耳后腺或皮肤腺分泌液，使白色浆液流于陶瓷或玻璃器皿中（忌用铁器，以免变黑），滤去杂质，取纯浆放入圆模型中干燥，即为团蟾酥；如将鲜浆均匀涂于玻璃板上，干燥，即为片蟾酥。

【性状鉴别】①本品呈扁圆形团块状或片状。②棕褐色或红棕色。③团块状者质坚，不易折断，断面棕褐色，角质状，微有光泽；片状者质脆，易碎，断面红棕色，半透明。④气微腥，味初甜而后有持久的麻辣感，粉末嗅之作嚏。（图 13 – 21）

以色红棕、断面角质样、半透明、有光泽者为佳。

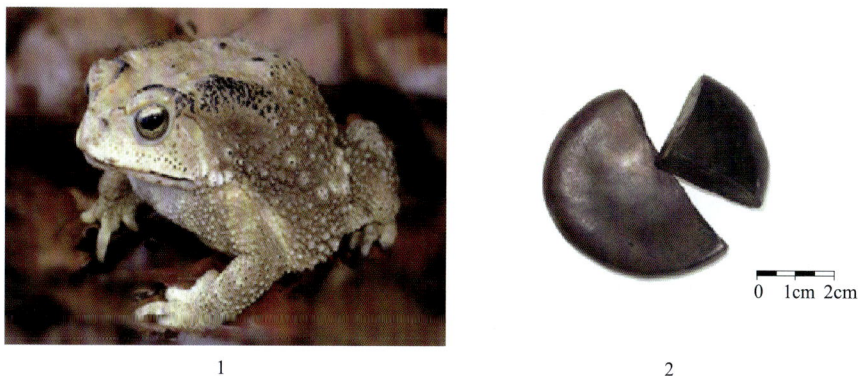

图 13 – 21　蟾酥

1. 原动物；2. 药材

【化学成分】含强心苷类，如华蟾毒基、脂蟾毒配基、蟾毒灵等。

【理化鉴别】

1. 含量测定　照高效液相色谱法测定，本品含蟾毒灵（$C_{24}H_{34}O_4$）、华蟾酥毒基（$C_{26}H_{34}O_6$）和脂蟾毒配基（$C_{24}H_{32}O_4$）的总量不得少于 7.0% 。

2. 水试　本品断面沾水，即呈乳白色隆起。

【功效应用】解毒，止痛，开窍醒神。用量 0.015 ~ 0.03g，多入丸散用。外用适量。孕妇慎用。

哈蟆油
Ranae Oviductus

【来源】本品为蛙科动物中国林蛙 *Rana temporaria chensinensis* David 雌蛙的干燥输卵管．

【产地】主产于黑龙江、吉林、辽宁等地，以吉林产最佳。

【采收加工】取出输卵管，通风处阴干。

【性状鉴别】①呈不规则块状，弯曲而重叠，长 1.5 ~ 2cm，厚 1.5 ~ 5mm。②表面黄白色，呈脂肪样光泽，偶有带灰白色薄膜状干皮。③摸之有滑腻感，在温水中浸泡体积可膨胀。④气腥，味微甘，嚼之有黏滑感。（图 13 – 22）

以片大、肥厚、色黄白、有光泽、皮膜少、无黑色卵者为佳。

【化学成分】含蛋白质、脂肪，另含雌酮、胆固醇、维生素 A 等。

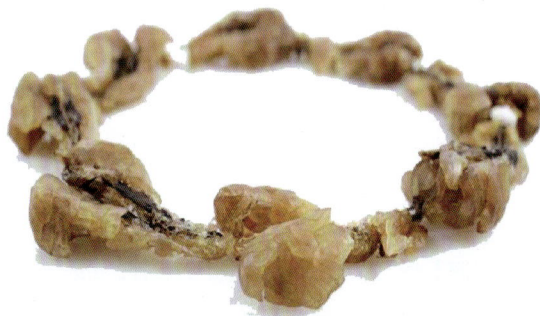

图 13 – 22　哈蟆油

【功效应用】补肾益精，养阴润肺。用量 5 ~ 15g，用水浸泡，炖服，或作丸剂服。

龟 甲

Testudinis Carapax et Plastrum

【来源】本品为龟科动物乌龟 *Chinemys reevesii*（Gray）的背甲及腹甲。

【产地】主产于浙江、安徽、湖北、湖南等地。

【采收加工】全年均可捕捉，以秋、冬二季为多，捕捉后杀死，或用沸水烫死，剥取背甲和腹甲，除去残肉，晒干。

【性状鉴别】①背甲及腹甲由甲桥相连，背甲稍长于腹甲，与腹甲常分离。②背甲呈长椭圆形拱状，长 7.5～22cm，宽 6～18cm；外表面棕褐色或黑褐色，脊棱 3 条；颈盾 1 块，前窄后宽；椎盾 5 块，第 1 椎盾长大于宽或近相等，第 2～4 椎盾宽大于长；肋盾两侧对称，各 4 块；缘盾每侧 11 块；臀盾 2 块。③腹甲呈板片状，近长方椭圆形，长 6.4～21cm，宽 5.5～17cm；外表面淡黄棕色至棕黑色，盾片 12 块，每块常具紫褐色放射状纹理，腹盾、胸盾和股盾中缝均长，喉盾、肛盾次之，肱盾中缝最短；内表面黄白色至灰白色，有的略带血迹或残肉，除净后可见骨板 9 块，呈锯齿状嵌接；前端钝圆或平截，后端具三角形缺刻，两侧残存呈翼状向斜上方弯曲的甲桥。④质坚硬。⑤气微腥，味微咸。（图 13－23）

以块大、完整、洁净、无腐肉者为佳。

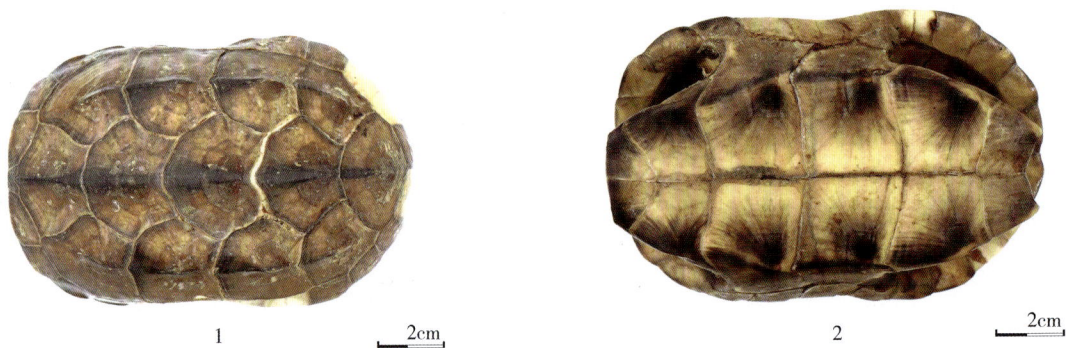

图 13－23 龟甲
1. 背甲；2. 腹甲

【化学成分】含胆固醇、蛋白质、总氮、碳酸钙、氨基酸等。

【理化鉴别】**浸出物** 照水溶性浸出物测定法（热浸法）测定，水溶性浸出物不得少于 4.5%。

【功效应用】滋阴潜阳，益肾强骨，养血补心，固经止崩。用量 9～24g，先煎。

【附药】龟甲胶

本品为龟甲经水煎煮、浓缩制成的固体胶。呈长方形或方形的扁块或丁状。深褐色。质硬而脆，断面光亮，对光照视时呈半透明状。气微腥，味淡。滋阴，养血，止血。

鳖 甲

Trionycis Carapax

【来源】本品为鳖科动物鳖 *Trionyx sinensis* Wiegmann 的背甲。

【产地】主产于湖北、安徽、江苏、河南、广西等地。

【采收加工】全年均可捕捉，以秋、冬二季为多，捕捉后杀死，置沸水中烫至背甲上的硬皮能剥落时，取出，剥取背甲，除去残肉，晒干。

【性状鉴别】①呈椭圆形或卵圆形，背面隆起，长 10～15cm，宽 9～14cm。②外表面黑褐色或墨绿色，略有光泽，具细网状皱纹和灰黄色或灰白色斑点，中间有一条纵棱，两侧各有左右对称的横凹纹 8 条，外皮脱落后，可见锯齿状嵌接缝。③内表面类白色，中部有突起的脊椎骨，颈骨向内卷曲，两侧各有肋骨 8 条，伸出边缘。④质坚硬。⑤气微腥，味淡。（图 13 – 24）

以块大、甲厚、无残肉者为佳。

【化学成分】含骨胶原、碳酸钙、磷酸钙、碘、氨基酸、维生素 D 等。

【理化鉴别】浸出物　照醇溶性浸出物测定法（热浸法）测定，稀乙醇溶性浸出物不得少于 5.0%。

【功效应用】滋阴潜阳，退热除蒸，软坚散结。用量 9 ~ 24g，先煎。

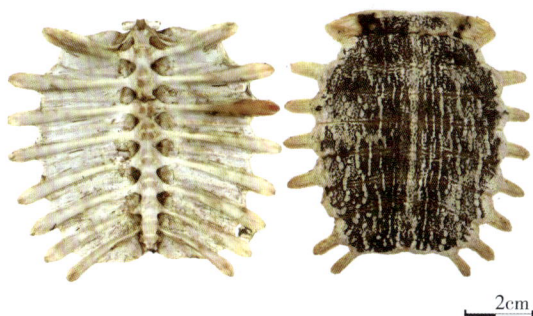

图 13 – 24　鳖甲

蛤　蚧
Gecko

【来源】本品为壁虎科动物蛤蚧 *Gekko gecko* Linnaeus 的干燥体。

【产地】主产于广东、广西等地。

【采收加工】全年均可捕捉，除去内脏，拭净，用竹片撑开，使全体扁平顺直，低温干燥。

【性状鉴别】①呈扁片状，头颈部及躯干部长 9 ~ 18cm，头颈部约占 1/3，腹背部宽 6 ~ 11cm，尾长 6 ~ 12cm。②头略呈扁三角状，两眼多凹陷成窟窿，无眼睑；口内角质细齿密生于颚的边缘，无异型大齿；吻部半圆形，吻鳞 1 片，不切鼻孔，与鼻鳞相连；上鼻鳞左右各 1 片，上唇鳞 12 ~ 14 对，下唇鳞（包括颏鳞）21 片；全身密被圆形或多角形微有光泽的粒状细鳞，称"粒鳞"，粒鳞间分布有大的颗粒状疣粒称"疣鳞"。③腹背部呈椭圆形，腹部薄；背部呈灰黑色或银灰色，有黄白色、灰绿色或橙红色斑点散在或密集成不显著的斑纹；脊椎骨及两侧肋骨突起。④四足均具 5 趾，趾间仅具蹼迹；除第 1 趾外，均具爪；足底有吸盘。⑤尾细而坚实，微现骨节，有 6 ~ 7 个明显的银灰色环带，有的再生尾较原生尾短，且银灰色环带不明显。⑥气腥，味微咸。（图 13 – 25）

以体大、肥壮、尾粗而长、无虫蛀者为佳。

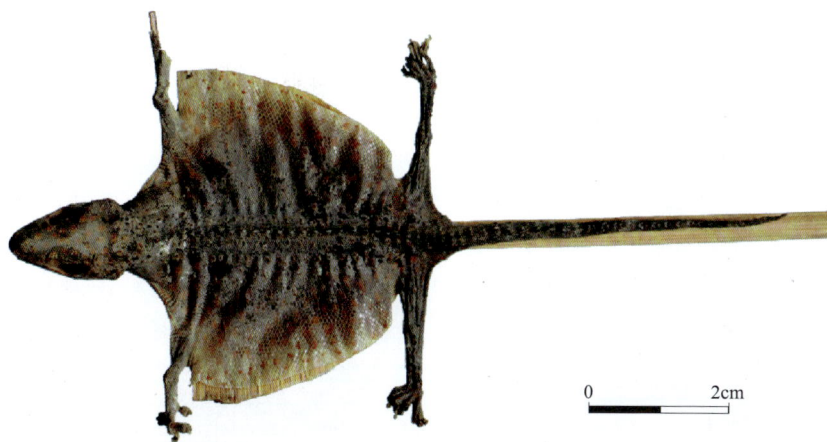

图 13 – 25　蛤蚧

【显微鉴别】粉末　淡黄色或淡灰黄色。①横纹肌纤维侧面观有波峰状或稍平直的细密横纹；横断面观三角形、类圆形或类方形。②鳞片近无色，表面可见半圆形或类圆形的隆起，略作覆瓦状排列，布有极细小的粒状物，有的可见圆形孔洞。③皮肤碎片表面可见棕色或棕黑色色素颗粒。骨碎片不规则碎块状，表面有细小裂缝状或针状空隙；可见裂缝状骨陷窝。

【化学成分】含磷脂类、氨基酸、微量元素、肌肽、胆碱、肉毒碱、鸟嘌呤等。

【理化鉴别】浸出物　照醇溶性浸出物测定法（冷浸法）测定，稀乙醇浸出物不得少于8.0%。

【功效应用】补肺益肾，纳气定喘，助阳益精。用量3~6g，多入丸散或酒剂。

蛤蚧

金钱白花蛇
Bungarus Parvus

【来源】本品为眼镜蛇科动物银环蛇 *Bungarus multicinctus* Blyth 的幼蛇干燥体。

【产地】主产于广东、广西等地，有养殖。

【采收加工】夏、秋二季捕捉，剖开腹部，除去内脏，擦净血迹，用乙醇浸泡处理后。盘成圆形，用竹签固定，干燥。

【性状鉴别】①呈圆盘状，盘径3~6cm，蛇体直径0.2~0.4cm。②头盘在中间，尾细，常纳口内，口腔内上颌骨前端有毒沟牙1对，鼻间鳞2片，无颊鳞，上下唇鳞通常各为7片。③背部黑色或灰黑色，有白色环纹45~58个，黑白相间，白环纹在背部宽1~2行鳞片，向腹面渐增宽，黑环纹宽3~5行鳞片，背正中明显突起一条脊棱，脊鳞扩大呈六角形，背鳞细密，通身15行，尾下鳞单行。④气微腥，味微咸。（图13-26）

以头尾俱全、色泽明亮、盘径小者为佳。

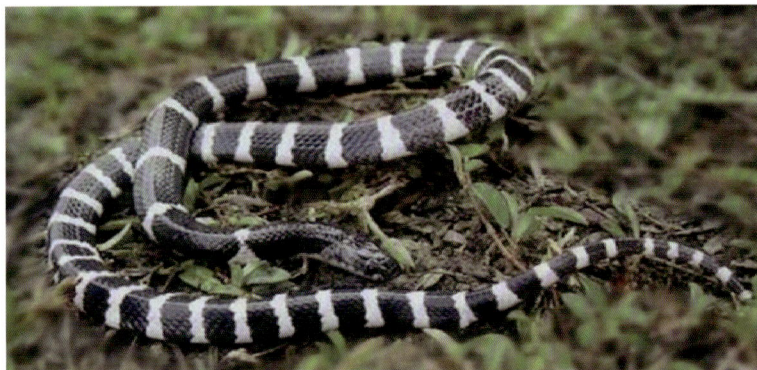

1

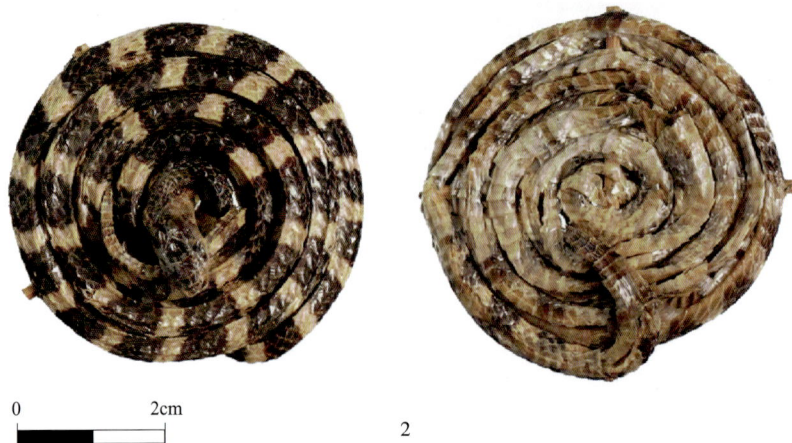

0　　2cm

2

图13-26　金钱白花蛇
1. 原动物；2. 药材

【化学成分】含蛋白质、脂肪、鸟嘌呤核苷、三磷酸腺苷酶、磷脂酶等。

【理化鉴别】**浸出物** 按醇溶性浸出物（热浸法）测定，稀乙醇溶性浸出物不得少于15.0%。

【功效应用】祛风，通络，止痉。用量2～5g。研粉吞服1～1.5g。

金钱白花蛇

蕲 蛇

Agkistrodon

【来源】本品为蝰科动物五步蛇 *Agkistrodon acutus*（Güenther）的干燥体。

【产地】主产于广东、广西、浙江、江西等地。

【采收加工】夏、秋二季捕捉，剖开蛇腹，除去内脏，洗净，用竹片撑开腹部，盘成圆盘状，干燥后拆除竹片。

【性状鉴别】①呈圆盘状，盘径17～34cm，体长可达2m。②头在中间稍向上，呈三角形而扁平，吻端向上，习称"翘鼻头"。上腭有管状毒牙，中空尖锐。③背部两侧各有黑褐色与浅棕色组成的"V"形斑纹17～25个，其"V"形的两上端在背中线上相接，习称"方胜纹"，有的左右不相接，呈交错排列。④腹部撑开或不撑开，灰白色，鳞片较大，有黑色类圆形的斑点，习称"连珠斑"；腹内壁黄白色，脊椎骨的棘突较高，呈刀片状上突，前后椎体下突基本同形，多为弯刀状，向后倾斜，尖端明显超过椎体后隆面。⑤尾部骤细，末端有三角形深灰色的角质鳞片1枚，习称"佛指甲"。⑥气腥，味微咸。（图13-27）

以头尾齐全、条大、花纹明显、内壁洁净者为佳。

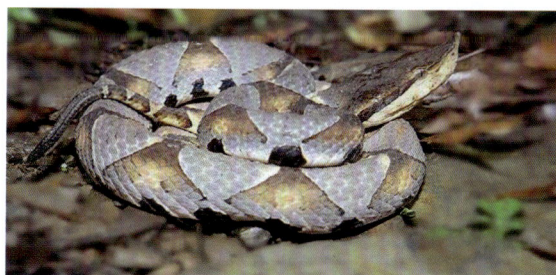
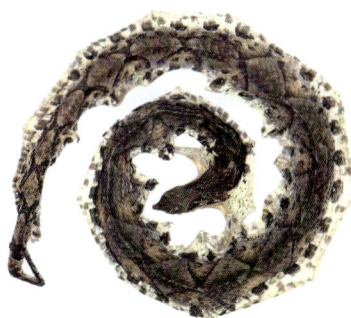

图13-27 蕲蛇

1. 原动物；2. 药材

【化学成分】含精胺、蛇肉碱、硬脂酸、棕榈酸、胆甾醇、蛋白质、脂肪、皂苷、微量元素等。此外，蛇毒中含凝血酶、酯酶和抗血凝素等。

【理化鉴别】**浸出物** 照醇溶性浸出物测定法（热浸法）测定，稀乙醇浸出物不得少于10.0%。

【功效应用】祛风，通络，止痉。用量3～9g；研末吞服，一次1～1.5g，一日2～3次。

乌梢蛇

Zaocys

【来源】本品为游蛇科动物乌梢蛇 *Zaocys dhumnades*（Cantor）的干燥体。

【产地】主产于浙江、江苏等地。

【采收加工】多于夏、秋二季捕捉，剖开腹部或先剥皮留头尾，除去内脏，盘成圆盘状，干燥。

【性状鉴别】①呈圆盘状，盘径约16cm。②表面黑褐色或绿黑色，密被菱形鳞片；背鳞行数成双，背中央2～4行鳞片强烈起棱，形成两条纵贯全体的黑线。③头盘在中间，扁圆形，眼大而下凹陷，有光泽。

上唇鳞8枚，第4、5枚入眶，颊鳞1枚，眼前下鳞1枚，较小，眼后鳞2枚。④脊部高耸成屋脊状，习称"剑脊"。腹部剖开边缘向内卷曲，脊肌肉厚，黄白色或淡棕色，可见排列整齐的肋骨。⑤尾部渐细而长，尾下鳞双行。剥皮者仅留头尾之皮鳞，中段较光滑。⑥气腥，味淡。（图13-28）

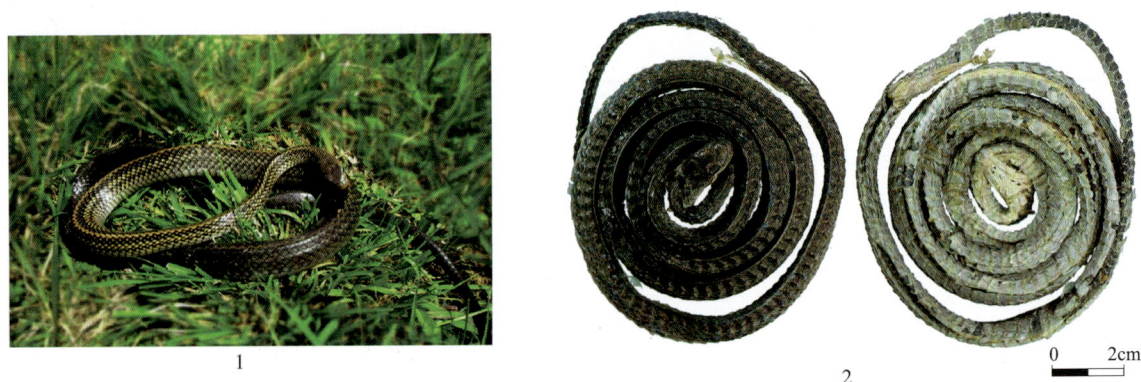

图13-28 乌梢蛇

1. 原动物；2. 药材

以头尾齐全、皮黑肉黄、质坚实者为佳。

【化学成分】含蛋白质、脂肪、微量元素等。

【理化鉴别】**浸出物** 照醇溶性浸出物测定法（热浸法）测定，稀乙醇浸出物不得少于12.0%。

【功效应用】祛风，通络，止痉。用量6~12g。

鸡内金
Galli Gigerii Endothelium Corneum

【来源】本品为雉科动物家鸡 *Gallus gallus domesticus* Brisson 的干燥沙囊内壁。

【产地】全国均产。

【采收加工】杀鸡后，取出鸡肫，立即剥下内壁，洗净，干燥。

【性状鉴别】①为不规则卷片，厚约2mm。②表面黄色、黄绿色或黄褐色，薄而半透明，具明显的条状皱纹。③质脆，易碎，断面角质样，有光泽。④气微腥，味微苦。（图13-29）

以色黄、完整、破碎少者为佳。

【化学成分】含多种酶类（胃蛋白酶、淀粉酶等）、多种氨基酸类、维生素类、微量元素、胃激素、角蛋白等。

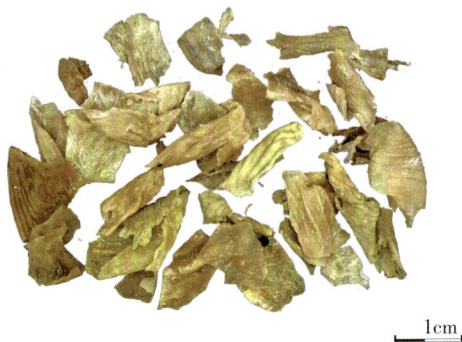

图13-29 鸡内金

【功效应用】健胃消食，涩精止遗，通淋化石。用量3~10g。

马 宝
Equi Calculus

【来源】本品为马科动物马 *Equus caballus* (Linnaeus) 胃肠中的结石。

【产地】主产于黑龙江、吉林等地。

【采收加工】全年皆可采收，宰杀病马时注意其腹内有无硬块，多于胃肠道内发现，取出洗净，晾干即可。

【性状鉴别】①呈球形、卵圆形或扁圆形，大小不等。②表面粉白色、灰白色或青黑色，有光泽，光滑或凹凸不平。③质地坚硬，锯开端面显同心性层纹，微具玻璃样光泽，气微味淡。（图 13 - 30）

以个大、质重、坚实、灰白色、光滑、剖之有层次者为佳。

【化学成分】含碳酸镁、碳酸钙、磷酸镁等。

【功效应用】镇惊化痰，清热解毒。用量 0.6 ~ 1.5g。

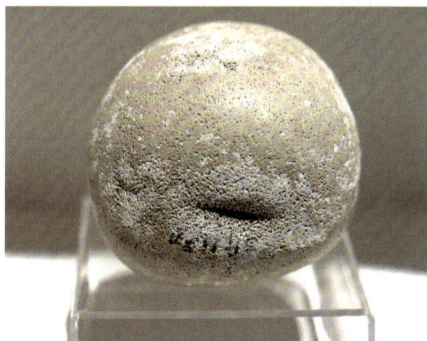

图 13 - 30　马宝

阿　胶
Asini Corii Colla

【来源】本品为马科动物驴 *Equus asinus* L. 的干燥皮或鲜皮经煎煮、浓缩制成的固体胶。

【产地】主产于山东。

【采收加工】将驴皮漂泡去毛，切块，洗净，分次水煎，滤过，合并滤液，浓缩（可分别加入适量黄酒、冰糖、豆油）至稠膏状，冷凝，切块，晾干，即得。

【性状鉴别】

1. 药材　①呈长方形、方形或丁状胶块。②棕色至黑褐色，有光泽。③质硬而脆，断面光亮，碎片对光透视呈棕色半透明状。④气微，味微甘。⑤本品少许，加 3 倍量沸水，搅拌 10 ~ 60 分钟使溶解，溶液呈透明的红茶色，清而不浊，冷却后，液面可见少数油滴，放置不凝集，微带腥气。⑥置坩埚中灼烧，初则迸裂，随即熔化膨胀，冒白烟，有浓烈的胶香气，灰化后残渣呈灰白色。

以色均、质脆、半透明、断面光亮、无腥气者为佳。

2. 饮片

（1）阿胶　本品呈不规则块状，大小不一。其余同药材。（图 13 - 31）

（2）阿胶珠　本品呈类球形。表面棕黄色或灰白色，附有白色粉末。体轻，质酥，易碎。断面中空或多孔状，淡黄色至棕色。气微，味微甜。（图 13 - 31）

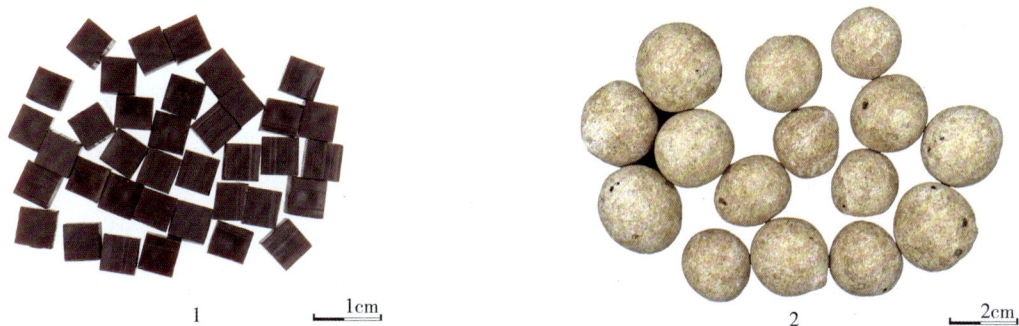

图 13 - 31　阿胶
1. 饮片；2. 阿胶珠

【化学成分】含明胶蛋白，水解可产生多种氨基酸。

【理化鉴别】

1. 水试　取本品少许，加 3 倍量的沸水，不断搅拌使溶解，溶液呈透明的红茶色，清而不浊，冷却后，液面可见少数油滴，放置不凝集，微带腥气。

2. 火试　取本品至于坩埚中灼烧，初则迸裂，随即熔化膨胀，冒白烟，有浓烈的胶香气，灰化后残渣呈灰白色。

3. 含量测定 照高效液相色谱法测定测定，本品含 L – 羟脯氨酸不得少于 8.0%，甘氨酸不得少于 18.0%，丙氨酸不得少于 7.0%，L – 脯氨酸不得少于 10.0%；本品含特征多肽以驴源多肽 A_1（$C_{41}H_{68}N_{12}O_{13}$）和驴源多肽 A_2（$C_{51}H_{82}N_{18}O_{18}$）的总量计应不得少于 0.15%。

【功效应用】补血滋阴，润燥，止血。用量 3～9g。烊化兑服。

麝 香
Moschus

【来源】本品为鹿科动物林麝 *Moschus berezovskii* Flerov、马麝 *Moschus sifanicus* Przewalski 或原麝 *Moschus moschiferus* Linnaeus 成熟雄体香囊中的干燥分泌物。

【产地】主产于四川、西藏和云南等地。林麝主要分布在西南及西北等地；马麝主要分布在青藏高原高寒地带；原麝主要分布在东北地区及安徽、河北等地。

【采收加工】野麝多在冬季至次春猎取，猎获后，割取香囊，阴干，习称"毛壳麝香"；剖开香囊，除去囊壳，习称"麝香仁"。家麝直接从其香囊中取出麝香仁，阴干或用干燥器密闭干燥。

【性状鉴别】

1. 毛壳麝香 ①呈扁圆形或类椭圆形的囊状体，直径 3～7cm，厚 2～4cm。②开口面的皮革质，棕褐色，略平，密生白色或灰棕色短毛，从两侧围绕中心排列，中央有 1 小囊孔；另一面为棕褐色略带紫色皮膜，微皱缩，偶显肌肉纤维，略有弹性。③剖开可见中层皮膜呈棕褐色或灰褐色，半透明，内层皮膜呈棕色，内含颗粒状或粉末状的麝香仁，并有少量细毛及脱落的内层皮膜，习称"银皮"。④质较柔软，捏之有弹性。⑤用特制槽针从囊孔插入，转动槽针，撮取麝香仁，立即检视，槽内的麝香仁应有逐渐膨胀高出槽面的现象，习称"冒槽"。麝香仁油润，颗粒疏松，无锐角，香气浓烈，无异臭或纤维等异物。（图 13－32）

2. 麝香仁 ①野生者质软，油润，疏松；其中不规则圆球形或颗粒状者习称"当门子"，表面多呈紫黑色，油润光亮，微有麻纹，断面深棕色或黄棕色；粉末状者多呈棕褐色或黄棕色，并有少量脱落的内层皮膜和细毛。②养殖者呈颗粒状、短条形或不规则的团块，表面不平，紫黑色或深棕色，显油性，微有光泽，并有少量毛和脱落的内层皮膜。③香气浓烈而特异，味微辣、微苦带咸。④取麝香仁粉末少量，置手掌中，加水润湿，手搓成团，轻揉即散，不应沾手、染手、顶指或结块。⑤取麝香仁少量，置坩埚中灼烧，初则进裂，随即融化膨胀起泡似珠，香气浓烈四溢，应无毛、肉焦臭，无火焰或火星出现；灰化后残渣呈白色或灰白色。

毛壳麝香以饱满、皮薄、杂质少、捏之有弹性、香气浓烈者为佳；麝香仁以当门子多、杂质少、质柔润、香气浓烈者为佳。

【显微鉴别】**粉末** 棕褐色或黄棕色。①为无数无定形颗粒状物集成的半透明或透明团块，淡黄色或淡棕色。②团块中包埋或散在有方形、柱状、八面体或不规则形的晶体。③可见圆形油滴，偶见毛和内皮层膜组织。（图 13－33）

【化学成分】含麝香酮，为油状液体，具有特异强烈香气。

【理化鉴别】**含量测定** 照气相色谱法测定，本品含麝香酮（$C_{16}H_{30}O$）不得少于 2.0%。

【功效应用】开窍醒神，活血通经，消肿止痛。用量 0.03～0.1g，多入丸散用。外用适量。孕妇禁用。

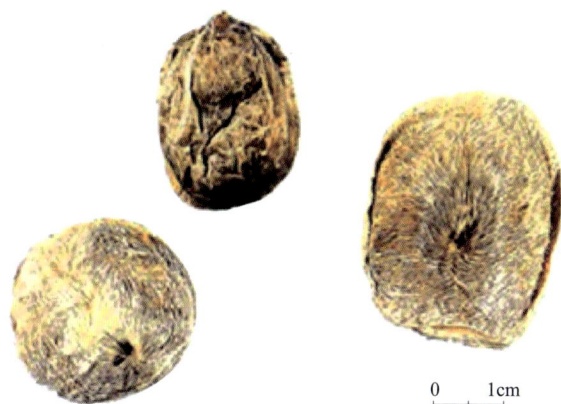

图 13-32 麝香

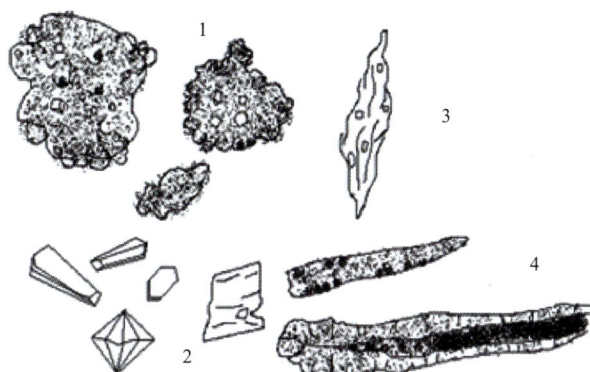

图 13-33 麝香粉末

1. 分泌团块；2. 结晶体；3. 内层皮膜组织碎片；4. 麝毛

鹿 茸
Cervi Cornu Pantotrichum

【来源】本品为鹿科动物梅花鹿 *Cervus nippon* Temminck 或马鹿 *Cervus elaphus* Linnaeus. 的雄鹿未骨化密生茸毛的幼角。

【产地】梅花鹿产于吉林、辽宁、河北等地，习称"花鹿茸"；马鹿产于东北、西北地区，习称"马鹿茸"。

【采收加工】一般分锯茸和砍茸两种采制方法，目前商品主要为锯茸。夏、秋二季锯取鹿茸，经加工后，阴干或烘干。(图 13-34)

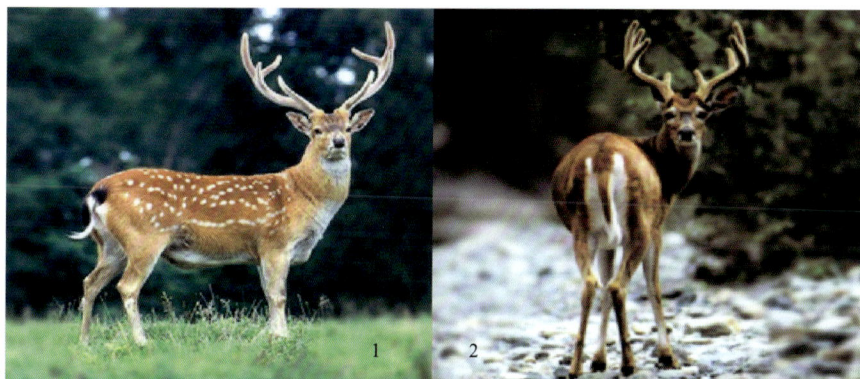

图 13-34 鹿茸原动物

1. 梅花鹿；2. 马鹿

1. 锯茸 一般从第 3 年的鹿开始锯取。二杠茸每年采收 2 次，第 1 次在清明后 45~50 天（头茬茸），采后 50~60 天采锯第 2 次（二茬茸）；三岔茸则每年只采锯 1 次，约在 6 月下旬至 7 月下旬。锯下的花鹿茸进行排血、洗茸、钉钉、扎口、煮烫、干燥等加工。马鹿茸加工时不排血，煮烫和干燥时间比花鹿茸长。目前，为保持鹿茸的有效成分，花鹿茸也多加工成"带血茸"，即将锯下的鲜鹿茸，先用烧红的烙铁烫封锯口，使茸血不流出，再放入烘箱，烘干。

2. 砍茸 此法现已少用，适用于生长 6~10 年的老鹿或病鹿、死鹿。

【性状鉴别】

1. 药材

（1）化鹿茸

1）头茬茸　①二杠：具1个分枝，主枝呈圆柱形，习称"大挺"，长17～20cm，锯口直径4～5cm，离锯口约1cm处分出侧枝，习称"门庄"，长9～15cm，较主枝略细；外皮红棕色或棕色，多光润，表面密生红黄色或棕黄色细茸毛，上端较密，下端较疏；分岔间具1条灰黑色筋脉，皮茸紧贴；锯口黄白色，外围无骨质，中部密布细孔；②三岔：具2个分枝，大挺长23～33cm，较二杠细，略呈弓形，微扁，枝端略尖，下部多有纵棱筋及突起的小疙瘩；皮红黄色，茸毛较稀而粗；体轻。气微腥，味微咸。

2）二茬茸　与头茬茸相似，但大挺长而不圆或上粗下细，下部有纵棱筋；皮灰黄色，茸毛较粗糙；锯口外围多已骨化；体较重；无腥气。（图13-35）

3）砍茸　为带头骨的茸，茸形与锯茸相同，亦分二杠或三岔等规格；二茸相距约7cm；脑骨前端平齐，后端有1对弧形的骨，习称"虎牙"；脑骨白色，外附脑皮，脑皮上密生茸毛。

（2）马鹿茸　较花鹿茸粗大，分枝较多，具1个分枝者习称"单门"，2个分枝者习称"莲花"，3个分枝者习称"三岔"，4个分枝者习称"四岔"或更多。按产地分为"东马鹿茸"和"西马鹿茸"。

1）东马鹿茸　"单门"大挺长25～27cm，直径约3cm。外皮灰黑色，茸毛灰褐色或灰黄色，锯口面外皮较厚，灰黑色，中部密布细孔，质嫩；"莲花"大挺长可达33cm，下部有棱筋，锯口面蜂窝状小孔稍大；"三岔"皮色深，质较老；"四岔"茸毛粗而稀，大挺下部具棱筋及疙瘩，分枝顶端多无毛，习称"捻头"。

2）西马鹿茸　大挺多不圆，顶端圆扁不一，长30～100cm。表面有棱，多抽缩干瘪，分枝较长且弯曲，茸毛粗长，灰色或黑灰色。锯口色较深，常见骨质。气腥臭，味咸。（图13-36）

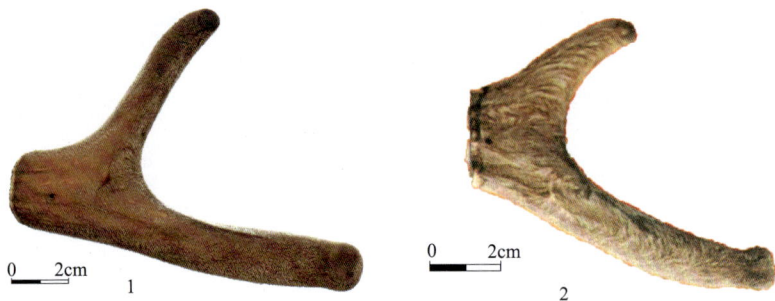

图13-35　花鹿茸

1. 二杠；2. 二茬茸

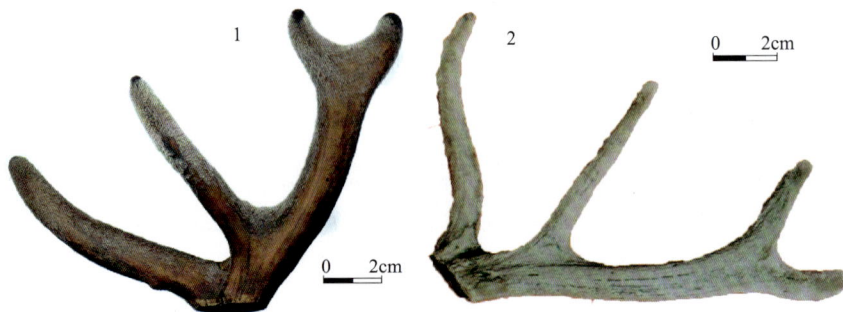

图13-36　马鹿茸

1. 东马鹿茸；2. 西马鹿茸

均以茸形粗壮、饱满、皮毛完整、质嫩、油润、无骨棱、未骨化者为佳。

2. 饮片　本品为类圆形或椭圆形的薄片。蜡片切面光滑，半透明，淡黄色或红棕色，边缘皮层暗棕色，偶有残留的焦毛茸，质坚韧；粉片切面乳白色或灰黑色，中心密布细孔，边缘质较硬，质坚硬。气微腥，味微咸。（图 13 - 37）

【化学成分】 含神经酰胺、溶血磷脂酰胆碱、次黄嘌呤、尿嘧啶、多胺类物质、磷脂类物质、多种氨基酸等。

【理化鉴别】理化定性　取本品粉末 0.1g，加水 4ml，加热 15 分钟，放冷，滤过，取滤液 1ml，加茚三酮试液 3 滴，摇匀，加热煮沸数分钟，显蓝紫色；另取滤液 1ml，加 10% 氢氧化钠溶液 2 滴，摇匀，滴加 0.5% 硫酸铜溶液，显蓝紫色。

【功效】 壮肾阳，益精血，强筋骨，调冲任，托疮毒。用量 1～2g，研末冲服。

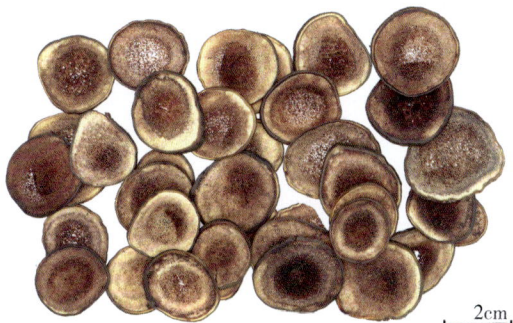

图 13 - 37　鹿茸

【附药】

1. 鹿角　本品为本品为鹿科动物梅花鹿 *Cervus nippon* Temminck 或马鹿 *Cervus elaphus* Linnaeus. 已骨化的角或锯茸后翌年春季脱落的角基，多于春季拾取，除去泥沙，风干。多呈分枝状，质坚硬，断面外圈骨质，灰白色或类白色。具有温肾阳，强筋骨，行血消肿的功效。

2. 鹿角霜　本品为鹿角去胶质的角块。春、秋二季生产，将骨化角熬去胶质，取出角块，干燥。本品呈长圆柱形或不规则的块状，大小不一。表面灰白色，显粉性，常具纵棱，偶见灰色或灰棕色斑点。体轻，质酥，断面外层较致密，白色或灰白色，内层有蜂窝状小孔，灰褐色或灰黄色。有吸湿性。气微，味淡，嚼之有粘牙感。具有温肾助阳，收敛止血的功效。

3. 鹿角胶　本品为鹿角经水煎煮、浓缩制成的固体胶。呈扁方形块。黄棕色或红棕色，半透明，有的上部有黄白色泡沫层。质脆，易碎，断面光亮。气微，味微甜。具有温补肝肾，益精养血的功效。

鹿茸

牛　黄
Bovis Calculus

【来源】 本品为牛科动物牛 *Bos taurus domesticus* Gmelin 的干燥胆结石。

【产地】 主产于北京、天津、内蒙古、东北等地。

【采收加工】 宰牛时，如发现有牛黄，即滤去胆汁，将牛黄取出，除去外部薄膜，阴干。存在于胆囊中的称之为"胆黄"，存在于胆管和肝管中的称之为"管黄"。

【性状鉴别】

1. 胆黄　①多呈卵形、类球形、三角形或四方形，大小不一，直径 0.6～3（4.5）cm，少数呈管状或碎片。②表面黄红色至棕黄色，有的表面挂有一层黑色光亮的薄膜，习称"乌金衣"，有的粗糙，具疣状突起，有的具龟裂纹。③体轻，质酥脆，易分层剥落，断面金黄色，可见细密的同心层纹，有的夹有白心。④气清香，味苦而后甘，有清凉感，嚼之易碎，不粘牙。（图 13 - 38）

2. 管黄　①本品呈管状，表面不平或有横曲纹，或为破碎的小片，长约 3cm，直径 1～1.5cm。②表面红棕色或棕褐色，有裂纹及小突起。③断面有较少层纹，有的中空，色较深。

以完整、色棕黄、质松脆、断面层纹清晰而细腻者为佳。

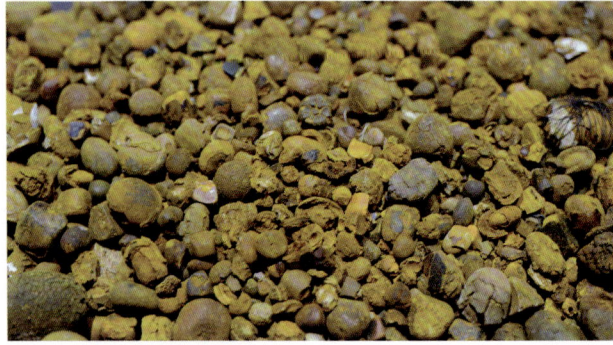

图 13 – 38　牛黄

【化学成分】含胆红素、胆酸、去氧胆酸、胆固醇类、氨基酸类和微量元素等。

【理化鉴别】

1. 水试　取本品少量，加清水调和，涂于指甲上，能将指甲染成黄色，习称"挂甲"。

2. 含量测定　照薄层扫描法测定，本品含胆酸（$C_{24}H_{40}O_5$）不得少于 4.0%；照高效液相色谱法测定，本品含胆红素（$C_{33}H_{36}N_4O_6$）不得少于 25.0%。

【功效应用】清心，豁痰，开窍，凉肝，息风，解毒。用量 0.15～0.35g，多入丸散用。外用适量，研末敷患处。孕妇慎用。

【附药】

1. 人工牛黄　由牛胆粉、胆酸、胆固醇、胆红素、猪去氧胆酸、牛磺酸与微量元素等加工而成。为黄色疏松粉末，味苦微甘，可"挂甲"。具有清热解毒、化痰定惊的功效。

2. 体外培育牛黄　以牛的新鲜胆汁作母液，加入复合胆红素钙、胆酸、去氧胆酸等，用人工理化方法，在体外培育所得的牛胆红素钙结石。呈黄红色至棕红色，体轻、质松脆，味苦而后甘，可"挂甲"。功效与天然牛黄类似。

羚羊角
Saigae Tataricae Cornu

【来源】本品为牛科动物赛加羚羊 *Saiga tatarica* Linnaeus 的角。

【产地】主产于哈萨克斯坦、俄罗斯等国。我国新疆西北部曾有少量出产，我国药用主要靠进口。

【采收加工】猎取后锯取其角，晒干。

【性状鉴别】

1. 药材　①呈长圆锥形，略呈弓形弯曲，长 15～33cm。②表面类白色或黄白色，基部稍呈青灰色；嫩枝对光透视有"血丝"或紫黑色斑纹，光润如玉，无裂纹；老枝有细纵裂纹。③尖端光滑，中下部有隆起环脊 10～16 个，间距约 2cm，用手握之，四指正好嵌入凹处，称为"合把"。④角的基部横切面类圆形，直径 3～4cm，内有坚硬质重的角柱，习称"骨塞"，骨塞长约占全角的 1/2 或 1/3，表面有突起的纵棱与角鞘内的凹沟紧密嵌合，习称"合槽"；横断面观，其结合部呈锯齿状，习称"齿轮纹"。⑤除去骨塞后，角的下半段成空洞；对光

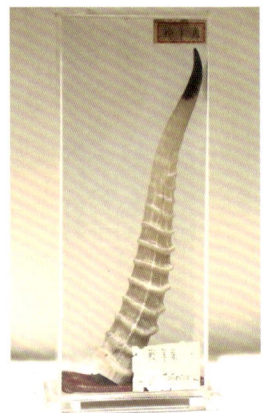

图 13 – 39　羚羊角

透视，全角半透明，上半段中央有一条隐约可辨的细孔道直通角尖，习称"通天眼"。⑥质坚硬。⑦气微，味淡。（图 13 – 39）

以质嫩、色白、光润、内含红色斑纹、无裂纹者为佳。

2. 饮片　羚羊角粉　本品为类白色的粉末。气微，味淡。

【化学成分】含角蛋白、磷酸钙、多种氨基酸、卵磷脂、脑磷脂等。

【功效应用】平肝息风，清肝明目，散血解毒。用量 1～3g，宜另煎 2 小时以上；磨汁或研粉服，每次 0.3～0.6g。

目标检测

简答题

1. 简述珍珠、海螵蛸、蟾酥、阿胶、麝香、牛黄的理化方法鉴别方法。

2. 简述珍珠、全蝎、麝香的来源、性状。

3. 如何识别下列各组药材：水蛭 – 地龙；海马 – 海龙；龟甲 – 鳖甲。

4. 简述鹿茸、阿胶、牛黄的主产地及采收加工方法。

5. 简述羚羊角横切面的显微鉴别特征。

（汪　岩）

书网融合……

重点小结　　　　　微课　　　　　习题

第十四章 矿物类中药

PPT

学习目标

　　知识目标：通过本章学习，掌握矿物类中药的性状鉴别要点；熟悉朱砂、自然铜、磁石、赭石、石膏、龙骨、芒硝、滑石、炉甘石等中药的来源、性状鉴别、理化鉴别等方面内容；了解其他矿物类中药的来源、性状鉴别等方面内容，矿物类中药的化学成分、常见伪品或代用品。

　　能力目标：具备运用性状鉴定技术快速识别 18 种矿物类中药的能力；运用理化鉴定技术鉴定 9 种矿物类中药真伪优劣的能力。

第一节　概　述

　　矿物（mineral）是由地质作用形成的天然单质及其化合物，多为固体；少数是液体，如水银（Hg）；极少数为气体，如硫化氢（H_2S）。按其来源不同，矿物类中药可分为三类：①天然矿物，如朱砂、炉甘石、自然铜等。②矿物的加工品，如秋石、轻粉、芒硝等。③动物或动物骨骼的化石，如石燕、龙骨、浮石等。

　　矿物类中药在我国的应用，有着悠久的历史。早在公元前 2 世纪，我国已能从丹砂中炼制水银；宋代，我国已采用升华、滤过及某些特异的化学反应，从人尿中提取制造"秋石"，并采用矿物的外形、颜色、相对密度及理化方法来鉴定矿物药的真伪优劣。从古本草的记载情况看，汉代《神农本草经》载有矿物药 41 种，至唐代矿物药种类已达 104 种；宋代 139 种；明代《本草纲目》把矿物药分别记述在土部和金石部，特别在金石部，记述比较完整，分为金、玉、石、卤四类，共 161 种；清代《本草纲目拾遗》新增矿物药 38 种，总数达 199 种。矿物药的数量虽较植物、动物药少，但其医疗价值，却同样十分重要。如以石膏为主药的白虎汤，用于流脑、乙脑等急性传染病引起的高热和惊厥，疗效显著。

一、矿物的性质

　　矿物多为天然矿产的无机化合物、少数自然元素及有机物。大部分是固体（如朱砂），少数是液体（如水银）和气体（如硫化氢）。每一种矿物都具有一定的化学组成和结晶构造，这也决定了它们具有独特的物理及化学性质。利用这些性质的不同，可鉴别不同种类的矿物。

　　1. 结晶性质　自然界的矿物多由晶体组成。组成矿物的质点呈规律性排列者为晶体（结晶质），反之为非晶体（非晶质）。水在矿物中存在的形式直接影响到矿物的性质。按其存在形式的不同，可分为两类。①吸附水：不加入晶格组成，又称为自由水。②结晶水：以水分子（H_2O）或离子（H^+、OH^-）的形式加入晶格组成，如胆矾 $CuSO_4 \cdot 5H_2O$、滑石 $Mg_3(Si_4O_{10})(OH)_2$。不同的矿物，水的存在形式、失水程度不同，可利用此性质鉴定矿物药，如将胆矾加热灼烧，即失去结晶水变成白色的硫酸铜（$CuSO_4$），遇水又复变为蓝色的含水硫酸铜（$CuSO_4 \cdot 5H_2O$）。

　　2. 透明度　指磨至 0.03mm 标准厚度的矿物透光能力的大小。通常分为三类。①透明矿物：能通过大部分光线，隔着它能清晰地透视另一物体，如云母。②半透明矿物：能通过一部分光线，隔着它看不清另一物体，如朱砂、雄黄等。③不透明矿物：不能通过光线，即使边缘部分或薄片，也不透光，隔着它看不到另一物体，如赭石、滑石等。

3. 颜色　矿物对光线中不同波长的光波均匀吸收或选择吸收所表现的性质为矿物的颜色。根据其颜色发生原因的不同，通常分为三类。

（1）本色　是矿物的成分和内部构造所决定的颜色，如辰砂的朱红色。

（2）外色　矿物形成时由外来的带色物质、气泡等包裹体所引起。外色的深浅，除与带色杂质的量有关外，还与其分散的程度有关，如紫石英。

（3）假色　由于投射光受晶体内部裂缝面、解理面及表面氧化膜的反射所引起光波的干涉作用而产生的变彩现象，如云母、方解石等。

矿物在白色毛瓷板上划过后留下的粉末痕迹称为条痕，条痕的粉末颜色称为条痕色。条痕色比矿物表面的颜色更为固定，因而具有鉴定意义。有的条痕色与矿物本身颜色相同，如朱砂；也有的不同，如自然铜本身为铜黄色，而其条痕为黑色；磁石和赭石两者表面均为灰黑色，但磁石条痕为黑色，赭石条痕则为樱桃红色，可用此特征鉴别。

4. 光泽　矿物表面对于投射光线的反射能力称为光泽。光泽的强度是指反射能力的强弱。矿物的光泽由强至弱分为：金属光泽（如自然铜）、金刚光泽（如朱砂）、玻璃光泽（如硼砂）等。如果矿物的断口或集合体表面不平滑，并有细微的裂缝及小孔等，使一部分反射光发生散射或相互干扰，则可形成特殊的光泽，如珍珠光泽（如云母）、油脂光泽（如硫黄）、绢丝光泽（如石膏）、土状光泽（如高岭石）。

5. 硬度　矿物抵抗外来机械作用的程度，称为硬度。不同的矿物有不同的硬度，用测硬仪和显微硬度计等仪器，可精密测定矿物的绝对硬度。但在中药检验工作中，一般采用摩氏硬度计来确定矿物类中药的相对硬度，摩氏硬度计多由十种不同的矿物组成，按其硬度由小到大分为十级，等级低的矿物可被等级高的矿物刻划。十种矿物的硬度等级及绝对硬度（kg/mm^2）比较见表 14-1。

表 14-1　10 种常见矿物的硬度

矿物	滑石	石膏	方解石	萤石	磷灰石	正长石	石英	黄玉	刚玉	金刚石
相对硬度	1	2	3	4	5	6	7	8	9	10
绝对硬度	2.4	36	109	189	536	759	1120	1427	2060	10 060

常用四级法代替摩氏硬度计的十级，指甲相当于 2.5 级；铜钥匙约 3 级；小刀约 5.5 级；石英或钢锉 7 级。测定硬度时，可将供试品矿物与标准矿物互相刻划，使供试品受损的最低硬度等级为该供试品的硬度。

6. 磁性　指矿物本身可以被磁铁或电磁铁吸引或其本身能吸引铁物体的性质，如磁石等。矿物的磁性与其化学成分中含有磁性元素 Fe、Co、Ni、Mn 等有关。

7. 脆性、延展性和弹性　脆性是指矿物容易被击破或压碎的性质，如方解石。延展性是指矿物能被压成薄片或拉伸成细丝的性质，如金、铜。弹性是指矿物在外力作用下而变形，除去外力后，仍能恢复原状的性质，如云母等。

8. 相对密度　相对密度是指矿物与 4℃ 时同体积水的重量比。各种矿物的相对密度在一定条件下为一常数，具有鉴别意义。如石膏为 2.3，朱砂为 8.09~8.20 等。

9. 解理和断口　矿物受力后沿一定结晶方向裂开成光滑平面的性质称为解理，所裂成的平面称为解理面。解理是某些结晶物质特有的性质，是鉴别的关键。如云母、方解石可完全解理；石英没有解理。矿物受力后不是沿一定结晶方向断裂，断裂面不平整，这种断裂面称为断口。断口形状有：锯齿状（如铜）、平坦状（如软滑石）、贝壳状（如胆矾）、参差状（如青礞石）。

10. 气味　有些矿物有特殊的气味，尤其是锤击、受热或湿润时较为明显。如雄黄灼烧有蒜臭气，胆矾具涩味，芒硝、大青盐有咸味等。

少数矿物类中药具有吸湿性，可以吸黏舌头或双唇，如龙骨、龙齿、软滑石等。

二、矿物类中药的分类

常依据矿物中所含主成分的阴离子或阳离子对矿物药进行分类。

1. 阴离子分类法　依据矿物中所含主成分的阴离子种类可将矿物药分为：①硫化物类，如雄黄、朱砂、自然铜。②氧化物类，如磁石、赭石、铅丹、红粉、信石。③卤化物类，如轻粉。④碳酸盐类，如炉甘石、鹅管石、寒水石（方解石）。⑤硫酸盐类，如石膏、芒硝、胆矾、白矾［主含含水硫酸铝钾：$KAl(SO_4)_2 \cdot 12H_2O$］。⑥硅酸盐类，如青礞石、滑石、赤石脂等。矿物学通常依据其阴离子的种类进行分类。《中国药典》（2000年版）即采用阴离子分类法。

2. 阳离子分类法　由于阳离子通常对药效起主要作用，因此过去常依据矿物中所含主成分的阳离子种类，将矿物药分为：①汞化合物类，如朱砂、轻粉、红粉等。②铁化合物类，如自然铜、赭石、金礞石、磁石等。③铅化合物类，如密陀僧、铅丹等。④铜化合物类，如胆矾、铜绿等。⑤铝化合物类，如白矾、赤石脂等。⑥砷化合物类，如雄黄、雌黄、信石等。⑦镁化合物类，如滑石等；⑧钙化合物类，如石膏、寒水石、龙骨、钟乳石、鹅管石、紫石英、花蕊石等；⑨钠化合物类，如芒硝、硼砂等。

▎知识链接

石坚丹赤

《吕氏春秋》记载："石可破也，而不可夺坚；丹可磨也，而不可夺赤"。这句话的大意是：石头可以被打碎，但绝不能改变它固有的坚硬；丹砂可以被研磨，但绝不会改变它自身的红色。

以石坚丹赤为喻，说明具有高洁品质的人是不会因外界压力而改变操守，一个意志坚强的人，不会被暂时的困难而改变人生的方向。作为一名药学学生，应当不怕困难，努力提高职业能力与职业素质，把自己所学知识服务于人民的健康事业。

第二节　矿物类中药鉴定

一、性状鉴别

外形明显的矿物类中药，首先应根据中药的一般程序进行鉴定，除需观察形状、颜色、质地、气味等外，还应注意其硬度、条痕、透明度、解理、断口、有无磁性及相对密度等的检查。

二、显微鉴别

适合于矿物磨片和细粒集合体及粉末的鉴别。可用显微镜观察其形状、透明度和颜色等，如朱砂。

三、理化鉴别

除了利用物理和化学分析方法，对矿物药所含主要化学成分进行定性和定量分析，鉴定矿物类中药品质的优良度。对外形和粉末无明显特征的中药或剧毒的矿物类中药，如玄明粉、信石等进行物理和化学分析尤为重要。此外，还有许多新技术，如 X 射线衍射分析法、原子发射光谱分析法、热分析法、极谱分析法等。

朱　砂
Cinnabaris

【来源】　本品为硫化物类矿物辰砂族辰砂。

【产地】　主产于贵州、湖南、四川、重庆、广西等地。

【采收加工】　采挖后，选取纯净者，用磁铁吸净含铁的杂质，再用水淘去杂石和泥沙。

【性状鉴别】①为粒状或块状集合体，呈方圆形或多角形块状，习称"豆瓣砂"；片状，习称"镜面砂"；或颗粒状，习称"朱宝砂"。②鲜红色或暗红色，条痕红色至褐红色，有光泽。③体重，质脆，片状者易破碎，粉末状者有闪烁的光泽。④气微，味淡。（图 14-1）

以色红、鲜艳、微透明、有光泽、无细粉、不染手、无杂石者为佳。

【化学成分】　主含硫化汞（HgS）。

【理化鉴别】

1. 化学定性

（1）取本品粉末，用盐酸湿润后，在光洁的铜片上摩擦，铜片表面显银白色光泽，加热烘烤后，银白色即消失（检查汞盐）。

（2）取本品粉末 2g，加盐酸–硝酸（3：1）的混合溶液 2ml 使溶解，蒸干，加水 2ml 使溶解，滤过，滤液显汞盐与硫酸盐的鉴别反应。

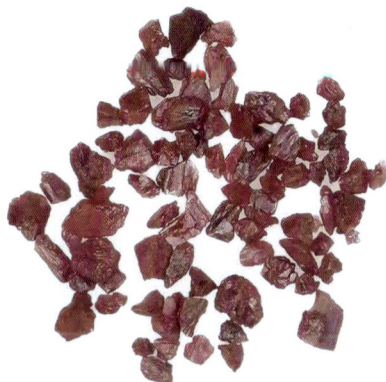

图 14-1　朱砂

2. 铁的检查　取本品 1g，加稀盐酸 20ml，加热煮沸 10 分钟，放冷，滤过，滤液置 250ml 量瓶中，加氢氧化钠试液中和后，加水至刻度。取 10ml，照铁盐检查法（通则 0807）检查，如显颜色，与标准铁溶液 4ml 制成的对照液比较，不得更深（0.1%）。

3. 含量测定　按滴定法测定，本品含硫化汞（HgS）不得少于 96.0%，朱砂粉含硫化汞（HgS）不得少于 98.0%。

【功效应用】　清心镇惊，安神，明目，解毒。用量 0.1~0.5g，多入丸散服，不宜入煎剂。本品有毒，不宜大量服用，也不宜少量久服；孕妇及肝肾功能不全者禁用。

自然铜
Pyritum

【来源】　本品为硫化物类矿物黄铁矿族黄铁矿。

【产地】　主产于四川、广东、湖南、湖北、东北等地。

【采收加工】　采挖后，除去杂石。

【性状鉴别】①晶形多为立方体，集合体呈致密块状。②表面亮淡黄色，有金属光泽；有的黄棕色或棕褐色，无金属光泽；条痕绿黑色或棕红色；具条纹及砂眼，立方体相邻晶面上的条纹相互垂直。③体重，质坚硬或稍脆，易砸碎；断面黄白色，有金属光泽，或断面棕褐色，可见银白色亮星。④气微，味淡。⑤取本品灼烧，产生蓝色火焰和二氧化硫的刺激性气体。（图 14-2）

以块整齐、色黄而光亮、断面有金属光泽者为佳。

【化学成分】 主含二硫化铁（FeS_2）。

【理化鉴别】 取本品粉末1g，加稀盐酸4ml，振摇，滤过，滤液加亚铁氰化钾试液，产生深蓝色沉淀（检查铁盐）。

【功效应用】 散瘀止痛，续筋接骨。用量3～9g，多入丸散服，若入煎剂宜先煎。

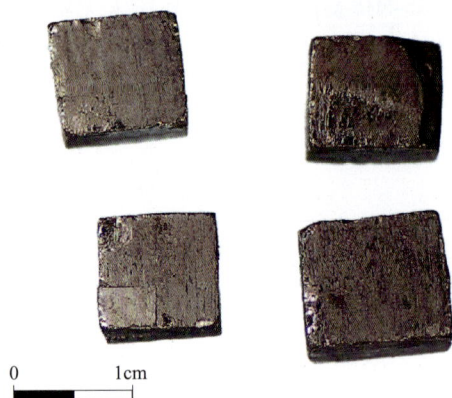

图14-2 自然铜

磁 石
Magnetitum

【来源】 本品为氧化物类矿物尖晶石族磁铁矿。

【产地】 主产于河北、山东、辽宁、江苏、安徽、广东等地。

【采收加工】 采挖后，除去杂石。

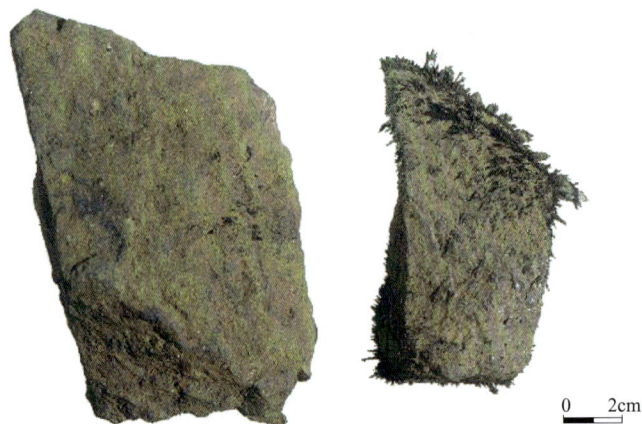

图14-3 磁石

【性状鉴别】 ①为块状集合体，呈不规则块状或略带方形，多具棱角。②灰黑色或棕褐色，条痕黑色，具金属光泽。③体重，质坚硬，断面不整齐。④具磁性，日久磁性渐弱。⑤有土腥气，味淡。（图14-3）

以色黑、断面致密有光泽、吸铁能力强者为佳。

【化学成分】 主含四氧化三铁（Fe_3O_4），含铁（Fe）量不得少于50.0%。

【理化鉴别】 取本品粉末约0.1g，加盐酸2ml，振摇，静置，上清液呈橙黄色，加亚铁氰化钾试液数滴，即生成蓝色沉淀，在稀盐酸中不溶，但加氢氧化钠试液，即分解生成棕红色沉淀（检查铁盐）。

【功效应用】 镇惊安神，平肝潜阳，聪耳明目，纳气平喘。用量9～30g，先煎。

赭 石
Haematitum

【来源】 本品为氧化物类矿物刚玉族赤铁矿。

【产地】 主产于河北、山西等地。

【采收加工】 全年可采，选取表面有钉头状突起部分的称"钉头赭石"，除去泥土、杂石。

【性状鉴别】①为鲕状（鱼卵状）、豆状、肾状集合体，多呈不规则扁平块状；一面有圆形乳头状突起，习称"钉头"，另一面与突起相对应处有同样大小的凹窝；大小不一。②暗棕红色或灰黑色，条痕樱红色或红棕色，有的有金属光泽。③体重，质硬，砸碎后断面显层叠状。④气微，味淡。（图14-4）

以色棕红、断面层次明显、有"钉头"、无杂石者为佳。

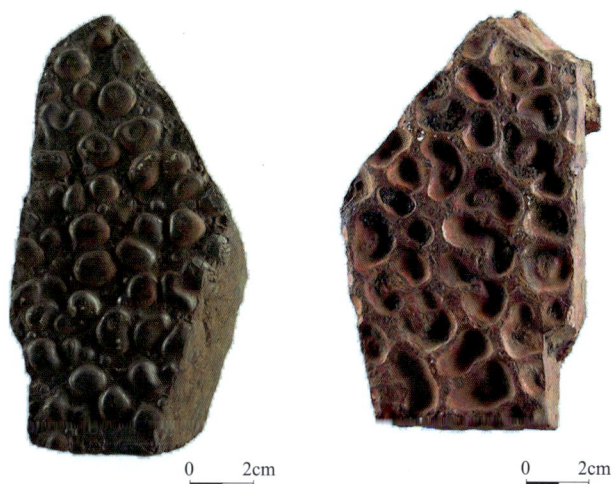

图14-4　赭石

【化学成分】主含三氧化二铁（Fe_2O_3），含铁（Fe）量不得少于45.0%。

【理化鉴别】取粉末约0.1g，加盐酸2ml，振摇，滤过，取滤液2滴，加亚铁氰化钾试液1~2滴，生成蓝色沉淀，再加25%氢氧化钠溶液5~6滴，沉淀变成棕色；另取滤液2滴，加硫氰酸铵试液2滴，显血红色。

【功效应用】平肝潜阳，重镇降逆，凉血止血。用量9~30g，先煎。

雄　黄
Realgar

【来源】本品为硫化物类矿物雄黄族雄黄。

【产地】主产于湖南、贵州等地。以湖南石门的雄黄著名。

【采收加工】全年均可采挖。在矿中质软如泥，遇空气后变硬。采挖后，除去杂质。

【性状鉴别】①为块状或粒状集合体，呈不规则块状。②深红色或橙红色，条痕淡橘红色，晶面有金刚石样光泽。③质脆，易碎，断面具树脂样光泽。微有特异的臭气，味淡。④硬度1.5~2.0；相对密度3.4~3.6。⑤微有特异的臭气，味淡。⑥燃烧易熔融成红紫色液体，并产生黄白色烟和强烈的蒜臭气。精矿粉为粉末状或粉末集合体，质松脆，手捏即成粉，橙黄色，无光泽。商品雄黄中，呈块状、色鲜红、半透明、有光泽、质松脆者，习称"明雄黄""腰黄"或"雄黄精"，品质佳。（图14-5）

以块大、色鲜红、质松脆、有光泽着为佳。

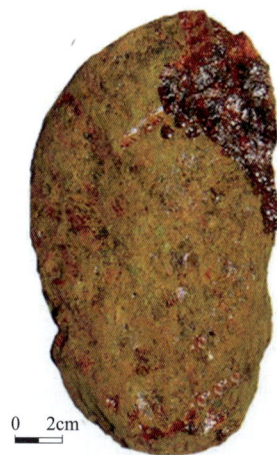

图14-5　雄黄

【化学成分】主含二硫化二砷（As_2S_2）。

【功效应用】解毒杀虫，燥湿祛痰，截疟。用量 0.05 ~ 0.1g，入丸散用。外用适量，熏涂患处。内服宜慎；不可久用；孕妇禁用。

<h2 style="text-align:center">石 膏
Gypsum Fibrosum</h2>

【来源】本品为硫酸盐类矿物硬石膏族石膏。

【产地】主产于湖北、甘肃、四川、安徽、山西等地。

【采收加工】挖出后，除去泥沙及杂石。

【性状鉴别】①为纤维状的结晶聚合体，呈长块状、板片状或不规则块状。②白色、灰白色或浅黄色，有的半透明，条痕白色。③体重，质软，易纵向断裂，纵断面具纤维状纹理，并显绢丝样光泽。④气微，味淡。⑤相对密度2.3，硬度1.5 ~ 2，指甲可刻划成痕。（图 14 – 6）

以色白、块大、半透明、纵断面显绢丝样光泽、无夹层、无杂石者为佳。

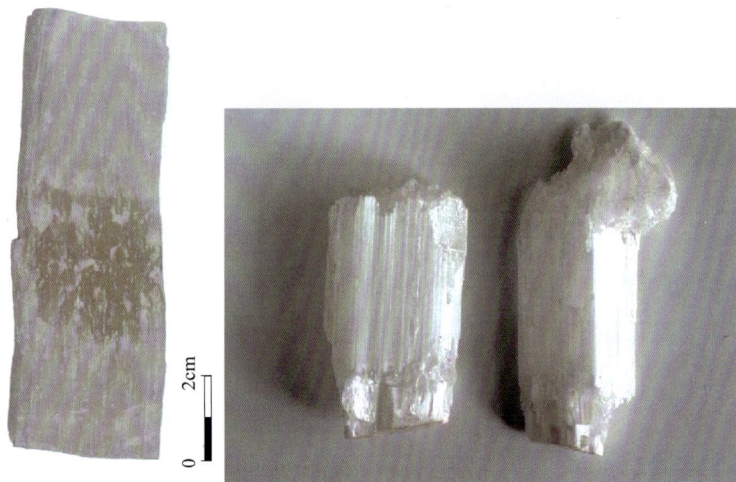

图 14 – 6　石膏

【显微鉴别】粉末　白色。呈方形，长方形、不规则块状或片状结晶，无色半透明，表面光滑或可见平直纹理，边缘不整齐或有棱角，多层重叠。 微课1

【化学成分】主含含水硫酸钙（$CaSO_4 \cdot 2H_2O$）。

【理化鉴别】

1. 化学定性　①取本品小块（约2g），置具有小孔软木塞的试管内，灼烧，管壁有水生成，小块变为不透明体。②取本品粉末0.2g 加稀盐酸 10ml，加热使溶解，溶液显钙盐与硫酸盐的鉴别反应。

2. 含量测定　照沉淀法测定，本品含含水硫酸钙（$CaSO_4 \cdot 2H_2O$）不得少于95.0% 。

【功效应用】清热泻火，除烦止渴。用量 15 ~ 60g，先煎。

<h2 style="text-align:center">龙 骨
Draconis Os</h2>

【来源】本品为古代哺乳动物三趾马、犀类、鹿类、牛类、象类等的骨骼化石或象类门齿的化石，前者习称"龙骨"；后者习称"五花龙骨"。

【产地】主产于山西、内蒙古、甘肃、陕西、河北等地。

【采收加工】全年可采，挖出龙骨后，除去泥土和杂质。

【性状鉴别】

1. 龙骨　①呈骨骼状或不规则块状。②表面白色、灰白色或浅棕色，多较光滑，有的具纵向裂隙、棕色条纹或斑点。③质硬，不易破碎，断面不平坦，白色或黄色，有的中空，摸之细腻如粉质，在关节处有多数蜂窝状小孔。④气微，无味。⑤吸湿性强，舐之粘舌。(图 14-7)

2. 五花龙骨　①呈不规则块状，大小不一，直径 6~25cm。②全体呈淡黄白色或淡黄棕色，夹有红、白、黄、蓝、棕、黑等色的花纹，深浅粗细不一，表面光滑，略有光泽，有时有小裂隙。③质硬而脆，易片状剥落。④气微，无味。⑤吸湿性强，舐之粘舌。

以体轻、质脆、分层，有蓝灰、红、棕等色的花纹，吸湿性强者为佳。

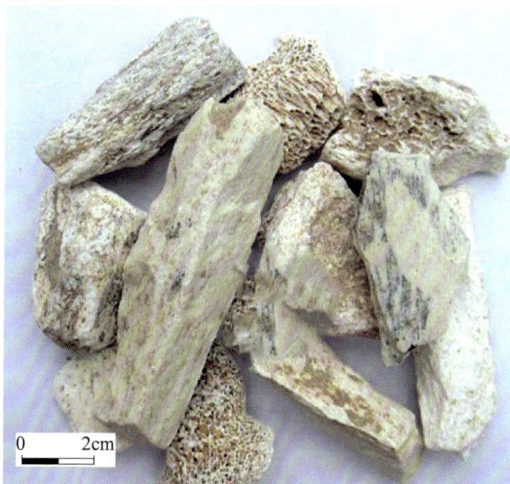

图 14-7　龙骨

【化学成分】　主要含碳酸钙、磷酸钙，尚含少量的铁、镁、钾、钠、铝、氯等元素。

【理化鉴别】　取本品粉末 2g，滴加稀硝酸溶液 10ml，即泡沸，放出二氧化碳气体；将此气体通入氢氧化钙试液中，生成白色沉淀。

【功效应用】　镇心安神，平肝潜阳，收敛固涩。用量 10~15g。

【附药】龙齿

本品为龙骨原动物的牙齿化石。呈较完整的齿状或破碎的块状，分为犬齿及臼齿。犬齿呈圆锥状，先端较细或略弯曲，直径 0.5~3.5cm，近尖端处中空；臼齿呈圆柱形或方柱形，略弯曲，一端较细，长 2~20cm，直径 1~9cm，多有深浅不同的棱。其中呈青灰色或暗棕色者，习称"青龙齿"，质较坚；呈黄白色者，习称"白龙齿"，质地较前者硬。有的表面尚具光亮的珐琅质。断面粗糙，凹凸不平或有不规则的凸起棱线，有吸湿性。气微，无味。主要含磷灰石（磷酸钙）。取本品粉末约 0.5g，加盐酸即泡沸，放出二氧化碳气体。性寒，味甘、涩。功能镇惊安神，除烦热。

芒　硝

Natrii Sulfas

【来源】　本品为硫酸盐类矿物芒硝族芒硝，经加工精制而成的结晶体。

【产地】　多生于海边碱土地区、矿泉、盐场附近及潮湿的山洞中。主产于河北、山东、河南、江苏等地。

【采收加工】　取天然产的不纯芒硝（俗称"土硝"），加水溶解，放置，使杂质沉淀，滤过，滤液加热浓缩，放冷后析出结晶（俗称"朴硝"或"皮硝"）；再将朴硝重结晶，即为芒硝。

【性状鉴别】　①呈棱柱状、长方形或不规则块状及粒状。②无色透明或类白色半透明，条痕白色，暴露于空气中易风化，使表面覆盖一层白色粉末（无水硫酸钠）。③质脆，易碎，断面具玻璃样光泽。④气微，味咸。⑤溶于水或甘油，不溶于乙醇。⑥取本品少许，在火焰中燃烧，火焰呈黄色。(图 14-8)

以无色、透明、呈结晶状者为佳。

【化学成分】　主含含水硫酸钠（$Na_2SO_4 \cdot 10H_2O$），常夹杂微量氯化钠。

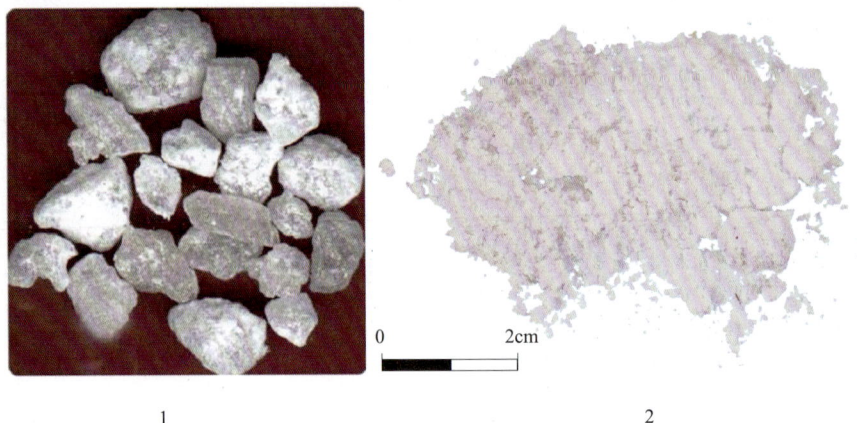

图 14 - 8　芒硝

1. 芒硝；2. 玄明粉

【理化鉴别】**含量测定**　按沉淀法测定，本品含硫酸钠（Na_2SO_4）不得少于99.0%。

【功效应用】泻下通便，润燥软坚，清火消肿。用量6～12g，一般不入煎剂。外用适量。孕妇慎用；不宜与硫黄、三棱同用。

【附药】**玄明粉**

本品为芒硝经风化干燥制得的无水硫酸钠（Na_2SO_4）。呈白色粉末状；气微，味咸；有引湿性。本品以干燥品计算，含硫酸钠（Na_2SO_4）不得少于99.0%；含重金属及砷盐均不得过百万分之二十。泻下通便，润燥软坚，清火消肿。外用治咽喉肿痛、口舌生疮、牙龈肿痛、目赤、痈肿、丹毒等。用量3～9g，溶入煎好的汤液中服用。外用适量。孕妇慎用；不宜与硫黄、三棱同用。

滑 石
Talcum

【来源】本品为硅酸盐类矿物滑石族滑石，习称"硬滑石"。

【产地】主产于山东、江苏、辽宁、江西等地。

【采收加工】采挖后，去净泥沙和杂石。

【性状鉴别】①多为块状集合体，呈不规则块状。②白色、黄白色或带淡蓝灰色，具蜡样光泽，薄片半透明或微透明，条痕白色。③质软而细腻，硬度约为1，相对密度2.6～2.8，用指甲可刮下白粉，手摸有滑润感，具挠性，无吸湿性，置水中不崩散。④气微，味淡。（图14-9）

以色白、滑润、无杂石者为佳。

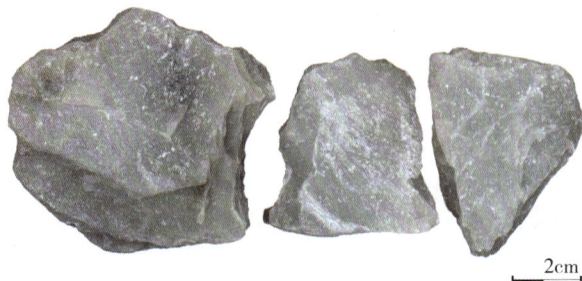

图 14 - 9　滑石

【化学成分】主含含水硅酸镁 $[Mg_3(Si_4O_{10})(OH)_2]$。

【理化鉴别】取本品粉末 0.2g，置铂坩埚中，加等量氟化钙或氟化钠粉末，搅拌，加硫酸 5ml，微热，立即将悬有 1 滴水的铂坩埚盖盖上，稍等片刻，取下铂坩埚盖，水滴出现白色浑浊。

【功效应用】利尿通淋，清热解暑；外用祛湿敛疮。10～20g，先煎。外用适量。

【附药】软滑石

本品为天然的高岭石。主产于江西、四川等地。呈不规则土块状，大小不一；白色或略带浅红色、浅棕色、灰色，无光泽或稍有光泽；质较松软，手捻易成白色粉末，摸之有滑腻感，硬度 1，相对密度 2.58～2.60；置水中易崩裂；微有泥土样气，无味而有黏舌感。主要含水合硅酸铝 $[Al_4(Si_4O_{10})(OH)_8]$，有时含少量的铁。功能主治同硬滑石。

炉甘石
Calamina

【来源】本品为碳酸盐类矿物方解石族菱锌矿。

【产地】主产于广西。四川、湖南等地亦产。

【采收加工】采挖后，除去泥沙及杂石。煅烧后碳酸锌分解成氧化锌（ZnO），为治疗目疾的有效成分。

【性状鉴别】

1. 药材 ①为块状集合体，呈不规则块状。②灰白色或淡红色，条痕白色，表面凹凸不平，多孔，呈蜂窝状，无光泽。③体轻，质松易碎，硬度 5.0，相对密度 4.1～4.5，有吸湿性。④气微，味微涩。（图 14-10）

2. 煅炉甘石 呈白色、淡黄色或粉红色的粉末。体轻，质松软而细腻光滑。

以体轻、质松、色白者为佳。

【化学成分】主含碳酸锌（$ZnCO_3$）；另含少量铁、钴、锰等碳酸盐及微量镉、铟等离子。

【理化鉴别】

1. 化学定性 ①本品粗粉 1g，加稀盐酸 10ml，即泡沸，产生二氧化碳气体，将此气体导入氢氧化钙试液中，即生成白色沉淀。②取本品粗粉 1g，加稀盐酸 10ml 使溶解，滤过，滤液加亚铁氰化钾试液，即生成白色沉淀，或杂有微量的蓝色沉淀。

2. 含量测定 本品按干燥品计算，含氧化锌（ZnO）不得少于 40.0%。

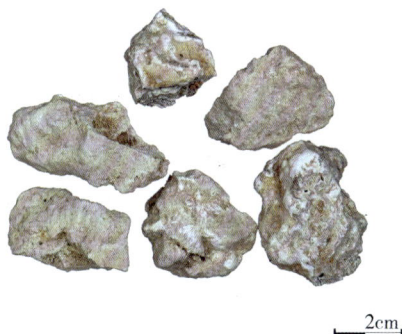

图 14-10 炉甘石

【功效应用】解毒明目退翳，收湿止痒敛疮。外用适量。

赤石脂
Halloysitum Rubrum

【来源】本品为硅酸盐类矿物多水高岭石族多水高岭石。

【产地】主产于福建、河南、江苏、陕西、湖北、安徽、陕西等地。

【采收加工】采挖后，除去杂石。

【性状鉴别】①本品为块状集合体，呈不规则的块状。②粉红色、红色至紫红色，或有红白相间的花纹。③质软，易碎，断面有的具蜡样光泽。④吸水性强。⑤具黏土气，味淡，嚼之无沙粒感。（图 14-11）

【化学成分】 主含四水硅酸铝 $[Al_4(Si_4O_{10})(OH)_8 \cdot 4H_2O]$。

【功效应用】 涩肠，止血，生肌敛疮。外治疮疡久溃不敛，湿疮脓水浸淫。9～12g，先煎。外用适量，研末敷患处。不宜与肉桂同用。

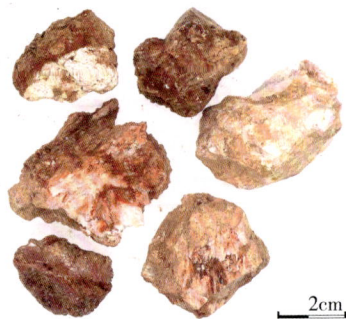

图 14 - 11 赤石脂

青礞石
Chloriti Lapis

【来源】 本品为变质岩类黑云母片岩或绿泥石化云母碳酸盐片岩。

【产地】 主产于河北、河南等地。

【采收加工】 采挖后，除去杂石和泥沙。

【性状鉴别】

1. 黑云母片岩 ①多为鳞片状或片状集合体，呈不规则扁块状或长斜块状，无明显棱角。②褐黑色或绿黑色，具玻璃样光泽。③质软，易碎；断面呈层片状；碎粉主为绿黑色鳞片（黑云母），有似星点样的闪光。④气微，味淡。（图 14 - 12）

2. 绿泥石化云母碳酸盐片岩 ①为鳞片状和粒状集合体。②呈灰色或绿灰色，夹有银色或淡黄色鳞片，具光泽。③质松，易碎；粉末为灰绿色鳞片（绿泥石化云母片）和颗粒（主要为碳酸盐）；片状者具星点样闪光。④气微，味淡。⑤遇盐酸产生气泡，加热后泡沸激烈。

【化学成分】 黑云母片岩主含铁、镁、铝的硅酸盐；绿泥石化云母碳酸盐片岩主含铁、镁、铝的硅酸盐及钙、镁的碳酸盐。

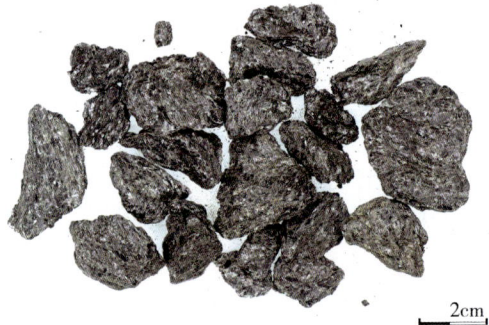

图 14 - 12 青礞石

【功效应用】 坠痰下气，平肝镇惊。多入丸散服，3～6g；煎汤 10～15g，布包先煎。

【附药】 金礞石

本品为变质岩类蛭石片岩或水黑云母片岩。为鳞片状集合体，呈不规则的块状或碎片。碎片直径 0.1～0.8cm；块状者直径 2～10cm，厚 0.6～1.5cm，无明显棱角。棕黄色或黄褐色，带有金黄色或银白色光泽；质脆，用手捻之易碎成金黄色小片，具滑腻感；气微，味淡。取本品碎片少许，置铁片上加热，即层裂或散裂，膨胀 2～5 倍，有的鳞片变成弯曲的蛭虫状，色泽变浅，重量减轻，可浮于水面。功能主治同青礞石。

白 矾
Alumen

【来源】 本品为硫酸盐类矿物明矾石族明矾石经加工提炼制成。

【产地】 主产于甘肃、河北、安徽、福建、山西、湖北、浙江等地。

【采收加工】 采挖后，除去杂石和泥沙。

【性状鉴别】①呈不规则的块状或粒状。②无色或淡黄白色，透明或半透明。③表面略平滑或凹凸不平，具细密纵棱，有玻璃样光泽。④质硬而脆。⑤气微，味酸、微甘而极涩。（图 14 - 13）

以块大、无色、透明、无杂质者为佳。

【化学成分】主含含水硫酸铝钾 [KAl(SO₄)₂·12H₂O]，含量不得少于99.0%。

【功效应用】外用解毒杀虫，燥湿止痒；内服止血止泻，祛除风痰。用量0.6～1.5g。外用适量，研末敷或化水洗患处。

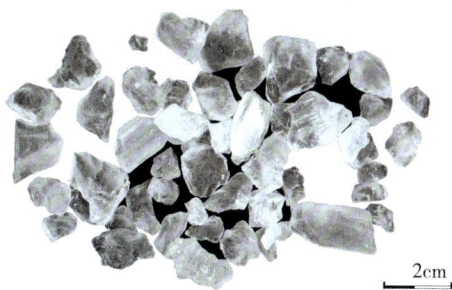

图 14–13 白矾

硫 黄
Sulfur

【来源】本品为自然元素类矿物硫族自然硫。

【产地】主产于山西、河南等地。

【采收加工】全年可采挖，在矿石中呈泥状，经过土法加工，放入罐内，加热熔化，除去杂质，倒入模型内，冷却后，打成碎块。

【性状鉴别】①呈不规则块状，大小不一。②黄色或绿黄色，条痕白色或淡黄色，表面不平坦，常有多数细孔，具脂肪样光泽。③体轻，质松脆，易碎，断面蜂窝状，纵断面常呈针状结晶形。④具特异的臭气，味淡。⑤取本品燃烧，易熔融，火焰为蓝色，并产生二氧化硫的刺激性臭气。(图14–14)

以色黄、光亮、质松脆者为佳。

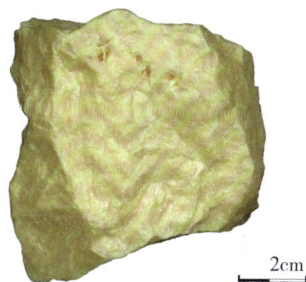

图 14–14 硫黄

【化学成分】主含硫（S），含硫量不得少于98.5%。

【功效应用】外用解毒杀虫疗疮；内服补火助阳通便。外用适量，研末油调涂敷患处。内服1.5～3g，炮制后入丸散服。孕妇慎用。不宜与芒硝、玄明粉同用。

目标检测

答案解析

一、名词解释

1. 条痕
2. 条痕色
3. 解理
4. 断口
5. 本色
6. 假色

二、简答题

1. 简述朱砂的来源、性状。
2. 简述朱砂、自然铜、磁石、赭石、芒硝、雄黄、滑石、炉甘石的主要化学成分。

（刘想晴）

书网融合……

重点小结   微课   习题

实训 1 粉末制片、绘图及测量

【实训目标】掌握粉末装片法制片技术、显微绘图和显微测量要领。

【实训材料】川贝母、半夏粉末。

【仪器与试剂】生物显微镜、目镜测微尺、载台测微尺、酒精灯、载玻片、盖玻片、解剖针、镊子、擦镜纸、吸水纸、火柴、绘图铅笔（HB）、直尺和擦皮；蒸馏水、稀甘油、甘油醋酸试液、水合氯醛试液。

【实训内容】

（一）粉末制片方法

主要用于粉末状的药材及含药材粉末的制剂的观察。

1. 粉末的制备 选择具有代表性的样品适量（10~20g），置粉碎器（冲器、铁碾或其他粉碎器）中粉碎，使之一般能通过现行版《中国药典》规定的 4 号筛（相当 65~80 目）为度。

制备粉末时应注意若有较多的组织（如纤维等）通不过筛子，而作为残渣遗去，就会影响该药材的特征的检出，造成结果判断的困难。

成方制剂粉末制片，按剂型不同，需分别处理样品，再按药材粉末制片法装片观察。

2. 粉末制片

（1）操作方法 用解剖针挑取样品粉末少许，置载玻片的中央，加适宜的试液 1~2 滴，用针搅匀（如为酸或碱时应用细玻棒代替针），待液体渗入粉末后，用左手食指与拇指夹持盖玻片的边缘，使其左侧与药液层左侧接触，再用右手持小镊子或解剖针托住盖玻片的右侧，缓缓放下，使液体逐渐漫延充满盖玻片下方。如液体未充满盖玻片，应从空隙相对边缘滴加液体，以防产生气泡；若液体过多，用滤纸片从侧面吸去溢出的液体，保持制片清洁。制片中要求粉末分布均匀，气泡尽量少，粉末不能明显重叠、堆积。常用的方法如下。

1）水装片或斯氏液（甘油醋酸）装片 试液为蒸馏水或斯氏液。用于观察淀粉粒。装片过程中不可加热，否则淀粉粒糊化。

2）水合氯醛或乙醇装片 试液为水合氯醛或乙醇。用于观察菊糖。装片过程中不可加热。否则菊糖溶解。

3）水合氯醛加热透化装片 试液为水合氯醛（水合三氯乙醛）、稀甘油。挑取粉末少许置载玻片中央，加水合氯醛溶液 1~2 滴，混匀，于酒精灯上微热透化，并以解剖针搅拌，补充 2~3 次水合氯醛溶液（勿使溶液蒸干）。透化好后加稀甘油 1~2 滴混合，盖片，清除盖玻片周围多余的药液。用于除淀粉粒、菊糖以外的大多数组织、细胞、细胞后含物的观察。装片过程中需要加热。

水合氯醛试液与稀甘油的作用：水合氯醛试液可使细胞膨胀，便于观察组织、细胞及其内含物特征；去除细胞表面或内部杂质；增强透明度。稀甘油的作用是增加透明度，防止气泡生成，防止水合氯醛结晶析出。

3. 粉末制片注意事项

（1）粉碎用具用毕后，必须处理干净并干燥后才能用于另一种药材的粉碎。

（2）所用盖玻片和载玻片应保持洁净。新片要用洗液浸泡或用肥皂水煮半小时取出，先用流水冲洗后，再用蒸馏水冲洗 1~2 次后，置于 70%~90% 乙醇中，备用。

（3）显微鉴别实验时，应先观察淀粉粒、菊糖等，再观察其他显微特征。所以，一般先以甘油醋酸试液装片观察，然后以水合氯醛试液装片观察，最后加热透化或滴加其他试液进行观察。每步骤观察结果均应做记录。

（4）可借助偏光装置寻找和观察，尤其是淀粉粒、结晶、纤维、石细胞、导管等显微特征。

（5）为提高显微鉴别的正确性，可采用对照药材或已经鉴定品种的药材为对照观察。

（6）鉴别成方制剂前，应了解处方组成和制法，分析处方中各种药材的主要鉴别特征及用量的多少。进行显微鉴别时。应观察 3~5 张装片，使特征不致遗漏。

（7）记录要求详细、清晰、明确、真实。

1）组织特征的记录，应以从外至内的次序进行，对有鉴别意义的特征需详细地描述；一般应绘制简图。必要时，应利用显微描绘器或显微摄影装置绘制详图或提供显微照片，并注明放大倍数，或加比例尺。

2）粉末显微鉴别时，先记录原粉末的色泽、气味。然后边观察、边记录。注意观察的全面性。观察每张粉末片时，应自上左至下右，呈"之"字形扫描，逐渐移动装片，全面观察目的物，描述其特征，测量其长度，并注意统计最小量值、多见量值、最大量值；一一记录。

通常以先多数后少数的顺序描述特征，并标明"多见""少见""偶见"。注意着重描述有鉴别意义的组织、细胞和内含物，对于各类药材均具有的一些基本组织，如叶类药材有栅栏细胞、海绵细胞、细小导管等可不做重点描述。

（二）川贝母、半夏的显微粉末观察

1. 川贝母（松贝、青贝及栽培品）粉末 粉末类白色。

1）淀粉粒 甚多，广卵形、长圆形或不规则圆形，有的边缘不平整或略作分枝状，直径 5~64μm，脐点短缝状、点状、人字状或马蹄状，层纹隐约可见。

2）表皮细胞 类长方形，垂周壁微波状弯曲。

3）气孔 偶见不定式气孔，圆形或扁圆形。

4）导管 螺纹导管直径 5~26μm。

2. 半夏粉末 粉末类白色。

1）淀粉粒 甚多，单粒类圆形、半圆形或圆多角形，直径 2~20μm，脐点裂缝状、人字状或星状；复粒由 2~6 分粒组成。

2）草酸钙针晶束 存在于椭圆形黏液细胞中，或随处散在，针晶长 20~144μm。

3）螺纹导管 直径 10~24μm。

（三）显微绘图要领

1. 绘图要求 在中药的性状和显微鉴定工作中，图可以集中地突出表现实物的主要特征，有些特征用图比摄影照片效果还好，因此，除用文字记录观察到的外形、组织、细胞及内含物特征外，有时还需要绘出中药的外形和显微图，以补充文字叙述的不足。绘制精确的图形要根据观察的实物进行，对所要描绘的特征要仔细观察后，再进行描绘。绘图是中药鉴定和研究工作中的一项基本技能。绘图的精确与好坏，明显地影响中药鉴定和研究的结果与质量。

显微绘图是根据显微镜下的观察内容绘制的，因此，首先要充分观察了解所绘材料的特点、排列及比例。选择有代表性的、典型的部位进行绘图。客观真实地反映材料的自然状态。即绘图要求具备高度的科学性和真实感，形态正确、结构清楚、比例适当、清晰美观。

2. 基本步骤

（1）根据绘图纸张大小和绘图的数目，安排好每个图的位置及大小，并留好注释文字和图名的位置。

（2）将图纸放在显微镜右方，依观察结果，先用 HB 型铅笔轻轻勾一个轮廓，确认各部分比例无误后，再把各个部分勾画出来。

（3）绘图通常采用"积点成线，积线成面"的表现手法，即用线条和圆点来完成全图。绘线条时要求所有线条都均匀、平滑，无深浅、虚实之分，无明显的起落笔痕迹，尽可能一气呵成不反复。圆点要点得圆、点得匀，其疏密程度表示不同部位颜色深浅。

（4）绘好图之后，用引线和文字注明各部分名称。注字应详细、准确，且所有注字一律用平行引线向右一侧注明，同时要求所有引线右边末端在同一垂直线上。在图的下方注明该图名称，即某种植物、某个器官的某个制片和放大倍数。

注意：所有绘图和注字都必须使用 HB 型铅笔，不可以用钢笔、圆珠笔或其他笔。

（四）显微测量要领

1. 目镜测微尺的标定　由于目镜测微尺每小格所表示的长度随显微镜放大倍数的不同而改变，因而使用前必须将各物镜逐一使用，以确定该目镜测微尺（图 15 - 1）在不同放大倍数下每小格表示的实际长度。

（1）取下目镜，旋下目镜上的透镜，将目镜测微尺放入目镜中的隔板上，再旋上透镜，并将目镜装入镜筒内。

（2）将载台测微尺（图 15 - 2）置于显微镜的载物台上，使有刻度的一面朝上，操作显微镜，使具有刻度的小圆圈位于视野中央。

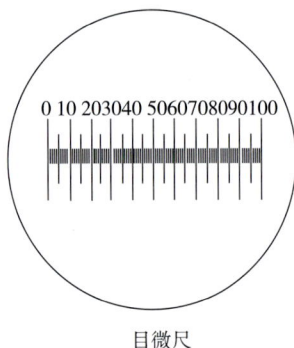

图 15 - 1　目镜测微尺图

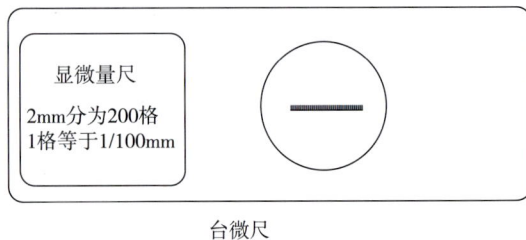

图 15 - 2　载台测微尺图

（3）先用低倍镜观察，对准焦距，待看清载台测微尺的刻度后，转动目镜，使目镜测微尺的刻度与载台测微尺的刻度相平行，并使两尺的左边第一条线相重合，再向右寻找两尺的另外一条重合线（图 15 - 3）。

（4）记录两条重合线间的目镜测微尺的格数和载台测微尺的格数，根据两条重合线间小格数的比值，计算目镜测微尺在物镜下每小格的数值（μm）。计算方式：

$$目镜测微尺的每格长度 = \frac{10\mu m \times 两重合线间台微尺格数}{两重合线间目微尺格数}$$

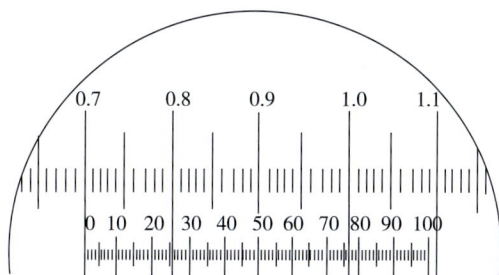

视野中目镜尺与台微的重合线

图 15 - 3　用载台测微尺标定目镜测微尺图

2. 测量方法　将被测量物体制片后，置于显微镜下，用已校正的目镜测微尺测量其长度，然后乘以被标定后目镜测微尺每小格的长度，即得。在测量和计算时，必须注意与标定时使用的目镜、物镜一致。

【实训报告】
1. 制片中水合氯醛试液及稀甘油的作用是什么？
2. 绘制川贝母、半夏的粉末特征图。

实训 2　大黄、黄连的鉴定

【实训目标】掌握大黄、黄连的显微及理化鉴别特征。

【实训材料】大黄、黄连粉末，大黄、黄连永久制片。

【仪器与试剂】显微镜、载玻片、盖玻片、微量升华装置、紫外分析仪、烘箱、分析天平；稀甘油、甘油醋酸试液、水合氯醛试液、氢氧化钠试液、甲醇、45%乙醇。

【实训内容】

1. 显微鉴别

（1）大黄根茎横切片

1）残存的木栓层。

2）韧皮部筛管群明显。

3）形成层成环。

4）木质部射线较密，宽 2~4 列细胞，内含棕色物；导管非木化。

5）薄壁细胞含草酸钙簇晶，并含多数淀粉粒。

6）髓部宽广，其中常见黏液腔，内有红棕色物；异型维管束散在，形成层成环，木质部位于形成层外方，韧皮部位于形成层内方，射线呈星状射出。

（2）大黄粉末　粉末黄棕色。

1）草酸钙簇晶　直径 20~160μm，有的至 190μm。

2）导管　具缘纹孔导管、网纹导管、螺纹导管及环纹导管非木化。

3）淀粉粒　甚多，单粒类球形或多角形，直径 3~45μm，脐点星状；复粒由 2~8 分粒组成。

（3）黄连（味连）横切面

1）木栓层为数列细胞，其外有表皮，常脱落。

2）皮层较宽，石细胞单个或成群散在。

3）中柱鞘纤维成束或伴有少数石细胞，均显黄色。维管束外韧型，环列。

4）木质部黄色，均木化，木纤维较发达。

5）髓部均为薄壁细胞，无石细胞。

（4）黄连（味连）粉末　粉末黄棕色。

1）石细胞　鲜黄色，大多成群或单个散在。呈类圆形、长方形、类方形、类三角形或类椭圆形。

2）韧皮纤维　鲜黄色，多成束或单个散在，有的与石细胞连结。

3）木纤维　较多，鲜黄色或淡棕色，大多成束。

4）韧型纤维　纹孔细小，圆形、斜裂缝状或不明显。

5）鳞叶表皮细胞　黄色，壁稍厚，微木化。

6）导管　为具缘纹孔、螺纹、网纹导管。

7）淀粉粒　圆形、卵圆形或桶圆形。

2. 理化鉴别

（1）取本品粉末少量，进行微量升华，可见菱状针晶或羽状结晶。

（2）取本品粉末 0.2g，加甲醇 2ml，温浸 10 分钟，放冷，取上清液 10μl，点于滤纸上，以 45% 乙醇展开，取出，晾干，放置 10 分钟，置紫外光灯（365nm）下检视，不得显持久的亮紫色荧光（检查土大黄苷）。

【实训报告】

1. 绘制大黄根茎横切面简图及粉末特征图；记录理化实训结果。

2. 绘制黄连根茎横切面简图及粉末特征图。

实训 3　人参、甘草、黄芪的鉴定

【实训目标】掌握人参、甘草、黄芪显微鉴别特征。

【实训材料】人参、甘草、黄芪粉末；人参、甘草永久制片。

【仪器与试剂】显微镜、载玻片、盖玻片；稀甘油、甘油醋酸试液、水合氯醛试液。

【实训内容】

1. 人参横切面

（1）木栓层细胞。

（2）韧皮部有树脂道散在，内含黄色分泌物。

（3）木质部射线宽广，导管单个散在或数个相聚，断续排列成放射状，导管旁偶有非木化的纤维。

（4）薄壁细胞含草酸钙簇晶。

2. 人参（生晒参）粉末　粉末淡黄白色。

（1）树脂道碎片，含黄色块状分泌物。

（2）草酸钙簇晶棱角锐尖。

（3）木栓细胞类方形或多角形，壁薄，细波状弯曲。

（4）网纹及梯纹导管直径 10~56μm。

（5）淀粉粒甚多，单粒类球形、半圆形或不规则多角形，脐点点状或裂缝状，复粒由 2~3 分粒组成。

3. 甘草横切面

（1）木栓层细胞棕色。

（2）韧皮部射线宽广，弯曲；纤维多成束，周围薄壁细胞常含草酸钙方晶。

（3）木质部导管较多；木纤维成束，断续排列成放射状。周围薄壁细胞常含草酸钙方晶。

（4）根中心无髓；根茎中心有髓。

4. 甘草粉末 粉末棕黄色。

（1）纤维 成束，壁厚，周围薄壁细胞常含草酸钙方晶，形成晶纤维。

（2）具缘纹孔导管 较大，稀有网纹导管。

（3）木栓细胞 红棕色，多角形。

5. 黄芪粉末 粉末黄白色。

（1）纤维 成束或散离，直径 8~30μm，壁厚，表面有纵裂纹。

（2）导管 具缘纹孔导管无色或橙黄色，具缘纹孔排列紧密。

（3）石细胞 少见，圆形、长圆形或形状不规则，壁较厚。

【实训报告】

1. 绘制人参横切面简图和人参粉末特征图。

2. 绘制甘草横切面简图和甘草粉末特征图。

3. 绘制黄芪粉末特征图。

实训 4 当归、黄芩、白术的鉴定

【实训目标】 掌握当归、黄芩、白术的粉末鉴别特征。

【实训材料】 当归、黄芩、白术粉末。

【仪器与试剂】 显微镜、载玻片、盖玻片；稀甘油、甘油醋酸试液、水合氯醛试液。

【实训内容】

1. 当归粉末 粉末淡黄棕色。

（1）韧皮薄壁细胞 纺锤形，壁略厚，表面有极微细的斜向交错纹理。

（2）导管梯纹导管和网纹导管 多见，直径约至 80μm。

（3）有时可见油室碎片。

2. 黄芩粉末 粉末黄色。

（1）韧皮纤维 单个散在或数个成束，梭形，长 60~250μm，直径 9~33μm，壁厚，孔沟细。

（2）石细胞 类圆形、类方形或长方形，壁较厚或甚厚。木栓细胞棕黄色，多角形。

（3）导管 网纹导管多见，直径 24~72μm。

（4）木纤维 多碎断，直径约 12μm，有稀疏斜纹孔。

（5）淀粉粒 甚多，单粒类球形，直径 2~10μm，脐点明显，复粒由 2~3 分粒组成。

3. 白术粉末 粉末淡黄棕色。

（1）草酸钙针晶 细小，长 10~32μm，存在于薄壁细胞中，少数针晶直径至 4μm。

（2）纤维 黄色，大多成束，长梭形，直径约至 40μm，壁甚厚，木化，孔沟明显。

（3）石细胞 淡黄色，类圆形、多角形、长方形或少数纺锤形，直径 37~64μm。

（4）薄壁细胞含菊糖，表面显放射状纹理。

（5）导管　分子短小，为网纹导管及具缘纹孔导管，直径至48μm。

【实训报告】绘制当归、黄芩、白术粉末特征图。

实训 5　半夏、川贝母、浙贝母、天花粉的鉴定

【实训目标】掌握半夏、川贝母、浙贝母、天花粉的粉末鉴别特征。

【实训材料】半夏、川贝母、浙贝母、天花粉粉末。

【仪器与试剂】显微镜、载玻片、盖玻片；稀甘油、甘油醋酸试液、水合氯醛试液。

【实训内容】

1. **半夏粉末**　粉末类白色。

（1）淀粉粒　甚多，单粒类圆形、半圆形或圆多角形，直径2～20μm，脐点裂缝状、人字状或星状；复粒由2～6分粒组成。

（2）草酸钙针晶束　存在于椭圆形黏液细胞中，或随处散在，针晶长20～144μm。

（3）螺纹导管　直径10～24μm。

2. **川贝母粉末**　（松贝、青贝及栽培品）粉末类白色或浅黄色。

（1）淀粉粒　甚多，广卵形、长圆形或不规则圆形，有的边缘不平整或略作分枝状，直径5～64μm，脐点短缝状、点状、人字状或马蹄状，层纹隐约可见。

（2）表皮细胞　类长方形，垂周壁微波状弯曲，偶见不定式气孔，圆形或扁圆形。

（3）螺纹导管　直径5～26μm。

3. **浙贝母粉末**　粉末淡黄白色。

（1）淀粉粒　甚多，单粒卵形、广卵形或椭圆形，直径6～56μm，层纹不明显。

（2）表皮细胞　类多角形或长方形，垂周壁连珠状增厚。

（3）气孔　少见，副卫细胞4～5个。

（4）草酸钙结晶　少见，细小，多呈颗粒状，有的呈梭形、方形或细杆状。

（5）导管　多为螺纹，直径至18μm。

4. **天花粉粉末**　粉末类白色。

（1）淀粉粒　甚多，单粒类球形、半圆形或盔帽形，直径6～48μm，脐点点状、短缝状或人字状，层纹隐约可见；复粒由2～14分粒组成，常由一个大的分粒与几个小分粒复合。

（2）具缘纹孔导管　大，多破碎，有的具缘纹孔呈六角形或方形，排列紧密。

（3）石细胞　黄绿色，长方形、椭圆形、类方形、多角形或纺锤形，直径27～72μm，壁较厚，纹孔细密。

【实训报告】绘制半夏、川贝母、浙贝母、天花粉粉末特征图。

实训 6　百部、麦冬的鉴定

【实训目标】掌握百部、麦冬的显微鉴别特征。

【实训材料】麦冬粉末；百部、麦冬永久制片。

【仪器与试剂】显微镜、载玻片、盖玻片；稀甘油、甘油醋酸试液、水合氯醛试液。

【实训内容】

1. 直立百部横切面

（1）根被为3~4列细胞，壁木栓化及木化，具致密的细条纹。

（2）皮层较宽。中柱韧皮部束与木质部束各19~27个，间隔排列，韧皮部束内侧有少数非木化纤维。

（3）木质部束导管2~5个，并有木纤维和管胞，导管类多角形，径向直径约至48μm，偶有导管深入髓部。

（4）髓部散有少数细小纤维。

2. 麦冬横切面

（1）表皮细胞1列或脱落，根被3~5列木化细胞。

（2）皮层宽广，散布含草酸钙针晶束的黏液细胞。

（3）内皮层细胞壁均匀增厚，木化，有通道细胞，外侧为1列石细胞，其内壁及侧壁均增厚，纹孔细密。

（4）中柱较小。韧皮部束16~22个，木质部由导管、管胞、木纤维以及内侧的木化细胞连结成环层。

（5）髓小，薄壁细胞类圆形。

3. 麦冬粉末　粉末白色或黄白色

（1）草酸钙针晶　散在或成束存在于黏液细胞中，针晶长21~78μm，直径约至3μm，另有柱状结晶，长51~118μm，直径5~9μm，两端斜尖，易断碎。

（2）石细胞　常与内皮层细胞上下层相叠，表面观类方形或类多角形，长32~96μm。直径22~94μm，壁厚4~16μm，有的一边菲薄，纹孔密，短缝状或扁圆形，孔沟较粗。

（3）内皮层细胞　表面观长方形或长条形，壁厚，纹孔较密，孔沟明显。

（4）木纤维　细长，末端倾斜，壁稍厚，微木化，纹孔斜裂缝状或相交"十"字形、"人"字形。

（5）管胞　多为单纹孔及网纹，少数为具缘纹孔。

【实训报告】

1. 绘制百部横切面简图。

2. 绘制麦冬横切面简图和麦冬粉末特征图。

实训 7　牡丹皮、肉桂的鉴定

【实训目标】掌握牡丹皮、肉桂显微鉴别特征。

【实训材料】牡丹皮、肉桂粉末；肉桂永久制片。

【仪器与试剂】显微镜、载玻片、盖玻片；稀甘油、甘油醋酸试液、水合氯醛试液。

【实训内容】

1. 牡丹皮粉末　粉末淡红棕色。

（1）淀粉粒　甚多，单粒类圆形或多角形，直径3~16μm，脐点点状、裂缝状或飞鸟状；复粒由2~6分粒组成。

（2）草酸钙簇晶　直径 9～45μm，有时含晶细胞连接，簇晶排列成行，或一个细胞含数个簇晶。

（3）连丹皮可见木栓细胞长方形，壁稍厚，浅红色。

2. 肉桂横切面

（1）木栓细胞数列，最内层细胞外壁增厚，木化。

（2）皮层散有石细胞和分泌细胞。

（3）中柱鞘部位有石细胞群，断续排列成环，外侧伴有纤维束，石细胞通常外壁较薄。

（4）韧皮部射线宽 1～2 列细胞，含细小草酸钙针晶；纤维常 2～3 个成束；油细胞随处可见。

（5）薄壁细胞含淀粉粒。

3. 肉桂粉末　粉末红棕色。

（1）纤维　大多单个散在，长梭形，长 195～920μm，直径约至 50μm，壁厚，木化，纹孔不明显。

（2）石细胞　类方形或类圆形，直径 32～88μm，壁厚，有的一面菲薄。

（3）油细胞　类圆形或长圆形，直径 45～108μm。

（4）草酸钙针晶　细小，散在于射线细胞中。

（5）木栓细胞　多角形，含红棕色物。

【实训报告】

1. 绘制牡丹皮粉末特征图。

2. 绘制肉桂横切面简图和肉桂粉末特征图。

实训 8　厚朴、黄柏的鉴定

【实训目标】掌握厚朴、黄柏显微鉴别特征。

【实训材料】厚朴、黄柏粉末；厚朴、黄柏永久制片。

【仪器与试剂】显微镜、载玻片、盖玻片；稀甘油、甘油醋酸试液、水合氯醛试液。

【实训内容】

1. 厚朴干皮横切面

（1）木栓层　为 10 余列细胞，有的可见落皮层，木栓形成层中含黄棕色物质。

（2）皮层　外侧有石细胞环带，内侧散有多数油细胞和石细胞群。

（3）韧皮部　射线宽 1～3 列细胞，纤维多数个成束，亦有油细胞散在。

（4）薄壁细胞　含黄棕色物质或淀粉粒，另有含草酸钙方晶。

2. 厚朴粉末　粉末棕色

（1）纤维　甚多，直径 15～32μm，壁甚厚，有的呈波浪形或一边呈锯齿状，木化，孔沟不明显。

（2）石细胞　类方形、椭圆形、卵圆形或不规则分枝状，直径 11～65μm，有时可见层纹。

（3）油细胞　椭圆形或类圆形，直径 50～85μm，含黄棕色油状物。

3. 黄柏横切面

（1）木栓层　由多列长方形细胞组成，内含棕色物质，栓内层细胞含草酸钙方晶。

（2）皮层　狭窄，散有纤维群及石细胞群，石细胞大多分枝状，壁极厚，层纹明显。

（3）韧皮部　外侧有少数石细胞。纤维束切向排列呈断续的层带（又称硬韧部），纤维束周围薄壁细胞常含草酸钙方晶。

（4）射线　宽 2～4 列细胞，常弯曲而细长。

（5）薄壁细胞　含细小淀粉粒和草酸钙方晶，黏液细胞随处可见。

4. 黄柏粉末　粉末鲜黄色。

（1）纤维　鲜黄色，直径 16～38μm，常成束，周围细胞含草酸钙方晶，形成晶纤维；含晶细胞壁木化增厚。

（2）石细胞　鲜黄色，类圆形或纺锤形，直径 35～128μm，有的呈分枝状，枝端锐尖，壁厚，层纹明显；有的可见大型纤维状的石细胞，长可达 900μm。

（3）草酸钙方晶　众多。

【实训报告】

1. 绘制厚朴横切面简图和厚朴粉末特征图。

2. 绘制黄柏横切面简图和黄柏粉末特征图。

实训 9　大青叶、番泻叶的鉴定

【实训目标】 掌握大青叶、番泻叶显微鉴别特征。

【实训材料】 大青叶、番泻叶粉末；番泻叶永久装片。

【仪器与试剂】 显微镜、载玻片、盖玻片；稀甘油、甘油醋酸试液、水合氯醛试液。

【实训内容】

1. 大青叶粉末　粉末绿褐色。

（1）下表皮细胞　垂周壁稍弯曲，略成连珠状增厚；

（2）气孔　不等式，副卫细胞 3～4 个。

（3）叶肉组织　分化不明显；叶肉细胞中含蓝色细小颗粒状物，亦含橙皮苷样结晶。

2. 番泻叶横切面

（1）表皮细胞 1 列类长方形，常含黏液质，外被角质层。上下表皮均有气孔和单细胞非毛腺。

（2）叶肉组织为等面叶型，均有 1 列栅栏细胞，上表面的栅栏细胞长柱形，通过主脉。下表面的栅栏细胞较短，靠主脉下方具厚角组织，海绵组织细胞中常含有草酸钙簇晶。

（3）主脉维管束外韧型，上下两侧均有微木化的中柱鞘纤维束，且纤维外侧的薄壁细胞中含草酸钙方晶，形成晶鞘纤维。

3. 番泻叶粉末　粉末淡绿色或黄绿色。

（1）晶纤维　多，草酸钙方晶直径 12～15μm。

（2）非腺毛　单细胞，长 100～350μm，直径 12～25μm，壁厚，有疣状突起。

（3）草酸钙簇晶　存在于叶肉薄壁细胞中，直径 9～20μm。

（4）上下表皮细胞　表面观呈多角形，垂周壁平直。

（5）上下表皮均有气孔，主为平轴式，副卫细胞大多为 2 个，也有 3 个的。

【实训报告】

1. 绘制大青叶粉末特征图。

2. 绘制番泻叶横切面简图和番泻叶粉末特征图。

实训 10　丁香、 金银花、 红花、 洋金花的鉴定

【实训目标】掌握丁香、金银花、红花、洋金花的粉末鉴别特征。

【实训材料】丁香、金银花、红花、洋金花粉末。

【仪器与试剂】显微镜、载玻片、盖玻片；稀甘油、甘油醋酸试液、水合氯醛试液。

【实训内容】

1. 丁香粉末　粉末暗红棕色。

（1）纤维梭形，顶端钝圆，壁较厚。

（2）花粉粒众多，极面观三角形，赤道表面观双凸镜形，具 3 副合沟。

（3）草酸钙簇晶众多，直径 4 ~ 26μm，存在于较小的薄壁细胞中。

（4）油室多破碎，分泌细胞界限不清，含黄色油状物。

2. 金银花粉末　粉末浅黄棕色或黄绿色。

（1）腺毛较多，头部倒圆锥形、类圆形或略扁圆形，4 ~ 33 细胞，排成 2 ~ 4 层。

（2）非腺毛有两种：一种为厚壁非腺毛，单细胞，长可达 90μm，表面有微细疣状或泡状突起，有的具螺纹；另一种为薄壁非腺毛，单细胞，甚长，弯曲或皱缩，表面有微细疣状突起。

（3）草酸钙簇晶直径 6 ~ 45μm。

（4）花粉粒类圆形或三角形，表面具细密短刺及细颗粒状雕纹，具 3 孔沟。

3. 红花粉末　粉末橙黄色。

（1）花冠、花丝、柱头碎片多见，有长管状分泌细胞常位于导管旁，直径约至 66μm，含黄棕色至红棕色分泌物。

（2）花冠裂片顶端表皮细胞外壁突起呈短绒毛状。

（3）柱头和花柱上部表皮细胞分化成圆锥形单细胞毛，先端尖或稍钝。

（4）花粉粒类圆形、椭圆形或橄榄形，直径约至 60μm，具 3 个萌发孔，外壁有齿状突起。

（5）草酸钙方晶存在于薄壁细胞中，直径 2 ~ 6μm。

4. 洋金花粉末　粉末淡黄色。

（1）花粉粒类球形或长圆形，直径 42 ~ 65μm，表面有条纹状雕纹。

（2）花萼非腺毛 1 ~ 3 细胞，壁具疣突。

（3）腺毛头 1 ~ 5 细胞，柄 1 ~ 5 细胞。

（4）花冠裂片边缘非腺毛 1 ~ 10 细胞，壁微具疣突。花丝基部非腺毛粗大，1 ~ 5 细胞，基部直径约至 128μm，顶端钝圆。

（5）花萼、花冠薄壁细胞中有草酸钙砂晶、方晶及簇晶。

【实训报告】绘制丁香、金银花、红花、洋金花粉末特征图。

实训 11　山茱萸、 砂仁、 五味子的鉴定

【实训目标】掌握山茱萸、砂仁、五味子的粉末鉴别特征。

【实训材料】山茱萸、砂仁、五味子粉末。

【**仪器与试剂**】显微镜、载玻片、盖玻片；稀甘油、甘油醋酸试液、水合氯醛试液。

【**实训内容**】

1. 山茱萸粉末　粉末淡红褐色。

（1）果皮表皮细胞　橙黄色，表面观多角形或类长方形，直径 16～30μm，垂周壁连珠状增厚，外平周壁颗粒状角质增厚，胞腔含淡橙黄色物。

（2）中果皮细胞　橙棕色，多皱缩。

（3）草酸钙簇晶　少数，直径 12～32μm。

（4）石细胞　类方形、卵圆形或长方形，纹孔明显，胞腔大。

2. 砂仁粉末　粉末灰棕色。

（1）内种皮厚壁细胞　红棕色或黄棕色，表面观多角形，壁厚，非木化，胞腔内含硅质块；断面观为 1 列栅状细胞，内壁及侧壁极厚，胞腔偏外侧，内含硅质块。

（2）种皮表皮细胞　淡黄色，表面观长条形，常与下皮细胞上下层垂直排列；下皮细胞含棕色或红棕色物。

（3）色素层细胞　皱缩，界限不清楚，含红棕色或深棕色物。

（4）外胚乳细胞　类长方形或不规则形，充满细小淀粉粒集结成的淀粉团，有的包埋有细小草酸钙方晶。

（5）内胚乳细胞　含细小糊粉粒和脂肪油滴。油细胞无色，壁薄，偶见油滴散在。

3. 五味子粉末　粉末暗紫色。

（1）种皮表皮石细胞　表面观呈多角形或长多角形，直径 18～50μm，壁厚，孔沟极细密，胞腔内含深棕色物。

（2）种皮内层石细胞　呈多角形、类圆形或不规则形，直径约至 83μm，壁稍厚，纹孔较大。

（3）果皮表皮细胞　表面观类多角形，垂周壁略呈连珠状增厚，表面有角质线纹；表皮中散有油细胞。

（4）中果皮细胞　皱缩，含暗棕色物，并含淀粉粒。

【**实训报告**】绘制山茱萸、砂仁、五味子粉末特征图。

实训 12　补骨脂、 小茴香、 槟榔的鉴定

【**实训目标**】掌握补骨脂、小茴香、槟榔的粉末鉴别特征。

【**实训材料**】补骨脂、小茴香、槟榔粉末。

【**仪器与试剂**】显微镜、载玻片、盖玻片；稀甘油、甘油醋酸试液、水合氯醛试液。

【**实训内容**】

1. 补骨脂粉末　粉末灰黄色。

（1）种皮栅状细胞　侧面观有纵沟纹，光辉带 1 条，位于上侧近边缘处，顶面观多角形，胞腔极小，孔沟细，底面观呈圆多角形，胞腔含红棕色物。

（2）支持细胞　侧面观哑铃形，表面观类圆形。

（3）壁内腺（内生腺体）　多破碎，完整者类圆形，由十数个至数十个纵向延长呈放射状排列的细胞构成。

（4）草酸钙柱晶　细小，成片存在于中果皮细胞中。

2. 小茴香粉末 粉末绿黄色或黄棕色。

（1）网纹细胞 棕色，壁颇厚，木化，具卵圆形网状壁孔。

（2）油管 显黄棕色至深红棕色，常已破碎。

（3）分泌细胞 呈扁平多角形。

（4）镶嵌状细胞 为内果皮细胞，5～8 个狭长细胞为 1 组；以其长轴相互作不规则方向嵌列。

（5）内胚乳细胞 多角形，无色，壁颇厚，含多数直径约 10μm 的糊粉粒，每一糊粉粒中含细小簇晶 1 个，直径约 7μm。

3. 槟榔粉末 粉末红棕色至淡棕色。

（1）内胚乳 碎片众多，近无色，完整细胞呈不规则多角形或类方形，胞间层不甚明显，细胞壁半纤维素性，厚 6～11μm，有类圆形大纹孔。

（2）种皮石细胞 纺锤形、长方形、多角形或长条形，直径 24～64μm，壁不甚厚，有的内含红棕色物。

（3）外胚乳细胞 长方形、类多角形，内含红棕色或深棕色物。

（4）糊粉粒 直径 5～40μm，含拟晶体 1 粒。

【**实训报告**】绘制补骨脂、小茴香、槟榔粉末特征图。

实训 13　麻黄、穿心莲的鉴定

【**实训目标**】掌握麻黄、穿心莲显微鉴别特征。

【**实训材料**】麻黄、穿心莲粉末；麻黄永久制片。

【**仪器与试剂**】显微镜、载玻片、盖玻片；稀甘油、甘油醋酸试液、水合氯醛试液。

【**实训内容**】

1. 麻黄横切面

（1）草麻黄

1）表皮细胞外被厚的角质层；脊线较密，有蜡质疣状突起，两脊线间有下陷气孔。

2）下皮纤维束位于脊线处，壁厚，非木化。

3）皮层较宽，纤维成束散在。

4）中柱鞘纤维束新月形。维管束外韧型，8～10 个。

5）形成层环类圆形。木质部呈三角状。

6）髓部薄壁细胞含棕色块；偶有环髓纤维。

7）表皮细胞外壁、皮层薄壁细胞及纤维均有多数微小草酸钙砂晶或方晶。

（2）中麻黄 维管束 12～15 个。形成层环类三角形。环髓纤维成束或单个散在。

（3）木贼麻黄 维管束 8～10 个。形成层环类圆形。无环髓纤维。

2. 麻黄粉末 草麻黄粉末棕色或绿色。

（1）表皮组织碎片甚多，细胞呈长方形，含颗粒状晶体。

（2）气孔特异，内陷，保卫细胞侧面观呈哑铃形或电话听筒形。

（3）角质层极厚，呈脊状突起，常破碎呈不规则条块状。

（4）纤维多而壁厚，木化或非木化，含多数细小颗粒状结晶。

（5）棕色块散在，棕色或红棕色，形状不规则。

3. 穿心莲粉末 粉末淡黄棕色

（1）上下表皮均由增大的晶细胞，内含大形螺状钟乳体，直径 32 ~ 67μm，较大端有脐样点痕，层纹波状。

（2）气孔直轴式，副卫细胞大小悬殊，少数为不定式。

（3）腺鳞头部扁球形，4、6 或 8 细胞，直径 27 ~ 33μm，柄仅 3μm。

（4）非腺毛 1 ~ 4 细胞，长至 160μm，基部直径至 40μm，有的具角质线纹。

【实训报告】

1. 绘制麻黄横切面简图和麻黄粉末特征图。

2. 绘制穿心莲粉末特征图。

实训 14　广藿香、薄荷的鉴定

【实训目标】 掌握广藿香、薄荷的粉末鉴别特征。

【实训材料】 广藿香、薄荷粉末。

【仪器与试剂】 显微镜、载玻片、盖玻片；稀甘油、甘油醋酸试液、水合氯醛试液。

【实训内容】

1. 广藿香粉末 叶片粉末淡棕色。

（1）叶表皮细胞 呈不规则形，气孔直轴式。

（2）非腺毛 1 ~ 6 细胞，平直或先端弯曲，长约至 590μm，壁具疣状突起，有的胞腔含黄棕色物。

（3）腺鳞 头部 8 细胞，直径 37 ~ 70μm；柄单细胞，极短。

（4）间隙腺毛 存在于叶肉组织的细胞间隙中，头部单细胞，呈不规则囊状；柄短，单细胞。

（5）小腺毛 头部 2 细胞；柄 1 ~ 3 细胞，甚短。

（6）草酸钙针晶 细小，散在于叶肉细胞中，长约至 27μm。

2. 薄荷粉末 叶粉末。

（1）腺鳞 腺头呈扁球形，由 8 个分泌细胞排列成辐射状，直径约 90μm，腺柄单细胞。

（2）表皮细胞 壁薄，呈微波状，上、下表皮有直轴式气孔，以下表皮为多。

（3）小腺毛 为单细胞头，单细胞柄。

（4）非腺毛 有 1 ~ 8 个细胞组成，常略弯曲，壁厚，有疣状突起。

（5）橙皮苷结晶 存在于薄壁细胞中，呈针簇状。

【实训报告】 绘制广藿香、薄荷粉末特征图。

实训 15　猪苓、茯苓的鉴定

【实训目标】 掌握猪苓、茯苓的粉末鉴别特征。

【实训材料】 猪苓、茯苓粉末。

【仪器与试剂】 显微镜、载玻片、盖玻片；稀甘油、甘油醋酸试液、水合氯醛试液。

【实训内容】

1. 猪苓粉末 粉末灰黄白色。

（1）菌丝团　大多无色（内部菌丝），少数棕色（外层菌丝）。

（2）菌丝　散在的菌丝细长、弯曲，直径 2~10μm，有的可见横隔，有分枝及结节状膨大部分。

（3）草酸钙结晶　呈正八面形、规则的双锥八面体形或不规则多面体，直径 33260μm，长至 68μm，有时数个结晶集合。

2. 茯苓粉末　粉末灰白色。

（1）不规则颗粒状团块和分枝状团块无色，遇水合氯醛液渐溶化。

（2）菌丝无色或淡棕色，细长，稍弯曲，有分枝，直径 3~8μm，少数至 16μm。

【实训报告】绘制猪苓、茯苓粉末特征图。

实训 16　全蝎、珍珠的鉴定

【实训目标】掌握全蝎、珍珠的粉末鉴别特征。

【实训材料】全蝎、珍珠粉末。

【仪器与试剂】显微镜、载玻片、盖玻片；稀甘油、甘油醋酸试液、水合氯醛试液。

【实训内容】

1. 全蝎粉末　粉末黄棕色或淡棕色。

（1）体壁碎片　外表皮表面观呈多角形网格样纹理，表面密布细小颗粒，可见毛窝、细小圆孔和淡棕色或近无色的瘤状突起。

（2）内表皮　无色，有横向条纹，内、外表皮纵贯较多长短不一的微细孔道。

（3）刚毛　红棕色，多碎断，先端锐尖或钝圆，具纵直纹理，髓腔细窄。

（4）横纹肌纤维　多碎断，明带较暗带宽，明带中有一暗线，暗带有致密的短纵纹理。

2. 珍珠粉末　粉末类白色。

不规则碎块，半透明，具彩虹样光泽。表面显颗粒性，由数至十数薄层重叠，片层结构排列紧密，可见致密的成层线条或极细密的微波状纹理。

【实训报告】绘制全蝎、珍珠粉末特征图。

实训 17　根及根茎类中药的性状鉴别（1）

【实训目标】掌握根及根茎类中药药材与饮片性状鉴定的基本方法及其鉴别要点、品质要求。

【实训材料】狗脊、绵马贯众、细辛、大黄、拳参、虎杖、何首乌、牛膝、川牛膝、银柴胡、太子参、威灵仙、川乌、草乌、附子、白头翁、白芍、赤芍、黄连、升麻、防己、北豆根、乌药、延胡索、板蓝根、红景天、地榆、苦参、山豆根、葛根、甘草、黄芪、远志药材与饮片。均要求药材完整，特征明显。

【实训内容】

1. 常用根及根茎类药材性状鉴别要点

（1）狗脊　注意外表、断面。

（2）大黄　注意外形、断面（星点）、气味。

（3）何首乌　注意表皮颜色、横切面的"云锦花纹"、粉性等。

（4）牛膝　质硬而脆、易折断，受潮则变柔软。中心维管束木部较大，其外围散有 2～4 轮点状筋脉点断面异型维管束。

（5）川牛膝　较粗，质韧，不易折断。断面筋脉点多。点状排列成 4～11 轮同心环。

（6）附子（盐附子、黑顺片、白附片）　盐附子注意形状、表面颜色、盐霜及气味等（有毒，勿多尝），黑顺片与白附片注意形状、颜色、切面颜色与筋脉、透光性、气味等。

（7）白芍　注意表面颜色、质地、断面、气味等。

（8）黄连（味连、雅连、云连）　注意外形、外表（过桥）、断面、气味。

（9）防己　注意形态（弯曲处深陷横沟而成的结节状的瘤块样）、质地、断面（颜色、粉性、放射状纹理）、气味等。

（10）延胡索　注意外形、外表、断面、质地、气味。

（11）板蓝根　注意根头部大小、叶柄残基、疣状突起、根的断面、气味等。

（12）苦参　注意药材表面栓皮（很薄，棕黄色或灰棕色，多数破裂向外卷曲）、断面、切面、气味等。

（13）葛根　注意质地、断面纤维性与粉性、气味等。

（14）甘草　注意外皮颜色、断面颜色、气味等。

（15）黄芪　注意表面颜色、质地、断面皮部与木部颜色、气味等。

2. 易混药材的性状鉴别

（1）牛膝与川牛膝　注意观察比较二者的形态、表面、质地、横切面（筋脉点的多少与排列方式）、气味等。

（2）白芍与赤芍　注意观察比较二者的表面、质地、断面、气味等。

（3）北豆根与山豆根　注意观察比较二者的形状、表面、质地、横切面、气味等。

【实训报告】

1. 记录狗脊、绵马贯众、大黄、何首乌、牛膝、商陆、威灵仙、太子参、川乌、附子、白芍、黄连、防己、板蓝根、延胡索、甘草、黄芪、升麻、防己、北豆根、乌药、延胡索、板蓝根、红景天、地榆、苦参、山豆根、葛根、甘草、黄芪、远志的主要性状特征。

性状鉴别记录表

药名	来源	鉴别要点	品质情况（优、合格、较差）	功效

2. 区别相似药材的性状特征。

牛膝与川牛膝的区别

药名	牛膝	川牛膝
形状		
表面		
质地		
断面		
气味		

白芍与赤芍的区别

药名	白芍	赤芍
形状		
表面		
质地		
断面		
气味		

北豆根与山豆根的区别

药名	北豆根	山豆根
形状		
表面		
质地		
断面		
气味		

实训 18　根及根茎类中药的性状鉴别（2）

【实训目标】掌握根及根茎类中药药材与饮片性状鉴定的基本方法及其鉴别要点、品质要求。

【实训材料】人参、红参、西洋参、三七、白芷、当归、独活、羌活、前胡、川芎、藁本、防风、柴胡、北沙参、龙胆、秦艽、白前、白薇、徐长卿、紫草、丹参、黄芩、玄参、地黄、胡黄连、巴戟天、茜草、续断、天花粉、党参、桔梗、南沙参、木香、白术、苍术、紫菀、漏芦药材与饮片。均要求药材完整，特征明显。

【实训内容】

1. 常用根及根茎类药材性状鉴别要点

（1）人参（生晒参、红参）　生晒参、红参注意形态、"芦头""芦碗"、外表面颜色、横环纹、质地、断面、气味等。

（2）三七　注意表面的颜色、支根痕、瘤状突起、质地、断面、气味等。

（3）当归　注意形态、颜色、质地、断面、气味等。

（4）川芎　注意外形、断面（蝴蝶纹、油室）、气味。

（5）防风　注意根头部明显密集的环纹（"蚯蚓头"）、残存棕褐色毛状叶基（"扫帚头"）、质地、断面、气味等。

（6）柴胡　北柴胡注意根头大小及其顶端残留的茎基或短纤维状叶基，下部分枝情况，南柴胡注意根顶端枯叶纤维形状与数量，靠近根头处细密环纹。二者均注意质地、断面、气味等。

（7）北沙参　注意表面、质地、断面、气味等。

（8）龙胆　表面（龙胆上部多有显著的横皱纹，坚龙胆表面无横皱纹）、断面龙胆木部呈点状环列，坚龙胆中心为黄白色木部、气味（味极苦）。

（9）秦艽　顶端（纤维状叶鞘）、表面（扭曲的纵纹）。

（10）白前　表面颜色、根茎断面中空、须根形态等。

（11）白薇　根茎与须根形态区分。

（12）徐长卿 根茎与须根形态区分、气味（牡丹皮的香气）。

（13）紫草 皮部的颜色及厚度，木部的颜色及粗细、气味。

（14）丹参 表面颜色、断面（黄白色导管束呈放射状排列）、气味。

（15）黄芩 表面、断面、气味。

（16）生地 断面颜色、质地、气味。

（17）胡黄连 表面（较密集的环节），断面（颜色、木部）、气味。

（18）巴戟天 形状（有的皮部横向断离露出木部，形似连珠）、断面皮部的颜色、皮部与木部的比例。

（19）天花粉 断面白色或淡黄色、横切面可见黄色木质部略呈放射状排列。

（20）党参 根头（狮子盘头）、表面（根头下有致密的环纹）、气味（有特殊香气，味微甜）。

（21）南沙参 质地（轻泡）、断面（黄白色，多裂隙）。

（22）木香 形状（圆柱或半圆柱形），断面（褐色点状油室）。

（23）白术 形状（肥厚团块，有不规则瘤状突起），断面（棕黄色点状油室，烘术断面角质样）、嚼之略带黏性。

（24）苍术 形状（连珠状或结节状），断面（朱砂点、起霜）。

（25）紫菀 形状（多编成辫状）、颜色、质地。

（26）漏芦 表面（根头顶端有灰白色绒毛）、表面（暗棕色、灰褐色或黑褐色，具菱形的网状裂隙）。

2. 易混药材的性状鉴别

（1）秦艽与龙胆 注意观察比较二者的顶端、表面、横切面（木部、髓）、气味等。

（2）白前、白薇、徐长卿 注意观察比较三者的根茎形状、断面、气味等。

（3）玄参、地黄 注意比较二者的形状、断面颜色、纹理、质地、气味。

（4）白术、苍术 注意比较二者的形状、质地、断面（油室颜色、有无起霜）。

【实训报告】

1. 记录人参、红参、西洋参、三七、白芷、当归、独活、羌活、前胡、川芎、藁本、防风、柴胡、北沙参、龙胆、秦艽、白前、白薇、徐长卿、紫草、丹参、黄芩、玄参、地黄、胡黄连、巴戟天、茜草、续断、天花粉、党参、桔梗、南沙参、木香、白术、苍术、紫菀、漏芦的主要性状特征。

性状鉴别记录表

药名	来源	鉴别要点	品质情况（优、合格、较差）	功效

2. 区别相似药材的性状特征。

秦艽与龙胆的区别

药名	秦艽	龙胆
形状		
表面		
质地		
断面		
气味		

白前、白薇、徐长卿的区别

药名	白前	白薇	徐长卿
形状			
表面			
质地			
断面			
气味			

玄参与地黄的区别

药名	玄参	地黄
形状		
表面		
质地		
断面		
气味		

苍术与白术的区别

药名	苍术	白术
形状		
表面		
质地		
断面		
气味		

实训 19　根及根茎类中药的性状鉴别（3）

【实训目标】掌握根及根茎类中药药材与饮片性状鉴定的基本方法及其鉴别要点、品质要求。

【实训材料】三棱、泽泻、白茅根、香附、天南星、半夏、石菖蒲、千年健、百部、川贝母、浙贝母、黄精、玉竹、重楼、土茯苓、天冬、麦冬、知母、百合、薤白、仙茅、山药、射干、莪术、姜黄、片姜黄、郁金、高良姜、干姜、天麻、山慈菇、白及。均要求药材完整，特征明显。

【实训内容】

1. 常用根及根茎类药材性状鉴别要点

（1）白茅根、重楼、百部、山药、射干　注意表面、断面。

（2）香附、玉竹、黄精、麦冬、山慈菇、白及　注意外形、表面。

（3）薤白、片姜黄　注意气味。

（4）川贝母　注意各规格的区别。

（5）天麻　鹦哥嘴、肚脐疤、潜伏芽。

2. 易混药材的性状鉴别

（1）三棱与泽泻　注意观察比较二者的表面、质地、横切面等。

（2）片姜黄与干姜片　注意观察比较二者的质地、气味等。

（3）天南星与半夏　注意观察比较二者的大小、颜色、质地等。

（4）山药与天花粉、粉葛　注意观察比较二者的表面、质地、横切面等。

【实训报告】

1. 记录三棱、泽泻、白茅根、香附、天南星、半夏、石菖蒲、千年健、百部、川贝母、浙贝母、黄精、玉竹、重楼、土茯苓、天冬、麦冬、知母、百合、薤白、仙茅、山药、射干、莪术、姜黄、片姜黄、郁金、高良姜、干姜、天麻、山慈菇、白及的主要性状特征。

性状鉴别记录表

药名	来源	鉴别要点	品质情况（优、合格、较差）	功效

2. 区别相似药材的性状特征。

三棱与泽泻的区别

药名	三棱	泽泻
形状		
表面		
质地		
断面		
气味		

片姜黄与干姜片的区别

药名	片姜黄	干姜片
形状		
表面		
质地		
断面		
气味		

天南星与半夏的区别

药名	天南星	半夏
形状		
表面		
质地		
断面		
气味		

山药与天花粉、粉葛的区别

药名	山药	天花粉	粉葛
形状			
表面			
质地			
断面			
气味			

实训 20 茎木类、皮类中药的性状鉴别

【实训目标】掌握常用茎木类、皮类中药药材与饮片性状鉴定的基本方法及其鉴别要点、品质要求。

【实训材料】桑寄生、槲寄生、海风藤、青风藤、木通、川木通、大血藤、苏木、鸡血藤、降香、沉香、通草、小通草、灯心草、钩藤、竹茹、石斛、桑白皮、牡丹皮、白鲜皮、厚朴、肉桂、杜仲、黄柏、关黄柏、苦楝皮、秦皮、香加皮、五加皮、地骨皮、合欢皮药材与饮片，均要求药材完整，特征明显。

【实训内容】

1. 常用根及根茎类药材性状鉴别要点

（1）木通　注意观察表面及质地、断面、导管分布情况。

（2）川木通　注意观察表面及质地、断面、导管分布情况。

（3）大血藤　注意观察表面及皮部、断面、木质部导管分布情况。

（4）鸡血藤　注意观察表面及断面、韧皮部和木质部分布情况。

（5）苏木　注意观察表面颜色、质地。

（6）降香　注意观察颜色质地和火试情况。

（7）通草　注意观察质地、断面情况。

（8）钩藤　注意观察表面颜色及其钩。

（9）厚朴　观察内表面划之显油痕。断面颗粒性，有时可见多数小亮晶（厚朴酚结晶）。

（10）肉桂　观察内表面红棕色，划之显油痕，断面颜色、气味。

（11）桑白皮　观察性状、外表面颜色、质韧，纤维性强，难折断，易纵向撕裂，撕裂时有白色粉尘飞扬。

（12）牡丹皮　观察外表面颜色及内表面常见发亮的结晶。质地易折断，断面粉性。

（13）杜仲　观察质地及断面有细密、银白色、富弹性的胶丝相连。嚼之有胶状感。

（14）白鲜皮　注意观察折断时有粉尘飞扬，断面略呈层片状。剥去外层，迎光检视有闪烁小亮点。有羊膻气。

（15）香加皮　观察栓皮松软常呈鳞片状，易剥落。有浓厚的香气，味苦，稍有麻舌感。

（16）地骨皮　外表面灰黄色至棕黄色，粗糙，易成鳞片状剥落。

2. 易混药材的性状鉴别

（1）木通与川木通　注意观察比较二者的形态、表面、质地、横切面（导管和射线的多少与排列方式）、气味等。

（2）大血藤与鸡血藤　注意观察比较二者的表面、皮部、木质部排列方式、断面等。

（3）黄柏与川黄柏　注意观察比较二者的内外表面颜色和表面特征。

（4）香加皮与地骨皮　注意观察二者的表面特征及气味。

【实训报告】

1. 记录桑寄生、槲寄生、海风藤、青风藤、木通、川木通、大血藤、苏木、鸡血藤、降香、沉香、通草、小通草、灯心草、钩藤、竹茹、石斛、桑白皮、牡丹皮、白鲜皮、厚朴、肉桂、杜仲、黄柏、关黄柏、苦楝皮、秦皮、香加皮、五加皮、地骨皮、合欢皮的主要性状特征。

性状鉴别记录表

药名	来源	鉴别要点	品质情况（优、合格、较差）	功效

2. 区别相似药材的性状特征。

木通与川木通的区别

药名	木通	川木通
形状		
表面		
质地		
断面		
气味		

人血藤与鸡血藤的区别

药名	大血藤	鸡血藤
形状		
表面		
质地		
断面		
气味		

黄柏与川黄柏的区别

药名	黄柏	川黄柏
形状		
表面		
质地		
断面		
气味		

香加皮与地骨皮的区别

药名	香加皮	地骨皮
形状		
表面		
质地		
断面		
气味		

实训 21　叶类、花类中药的性状鉴别

【实训目标】掌握常用叶类、花类中药药材与饮片性状鉴定的基本方法及其鉴别要点、品质

要求。

【实训材料】侧柏叶、石韦、淫羊藿、大青叶、枇杷叶、番泻叶、枸骨叶、罗布麻叶、艾叶、辛夷、玫瑰花、槐花、丁香、洋金花、金银花、山银花、款冬花、菊花、野菊花、红花、西红花、蒲黄、谷精草药材与饮片，均要求药材完整，特征明显。

【实训内容】

1. 常用根及根茎类药材性状鉴别要点

（1）番泻叶　注意观察基部及表面情况。

（2）石韦　观察形状及表面情况。

（3）侧柏叶　观察性状及口试气味。

（4）枇杷叶　观察表面绒毛及质地。

（5）紫苏叶　表面颜色及气味。

（6）金银花　观察表面绒毛。

（7）红花　注意观察表面颜色及质地。

（8）辛夷　"望春花"—似毛笔头。苞片外表面密被灰白色或灰绿色有光泽的长茸毛。"玉兰"——苞片外密被灰白色或灰绿色茸毛。"武当玉兰"——苞片外密被淡黄色或淡黄绿色茸毛。

（9）丁香　观察表面性状、颜色、口试气味。

（10）蒲黄　感觉其质地及水试。

（11）款冬花　观表面苞片颜色及内表面密被白色絮状茸毛。撕开后可见白色丝状绵毛。

2. 易混药材的性状鉴别

（1）番泻叶与罗布麻叶　注意观察比较二者的形态、表面、质地、气味等。

（2）金银花与山银花　注意观察比较二者的表面、绒毛等。

【实训报告】

1. 记录侧柏叶、石韦、淫羊藿、大青叶、枇杷叶、番泻叶、枸骨叶、罗布麻叶、艾叶、辛夷、玫瑰花、槐花、丁香、洋金花、金银花、山银花、款冬花、菊花、野菊花、红花、西红花、蒲黄、谷精草的主要性状特征。

性状鉴别记录表

药名	来源	鉴别要点	品质情况（优、合格、较差）	功效

2. 区别相似药材的性状特征。

番泻叶与罗布麻叶的区别

药名	番泻叶	罗布麻叶
形状		
表面		
质地		
断面		
气味		

金银花与山银花的区别

药名	金银花	山银花
形状		
表面		
质地		
断面		
气味		

实训 22　果实及种子类中药的性状鉴别

【**实训目标**】掌握常用果实种子类中药药材与饮片性状鉴定的基本方法及其鉴别要点、品质要求。

【**实训材料**】五味子、覆盆子、木瓜、山楂、乌梅、金樱子、补骨脂、蒺藜、花椒、枳壳、枳实、陈皮、化橘红、佛手、吴茱萸、鸦胆子、川楝子、巴豆、使君子、小茴香、蛇床子、山茱萸、连翘、女贞子、蔓荆子、夏枯草、紫苏子、枸杞子、栀子、罗汉果、瓜蒌（附：蒌皮、瓜蒌子）、鹤虱（附：南鹤虱）、苍耳子、牛蒡子、砂仁、草果、豆蔻、红豆蔻、益智、火麻仁、白果、王不留行、莲子、芡实、肉豆蔻、芥子、苦杏仁、桃仁、郁李仁、沙苑子、决明子、白扁豆、淡豆豉、酸枣仁、胖大海、马钱子、菟丝子、牵牛子、木蝴蝶、薏苡仁、葶苈子、槟榔（附：大腹皮）、车前子、韭菜子、草豆蔻药材与饮片。均要求药材完整，特征明显。

【**实训内容**】

1. 常用果实和种子类药材性状鉴别要点

（1）小茴香　注意外形特征（纵棱 5 条）、果实类型（双悬果）、气味（特异香气）。

（2）蛇床子　注意外形特征（突起 5 条纵棱）、果实类型（双悬果）、气味（麻舌感）。

（3）连翘　注意外形种子特征（两面各有 1 纵沟，老翘开，2 瓣）。

（4）马钱子　注意外形特征（纽扣状，表面有绢状茸毛，呈辐射状排列）、子叶（心形）、气味（味极苦），有毒。

（5）火麻仁　注意外形特征（网状纹理）。

（6）决明子　注意外形特征（棱状方形，两端平行，形似马蹄）、子叶（S 形折曲）。

（7）王不留行　注意外形特征（颗粒状突起）。

（8）五味子　注意外形特征（有的出现"白霜"）、种子（肾形），注意与南五味子区别。

（9）葶苈子　注意外形特征（细密网纹，二条纵棱），黏性。

（10）覆盆子　注意果实类型（聚合核果）、外形特征（灰白色茸毛、绢丝样光泽）、小果（三棱、网纹）。

（11）苦杏仁　注意外形特征（扁心脏形，左右不对称），注意与桃仁区别。

（12）乌梅　注意外形特征（皱缩不平）及气味（味极酸）。

（13）补骨脂　注意外形特征（肾形）。

（14）枳壳　注意外形特征（半圆球形，盆状）及气味（味苦后微酸）。

（15）陈皮　注意外形特征（规则的片状不）及气味（气香）。

（16）吴茱萸　注意外形特征（五角状扁球形）及气味（气芳香浓郁，味辛辣而苦）。

（17）川楝子　注意外形特征（微有光泽）及气味（气特异）。

（18）酸枣仁　注意外形特征（一端凹陷）。

（19）山茱萸　注意外形特征（片状、囊状无核），查劣品。

2. 易混药材的性状鉴别

（1）苦杏仁与桃仁　注意观察比较二者的形态、表面、质地、气味等。

（2）女贞子与鸦胆子　注意观察比较二者的表面、质地、气味、种子特征等。

【实训报告】

1. 记录小茴香、蛇床子、连翘、马钱子、火麻仁、决明子、王不留行、五味子、葶苈子、覆盆子、苦杏仁、桃仁、乌梅、补骨脂、枳壳、陈皮、吴茱萸、川楝子、酸枣仁、山茱萸。

性状鉴别记录表

药名	来源	鉴别要点	品质情况（优、合格、较差）	功效

2. 区别相似药材的性状特征。

苦杏仁与桃仁的区别

药名	苦杏仁	桃仁
形状		
表面		
质地		
断面		
气味		

女贞子与鸦胆子的区别

药名	女贞子	鸦胆子
形状		
表面		
质地		
断面		
气味		

实训 23　全草类中药的性状鉴别

【实训目标】掌握常用全草类中药药材与饮片性状鉴定的基本方法及其鉴别要点、品质要求。

【实训材料】麻黄、鱼腥草、瞿麦、萹蓄、仙鹤草、紫花地丁、金钱草、广金钱草、马鞭草、广藿香、半枝莲、荆芥、益母草、薄荷、泽兰、香薷、白花蛇舌草、肉苁蓉、锁阳、穿心莲、车前草、半边莲、佩兰、豨莶草、茵陈、青蒿、蒲公英、淡竹叶药材与饮片。均要求药材完整，特征明显。

【实训内容】

1. 常用全草类药材性状鉴别要点

（1）穿心莲　注意外形特征（茎呈方柱形）、花序（圆锥花序）。

（2）肉苁蓉　注意外形特征（密被肉质鳞片）。

（3）金钱草　注意外形特征（茎扭曲，断面实心）。

（4）青蒿　气味（气香特异）。

（5）石斛　注意外形特征（有纵纹）。

（6）广藿香　注意外形特征（方柱形）、及气味（气香特异）。

（7）益母草　注意外形特征（方柱形）、花序（轮伞花序腋生）。

（8）荆芥　注意外形特征（方柱形）、花序特征（穗状轮伞花序顶生）、气味（气芳香，味微涩而辛凉）。

（9）茵陈　注意外形特征（多卷曲成团，白色绒毛）及气味（气清香）。

2. 易混药材的性状鉴别

（1）金钱草与广金钱草　注意观察比较二者的形态、茎表面、叶表面等。

（2）肉苁蓉与锁阳　注意观察比较二者的断面、质地、气味等。

【实训报告】

1. 记录穿心莲、肉从蓉、金钱草、青蒿、石斛、广藿香、益母草、荆芥、茵陈。

性状鉴别记录表

药名	来源	鉴别要点	品质情况（优、合格、较差）	功效

2. 区别相似药材的性状特征。

金钱草与广金钱草的区别

药名	金钱草	广金钱草
形状		
表面		
质地		
断面		
气味		

肉苁蓉与锁阳的区别

药名	肉苁蓉	锁阳
形状		
表面		
质地		
断面		
气味		

实训 24　藻菌类、树脂类、其他类中药的性状鉴别

【实训目标】掌握藻菌类、树脂类、其他类中药药材性状鉴定的基本方法及其鉴别要点、品质

要求。

【实训材料】海藻、冬虫夏草、灵芝、茯苓、猪苓、乳香、没药、安息香、血竭、海金沙药材。均要求药材完整，特征明显。

【实训内容】

1. 藻菌类药材性状鉴别要点

（1）海藻　注意形状、颜色、气味。

（2）冬虫夏草　注意外部形态（分为虫体和子座两部分形态）、颜色、质地、气味等。

（3）灵芝　注意药材形态、表面颜色及特征。

（4）茯苓　注意茯苓形状、表面颜色，茯苓片注意断面颜色及是否抱有松根。

（5）猪苓　注意形状、表面颜色（有的表面皱缩或有瘤状突起）、质地等。

2. 树脂类、其他类药材性状鉴别要点

（1）乳香　注意形状、颜色、水试等。

（2）没药　注意形状、颜色、水试等。

（3）安息香　注意形状、颜色、质地、气味等特征。

（4）血竭　注意形状、颜色、质地、断面等。

（5）海金沙　注意形状、颜色、质地（体轻，手捻有光滑感，置手中易由指缝滑落）、气味、火试（有爆鸣声）等。

3. 易混药材的性状鉴别

（1）茯苓与猪苓　注意观察比较二者的形状、表面特征、质地等。

（2）乳香与没药　注意观察比较二者的形状、表面颜色、质地、气味、水试等。

【实训报告】

1. 记录海藻、冬虫夏草、灵芝、茯苓、猪苓、马勃、松萝、乳香、没药、安息香、血竭、海金沙的主要性状特征。

性状鉴别记录表

药名	来源	鉴别要点	品质情况（优、合格、较差）	功效

2. 区别相似药材的性状特征。

茯苓与猪苓的区别

药名	茯苓	猪苓
形状		
表面		
质地		
断面		
气味		

乳香与没药的区别

药名	乳香	没药
形状		
表面		
质地		
断面		
气味		

实训 25 动物类、矿物类中药的性状鉴别

【实训目标】掌握动物类、矿物类中药药材性状鉴定的基本方法及其鉴别要点、品质要求。

【实训材料】地龙、龟甲、鳖甲、蛤蚧、金钱白花蛇、蕲蛇、乌梢蛇、鹿茸、牛黄、羚羊角、朱砂、雄黄、石膏、硫黄等药材。均要求药材完整，特征明显。

【实训内容】

1. 动物类药材性状鉴定要点

（1）地龙 注意形态、颜色（生殖带，习称"白颈"，较光亮）、气味等。

（2）龟甲 注意形态、颜色、质地等。

（3）鳖甲 注意形态、颜色、质地等。

（4）蛤蚧 注意形态、颜色、表面特征等。

（5）金钱白花蛇 注意形态、颜色、表面特征等。

（6）蕲蛇 注意形态、颜色、表面特征等（找出"翘鼻头""方胜纹""连珠斑""佛指甲"）。

（7）乌梢蛇 注意形态、颜色、表面特征等。

（8）鹿茸 注意形态、颜色、表面特征、质地、气味等。

（9）牛黄 注意形态（胆黄、管黄形态区分）、颜色、断面、质地、气味、水试（挂甲、透甲）等。

（10）羚羊角 注意形态、颜色、质地、气味等。

2. 矿物类药材性状鉴定要点

（1）朱砂 注意形状、颜色、质地、气味等。

（2）雄黄 注意形状、颜色、质地、断面（树脂样光泽）、气味等。

（3）石膏 注意形状、颜色、质地、断面（绢丝样光泽）、气味等。

【实训报告】

1. 记录地龙、龟甲、鳖甲、蛤蚧、金钱白花蛇、蕲蛇、乌梢蛇、鹿茸、牛黄、羚羊角、朱砂、雄黄、石膏、硫黄等药材的主要性状特征。

性状鉴别记录表

药名	来源	鉴别要点	品质情况（优、合格、较差）	功效

（刘想晴 钱国梁 查同乐）

药名汉语拼音索引

中药鉴定技术课程标准

（供三年制高职药学类、中药学类专业教学参考使用）

参考文献

[1] 国家药典委员会. 中华人民共和国药典［M］. 2020 年版一部. 北京：中国医药科技出版社, 2020.

[2] 徐国钧, 徐珞珊, 何宏贤, 等. 中国药材学［M］. 北京：中国医药科技出版社, 1996.

[3] 肖培根. 新编中药志［M］. 北京：化学工业出版社, 2002.

[4] 南京中医药大学. 中药大辞典［M］. 2 版. 上海：上海科学技术出版社, 2006.

[5] 陈育青, 李建明. 中药鉴定技术［M］. 2 版. 北京：中国医药科技出版社, 2019.

[6] 张钦德. 中药鉴定技术［M］. 4 版. 北京：人民卫生出版社, 2018.

[7] 康廷国, 闫永红. 中药鉴定学（新世纪第五版）［M］. 北京：中国中医药出版社, 2021.

[8] 李峰. 中药鉴定学［M］. 4 版. 北京：中国医药科技出版社, 2020.

[9] 马双成, 魏锋. 中药成方制剂显微鉴别图典［M］. 北京：人民卫生出版社, 2020.